U0712329

世医之道

新安王氏内科学术经验撷要

胡建鹏　主编

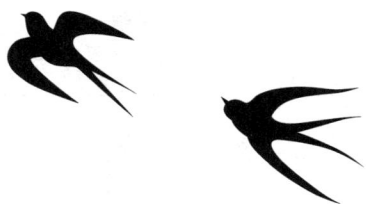

中国中医药出版社
·北京·

图书在版编目（CIP）数据

世医之道：新安王氏内科学术经验撷要 / 胡建鹏
主编 . —北京：中国中医药出版社，2021.11
ISBN 978-7-5132-7185-1

Ⅰ . ①世… Ⅱ . ①胡… Ⅲ . ①中医内科—经验—汇编
Ⅳ . ① R25

中国版本图书馆 CIP 数据核字（2021）第 192584 号

中国中医药出版社出版

北京经济技术开发区科创十三街 31 号院二区 8 号楼
邮政编码　100176
传真　010-64405721
保定市中画美凯印刷有限公司印刷
各地新华书店经销

开本 787×1092　1/16　印张 37.75　彩插 0.5　字数 533 千字
2021 年 11 月第 1 版　2021 年 11 月第 1 次印刷
书号　ISBN 978 – 7 – 5132 – 7185 – 1

定价　188.00 元
网址　www.cptcm.com

服 务 热 线　010-64405510
购 书 热 线　010-89535836
维 权 打 假　010-64405753

微信服务号　zgzyycbs
微商城网址　https://kdt.im/LIdUGr
官 方 微 博　http://e.weibo.com/cptcm
天猫旗舰店网址　https://zgzyycbs.tmall.com

如有印装质量问题请与本社出版部联系（010-64405510）
版权专有　侵权必究

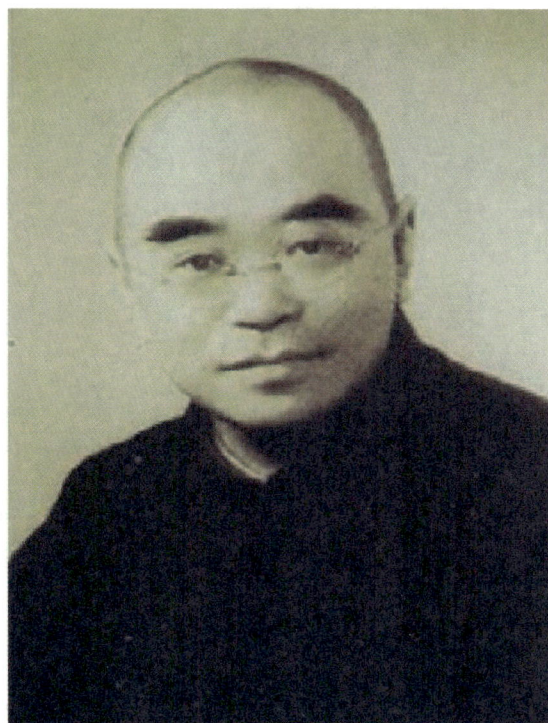

“新安王氏内科”第4代传人——王仲奇

（1881—1945）

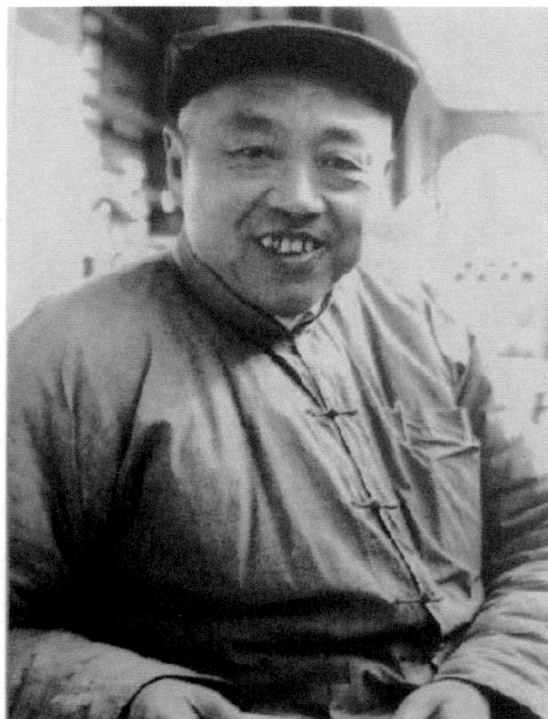

"新安王氏内科"第 5 代传人——王任之

（1916—1988）

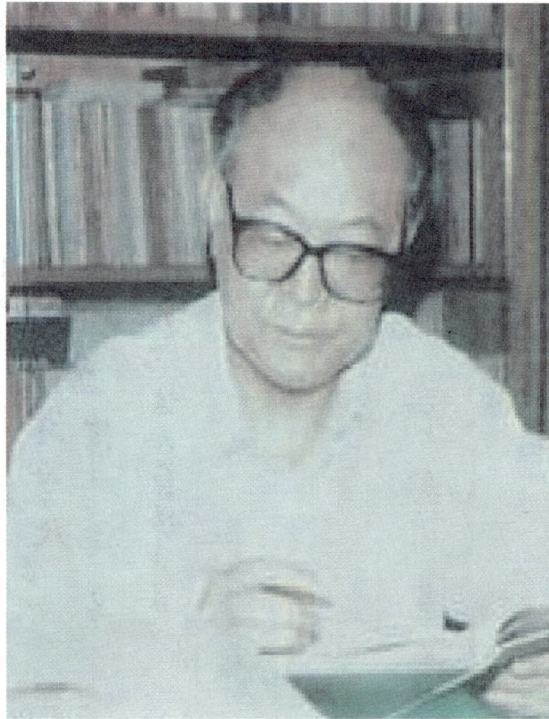

"新安王氏内科"第 5 代传人——王乐匋

（1921—1998）

王仲奇处方笺　　　　　　王乐匋处方笺

唐代神醫孫思邈嘗说：「膽欲大而心欲小」。今日科學家所用方法，有「大膽地假設，小心地求證」之说。即是此意。

仲奇先生家世業醫，家曾觀察他的技術，合於此旨，故書此奉贈。

胡适。

胡适先生给王仲奇题赠

著名画家黄宾虹先生给王任之题赠

王任之处方笺

编 委 会

主　编　胡建鹏

副主编　王又闻　黄　辉　郜　峦

编　委（按姓氏笔画排序）

卜菲菲　王丽娜　牛淑平　文印君

邓　勇　叶　敏　叶铭刚　朱　超

刘　昕　刘玉凤　李东海　李佩佩

李姿慧　吴　迪　吴　玲　何　玲

何　静　罗梦曦　赵　辉　胡音琦

俞丽华　洪　靖　徐雯洁　蒋怀周

蒋宏杰　景　珩　谭　辉　潘　云

徐 序

中医药是我国的独特医药学体系，是历代名医先贤在长期与疾病做斗争的过程中，在中华传统文化背景下孕育、形成和发展起来的，是宝贵的中华文化财富。其蕴含着丰富的哲学、医学、自然和社会科学的知识，历经数千年的发展，不断丰富与完善，为中华民族的繁衍与繁荣保驾护航。中医药之所以能够绵延久长，迄今依然屹立在世界东方，在人民健康服务中发挥重大作用，其核心动力就在于不断地传承与发展。因此我们要牢记习近平总书记所言："要把老祖宗留给我们的中医药宝库保护好、传承好、发展好。"

中医学术流派是中医学术经验传承与发展的重要形式，研究有代表性的中医学术流派，对继承中医学术经验、挖掘原创思维、促进中医学术发展、提高中医临床水平有重要意义和价值。

源起于古徽州的"新安医学"，即是中医学术流派中的佼佼者。其肇启晋唐，历经宋元，鼎盛于明清，绵延至今，积八百余年之深蕴。"新安医学"名家名著众多，名说名派纷呈，理论与临床均建树颇丰，不断呈现亮点、异彩，使之益趋璀璨、辉煌，其深厚的文化底蕴、鲜明的流派特色、突出的学术成就、深远的历史影响，使其在中医界一直享有很高的学术地位。"新安王氏内科"即是"新安医学"的杰出代表。

"新安王氏内科"又称"富堨王氏内科"。《歙县志》载："幼承家学，专精医术，远近求医者皆归之，称新安王氏医学。"自清嘉道年间至今已延传七代，历

200余年。多读书、广涉猎，严谨治学、精勤不倦，博览医书、取径多门、视野宽广，是"新安王氏内科"的一个显著特点。从医者自幼秉承家学，好学覃思，博古通今，医文并茂，学验俱富；重读书、重经典、重吸收、重传承、重临床，秉承王氏心法家风，传心术、传家法，博览医籍、勤于实践，读书临证两不偏废。在200余年的医疗实践中，"新安王氏内科"从理论到临床，积累了许多宝贵的经验。以"治病之道，要明阴洞阳，而用药以酌盈济亏，补偏救弊"为家传学术思想。辨证以脏腑经络学说追本穷源，阐发脏腑病变机理。临证上擅长使用调肝和络、活血化瘀、滋肾柔肝、调达木郁、寒温同用、温运诸法，擅用成方、注重配伍、轻重相宜、巧用对药，其运用附子治外感热病有独特的经验和风格。擅长内科心血管病、脾胃病、呼吸系统疾病的诊治，对内科疑难病及妇科、皮肤科常见病也有独特的见解。近年来"新安王氏内科"传承弟子致力于"新安医学"的系统整理和研究，先后编撰出版了《新安医学精华丛书》《新安医学名著丛书》《新安医学流派研究》《新安医学研究集成》等著作，从理论到临床，从医药到人文，系统地展示了新安医学的丰硕成就。

中医药的传承是一项长期而艰巨的浩大工程，名中医药专家的学术观点、临证经验和技术特长是他们几十年的学术研究、临床实践与前人宝贵经验有机结合的智慧结晶，代表当今中医药学术发展和临证技能的最高水平，是中医药学伟大宝库中的新财富。建鹏教授等同门弟子，一直从事"新安王氏内科"传承工作，日积月累，颇得心传，孜孜不倦潜心于新安医学研究和新安王氏内科临床工作。《世医之道——新安王氏内科学术经验撷要》是对"新安王氏内科"多年来从事中医学术研究及临床经验的阶段性总结，使"新安王氏内科"独特的理论观点、精湛的医术经验、弘深的人文学养、独到的治学风格得以传扬，以惠及患者、医者、学者，当是中医学术传承的一种很好的体现方式。

本书的出版对于继承中医药学的丰富遗产、整理和发扬现代名中医的诊治经验，无疑是一种贡献。翻阅这一篇篇充满闪光思想和丰富学术经验的论文，我感到非常欣慰，为名中医药专家学术特色和临证经验得到很好的继承和发展而高兴，为年轻一代中医药人才的迅速成长而高兴，更为中医药事业能够薪火相传、不断发扬光大而欣喜。本书无疑是一部富有学术流派特色和颇具学术与临床价值的著作，有感于"新安王氏内科"后继者们的至诚之心，勤思之行，致力研究，故乐之为序。

国医大师

2021 年 6 月于怀思斋

前 言

新安医学发源于新安江流域的古徽州地区，是中医学中一个地域性学术流派。肇启晋唐，历经宋元，鼎盛于明清，绵延至今，积八百年之深蕴，名家名著众多，名说名派纷呈，理论与临床均建树颇丰。新安医学的兴起与发展，是历史、文化、经济、地理诸多因素共同催化的结果，受徽文化的熏染最甚。古徽州文风昌盛，人文荟萃，素有"东南邹鲁"之称，其内涵丰富，积淀深厚，是中国优秀传统文化有机融合的典范，造就了大批医文互通、亦儒亦医、理论功底与临床能力俱佳的"儒医群体"，为新安医学的绵延传承做出了重大贡献。新安医学已不是单纯的地域性学术流派，其创新理论和实践经验，早已融入整个中医理论体系之中，始终焕发着生机与活力，成为我国中医药学的重要组成部分。其深厚的文化底蕴、鲜明的流派特色、突出的学术成就、深远的历史影响，使其在中医界一直享有很高的学术地位。新安医家在积累临床经验、探研中医学术的过程中，敢于突破，大胆创新，提出了一系列有重要影响的学术见解，如汪机"固本培元"说、"营卫一气"说、"新感温病"说；孙一奎"动气命门"说、"胀满火衰"说；方有执"错简重订"说；吴澄"理脾阴"说；余淙"热能化湿"说；郑梅涧"养阴清肺"说；程国彭"八纲辨证""医门八法"等，在中医学术史上都占有一席之地。

新安医学之所以源远流长，繁荣昌盛，与名医世家有极大的关系。父子相袭、兄弟相授、祖孙相承、世代业医，新安医学"家族链"现象十分明显。据目前研究统计，从北宋以来，新安世医家传 3 代以上至 15 代乃至 25 代的共有 63 家。在一府六县之地，出现了如此众多、传代如此久远的世医家族链，这是医史上罕见的现象。新安医学世家，世代相传，经久不衰，既是新安医学兴旺繁荣、不断发展的一个重要标志，也是新安医学薪火相传、从未间断的一个重要保证。传承文明，需要有一种既能满足自身的生存又能服务于人类的技艺载体来承载和实现。百艺之中，有益于世者莫大于医，医学无疑是符合这一要求的最佳载体。新安医学的家族传承就是一个强有力的论证。中医学能够传承至今，很大程度上有赖于这些富有儒家担当精神的世医家族；中华传统文化能传承至今，很大程度上也有赖于有一技之长、执掌着中国文脉的精神望族。

"新安王氏内科"又称"富堨王氏内科"，始于清代嘉道年间（1796—1850）。《歙县志》载："幼承家学，专精医术，远近求医者皆归之，称新安王氏医学。"自清嘉道年间至今已延传七代，历200余年。歙县富堨乡王学健受业于新安名医程敏之，医名渐著于江、浙、皖、赣，当年张之洞、左宗棠常延其诊脉。子王心如、孙王养涵得其所传，声名益著，远近求医者始称"新安王氏内科"。第4代有王仲奇、王季翔、王弋真，第5代有王蕙娱、王燕娱、王任之、王乐匋，今第6代有王宏毅、王宏殷等，可谓代代有名家，历时200余年，在近现代影响重大。如王任之经常应邀为叶剑英、李先念、邓颖超、邓小平夫人等一大批老一辈革命家及其家属诊病问疾，周恩来曾嘱咐他多带几名接班人；王乐匋则是全国首批名老中医药专家学术经验继承工作指导老师、林宗杨医学教育家奖获得者、新安医学研究会首任会长。新安王氏医家在学术上擅取诸家之长，自成一家之论；在临证上各擅其长，既有师承的影响，又有自己的探索。精研《内经》之旨，博采诸家众长，其学远宗仲景，近效杏轩，尤勤研吴谦著作。

"新安王氏内科"善用经方、时方、验方治疗内科各种疑难杂症，重视温补培元法对体虚的调摄，调理冲任治疗妇科疑难杂症，尤其注重湿邪致病的重要性。灵活运用化湿法，或健脾以化湿，或化湿以健脾，或健脾与化湿并重；临证用药，或芳香化湿，或淡渗利湿，或苦寒燥湿。遇久病者，喜配伍虫类药，以求搜风通络不伤正气；久病痼疾，认为"当须缓图，而不求速功"。临床治疗各种疑难杂症，疗效满意，尤其致力于特色治法科学内涵的研究，成果显著。

辨证以脏腑经络学说追本求源，阐发脏腑病变机制，注重调补肝肾、调和气血、调燮阴阳、调和营卫。内科杂病，强调治脑与治神相结合，提出脑为神舍学说，认识中风病位在脑，不寐证关乎心、脑、肝、肾。内科肝病治疗过程中，辨析肝病阶段性及其内在联系，善用调肝和络、活血化瘀、滋肾柔肝、调达木郁之品，注重调节情志。注重"辨体"与"辨证"相结合，重视顾护脾胃与肾气；治胃强调胃痛之通，贵在通阳，注重湿邪致病的重要性，或芳香化湿，或淡渗利湿，或苦寒燥湿。治疗中风善用益气活血通络法，治疗心悸善用益气养阴、活血宁心法，治疗胸痹善用逐痹理气通络法。外感病注重顾护阴精、阳气，理论上寒温并重，临床上寒温并用，运用附子治外感热病有独特的经验和风格。

新安王氏医学在长期的临床治疗疾病过程中，创制了一系列具有自身特色的治法和方药，临床疗效显著。①中风：益气活血通络法——脑络欣通（现已制成院内制剂），并初步形成其临床路径、诊疗规范、诊疗指南及评价标准。②心悸：益气养阴、活血宁心法——心肌尔康，并初步形成其临床路径、诊疗规范、诊疗指南及评价标准。③胸痹：逐痹理气通络法——丹参、玉竹、地黄、五味子、降香、瓜蒌、薤白等。④淋证：清热利湿、活血行瘀、坚阴通淋法（前列腺炎）——前列腺汤：赤芍、败酱草、王不留行、桃仁、乳香等。温肾利湿、分清化浊法（乳糜尿）——新订草薢分清饮：益智仁、川草薢、石菖蒲、乌药等。⑤胁痛（肝病）：疏肝理气化湿法——茵陈、大黄、栀子、垂盆草、平地木、石见穿等。⑥虚损：固本培元法——黄芪、党参、白术、地黄、淫羊藿、鸡血藤、补骨脂、甘草等。

《世医之道——新安王氏内科学术经验撷要》一书受国家重点基础研究发展计划（973计划）项目——中医理论起源、形成与发展的内在规律研究（编号：2013CB532001）和第四批全国中医优秀人才研修项目（国中医药办人教发

〔2017〕24号）资助，是由"新安王氏内科"传承弟子共同整理编撰而成。国家中医药管理局高度重视中医学术流派传承工作，任何学术进步及学科发展都离不开继承和创新，都是在继承前人理论和实践经验的基础上发现新的问题、总结新的经验和新的理论，使之不断发展和完善，中医药也不例外。实践证明，如果没有扎实的继承，中医药理论和实践发展将成为无源之水，无本之木，更谈不上发展和创新。尤其是具有独到的学术思想、丰富的临床经验的中医学术流派，是中华民族的宝贵财富。整理、继承、发扬他们的学术思想和实践经验，是振兴中医的重要内容之一。本书是在系统回顾总结的基础上，集中展示了多年来新安王氏内科研究的成果，是对"新安王氏内科"从事中医学术研究及临床经验的阶段性总结，使"新安王氏内科"独特的理论观点、精湛的医术经验得以传扬，以惠及学者、医者与患者，当是中医学术传承的一种很好的体现方式。全书分为上、下两篇，上篇为新安医学研究，以论新安医学为主旨；下篇为新安王氏内科研究，以"新安王氏内科"学术特色和临床经验为主题。在进一步论述新安医学特色、学术价值、内涵等基础上，发掘新安地区古今名家学术特色与临证经验，突出"新安王氏内科"的诊疗特长，并结合新知予以辨析讨论，在传承新安医学学术经验的过程中彰显了"新安王氏内科"的特色，以飨读者。古人云：学不博无以通其变，思不精无以烛其微；唯博也故腕妙于应而生面别开，唯精也故悟彻于元而重关直辟。我们的研究，应当于博、精二字多着力，潜心学问、勤于实践、与时俱进，通过对"新安王氏内科"学术特色与临证经验的整理、学习、借鉴来提高今天的临床医学水平，创新和发展新安医学，也进一步彰显"新安王氏内科"特色。同时我们将遵循有底蕴的文化、有价值的文献、有特色的理论、有创新的实验、有疗效的临床、有前景的新药六位一体的学术流派研究范式，把研究的重点更多地放在解决临床疑难病症、提高临床治疗水平上，展现出未来的美好前景。

目录

下篇　新安王氏内科研究

上篇

新安医学研究

一、源远流长的新安医学

　　新安医学发源于新安江流域的古徽州地区，是中医学中一个既古老又现代的综合性地域性学术流派。

　　说她古老，是因为历史悠久，从宋代形成开始算起，至今也有 800 余年的历史了；说她现代，是因为其命名时间不长，整理研究直到 20 世纪下半叶方才兴起，不过几十年的光阴。

　　说她古老，更重要的在于，上下 800 余年间，涌现出了 800 多位医家，编撰了 800 多部医著，学说纷呈，学派林立，创下了许多中医之最，对整个中医药学的发展走向产生了深刻的影响，为中医学理论体系的构建和完善做出了举足轻重的历史性贡献；说她现代，更重要的在于，新安医学创新理论与实践早已融入中医学理论体系之中，成为现代中医学的重要组成部分，并在新的历史时期焕发出了新的生机和活力，继续为医疗卫生事业、为保障人民健康发挥着举足轻重的作用。

1. 群星璀璨，医学成就辉耀中华

　　"医之门户分于金元"，医学自宋代开始学术争鸣异常活跃，各家学说异彩纷呈，尤其金元时期刘河间、张子和、李东垣、朱丹溪四大医家（史称"金元四大家"）分说立论，形成了寒凉派、攻下派、补土派、养阴派四大医派。在宋元医学的启发下，新安医学迎来了繁荣发展时期。但明显不同的是，新安医学不是单打独斗的"孤胆英雄"，而是群英荟萃的"集团军"；不是一支一脉、一枝独秀，而是群星璀璨、辉耀中华。

（1）儒医辈出，名不虚传

新安医学以医家众多、医著宏富著称于世。

古徽州一府辖六县（歙县、绩溪、休宁、婺源、黟县、祁门），山清水秀、古色古香，古往今来文风昌盛，名贤辈出。历史上走出了"齐家治国，兼济天下"的名士群体、"贾而好儒、重义轻利"的徽商群体，更少不了"不为良相，即为良医"的儒医群体，正所谓"天下名医出新安"。

据现代研究考证，自宋迄今见于资料记载的新安医家共计 800 余人，其中明清两代占 80.0% 以上。这是一支奇特的队伍，是人才的"硅谷"，其源远流长的学术团队中，更有一批优秀的领军人物。

如宋代（960—1279）有医术"名满京洛"的张扩，有人称"神医"并在国家医生考试中拔得头筹而入翰林院为医官的御医吴源。

明代（1368—1644）有中医温补学派重要人物、载入《明史》的嘉靖年间全国四大名医之一的汪机，有医术名满北京城的太医徐春甫，有医名隆盛于吴越两地而远近闻达的孙一奎，有医经学派的重要人物、善于针灸和方药并用治病而"百不失一"的吴崑，有伤寒学派的重要人物方有执，有善用温补、时在扬州有"杏林董奉"之喻的程从周，有儒医的典型代表、以医学和儒学研究并举并重而名闻海内的程敬通。

清代（1636—1912）有致力于医学普及的医学启蒙派代表性人物汪昂，有中医温病学奠基人和温病四大家之首的叶桂，有潜心医学、垂范立法而为医界津梁的程国彭，有清初三大名医和清代四大名医之一的医书总修官吴谦，有创虚损性疾病辨治新法新说的虚损病大家吴澄，有擅长针药并用治疗喉科危急重症、立新法创新方成功治愈烈性传染病白喉的郑梅涧、郑枢扶父子等。

民国时期（1912—1949）有江南四大名医之一、被誉为"海上名医"的王仲奇，诗赞其医术曰："入门先减三分病，接坐平添一段春。"

中华人民共和国成立（1949）以来，有程门雪、王任之、程道南、王乐匋、吴锦洪、李济仁等一批学验俱丰的新安医家薪火相传。新安医学在地域性医学流派中遥遥领先，独占鳌头。

另据不完全统计，历史上凭过硬的医术治愈皇室国戚、达官显贵而走进太医院的新安太医有63人。太医院是古代专为宫廷官僚服务的最高医疗保健机构，也是全国医政管理机构和医疗的中枢机构，太医首先必须是医术高明的国字号医生。

又据目前统计，从北宋以来，新安名医世家传3代以上至15代乃至25代的有63家，名医300余人，许多世家传承至今。如始自南宋的"歙县黄氏妇科"，始自明代的"张一帖"内科，始自清代的"郑氏喉科""新安王氏医学""吴山铺程氏伤科""龙川胡氏医学""蜀口曹氏外科""西门桥汪氏儿科""祁门胡氏骨伤科"等。

清道光二十三年，学者高学文在湖北武昌曾经感叹："余游江浙闽粤已二十余年，遂闻天下名医出在新安。"此言不虚也。

（2）医著宏富，资源宝藏

新安儒医重传承、重著述，为我们留下了大量医学著作。800多位医家中，有400多位编撰了800多部医籍，可谓著作等身、资源丰富。

新安医籍不仅在数量上卷帙浩繁，更创下了许多我国医学史之最。

如南宋张杲《医说》（1189）是我国现存最早主要以医案体裁形式记载大量医学史料的医史传记类著作；明代余傅山、汪宦、吴洋等集汇编撰的《论医荟萃》（1543）是我国历史上第一部医学讲学实录；江瓘《名医类案》（1549）是我国第一部系统总结和研究历代医案的专著；吴崑《医方考》（1584）是我国第一部完整系统地注解分析方剂的专著，《脉语》（1584）作为脉学专著首次论述并规范了医案记录的完整格式和要求；方有执《伤寒论条辨》（1582）是第一次对中医经典《伤寒论》重新进行编排调整的伤寒著作；清代汪昂《本草备要》（1683）首创以功效为纲解说药效的编写体例，《医方集解》（1682）是我国第一部以功效为主分类的定型规范的方剂学专著，两书分别是清代以来我国流传最广、影响最大的普及性本草和方剂著作之一，版次和发行总量均位居同类书榜首，《汤头歌诀》（1683）更是家喻户晓、人人皆知，以上三书流传300多年，至今仍是中医重要的入门参考书；叶桂《温热论》（1766）是中医温病学理论的奠基之作；郑梅涧《重楼玉钥》（1768）是我国第一部喉科针药治疗专著；胡澍《素问校义》（1872）是第一部引入训诂校勘的"小学"方法研究《黄帝内经》的专著；汪宏《望诊遵经》（1875）是中国医学史上第一部望诊专著。

近代中医所推崇的"全国十大医学全书"之中，出自新安医家之手的就有三部半：明代江瓘《名医类案》12卷（1549）精选历代名医2405案（与清代魏之琇《续名医类案》一起，作为类书合算一部）；明代徐春甫《古今医统大全》（1564）100卷、165门、300余万字，概括了明代以前我国重要医学典籍和医学成就，今列为十大医学全书之首，它的出版是载入中国医学史的一件大事；清代吴谦《医宗金鉴》（1742）90卷、15门、约160万字，是一部切合临床实用的大型医学教科书；清代程文囿《医述》（1826）16卷、65万字，述而不作，开系统节录诸家医论之先河。

此外，明代陈嘉谟《本草蒙筌》（1565）是一部富有特色、被李时珍《本草纲目》列入重要参考书目的本草著作；明代孙一奎《赤水玄珠》（1584）30卷、76门、约140万字，是一部分科齐全、富有创新理念的综合性临床医著；吴崑《素问吴注》是一部研究《黄帝内经》必不可少的参考书；清代程国彭《医学心悟》（1732）是一部切合实用的综合性临床医著；吴澄《不居集》（康熙、乾隆年间）是一部系统论述虚劳性疾病的专著；《临证指南医案》（1764）是记录一代名医叶桂临床经验的医案专著；《程正通医案》（1883）是一部被江南名医喻为"丰城剑、卞和玉"的医案专著。这些都是在中医药界影响很大、临床上必备、必读的古籍参考书，并被中医药高等院校编入教材。

800余部著作分属医经、伤寒、综合临床、内外妇儿各科、医案、诊法、针灸、本草、方论、养生、丛书等各医籍门类，涉及面广，理论学术和编撰风格各具特色，在中国医学史上写下了辉煌灿烂的篇章。

（3）学说纷呈，花团锦簇

新安儒医创新意识强烈，思维活跃，"于书无不读，读必具特异之见""独创之巧""推求阐发""驳正发明""意有独见""发群贤未有之论，破千古未决之疑"，敢于突破、大胆创新，在医著编撰中提出了一系列富有科学价值的学术命题和创新观点。

如明代：程玠提出"杂病准《伤寒》治法"说，阐发了《伤寒论》辨证治法的普适性；又提出"心肺当同归一治"说，阐明一张药方可以通治心和肺两脏疾病，颇有先见之明。汪机以"营卫一气"说阐明人体营卫阴阳相通互涵的辩证关系，以"参芪双补"阐明人参和黄芪既补气又补阴的双重价值，均极具实证性。陈嘉谟以"治疗用气味"论倡说药物寒热温凉四性和酸苦甘辛咸五味的综合灵活运用，以"制造资水火"论阐明把握炮制程度、发挥药效又不失药性作用，言简意赅。徐春甫提出"五脏之脾胃病"的新概念和"调理脾胃，以安五脏"的治疗新思路，对增强和调节人体免疫功能具有重要意义；其"无往不郁"说强调了心理因素在慢性病发病中的重要价值，现代已得到心理神经免疫学的支持。孙一奎"命门动气"说对生命本源和生长发育演化过程的探索，符合生命科学的复杂性和统一性，与现代基因学理论等有惊人的相似之处，极具超前性；与"三焦相火正火"说相结合，揭开了命门学说及三焦辨证指导临床的新篇章。方有执践行"错简重订"说，重新编排《伤寒论》的篇章条文秩序，既增强了原书的系统性和条理性，又反映了伤寒发生发展、传变转归规律。罗周彦"元阴元阳"说首次将元气分为元阴、元阳，并强化先后天之分，赋予元气以细胞生命所具有的物质性

（功能性）、遗传性、可变性三个特征，提高了元气的临床实用价值。

如清代：吴楚提出"脾胃分治"说，强调从胃论治，改变了以往"治脾统治胃"的局面，弥补了中医脾胃学说的不足，拓宽了从脾胃论治的临床思路。程国彭发明"八字辨证"说，以寒、热、虚、实、表、里、阴、阳八字为辨证总纲来分析归类病证；发明"医门八法"说，以汗、和、下、消、吐、清、温、补八法综合归纳治法，构建起了中医辨证治法的新体系和新模式，成为中医临床辨证立法的主要依据。叶桂创立"卫气营血辨证"说，揭示了温病由表入里的传变途径和规律，标志着中医温病学辨治体系的形成，与动物实验客观指标具有一定程度恰合性，与西医将疾病过程分为前驱期、明显期、极盛期、衰竭期4个时期也是一致的；其"养胃阴"说以救治疫病、急救胃阴为重心，推衍至内伤杂病养胃阴法，进一步完善了脾胃学说、拓宽了诊疗思路；又提出"久病入络"说，揭示内伤杂病由浅入深而成顽症痼疾的病机，以"虫介药通络"论治，是内伤杂病治法上的一大创新。吴澄提出"外损致虚"说，认为长期外因损害、疾病缠绵日久可致内伤虚损，极具预见性，现代发现的艾滋病，其全称为"获得性免疫缺陷综合征"，为这一学说做了最好的注解和说明；又有"虚损理脾阴"论，认为虚损脾胃易伤、脾阴易虚，治疗健脾勿忘脾阴，与叶桂"养胃阴"说相辅相成，又为临床开辟了一条新的治疗途径。汪绂提出了用药"补泻相兼"说，阐明了成分复杂的中药"无药不补，无药不泻"、具有补此泻彼的双向调节作用。郑梅涧、郑枢扶父子以"养阴清肺"说论治肺热阴虚之证，卓有成效地治愈了白喉这一烈性传染病。余国珮与众不同地提出"燥湿为纲"说，从外感时疫辨燥邪推及内外各科病证辨燥湿，抓住了水是生命之源这一要害所在，确属"医家病家从来未见未闻"之说。

此外，五运六气学说是唐宋时期以天干地支推衍气候周期变化的学说，新安医家从汪机开始，根据事实修正为"运气应常不应变"说，认为一年四时常令可以应验，六十年久远之变难以推演，前者得到了西医学物候学、时间医学研究的论证，后者得到了天文学"木星超辰现象"的印证，提高了运用运气学说分析气候、观察病情、合理用药的科学价值。

脉诊是扁鹊发明的中医特色诊法，新安医家从北宋张扩、张挥兄弟开始普遍精于脉诊，徐春甫认为"脉为医之关键"，吴崑指出"一指之下，千万人命脉所关"，中医正是通过把脉来把握阴阳气血盛衰、把握脏腑功能变化、把握"生命指征"的。现代研究表明，脉诊有血流动力学依据，疑难杂病诊治以脉诊为第一依据至关重要。

这些创新见解观点鲜明，立论独特，议论有理有据，涉及生理病理、病因病机、诊断辨证、治法用药、药性药效等各个环节，开拓了学术领域，填补了学术空白，是中医学术发展进程中的重大理论创新，现早已融入中医学理论体系之中。

（4）发明众多，不胜枚举

新安医家不仅在理论上领先，学说纷呈、学派林立，而且在诊疗技术上达到了当时医学的最高水准，临床上具体的创新发明也不少。

如在传染病的防治上，明清新安医家发明了预防天花的新安种痘法，这是世界上用人工免疫法预防天花造福人类的创举；清代叶桂是认识烂喉痧、发现猩红热的第一人，他所提出的"温邪上受，首先犯肺，逆传心包"的观点，概括了温病发展和传变的途径，现代从 SARS、禽流感等疫病由呼吸道传入、传染性极强、传变迅速的病理变化中进一步得到了印证；清代郑梅涧首次提出了白喉病名，首次发现"假膜"这一病症特征，首次记载了这一烈性传染病的流行，也是成功治愈白喉的第一人，这比西医史上最早的白喉资料要早 32 年。这些都为我国预防医学史写下了极为光彩的一笔。

在诊断辨证上，针对晋代王叔和《脉经》寸口脉分候脏腑之说，明代徐春甫做了辨析和修改、清代吴谦做了补充和完善，符合临床实际，现代研究也表明符合生物全息现象；清代叶桂提出温病"必验于舌"，创立了温病舌诊辨证，发明了舌诊燥湿诊法，提出绛舌（邪入营血的标志）和舌苔黏腻（脾瘅湿盛）等新概念，察舌验齿、辨斑疹（热邪深入营血）等法，从此舌诊的作用才得到了真正的发挥。

在临床各科上，元代有李仲南首创"攀门拽伸法"，首次采用过伸牵引复位法治疗压缩性屈曲型脊椎骨折；明代有《古今医统大全》首先记载了以大黄为君用下法治耳眩晕、复合磁疗治疗耳聋及挂线治疗肛瘘等方法；清代有郑梅涧创"开风路针""破皮针""气针"治疗喉风重症的三针法，吴谦首次详细介绍正骨手法的作用和使用方法。

在方药上，新安医家灵活化裁，创制了许多切实有效的经典名方，流传数百年，屡试不爽。如明代汪机创制的玉真散是治疗破伤风的经典名方；吴崑发明的知柏地黄丸现已是治疗阴虚盗汗的常用中成药。清代汪昂首载的金锁固精丸是治疗梦遗、滑精、早泄的名方；程国彭发明的止嗽散被后代列为治疗外感咳嗽第一名方；吴谦发明的五味消毒饮是内服治疗疖、疔、疮、痈的经典方；郑氏喉科创制的养阴清肺汤，与针法、吹喉药灵活施用，挽救了无数白喉患者的生命，这要比 1901 年首届诺贝尔生理学或医学奖获得者 Behring 发现白喉抗毒素并应用血清治愈白喉早一个世纪。现代临床研究表明，养阴清肺汤合方加减有与特效药白喉抗毒素同等的疗效。

在本草上，明代《本草蒙筌》首次记载了健脾消食的鸡内金、行气止痛的青木香、止血散热的血余炭等药，首次介绍了徽派炮制法和某些药物的特殊储藏法。

诸如此类的第一、首创在新安医学中不胜枚举。而随着研究的不断深入，将会有越来越多的创新发明被发现、被认识。

名医名著，名说名派，名药名方，博大精深，璀璨夺目。从基础到临床，从经典到教育，在诊疗养生、本草方药、针灸导引、内外妇儿各科等各个领域，新安医学皆有突出的成就和卓越的建树，全方位地继承和发展了中医学理论体系，充分展示了中医药学的博大精深，故有中医药学"硅谷"之誉，是明清时期中医学的典型代表和缩影。

（5）学术交流，引领时尚

学术的繁荣也是交流碰撞的成果。

明嘉靖二十二年（1543）十月，徽府儒医余傅山邀集各县名医汪宦、吴洋等9人，在徽州府城乌聊山馆集体为门人讲学授课，开展学术讨论，《论医荟萃》就是根据当时讲稿及经验交流记录整理汇编而成，是当时讲学的成果。这是新安医学首次学术交流和讲座的记载。

不仅在新安本地，即使迁居行医他乡的新安医家，在继承积极进取、勇于创新的新安学术基因后，也会积极创造条件，营造一个突出新安学术交流的氛围。

仅仅时隔20多年，寓居京师的徐春甫充分利用自己任太医院医官的机会，于隆庆二年（1568），联络和召集全国各地供职京城的46位同人（其中新安医家21人），仿孔门"以文会友，以友辅仁"之例，在京城发起成立了"一体堂宅仁医会"，以"宅心仁慈"为宗旨，立"医会会款""会约条款"22项，开展讲学活动、交流学术，钻研医理、切磋技艺。这在中华医学史乃至科技史上都是史无前例的一大创举。会者，合也、聚也，作为最早的全国性医学团体和科技学术团体，一体堂宅仁医会的成立是社会进步、经济发展、医学需求的必然结果，是在特定历史时期医学发展的客观要求，是我国医学科技力量的第一次展现和宣示，也是新安医学的第一次对外宣示，是医学之作用、地位的具体体现，具有里程碑意义。

直到清末光绪十六年（1890）前后，还有业儒通医的俞世球，在南翔（今上海市嘉定区南翔镇）任职期间创设"槎溪会课"，师生相与论医，由浅入深、循序渐进地学习讨论医学。

"乌聊论医""宅仁医会"和"槎溪会课"，一在本土，一在京师，一在江南腹地，跨越明清，遥相呼应。新安医学所散发出来的感召力，已成为引领时代潮流的风向标。

（6）传播海外，影响深远

新安医学的学术交流和传播，影响无远弗届，对国外医学的发展也产生了重大影响。

在日本医家丹波元胤所著的《中国医籍考》中，共收载新安医家63人，医籍139部。尤其是朝鲜、日本两国，不仅通过各种途径吸收了大量的新安医学知识，而且整本翻印刊刻新安医家的许多重要著述，有些版本流传至今，成为研究新安医学及其对外交流的宝贵资料。新安医籍的外传以明清两代为主，这一时期东传的新安医籍不少于30种，主要有：南宋张杲《医说》；明代汪机《石山医案》，江瓘《名医类案》，徐春甫《古今医统大全》，孙一奎《赤水玄珠》《孙一奎医案》，吴崑《医方考》；清代汪昂《本草备要》等。明清以来，新安医学重要的历史地位和学术价值，一直受到海内外有识之士的广泛关注，影响十分深远。

儒医辈出、世医不绝，文献宏富、名著林立，创新发明、学说纷呈，交流传播、影响深远，新安医学在地域性医学流派中首屈一指。"繁星九天汇银河"，在中医学的星空中，新安医学璀璨夺目、熠熠生辉，是最闪亮、最耀眼的一颗明珠。

2. 器范可风，彰显新安医学特色

新安医学以名医辈出、儒医为主、世医众多、医著宏富、学说纷呈、学派林立而闻名天下，这当然也是其特色优势所在。但不仅如此，更为关键的是，新安医学特色鲜明，器范可风，体现在多个方面的"统一与结合"。

（1）博古通今与继承创新

首先，新安医家"博古以寓于今，立言以激其后"，博古通今、引故发新，融会贯通、通变创新，理论创新十分活跃，明显地表现出在继承中发展的运动轨迹。

明代程玠"杂病准《伤寒》治法"说是对《伤寒论》辨证方法的推广运用，"心肺同治"说是从《黄帝内经》肝肾同治中触类引申推导提出的；汪机从《黄帝内经》中找到"营气"这个沟通阴阳的切入点，从而发明了"营卫一气"说、"参芪双补"说；孙一奎在《难经》等著作的启发下，引入宋代易理太极学说而发明"命门动气"说；至于汪机的"运气应常不应变"说，更是对五运六气学说的修正和完善。

清代吴楚"脾胃分治"说是对李东垣脾胃学说的补充和完善；叶桂"养胃阴"说和吴澄"理脾阴"说更是结合李东垣补土说和朱丹溪养阴说而发明的新法；吴澄"外损致虚"说是在李东垣内伤说的启发下提出的；叶桂"卫气营血辨证"说是在《伤寒论》六经辨证的启迪下，引用《黄帝内经》卫、气、营、血概念而创立的辨证新说，而其"久病入络"说追溯其源也启自《黄帝内经》；郑梅涧是在前人外感温病伏气学说、叶桂温病学说和火燥论的启发下，提出"养阴清肺"新说；余国珮也是汲取先辈温病、伤寒热病中燥气病机的认识，才提出"燥湿为纲"新说。

其次，新安医家在临床实践基础上参古博今，师古而不泥古，具体诊疗运用上多有发明，同样体现了传承中创新的特点。如元代李仲南所创"攀门拽伸法"，是建立在前人牵引复位治疗骨折基础上的；明代程玹、程玠兄弟创立的"以脉统证"诊疗模式，是对脉诊作用的弘扬和发挥；吴崑所创知柏地黄丸，是在宋代名方六味地黄丸基础上加用知母、黄柏而成；清代叶桂发明的温病舌诊辨证是前人伤寒舌诊的推衍、深化和发展。

最后，新安医家擅于抓住前人智慧的闪光点，引古人之说加以推衍、引申和发挥，结合实践赋予其新的内涵，在经典注释、启蒙教育和总结归纳中不忘创新。如徐春甫在前人基础上，提出了"慎疾慎医"等很多富有价值的养生命题；方有执在重新编排《伤寒论》中，提出风伤卫、寒伤营、风寒两伤营卫的"三纲鼎立"新说；汪昂在其医药普及著作中，独具慧眼地记述了不少先进的医学理论和创新见解，如"脑主记忆"说、"暑必兼湿"说、"体温而用凉"论、"方剂归经"说；吴谦主修中医教科书，也提出"痹虚"和痹病虚实分类等诸多新概念和新总结。

新安医家对医药知识的总结归纳，更是达到了前所未有的高度。陈嘉谟在为童蒙而作中"发明大意"，总结出了"治疗用气味""制造资水火"论等；程国彭倡导"八纲辨证"，首创"医门八法"及"外科十法"；汪宏发明"相气十法"说，多有新的真知灼见，医理上多有阐发。

新安医家在继承基础上的一系列创用和发明，为中医学的创新和发展注入了新的生机活力。

（2）学术争鸣与融通并蓄

自 16 世纪开始，新安医学学术空气为之一新，学术争鸣异常活跃，但于争鸣中又多呈互相包容的态势。

首先，新安医学虽然理论创新纷呈，但新说本身往往是兼容了前人不同的学术思想和观点而提出来的。如明代汪机将李东垣学说引入朱丹溪学说中，两者有机地融为一体而创立"营卫一气"说；孙一奎创"动气命门"说的同时，又相辅发明"三焦相火为元气之别使"的观点，从而与汪机"营卫一气"说联网，形成"原气（命门动气）－宗气－营卫之气"这样一个维系生命动力与能量的链条；王乐匋在"寒温之争"中，吸收融合了新安"温病从属伤寒""温病不废伤寒"和寒温统一论，从而提出"寒温根叶相连"新说。

科学本身是不断发展的，原来认为正确的可能也有不妥当的地方，原来认为错误的可能也有其合理的内核，中医各家学说正是在这种不断吸收、融合、纠偏中不断完善发展的。

其次，新安医学虽然临床风格多样，温补滋阴、伤寒温病学派林立，但各家本身也是通过相互沟通、相互学习、取长补短、兼容并蓄而形成的。现代研究表明，汪机固本培元基本方虽以黄芪、人参、白术补气固本为主，但往往也配有黄芩、麦冬、黄柏等清热养阴药，阴中求阳而兼取朱丹溪养阴法；这种兼顾气血阴阳的固本培元治法，又启发了元阴元阳的划分，为新安养阴清润派的形成埋下了伏笔；而心法心悟学派既承固本培元之精髓，又传丹溪心法之余绪。

你中有我，我中有你，相互融通，新安医学家触类旁通、引申发明的功夫，可谓前所未有。从用药风格上说，除了"平和轻巧"行王道外，还有清代罗浩针对瘟疫重症猖獗之势而提出的"下手宜辣，早攻频攻"的霸道风格。近代"新安王氏医学"，融经方、时方于一体，学古方而能入细，学时方而能务实，用药轻灵之中有谨慎，平稳之中有灵动，疏密有致，进退从容。这些本无生命的草木金石，被新安医家活用之后，就如同被赋予了灵动的生命一般，闪烁着智慧的光芒。

最后，新安医家多学出诸门、转益多师，视野开阔，思想开放，为新安医学学术多元融合奠定了基础。像吴洋、徐春甫、孙一奎、吴崑、叶桂、许豫和等名家都有游历各地、遍访名流、拜师求学的经历，吴洋为探明阴阳之理而跟博士诸生学《易经》，为探明经络之学而到浙江凌氏处学针灸，听说常山杨氏伤寒造诣深即东游受业于杨，听说祁门汪机医术高明即西往师从于汪；甚如吴崑为学医先后拜师不少于"七十二师"，叶桂10年间"拜十七师"。世界上没有两片完全相同的叶子，每位医家在各自兼容他人之长的同时，都有自己的个性特色和风格，有时候竟难以界定一位医家究竟属何门何派。

各家各派也互有长短，"任何学者或学派都不可能穷尽真理，更不能垄断真理"。难能可贵的是，新安医家秉持徽学的和谐传统，相互交流融合、求同包容、补充完善、兼收并蓄，几乎集天下中医的精粹而熔铸一体。

伤寒与温病、固本培元与养阴护阴、"四两拨千斤"与"重剂刈病根"，这一系列对立矛盾的中医核心学术命题，和谐统一地集中于新安医学之中，为现代深入研究中医学重大的实质性学术问题，推进中医的学术进步和临床水平的提高，提供了一个良好的切入点，新安医学不愧有中医学典型代表与缩影的美誉。

（3）家族相授与学术传承

新安医学有源有流、传承有序，尤以世医家族链众多、传代久远著称。新安医学世家每一支每一脉都有其看病的本领，且秘不外传。这种秘不外传的家族传承方式，用今天的话来说，是封建社会保护知识产权的一种有效方式，世医家族链实际上也是一支特殊的学术链，家族传承是外在的形式，学术传承才是本质内容。譬如新安郑氏喉科以"养阴清肺"说论治立法、以针药并治和喉科喷药为特色，代代相传，闻名全国；新安王氏医学秉承心法家风，临床以疏肝理脾、扶阳护阴为主要特色，遣方用药以圆机活法、机动轻灵见长。在接力棒式的传承中，通过一代一代的学术、品行和人气的积累叠加，形成了一定的特色优势和声誉，成为吸引群众看病就医的金字招牌。所以，世医家族十分珍视和注重维护自己的声誉，"品牌"概念、"知识产权"意识十分明显。

新安医学家族链与学术链是互相融合交织在一起的，医术传承是世医之家自觉的行动，是流淌在血脉之中的学术传承，家族传承与学术传承有机统一、有机结合。学术传承是中医学生命力之所在，没有学术上的传承与创新，所谓的家族传承就会成为空壳。

家族传承，由于临床时间早、临证经验多，耳濡目染，一招一式，口传心授，言传身教，毫无保留，潜移默化之中尽得家传秘术，易得病家信任，优势明显。而且代代相传、代代累积，更有利于专科特色的形成，也有利于医术的不断完善和提高。新安各家各派，内外妇儿各科齐全，形成了一个以徽州本土为中心、遍及江南城乡各地、辐射全国的医疗网络，为保障老百姓健康、为中医学持续发展做出了重要贡献。

（4）以儒通医与融合道佛

中医是传统文化素养高深、儒家根基深厚的群体，新安医家更是如此。

新安医家医儒不分家，医以儒医为主，或先儒后医、医而好儒，或儒而兼医、亦儒亦医，或仕而兼医、亦仕亦医。据统计由儒、仕而入医者占70%，即使30%继承家传者，受徽州人文思想的熏陶，同样有着好儒而发奋读书的传统。如明末清初程敬通，既是名儒也是名医，"日出治医，日晡治儒；出门治医，入门治儒；下车治医，上车治儒"。他指出："读书而不能医者有之，绝未有不读书而能为医者。"因此新安医家好言"吾儒之学"，将自己定位于儒，以儒为荣，认为医学与儒学互为表里，"大医必本于大儒"，行事"一以儒理为权衡"。清代程应旄著《伤寒论后条辨》，更是分礼、乐、射、御、书、数六集。

正是在好儒、通儒的基础上，形成了高水平、高素质、高修养、高密度的新安儒医群体。他们重经典、重传承、重流派，重临床、重积累、重创新，编纂、整理和保留了大量医学文献；他们援儒入医，以儒解医，以治儒之力治医，将儒学的观点、方法、见识、学理融入医学之中；他们秉持宋儒理学"格物致知"的思维传统，实事求是、理性探索，积极探寻和阐发医学新知，努力把握人体生理病理和疾病诊治的规律，提出了一系列富有科学价值的新概念、新学说，对中医学的发展和价值取向产生了重要影响。

新安医学以儒学为主，但并不排斥对于佛、道思想的合理吸取。新安山水间佛教寺院及道观众多，佛、道氛围很浓厚，新安医家在与僧、道交往中，也留下了雪泥鸿爪。

孙一奎十分赞同孙思邈"不知易者不足以言太医"的说法，所著《赤水玄珠》就是以道家经典《庄子》所记载"黄帝遗玄珠"的典故来命名的。清代吴澄《不居集》，是根据《易经》"变动不居，周流无虚"之意而命名；郑梅涧《重楼玉钥》之书名，乃源自道家《黄庭经》"咽喉为十二重楼"之语，喻咽喉危急重症犹如重楼之门被锁闭，其书乃治疗咽喉疾病、开启"十二重楼"的玉钥匙。

宋儒以程朱理学为核心，原本就是儒家从佛、道中汲取营养，儒、道、释三教融合形成的，道家、佛家如影随形。二程、朱熹故里，儒道佛并兴，新安医学以"儒学为魂、道学为体、释学为用"，融儒家的担当、道家的豁达、佛家的慈悲于一体，既突出了程朱理学积极向上、入世致用之精髓，又体现了以儒为主、融合道佛的有机统一与结合，具有强大的兼容性和渗透性。

（5）地理新安与学术新安

新安医学并非封闭于新安一地，而是根植于本土地理时空又不断地向外辐射。

由于特殊的山水地理环境和人文因素，新安医家习医行医并非局限于新安一地，多有游历四方、访友交友、拜访名流的经历，足迹遍及大江南北。如明代徐春甫曾游吴越江湘，历濂洛关闽，抵扬徐燕冀，后寓京城；孙一奎认为"宇宙寥阔"，不可以"丘里自隘"，于是自新都游彭蠡，历庐浮沅湘，探冥秦淮，钓奇于越，行医于三吴、宜兴、新都；罗周彦曾南游吴越，北走燕赵，侨居江苏泰州；吴崑由三吴，循江浙，历荆襄，抵燕赵，未及壮年而负笈万里。根据文献记载，新安医家活动范围广，北至辽蓟、南达粤南，"几遍宇内"，其中最活跃的还是江浙地域。读万卷书、行万里路，行远升高、登堂入室，既开阔了视野又增长了见识，既引进新思想又传播新安学术。即使在本土，也是身处新安、放眼天下，通过各种渠道，不断与外部世界交流、研讨医道，如汪机与江苏薛己互相尊崇，程敬通曾求教于江苏李中梓。新安出版家吴勉学刊刻出版医书近 90 种，大多数非新安医著。明清时期新安人刊刻的新安医籍约 108 种，而非新安医籍则有 140 多部。

明清时期新安与江浙山水相依、地缘相近，水陆来往便利，同属于江南这个"大家庭"。钱塘江的正源和上游称"徽港"，扬州、苏州等地与徽州更有学术与人文意义上的血脉关系，可以说是"徽州飞地"，也是新安医家的重要舞台和基地，行医乃至客寓者比比皆是。著名的有迁寓扬州的程从周、吴楚、郑素圃、程郊倩，迁徙苏州的叶桂；客寓浙江衢州行医的程芝田还传术于雷氏父子，后雷氏再传术于新安程曦。这是一种血肉相连或骨肉相亲的交流与融合。

学术的交流融合给新安医学带来了新思想、注入了新的生机和活力，同时又促使新安医学连续不断地由周边向中华大地扩散、辐射和延伸。譬如明代徐春甫在京城组织成立"一体堂宅仁医会"，清末俞世球在上海南翔创设"槎溪会课"，都是对外学术交流与拓展的标新之举。

明清时期中国的学术重心在江南，以苏、杭、徽三州为学术中心的苏中、浙中、新安三大中医流派呈三足鼎立之势，三地互相交融、融为一体。总结明清时期的核心中医学派如伤寒派、温病派、固本培元派等可见，其发端者或核心代表人物大多为新安人。这些流派的传承发展又是以新安及整个江南地区为大舞台，进而影响着整个中医学术界的。如随着新安医著的大量流传，汪机、孙一奎固本培元思想对浙江赵献可、张景岳，江苏缪希雍、李中梓等著名医家的温补思想，均产生了直接或间接的影响。又如方有执重订《伤寒论》，后世新安、吴中两地医家积极响应，由江南地区蔓延至全国，从而掀起热火朝天的伤寒学术争鸣态势。反过来江浙医家也促进了新安医学的发展，新安医著更多引用江浙医家之说，张景岳等温补说对后世新安医家也产生了直接的影响。可以说，明清时期的江南地区其实就是新安医学学术交流互动的大舞台，从一定程度上说，新安曾是主导全国中医学术潮流的地域。

明清时期新安医学以整个江南地区以及京畿腹地为重要基地发扬光大，近现代转移到以江淮大地和京沪两地为重点舞台，从而在全国各地一定范围形成继承、研究并弘扬新安医学的学术氛围，由点及面逐渐形成了被全国中医药界同人认可的大"新安学术"氛围。

"新安"是一个具有历史地理学属性的地域概念，地域概念是静态的，"地理新安"疆域是明确的，不妨称之为小新安；而学术则是动态的，"学术新安"如同新安江水一样是流动的，不妨称之为大新安。随着江水的流动，新安医学在保持地域特色的同时，积极融入和参与整个中医药体系发展的大循环中；反过来说，中医药学理论体系早已深深地植入了"新安学术"的基因。大新安、小新安的互动融合，"地理新安"与"学术新安"的有机统一与结合，构成了融通流动的新安医学学术体系。

新安医学的根本意义在于区域性医学流派的动态性，在于立足于局部放眼于全局、立足于本土放眼于全国的整体性、综合性。

"越是民族的就越是世界的，越是地方的就越是全国的"，新安医学相对于中医药学整体而言，可以说是这句经典之语最好的例证和注脚。具有时空广泛影响性的新安医学，已经超越了地理概念，成了精品中医学的代名词。可以说，新安医学是特定时期和特定地域形成的中医药学系统中的一个特殊的精品子系统，博大精深的新安医学一定程度上代表了中医学的最高成就和水平。

（6）医学科学与徽学文化

新安医学姓"医"，名"徽"，字号"新安"。

中医药学是中华民族在繁衍发展过程中形成的独特医学科学体系，也是中华民族5000多年积累下来的宝贵文化遗产。而从皖南古徽州这片文化土壤中生发出来的新安医学，不仅是中医药学的一个子细胞，也是徽学文化的重要组成部分，是中医药科学遗产与徽学文化遗产融合的结晶。

新安医学的文化底蕴十分深厚。新安医家视野非常开阔，习医不囿于医，不仅博及医源，还从诸子百家、经史子集、野史杂记中汲取知识、扩充见闻，他们作为一个群体，哲学历史、天文地理、气象物候、政治军事、数学物理、生物矿物、冶金酿造、社会人类、三教九流，各门类知识无所不通。如经典校注中综合了多学科的学问，所撰本草更可以当作百科全书、博物之志来看待，至于理论创见更注重从传统文化中汲取营养，诸如"命门动气""元阴元阳""根叶相连"等学说，都有更深层次的文化内涵。没有广博的知识，根本无法承担及完成这样的使命和责任。

文是基础医是楼。古有《脉诀》"词最鄙浅"，为朱熹所不耻。新安医家以医文并茂见长，"辞学宗工""文章巨子""以文称雄""文采飞扬"者大有人在，文笔不好是不屑一顾的。新安医籍往往有着独特的文学色彩，如新安医案医话文辞古雅、行文简练，新安本草讲究声律修辞，《汤头歌诀》更是朗朗上口。

医为百艺之一，本身即富有艺术的品质，不少新安名医精通艺术、爱好书画，琴棋书画无所不能，工篆刻、善山水者大有人在。譬如"新安王氏医学"世家艺术造诣深厚，擅长笔墨丹青，黄宾虹就曾称赞王仲奇的处方笺"笔墨精良，本身就是书法艺术品"。

国学大师梁漱溟说过："中医学与艺术具有相差无几的精神。"人文艺术修养对医术境界的提高具有一定的作用，体味艺术有助于理解及掌握中医药学的深刻底蕴和内涵。而且，文艺修养能够陶冶情操，也是一个人生活品位和处世方式的具体体现，事关审美情趣和人格尊严，成为涉及"形而上"之人生哲学的大事，新安医家对此就格外偏重。

新安医学的文化内涵，还有一种"传道布道"的意味，其医家自觉地承担起了传播弘扬儒家传统文化的重任。为了说明这一点，这里不妨列出清代一位徽州人士开的《人生简便验方》，曰："夫忠孝友悌人生之太和汤也，安分知足居家之平安散也，溺于富贵者以清凉饮解之，处于贫困者以固本丹治之，罹于忧患者以定心丸救之。凡此数方尤为经验简便，服之既久，庶几元气充满，天理流行。"文中寓"忠孝节义"之道于药方之中，细细品味回味无穷。

根植于徽学文化沃土的新安医学，作为徽学文化的标志性符号之一，承载着中华文明的基因，记述着无数个百转千回的杏林故事，宛若镶嵌在新安江畔的一颗颗璀璨明珠，散发着被时光浸润过的暗香。

近百年来，通过一代又一代科技工作者的不断努力，中医药学的现代化研究取得了丰硕的科研成果，但中医药理论始终没能得到现代科学的阐释和证明，反而陷入了某种迷茫之中。其实，作为传统文化遗产的中医药科学体系，其发展并非只有尖端科技这一条单行道，历史悠久、人文内涵丰富的中医药，它完全可以借助传统文化的定力而深入人心。如果说科技成果、知识产权是一种硬实力，人文内涵则是渗入中医药科学内部的软实力。新安医学硬实力与软实力一体两翼，除了继续开展药理实验等现代科研工作，通过科技成果发挥硬实力的作用外，还可以借助传统徽学文化的软实力来弘扬新安医学，以满足人民群众医疗养生和精神文化的双向需求，更好地为社会主义物质文明和精神文明建设服务。

3. 水到渠成，得益于天时地利人和

古徽州一府六县之地，数百年间竟产生出如此众多的儒医世医、医著医说、创新发明、家族链和学派链，成就之多、影响之大，世所罕见，不能不说是一个历史的奇迹。它的兴起得益于天时、地利与人和，是历史、地理、政治、文教、经济诸多因素汇聚与催化的结果。

（1）历史因素的影响

新安医学肇启于晋唐，形成于宋元，鼎盛于明清，它的产生和发展，与国家的命运、历史的变迁息息相关。

古徽州素有"东南邹鲁"之称，宋代以前称为新安。据文献记载，我国历史上因为战争有过三次人口大迁徙，如晋代的两晋之乱、唐末的五代之扰、宋代的靖康之变，使众多的中原氏族大量南迁，而徽州因为地理偏僻、四面环山、少有战乱，成为躲避战乱的世外桃源、休养生息的理想场所。这些南迁的氏族多为仕宦之家、衣冠之族，其中文化精英和隐士高人尤多，使徽州一带逐步成为中国少有的儒士高度密集地区。

追溯起来，新安医学萌芽，就与第一次中原人口南迁之后，一位中原高官的到来密切相关。东晋之后的南朝泰山人羊欣（360—432），素好黄老，任职新安太守13年，公余常为人治病，搜集江南民间的得效良方，撰成《羊中散药方》等医书三部，后官至中散大夫。羊欣出身于官宦书香门第，幼时即深得东晋大书法家王献之怜爱。

中原大族南迁徽州，聚族而居，宗族制度和宗法观念森严。宗法制度首要的原则就是尊祖，子承父业，为医者把祖先积累的临证经验和笔记继承下来不至于失传，并示于后世，是子孙的义务与孝道。唐宋时期，新安陆氏、吴氏、张氏、黄氏医学世家已经形成，就是明显的例证。济世活人、光宗耀祖，成了新安医家的座右铭和终身的希冀，这也是新安医学得以发展的思想根源所在。宗法制度是

医学家族链稳固和发达的土壤与环境，促成了以家族为纽带的新安世医的传承，保持了家族传承医术的长期稳定，而牢固的家族世医是新安医学传承的有力保证，有效地防止了中医学术的失传。

南宋王朝迁都临安（今杭州市），致使中原文化再度南移，新安成了近畿之地，徽州社会自此步入了鼎盛时期；南宋以后程朱理学在思想上占据了统治地位，成为宋元明清四代的官方意识形态，影响中国思想文化 600 年，新安一地则以学术中心和霸主地位向医学研究延伸；明初建都南京，徽州划入直隶省，促进了学术中心地位的提升；清代"乾嘉学派"兴起，鼎盛于乾隆、嘉庆时期的新安朴学，再次以"几乎独占学界势力"的影响力向医学渗透。在社会发展、人民生活安居乐业基础上，学术的繁荣和领先，为新安医学的兴盛提供了良好的社会环境。

（2）地理环境的独特

江南黄山，是祖国大好河山的代表和缩影。在黄山山脉的南麓，有"山水画廊"之誉的新安江似一条银练自西向东蜿蜒，分流穿行于山间盆谷之间，江水清澈见底、皎洁如镜，两岸峰峦叠嶂、青翠秀丽，白墙青瓦马头墙掩映其间，这处盆地就是人杰地灵的徽州盆地，这里就是名斐杏林的新安医学的发源地——古徽州。

"徽者，美也。"徽州山环水抱，盆地相连，平展肥沃，气候湿润，野生动植物资源十分丰盛，生态环境宜人宜居，人与自然和谐相处。生活在这样的环境里，人的思想观点、思维方式显然都会受到潜移默化的影响。

记得有位西医专家上黄山后深有感触地说，看到从悬崖绝壁的石缝里生长出的黄山松，看到波涛翻涌、瞬息万变的黄山云海，一刹那间突然有些明白，中医学天人相应的生命观和整体动态的形象思维是十分深邃的。

唐代孟浩然有诗曰"江入新安清"，李白也曾"借问新安江"以喻"清溪清我心"，朱熹的《观书有感》何尝又不是源自新安江水的启发呢？新安医学考镜源流的功夫、穷源探本的思路、格物致知的思维和完善知识体系的努力，又何尝不是源于此呢？

天下名山僧道多，新安山水间佛寺道观林立，有歙县府城天宁万寿寺，有渐江大师曾隐居的黄山慈光阁，程国彭修行在天都峰，而齐云山更是"中国四大道教名山"之一，毗邻的九华山是中国四大佛教名山之一，如此高密度集儒、道、佛人文盛景于一地，在全国并不多见。文人与僧、道之间多有交往，浓厚的儒、释、道氛围对新安医家的影响很大。以儒为主、融合道释，新安医学正是以程朱理学、皖派朴学、齐云山道教和九华山佛教等传统文化为底蕴而形成的。

新安一带，山水幽奇，雨量充沛，气候温和，自然生态环境得天独厚，蕴藏着丰富的中药材资源，大宗药材有 400 余种，道地药材和珍稀品种有 60 余种，丰富的药材资源也为新安医学的形成提供了有利条件。新安医家固本培元特色就与新安道地药材歙术、祁术有密切的关系。据现代计算机数据挖掘发现，新安培补脾元用药重黄芪但更重白术，人参、白术关联度高于人参、黄芪。新安医家认为，黄芪大补元气是"授人以鱼"，而白术健脾、培后天之元是"授人以渔"，更为紧要。

徽州"东有大鄣之固，西有浙岭之塞，南有江滩之险，北有黄山之厄"（康熙《徽州府志》），崇山峻岭的围阻，人民生活的安居乐业，促成了区域内医学思想的相对独立性。同时，新安江由西向东横贯徽州，新安江西北以黄山山脉与长江水系为邻，东南以天目山脉和白际山脉与浙江、江西两省接壤，绵延数百里而与千岛湖接通，向东南汇入钱塘江。徽州、杭州山水相连，属钱塘江水系上游的新安江，加上一条由徽州先民开通的蜿蜒曲折的徽杭古道，成为徽杭经济文化联系的纽带。南宋迁都临安（即杭州），近畿之地的徽州通过新安江打开了与外部世界联系的通道。尽管四面环山，但"隔山不隔水"，江水的流动性又给区域医学带来了活力和发展的空间。黄山的巍然不移，强化了新安医学的地方性、独立性、稳定性；新安江水的流动不居，扩展了新安医学的兼容性、渗透性和灵动性，封而不闭的地理环境为新安医学的外向发展预留了空间和舞台。

"一方水土养一方人",一方水土也培植一方文化。新安大好山水为新安医家提供了绝佳的思考空间,得天独厚的地理环境为新安医学的形成和发展提供了良好的自然条件。

(3)圣贤名哲的推崇

自古圣贤明哲没有不留心于医药者,医者"古昔皆君、师、卿相及贤智之士",司马迁有"圣人不得志则隐于医卜之间"的说辞。宋代重视并扶持医学的发展,上至天子下至百姓都关心医药,为政者热衷医药,仕人通医成为风尚,如范仲淹、苏颂、沈括、苏东坡、陆游等均通医学,范仲淹更提出"不为良相,则为良医"的口号,把医学上升到与治国安邦一样崇高的地位。宋代以后逐渐扭转了唐代"目医为小道"的看法,医生被尊称为大夫、郎中。元明清三代延续了重视医药的政策,掌握医术被士大夫看作是应尽的义务和责任,治病同治国一样是分内之事,医学被视为推行仁道、履行孝道的重要手段,悬壶济世是经国济民的重要途径。

新安理学对医学的发展具有重要影响。"病卧于床,委之庸医,比于不慈不孝。事亲者,亦不可不知医",这一"知医为孝"说正是二程首先提出来的;"对症下药"一词也出自《朱子语类》,对新安医学的形成和发展产生了重要影响。宋元明清新安籍出仕为官而兼修医学者甚多,各级新安医官也有很多。如明代官户部口的程玠开启了程姓医学;曾任县令的余傅山研医并鼓励堂弟余午亭弃举子业从医,成就了余氏世家;清末俞世球曾先后转任江苏多县县丞、苏州府知事等,"槎溪会课"正是在其任职期间设立的。仕而兼医不仅抬升了医学的社会地位,促进了医药知识的传播,更重要的是强化了悬壶济世、经国济民的抱负和愿望,对中下层习儒者起到了引导作用。"学而优则仕"毕竟是少数,科举失意、棘闱不售,机会不遇、仕途受阻,但学识才华还在,从医退而可以为生计,进而可以

"佐圣天子之仁政"，确实"不负所学"。"学而仁则医"，新安后学由儒入医成为一种必然的选择，带有明显的"良相良医"情结。

元朝政府就有职业和地位之政策分定，行医可以子孙继承祖业，但必须精通医术，且须经选试及注册；明代沿袭了这一政策，制定了一套严格的世医制度，医户世袭，登记造册，定期清查，不许妄行变乱，违者治罪，使子承父业由自愿选择变为带有指令性的制度。政策的主导，巩固和加强了新安医学的家族传承。

16世纪是新安医学发展的第一个高峰期，而此时的西方也进入了"一个需要巨人而且产生了巨人"的时代。"文艺复兴"这场思想解放运动，恩格斯说是"一次人类从来没有经历过的最伟大的、进步的变革"，给欧洲带来了空前的繁荣，此后科学技术逐渐加速发展。相对西方的巨变和进步，东方的中国自明成化年间开始，实施闭关锁国政策，社会发展进入全面停滞期，明清封建社会日趋衰落，传统科技未能跟上世界科技发展的潮流，科学技术水平由领先逐渐到落后于西方发展的步伐。万幸的是，恰恰就是从明成化年间开始，新安医学风生水起，并从此繁荣兴盛，名医辈出，新说纷呈，同样进入了"一个需要巨人而且产生了巨人"的时代。

冥冥之中东西方医学科技文化似有所感应。1505年在苏格兰成立了爱丁堡皇家外科医师学会，这是目前已知世界上最早成立的自然科学学会；仅仅相隔50余年，1568年我国第一个全国性医学学术团体——"一体堂宅仁医会"也由新安医家组织创立。这是一个典型的事例，具有一定的象征意义，象征着东西方医学遥相呼应，呈现同步发展的态势。

医学"秦火不焚"，秦始皇"焚书坑儒"而医书不在其列，生老病死人人平等，王侯将相概莫能外。在一系列鼓励从医研医政策的推动下，一大批知识分子由学入医，尤其新安医家面对疾病流行的新变化，实事求是，格物致知，不断突破创新，在整体科学技术日渐落后的情况下，著书立说，"为天地立心，为生民立命，为往圣继绝学，为万世开太平"，创造出足以令国人自豪的了不起的医学成就。

（4）儒风独茂的熏陶

新安系"中原飞地"，本具孔孟儒学的根底。

宋代程朱理学勃兴，自此我国开始有了自己的一种系统的、形而上的、富有逻辑性的哲学。作为程朱桑梓之地，新安从此也有了自己的核心理念和精神支柱。在徽州人的心目中，程朱理学占据了至高无上的地位。

作为具有重大影响的哲学形态，程朱理学曾大规模渗透到医学领域，"程朱阙里"，影响尤大。宋代以前玄学迷信之风盛行，程朱理学对幻诞神术持批判态度，朱熹就提出"择民之聪明者教以医药"，明显带有理性思考的成分。从此由儒入医之风潮涌起，一大批高素质的新安学子由儒入医，改变了以往医工"多是庸俗不通文理之人"的状况，改善了医生的文化素质和知识结构；医学队伍文化水平的提高，反过来推动了学术理论的发展和临证经验的总结。

朱熹在著述中常以"新安朱熹"署名，曾题"新安大好河山"，引以为豪，"新安学术"由此滥觞；新安医家也每每喜以"新安"称址，新安医学之名实源于此。格物以致知，随事以观理，即理以应事，穷尽一切事物之理，程朱理学为新安医学的形成奠定了认识论的基础和思想准备。正是在程朱理学格物致知精神指引下，新安医家善于思考，理性探索，发现了许多新事实，提出了不少新的创新学说，呈现出新安医学学术盛况空前的繁荣景象。从这个角度来说，新安医学是程朱理学催生出的硕果。

清代乾隆、嘉庆年间考据之风盛行，对中国古典文献进行了一次大整理、大集成，同时也对中医古典文献进行了一次大整理、大集成，为中医学的传承做出了重大贡献，其中皖派朴学的出现是汉学发展达到高峰期的标志，以江永、戴震为代表的新安朴学贡献尤大。

朴学考据对象从儒家经书扩展到医学等科技典籍，将实证方法引进医学文献领域，同时也引进了实事求是的治学精神和严谨的治学态度。清代新安地区朴学盛行，搜书、校书、刻书、藏书蔚然成风，为新安医学的传承奠定了基础。

许多著名的新安理学家、朴学家的研究都渗透到了医学领域，他们的青睐也是引领众多新安后学由儒入医的一个重要因素，为新安医学做出了独特贡献。新安是藏龙卧虎之地，新安理学与朴学是一个思想库，不仅影响了中国思想文化的发展进程，而且影响了包括新安医学在内的中医学的发展轨迹。

古徽州还是全国四大刻书中心之一，刻书雕版业发达、雕版精良，徽墨、歙砚驰名于时，著书立说蔚然成风。明代徽府最大出版家吴勉学广刻医学，其师古斋不惜斥巨资校刊医书近 90 种。清代歙县潭渡出版家黄晟、黄履暹、黄履昊、黄履昂四兄弟，曾延请叶桂到扬州住所，与友人共同考订药性，并为之开设"青芝堂"药铺为城中百姓服务，后为其刊刻《临证指南医案》。明清期间新安人刊刻的新安医籍约 108 种，各地医籍 140 多部，保存了大量的珍贵医史文献。

古徽州教育高度发达，府学、县学、社学发达，书院书塾林立，据康熙《徽州府志》记载仅书院就达 54 所。"十家之村，不废诵读""远山深谷，居民之处，莫不有学、有师、有书史之藏"。朱熹提倡"读书穷理"，所注四书五经是科举考试的必考科目，徽人自幼诵读四书五经，以攻举子业为重，多出状元、进士。徽人文化水平在明清处于全国前沿，无论做官还是治学，几乎都达到当时最高水准。徽州士人入朝参政，徽州文人活跃于各个文化圈，他们既给徽州带来了其他区域的文化，又把徽文化传播到其他地域，并参与到中国大文化的循环中。

蓬生麻中，不扶自直。读朱子之书，秉朱子之教，以邹鲁之风自恃，浓厚的文化氛围铸就了高素质的徽民群体，从高素质的徽民群体中走出了高素质的新安儒医。行医不仅仅是生存之道，更是文化自觉，是传统文化向心力的体现。故新安多有走四方增长见识的医家，罕有良莠不分的江湖郎中。

所谓"天下名医出在新安"，盖源于博大精深的徽文化的滋养和熏陶。

徽州是一片盛产"文明"的土地，新安医学正是这一文化土壤的不朽产物。根植于传统徽学文化的沃土之中，新安医学更多地表现为一种文化，一种特定地域环境下的医学文化，这是新安医学特有的文化注脚，也是新安医学形成和发展的动力所在。

（5）徽商经济的促进

徽商是"徽州文化的酵母"。

徽商是明清时期全国十大商帮之一，称雄于世400多年，鼎盛时期曾占有全国总资产的4/7，为包括新安医学在内的徽文化的形成和发展奠定了经济基础。

徽商有"贾而好儒"的价值取向，重视对文化的全面投入。为桑梓兴学助教，捐资剞劂刻书，无不折射出徽商慷慨解囊的心迹。其中不乏投资于医药事业者，新安医籍的出版就有赖社会捐资梓行，其中吴勉学出资10万银两，校刊出版大部头、高质量医学丛书；红顶徽商胡雪岩开设的"胡庆余堂"药店，是与北京同仁堂相提并论的全国两大药店。

明清时期徽商足迹"几遍宇内"、遍及城乡，既把徽文化传播到全国各地，又把全国各地文化之精华带回徽州，所到之处，往往形成了一个又一个融徽州文化与当地文化于一体的亚徽文化圈，譬如扬州、苏州、武汉等地。新安医家也正是伴随着徽商足迹行医各地的。无徽不成镇，无徽不成学，徽学并无边界。新安医学也正是由点及面形成"大新安"医学学术体系的。

新安医学凭借着天时、地利、人和的优势，在徽州这块土地上萌芽、成形、传承、发展，以深厚的文化底蕴、独特的区域特色、鲜明的流派色彩、突出的学术成就、深远的历史影响，在我国传统中医学中独树一帜。

4. 继往开来，古今学术传承有序

在800多年延续不断的进程中，新安医学承前启后，继往开来，名医世家，薪火相传，绵延有序，不断呈现出持续发展和学术繁荣的景象，因此也成为新安医学流派备受关注的一大特点。

（1）名医世家众多，薪火相传不断

新安医学之所以源远流长，繁荣昌盛，与名医世家有极大的关系。父子相袭、兄弟相授、祖孙相承、世代业医，新安医学家族链现象十分明显。据目前研究统计，从北宋以来，新安世医家传3代以上至15代乃至25代的共有63家。在一府六县之地，出现了如此众多、传代如此久远的世医家族链，这是医史上罕见的现象。

如"歙县张氏医学"始自北宋张扩，其医术名满京洛，学医时即独得老师厚爱，后"以医术受知于忠宣范公"，深得北宋重臣范忠宣的赏识。范忠宣就是北宋政治家范仲淹的次子。范仲淹不仅留下了"先天下之忧而忧，后天下之乐而乐"这句千古名言，还留下了"不为良相，即为良医"这句同样流传百世的名言。张扩传医术于弟张挥，"为徽州医师之冠"；张挥后代均承家传医术，其孙就是编撰了我国现存第一部医史传记著作《医说》的张杲。一家三代5人行医，历时约130年。我们说新安医学，一般就是从"歙县张氏医学"算起的。

"歙县黄氏妇科"始自南宋，从孝宗年间（1163—1189）黄孝通受御赐"医博"开始，传至明代崇祯年14世黄鼎铉，奉旨进京治疗贵妃血崩之症，一剂而愈，"医震宏都"。再传至清代17世黄予石，妇科闻名江浙各县，著《妇科衣钵》等书。其子、孙、曾孙、玄孙均继承家学，传至20世纪17世黄从周，曾主编《徽州日报》"新安医学"专栏，25世黄孝周曾任新安医学研究中心主任。至今已历800余年、25世，代不乏人，人称"医博世家"，名闻遐迩，可以说是中国历史上传承最久的医学世家。

"新安余氏医学世家"始自明代。明正德、嘉靖年间（1505—1566），曾任湖北钟祥县令的余傅山，得隐士传授医术，归山回乡后鼓励堂弟余午亭从医。余午亭精医，"名噪寰内"，著有《诸证析疑》等医书。传子余小亭、余仲亭，皆为名医，余仲亭还曾任徽府医官。传到清代孙辈，名声更大，其后5代中均有继承家传医业者，时有"大江以南，良医第一"之称誉。余氏医学延续8代，代有名医，

名冠徽郡，是明清时期最著名的新安医学世家之一。

"张一帖"内科也始自明代。明隆庆、万历年间（1567—1620），歙县定潭张守仁、张凤诏父子专攻劳力伤寒等危急重症，研制出18味药组成的"末药"（一种粉状药剂），往往一帖见效，逐渐有了"张一帖"之誉，世代相传，至今已历15代。当地民间凡急性热病即使深更半夜也要打着灯笼"赶定潭"，民国时期经学大师吴承仕赞曰："术著岐黄三世业，心涵雨露万家春。"传至民国13代，因膝下无子而传给了女儿张舜华和女婿李济仁。2011年"张一帖"内科疗法被列为国家级非物质文化遗产名录，成为新安医学家族传承的典型代表。

"郑氏喉科"始自清代康熙、乾隆时期。其实早在明代嘉靖初年，歙县郑村郑赤山就精研岐黄，传至清朝第6代郑于丰、郑于藩兄弟，因得江西南丰名医黄明生秘传而专攻喉科，康熙六十年（1721）分为南园、西园两支。立新法治愈白喉、挽救无数人生命的著名医家郑梅涧，就是郑于丰之子。郑氏喉科南园、西园"一源双流"，闻名于世，相传至今已历15代，长盛不衰。其中13代、14代传人郑景岐、郑日新分别是现代首批和第五批全国老中医药专家学术经验继承工作指导老师。

"新安王氏医学"始于清代嘉庆、道光年间（1796—1850）。歙县富堨乡王学健受业于新安名医程敏之，医名渐著于江浙皖赣，当年张之洞、左宗棠常延其诊脉。子王心如、孙王养涵得其所传，声名益著，远近求医者始称"新安王氏医学"。第4代有王仲奇、王季翔、王弋真，第5代有王蕙娱、王燕娱、王任之、王乐匋，今第6代有王宏毅、王宏殷等，可谓代代有名家，历时近200年，在近现代影响最大。如王任之经常应邀为叶剑英、李先念、邓颖超、邓小平夫人等一大批老一辈革命家及其家属诊病问疾，周恩来曾嘱咐他多带几名接班人；王乐匋则是首批全国老中医药专家学术经验继承工作指导老师、林宗杨医学教育家奖获得者、新安医学研究会首任会长。

此外，还有歙县程氏、吴氏、殷氏等内科世家，许豫和、程公礼儿科世家，蜀口曹氏外科，吴山铺程氏伤科，休宁舟山唐氏内科，梅林江氏妇科，西门桥汪氏儿科，祁门胡氏伤骨科等，皆秉承家学，代有传人，至今不息。

新安医学世家，世代相传，经久不衰，既是新安医学兴旺繁荣、不断发展的一个重要标志，也是新安医学薪火相传、从未间断的一个重要保证。

传承文明，千秋万代地传承文明，需要有一种既能满足自身的生存又能服务于人类的技艺载体来承载和实现。百艺之中，有益于世者莫大于医，医学无疑是符合这一要求的最佳载体。新安医学的家族传承就是一个强有力的论证。

中医学能够传承至今，很大程度上有赖于这些富有儒家担当精神的世医家族；中华传统文化能传承至今，很大程度上也有赖于有一技之长、执掌着中国文脉的精神望族。

（2）重视流派特色，研究新安医学

新安医学作为一个非常有特色、有影响的地方医学流派，在我国中医药发展史中具有十分重要的地位。认识到新安医学的价值，开展新安医学研究，可以追溯到 20 世纪。

民国十九年（1930）全国医学总会歙县支会成立，创办《歙县医药杂志》，开始对新安医学进行发掘、整理，部分新安医家著作刊载流传于民间，如《余氏医验录》《乌聊山馆医粹》等。民国二十五年（1936），屯溪中医程六如、毕成一在《徽州日报》第 4 版副刊开辟《新安医药半月刊》，面向海内外正式发行，共出刊 19 期，其中连续 5 期刊出"新安名医传记"，整理明代新安名医 29 位。民国三十五年（1946），《徽州日报》设"新安医学"专栏，由黄从周主编，每旬 1 期，共编辑近 50 期。

1963 年安徽中医学院（今安徽中医药大学，全书同）崔皎如教授发表《新安医学派的特点简介》，从新安医学派的形成、渊源及其影响、成就及其特点三个方面做了阐述，这是首次论述新安医学派的专题学术论文；1980 年吴锦洪发表《新安医学流派刍议》一文，首次将新安医家分为培元、轻灵、启蒙、考古和创新诸派，至今读后仍令人耳目一新。

1978年，在时任安徽省卫生厅副厅长王任之倡导下，安徽省歙县卫生局成立"新安医学史研究小组"，广为搜集散在民间的新安医学文献，编有《新安名医著作书目》(收录医著218部、名医275人)，开展了新安医学成就展览活动，正式拉开新安医学研究的帷幕。

新安医学在这一时期还引起了全国中医界的关注，1978年全国著名医史文献专家余瀛鳌发表了《明清歙县名医在医学上的贡献》一文，将其作为一个群体来观察、研究。

1985年，安徽省新安医学研究会成立大会暨第一次学术讨论会在屯溪召开，时任国家卫生部部长崔月犁到会并题词"新安医学永放光芒"。王乐匋出任首届会长。会议研探内容涉及医史和本草学、妇科、喉科、眼科、伤寒、针灸、脉学、护理学各科，结集《资料汇编》发行。新安医学研究风生水起。

1986年，徽州地区挂牌成立新安医学研究所，1991年成立黄山市新安医学研究中心。这期间的1987年，时任卫生部副部长兼国家中医药管理局局长胡熙明题词"继承发扬新安医学的光荣传统"。

1986～2000年，安徽科学技术出版社整理出版《新安医籍丛刊》，由余瀛鳌、王乐匋、吴锦洪、李济仁等著名专家领衔主编，陆续出齐15卷册1200余万字。李济仁编撰出版《新安名医考》，收录名医668人；王乐匋主校程文囿《医述》、主编《续医述》，并主持编撰出版《新安医籍考》，收录医籍835部，将新安医学研究推向高潮。

进入21世纪，新安医学研究向纵深发展，其中安徽中医药大学的研究成果尤为突出。

2005年，张玉才主编的《徽州文化丛书·新安医学》一书，对新安医学的兴起、发展与延续及新安名医、名著等方面展开了初步的探讨。2009年，由王氏内科领衔主编的《新安医学精华丛书》《新安医学名著丛书》出版，对新安医学的学术特色和优势进行了全面、系统的总结，并荣获 2012 年度中华中医药学会学术著作一等奖。2016 年，王氏内科主编《新安医学流派研究》，由人民卫生出版社出版，该书第一次比较系统地研究了新安医学形成的地域文明背景、发展历程，新安医学的主要特色、学术贡献、临床经验与各科成就，新安医学的学术传承及其文化品质。

2013 年，新安王氏内科、郑氏喉科入选国家中医药管理局首批全国中医学术流派传承工作室。2017 年，新安王氏内科入选安徽省非物质文化遗产代表性项目。

2018 年，由王氏内科领衔总主编的《新安医学研究集成》出版，该书受国家出版基金资助，是对新安医学学术研究、实验研究和临床研究比较全面系统的总结，并获 2018 年"十佳皖版图书"，2019 年获第 32 届华东地区科技出版社优秀科技图书一等奖，其中《新安医学研究集成——学术研究》获安徽省社会科学三等奖（专著类）。

安徽中医药大学还建有新安医学研究中心、新安医学教育部重点实验室、安徽省"115"新安医药研究与开发科技产业创新团队，团队获得安徽省第二届十大"115"科技产业创新团队荣誉称号，承担了包括国家科技支撑计划、国家自然科学基金项目在内的一系列科研项目，其中 2011 年"新安医学传承与发展研究"是我国首次将中医地方特色学术流派研究列入国家科技支撑计划的项目，其后"基于新安医学特色理论的继承与创新研究"荣获 2013 年度中华中医药学会科学技术奖一等奖和 2016 年度安徽省科学技术奖一等奖。

牛顿说过："如果说我比别人看得更远些，那是因为我站在了巨人的肩上。"

在文献整理的同时，积极开展新安医学特色学术理论的提炼，研究推广新安医学独特的临床诊疗技术的力度也不断加大。

在临床研究中，围绕优势病种总结诊治规律，开展疗效评价，形成规范的临床治疗方案，完善和创新具有新安医学特色的诊疗理论和技术；从新安医家名方验方研究中，自 20 世纪末伊始，即开发出参竹养心颗粒、化痰降气胶囊、西园喉药散、慢咽宁袋泡茶等中药新药和中药保健品，取得了良好的社会效益和经济效益。

整理继承新安医学需要智慧，创新发展新安医学也需要智慧。

目前，在临床诊疗经验的发掘上，当代新安医家灵活运用新安医学益气活血、养阴活血、温补培元、健脾化湿通络等治法，治疗中风（缺血性脑血管疾病）、消渴（糖尿病）、肺胀（慢性阻塞性肺疾病）、痹病（类风湿关节炎）等多种疑难疾病，疗效显著，医院还据此研制出脑络欣通胶囊、复方丹蛭降糖胶囊、化痰降气胶囊、新风胶囊等系列制剂 10 余种，使新安医学的学术与经验在解决临床疑难疾病方面发挥出重要作用。

（3）系统整理挖掘，发挥当代价值

中医药作为中华民族的伟大创造，是对人类健康和世界文明的伟大贡献，也是祖先留给我们的一份宝贵财富。中医药作为独具特色的卫生资源，是我国医药卫生事业的重要组成部分，必须充分利用这一宝贵的卫生资源，并使其特色和优势得到充分发挥。中医药作为我国原创的医药科学，具有极大的自主创新能力，要不断提高自主创新能力，切实把中医药的资源优势转化为产业优势和经济优势。中医药作为中华优秀传统文化的瑰宝，是我国文化软实力的重要体现，要充分发挥其文化价值，不断丰富医学人文科学和哲学思想，增强民族凝聚力，提高国际影响力。

新安医学，是中医药学宝库的重要组成部分，不仅学术成就突出，学术思想深远，而且学术资源丰富，学术价值明显，需要充分发挥。

首先是理论学术价值。

新安医家在医学经典、本草方剂以及临床各科理论方面均有卓越的建树，或广征博引以阐发先贤微义，或推陈出新而开流派先河。

在《黄帝内经》研究方面，新安医家著述很多，尤以明代吴崐的《素问吴注》、清代罗美的《内经博义》及胡澍的《素问校义》影响较大，其他如汪机的《内经补注》《续素问钞》、徐春甫的《内经要旨》、汪昂的《素灵类纂约注》等，都是当今研究《黄帝内经》的良好读本，具有很高的学术价值。

在《伤寒论》的研究方面，明代的方有执著有《伤寒论条辨》，首倡错简重订之说，此外还有陆彦功、汪宗沂、汪春溥及王少峰等伤寒大家，其中清代汪宗沂辑复的《张仲景伤寒杂病论合编》，经多方考证，搜罗了仲景逸论 46 条、逸方 23 首，实属难能可贵。王少峰则以毕生精力，完成 70 万字巨著《伤寒从新》，对《伤寒论》进行了全面系统的注解，可谓《伤寒论》研究的集大成者。

在养生学方面，有吴正伦的《养生类要》、徐春甫的《老老余编》《养生余录》。

在诊断学方面，有吴崐的《脉语》、余柳庵的《脉理会参》和汪宏的《望诊遵经》；在运气方面，有汪机的《运气易览》、郑沛的《运气图解》等。

至于江瓘的《名医类案》、汪机的《石山医案》、陈嘉谟的《本草蒙筌》、汪昂的《本草备要》和《医方集解》、孙一奎的《赤水玄珠》、余午亭的《诸证析疑》、汪绂的《医林纂要探源》、程国彭的《医学心悟》等著作，则流传更广，为历代业医者所推崇，其理论学术价值更是显而易见的。

此外，现今为学术界所公认的新安医学流派提出的"固本培元"学说一直很受重视。"固本培元"实际上就是呵护并激发人体的自组织、自康复能力，这一根本思想对西医学是一个重要的补充，具有重要的学术价值。20 世纪七八十年代热议的痰瘀相关学说，前几年被推崇的络病学理论，还有近两年提倡的"治未病"学说，世人多以为乃当世之新说。其实，有关痰瘀互结，明代新安医家孙一奎即已在其医疗实践中观察到了瘀阻气滞而生痰的现象，并从理论上对这一现象做了精辟的说明；有关络病学说，清代叶桂早在其《临证指南医案》中就有记载；至于"治未病"理论，新安医家在《黄帝内经》基础上也多有实践和发挥。

可以说，自宋元伊始，植根中医学之中的新安医学，全方位地继承和发展了中医学的学术理论体系，继承之中多有创新，普及之中更有提高，有基础理论，有方药临床，有整理考校，有注释阐发，充分体现了中医理论体系的博大精深。新安医学的兴起与发展，无疑是中医发展历程中的一个缩影和典型代表，具有较高的学术价值。

其次是文献资源价值。

新安历代医家为我们遗留下大量的医学著作，可谓卷帙浩繁。如宋代歙县张杲编著的《医说》就收载了古代一些不太公开的处方，对保存和传播古代医籍起到了一定的作用。近代中医所推崇的"全国十大医学全书"之中，出自新安医家之手的便有《古今医统大全》《医宗金鉴》和《医述》3 部。除了那些盛行于世的刊本之外，还有很多稀于流传的新安医著为世人所珍藏。20 世纪 70 年代中期，徽州地区兴起新安医籍的发掘收集工作，曾有许多重要的发现，收获喜人。由此可见，仅徽州本地的新安医学文献资源也是相当可观的。

新安医家勤于著书笔耕，其著作得以流传后世，得益于新安发达的刻版印刷业，加之新安自古少见兵燹，即便到了现代，无论是工业现代化，或是"动荡"时期，徽州地区亦因环境相对封闭及传统文化风俗的关系，使得各类文化遗迹、文物古籍得到较好的保护。现今黄山市各地博物馆及医疗科研单位均有丰厚的藏书，此外还有很多古籍深藏于徽州民间，其中有私人收藏家，有现存的新安名医世家，也有普通百姓，文献中不乏明清时期的珍贵版本，一些孤本、抄本、名家手稿、遗墨，无论是学术价值还是文物价值都极高。

1986 年，安徽科学技术出版社制定的《新安医籍丛刊》出版规划中，许多选用了徽州本地的藏书作为勘本，而《伤寒从新》《王仲奇医案》得以列入，全赖于医家后世几代人对原手稿、医案的保存和保护。20 世纪 90 年代末，著名中医专家王乐匋教授，曾对新安医籍版本存佚情况进行了全面系统的考证，出版了学术专著《新安医籍考》，这对于该领域今后的工作起到重要的指导作用。

《新安医籍丛刊》仅仅展现了新安医籍的一部分，今后其他形式的出版计划如影印出版、校点出版，或丛刊或专集等，必将会陆续出现，这对于弘扬新安医学、丰富中医药学宝库，都具有重大的意义。

再次则是临床应用价值。

新安医家在临床方面的贡献尤为突出，历代新安医著也以临床方面居多，诸如孙一奎、吴正伦、余午亭、吴澄、程国彭、程敬通这些以内科大方脉见长的医家，可谓不胜枚举。据粗略统计，明清时期新安医案专著有43部，近代医案专著有12部，还不包括其他医籍中大量散在记载的医案，其中不仅有全国最早的医案专著——明代江瓘的《名医类案》，还有《石山医案》《孙一奎医案》《杏轩医案》等新安名医的个人医案，更有许多私藏的尚未发表的医案类手稿等。这些医案包含了新安医家丰富的临床经验，记述了各种疑难杂症的独特治法、方药。新安医家创制了不少良药验方效法，在临床施治上效果甚佳。新安医学代表了明清时期中医学的最高水平，在临床各科都有一流的大家。

新安医家在传统专科方面有着许多发明创见，各类医著很多，除一些专科著作外，还有鲍集成的《疮疡类集》，汪喆的《产科心法》《产科良方》，许豫和的《许氏儿科七种》以及吴崑的《针方六集》、吴亦鼎的《神灸经纶》等，喉科方面除《重楼玉钥》外，还有《重楼玉钥续篇》《喉白阐微》《喉菌发明》等重要著作。这些医著都凝聚着历代新安医家临床学术的精华，是临床研究与开发取之不尽、用之不竭的源泉。

最后是精神文化价值。

中医学强调"阴平阳秘，精神乃治"，注重"阴阳和合"，如果用一个字来概括中医文化，就是"和"。新安医学是明清时期中医学的代表，具有丰富的和谐思想，体现了仁爱诚信、乐善好施、重义轻利的精神，这种精神对于当代和谐社会建设具有积极的意义。新安医学还是徽州文化的缩影，徽州文化是宋代以后传统文化的代表。徽州地区山环水抱，徽州建筑体现了"天人合一"的和谐之美，徽州人重视自然与人文的和谐。作为儒医群体的新安医家，其"天人合一"思想是建立在深厚的伦理道德基础上的，新安医家的医德医风，体现了"赞天地之化育"的伟大胸怀和待患若亲的仁爱精神。因此可以说，新安医学文化具有博大精深的内涵和历久弥新的魅力，是和谐社会建设的宝贵资源和重要借鉴，弘扬新安医学文化有助于促进和谐社会建设。

中医学的生命力，不仅在于它疗效的客观，还在于它方法上的宏观、思辨，更在于产生它的深厚的文化底蕴，以及人们对这一传统文化的认同。每一个时期的中医学术，都会不同程度地留有文化的烙印，而文化的烙印、文化的注脚又昭示着它强大的生命力和未来的前景。弘扬新安医学、振兴中医事业，就必然要重视新安医学的文化资源，它是新安医学传统学术的旗帜，也是新安医学传统技术及开发产品最大的"商标"。

（4）创新研究思路，展现未来前景

中医药学的研究思路，文献是基础，实验是手段，临床是目的。

中医科研必须建立在牢固的文献研究这个基础平台之上，也只有通过大量的基础文献研究，才能托举中医的尖端科研。正如中医文献学家钱超尘教授所说："中医文献研究永远给医学研究提供不朽的平台。"

从 1989 年洪芳度编撰《新安医学史略》，到 1995 年余瀛鳌、王乐匋、吴锦洪、李济仁等编著整理出版《新安医籍丛刊》（共 15 册），从 1990 年李济仁主编出版《新安名医考》，到 1999 年王乐匋编著出版《新安医籍考》，到 2009 年王氏内科主编《新安医学精华丛书》《新安医学名著丛书》《新安医学流派研究》，到 2018 年王氏内科总主编《新安医学研究集成》等一系列新安医学研究专著，这些文献研究的成果，为今后的新安医学研究提供了一个宽广的平台，也为新安医学今后的发展奠定了坚实的基础。尤其是《新安医学研究集成》，获得了国家出版基金和安徽省省级文化强省建设专项资金的立项资助。新安医学研究团队成员在

系统回顾总结的基础上，集中展示了近20年新安医学研究的成果，包括学术研究、临床研究、实验研究三个部分。学术研究部分，集中展示了新安医学源远流长的学术历程、彪炳史册的学术成就、创新发明的学术特色、有容乃大的学术气度、魅力四射的学术影响、思接千载的学术内涵、与时俱进的学术精神。临床研究部分，从"名医众多，学术引领""名著宏富，临证必备""辨证立法，见解独到""名方名药，临床实用""名派名说，融入主流""历史担当，亮剑重症"六个方面介绍了新安医家临床成就的共性特征，进而从中医内、外、妇、儿、五官、骨伤、针灸等各科的证候辨析、论治特色、医案精选等方面展示了临床研究的成果与特色。实验研究部分，在研究新安医家对治则治法贡献的基础上，重点围绕中风、糖尿病、类风湿关节炎、慢性阻塞性肺疾病、溃疡性结肠炎等临床优势病种的特色治法开展实验研究，应用现代分子生物学和中药复方药理学等技术和方法，多层次、多靶点、多途径揭示其治法的科学内涵与作用机制，一定程度上丰富了中医理论的科学内涵，在传承的基础上，推进了中医理论的发展。

21世纪以来，在前人的基础上，新安医学研究团队积极采用现代研究方法，对新安医学理论的科学内涵进行深入的分析，更多地应用了分子生物学方法和现代复方药理实验方法进行新安医家临床经验与方法的研究。这些方药验证研究，充分体现了新安医学研究的现代性与实用性，是新安医学生命力的现代延续。

对新安医学的研究，不仅要体现出历史上的医学发达，更重要的一点是通过对古代医学的整理、学习、借鉴来提高今天的临床医学水平。列宁说过："理论是灰色的，只有实践之树常青。"因此，临床实践永远是新安医学研究的根本方法，是新安医学生生不息的动力。令人欣喜的是，近几年的新安医学研究，已经形成了自身的特色与未来的思路，使系统的研究突出了有底蕴的文化、有价值的文献、有特色的理论、有创新的实验、有疗效的临床、有前景的新药六位一体的研究特点，并把研究的重点更多地放在解决临床疑难病证、提高临床治疗水平上，展现出未来的美好前景。

今后的研究工作，以传承发展新安医学为主要目标，一是要加强新安医学研究基地建设和人才培养。要充分发挥现有研究基地的作用，同时重视新安医学人才培养，既要培养新安医学的学术研究型人才，更要培养新安医学临床继承型人才。二是要提高新安医学文献整理研究水平。要继续加强新安医学文献的搜集、整理、出版工作，并借助现代信息技术手段，提高新安医学文献整理研究的数字化、智能化水平。三是要拓展新安医学研究与应用领域。在文献整理研究的同时，加大挖掘、整理、研究和推广新安医家独特的临床诊疗技术的力度，积极开展新安医学的临床应用、新安医学理论的实验观察、新安名医名方的开发性研究、新安医家独特的临床诊疗技术的整理和规范化研究以及新安医学史、新安医学与徽州文化关系、新安医学与徽商关系研究等。四是要进行黄山中药资源研究。包括黄山中药资源的调研、黄山中药资源的保护及黄山中药资源的综合利用。五是要积极开展新安医药开发性研究。要面向中医临床需要和中药生产实际，重视新安医家名方、验方、秘方的收集、整理、筛选工作，在加强知识产权保护的同时，有计划地开展中药新药的研究与开发。弘扬新安医学的特色，打出安徽中药品牌。六是积极进行国际交流与合作。"一带一路"倡议的实施，为做好中医药继承发展工作提供了更加广阔的空间和更加有利的条件，也带来新的机遇和挑战，必须加强新安医学的国际交流与合作，努力形成全方位、多层次、宽领域的新安医学对外交流与合作的格局，不断提高合作的质量、水平和层次。

历久弥新的新安医学，流淌于过去、现在和未来的"时间流"中，传承发展新安医学，任重而道远。古人云：学不博，无以通其变；思不精，无以烛其微。唯博也，故腕妙于应而生面别开；唯精也，故悟彻于元而重关直辟。我们的研究，应当于博、精二字多着力，努力继承新安医学潜心学问、勤于实践、与时俱进、不断创新的光荣传统，积极从新安医学中挖掘和探索解除人类病痛的良策良方，创新和发展新安医学，开创一番无愧于祖先的事业，以更好地造福人类、造福社会。

二、新安医学流派的江南地域文明背景

"一方水土养育一方人"，一方水土也培植一方文化。我国地域辽阔，不同的气候地理环境和地域文化催生出了众多的地域性中医学术流派，新安医学就是其中最为杰出的代表之一。

江南古徽州，位于皖、浙、赣三省交界。自南宋以来在经济、贸易、文化、学术等方面与江苏、上海、湖北、福建有着广泛而紧密的联系，人才辈出，经济繁荣，学术昌明，积淀深厚，影响广泛，曾经成为全国最活跃的经济区域和文化中心，可以说是江南文化的一个缩影。

新安医学是从江南古徽州地域生发出来的医学流派。古徽州地域钟灵毓秀、人杰地灵，独特的地理环境，为新安医学的生成提供了良好的人文生态环境；中原文化的南迁，为新安医学的形成播下了文明的基因和种子；上层建筑的引导，强化了新安医学的传承和创新；新安理学，为新安医学的兴盛做好了充足的思想准备；徽州儒风的熏陶，为新安医学营造了浓厚的文化氛围；徽商经济的繁荣，为新安医学发展奠定了雄厚的经济基础。新安医学的形成与发展，得益于天时、地利与人和，是自然、历史、政治、文教、经济诸多因素集聚和催化的结果。

1. 天地自然的造化

江南黄山，祖国锦绣山水的代表和象征。黄山山脉山谷密布，溪流纵横，其南麓山下有大小不一、相间相通的盆地和谷地，盆谷之中千溪百川宛转曲折相萦绕，并汇流入自西向东蜿蜒而行的一江之水中，江水清澈见底、皎洁如镜，两岸

峰峦叠嶂、青翠秀丽，白墙青瓦马头墙掩映其间，鸡犬之声隐约相闻。这片山水相连、阡陌相通的盆谷之地，就是人杰地灵的古徽州地域，就是渔歌帆影的新安江水系流域，名斐杏林的新安医学就发源于此。

（1）大好山水提供了独特的人文生态环境

徽州奇山异水，天下独绝，是潜心学问的绝佳境地，自古以来就是文人学者向往的地方。徽州宋代以前曾称"新安"，晋太康元年（280）有"新安郡"之行政建制。早在1500年前，南朝梁武帝就曾动情地对新安太守萧几称赞过"新安大好山水"，此后历代文人墨客不惜笔墨盛赞其美。唐代孟浩然有诗曰："湖入洞庭阔，江入新安清。"李白也曾借问黄山南麓之新安江水，以衬托黄山北麓之"清溪清我心"，而"人行明镜中，鸟度屏风里"更是新安山水画卷的真实写照；北宋词人晏殊称其"峰峦掩映，状若云屏，实百城之襟带"。宋徽宗时更名为"徽州"。《尔雅》曰："徽者，善也。"《大雅》笺曰："徽者，美也。"后世历朝历代《徽州府志》都无不自豪地称颂"山水幽奇，鸟道萦纡"；明代戏曲家汤显祖有诗曰："一生痴绝处，无梦到徽州。"地理学家徐霞客两次登临黄山，赞叹道："薄海之内，无如徽之黄山，登黄山天下无山，观止已。"清代诗人黄景仁五入徽州，做出了"地气磅礴，人风古淳"的总体评价；近代人民教育家陶行知更是自豪地说："我们徽州山水灵秀，气候温和，人民向来安居乐业，真可谓之世外桃源。察看它的背景，世界上只有一个地方和它相类，这个地方就是瑞士。"徽州人从来以"黄山山中人""家在黄山白岳间"而自豪，如今黄山与徽州古民居被列入世界文化与自然遗产，实至名归，当之无愧。

黄山脚下、新安江畔的古徽州，位于北纬30°这条神秘奇特、贯穿四大文明古国的环球线上，峰峦叠嶂、烟云缭绕，山环水转、林木苍翠，茂林修竹、急湍怪石随处可见，野生动植物资源丰盛，生态环境宜人宜居，人与自然和谐相处。山的巍然，水的灵动，徽州的山山水水决定了徽州人的生产方式和生活习俗，塑造了徽州人的独特个性。

"梦笔生花"寄托了多少学子的祈盼，"百步云梯"留下了多少求索的脚步，生活在这样的环境里，人的思想观点、思维方式显然会受到潜移默化的影响。山川钟毓，以形相感，地灵人杰，代有奇人，黄宾虹就曾称誉"新安王氏内科"第5代传人王任之为"黄山灵秀所钟也"。记得有位西医专家来徽州参加中医学术会议，上黄山后深有感触地说，看到从悬崖绝壁的石缝里生长出的黄山松，看到波涛翻涌、瞬息万变的黄山云海，看到从云海中喷薄而出的黄山日出，一刹那间忽然有些明白，中医学"天人合一"的生命观和整体动态的形象思维是十分深邃的。

"问渠那得清如许，为有源头活水来。"南宋新安籍理学家朱熹这首《观书有感》的哲理诗，又何尝不是源自新安江水的启发呢？新安医学格物致知的思维、穷源探本的思路、考镜源流的功夫和追求尽善尽美、完善完美知识体系的努力，又何尝不是源自徽州秀美山水的启示呢？山光水色，朝夕相伴，大好河山孕育并滋养了包括新安医学在内的人文基因，优美的自然环境为新安学术研究提供了得天独厚的条件。

（2）地理环境成就了独特的学术体系

徽州形胜，崇山峻岭环峙，《徽州府志》载："徽之为郡，在山岭川谷崎岖之中，东有大鄣之固，西有浙岭之塞，南有江滩之险，北有黄山之厄，即山为城，因溪为隍，百城襟带，三面距江，地势斗绝，山川雄深。"四境高山64%平均海拔1332米，另36%海拔也在1131米以上，全境1.288万平方公里之内，有280多座海拔千米以上高山，其中海拔1864米的黄山、1787米的清凉峰、1728米的牯牛降，号称"华东三大高峰"，分别盘踞于徽州大地的中部、东部和西部。山高水急，清代诗人黄景仁有诗赞曰："一滩复一滩，一滩高十丈，三百六十滩，新安在天上。"思想家魏源也赋诗赞颂："峰奇石奇松更奇，云飞水飞山亦飞。"峰峦环拱，四面险阻，形如城垒，势如高台，巍然耸立于江南水乡。天然的险峻很大程度上阻碍了域内之民与外部世界的交流和联系，崇山峻岭的阻隔、人民生活的安居乐业，促成了区域内文明的相对独立性，包括新安医学在内的徽文化，就是在这种天下独绝的环境下酝酿产生、自成一派。

徽州北以黄山山脉与长江水系为邻，东南以天目山脉和白际山脉与浙江、江西两省接壤，在高台城垒式的独特环境之中，又有一条连通外部世界的水系——新安江。新安江是徽州的母亲河，由浙江和练江汇合而成，浙江又由发源于休宁县西部山区五龙山六股尖的率水和发源于黟县五溪山主峰白顶山的横江汇合而成，练江又由发源于黄山东麓的丰乐水、富资水、布射水、扬之水汇合而成，沿途分别又有珮琅水、桂溪、濂溪、小洲源、棉溪、昌溪、大洲源等大大小小支流汇入，由西向东横贯整个徽州，延绵数百里而与千岛湖接通，向东南汇入钱塘江，通向"人间天堂"——杭州，由杭州湾汇入大海。徽州、杭州山水相连，属钱塘江水系上游的新安江，加上由徽州先民开通的蜿蜒曲折的徽杭古道等多条沟通外界的官道，人称"九龙出海"，成为徽杭经济文化联系的纽带。南宋迁都临安（今杭州），近畿之地的徽州通过新安江航运和"九龙出海"之道，打开了与外部世界联系的通道。尽管四面环山，但"隔山不隔水"，江水的流动性又给区域文明带来了活力和发展的空间。

黄山的巍然不移，强化了徽文化的地方性、独立性、稳定性；新安江水的流动不居，扩展了徽文化的兼容性、渗透性和灵动性，封而不闭的地理环境，为包括新安医学在内的徽文化的外向发展预留了空间和舞台。

（3）人文自然塑造了新安医学的品质

徽州被誉为"中国最美的乡村"。徽州民居白墙灰瓦与青山秀水相映趣，构成了一幅天然的水墨画；徽州村落枕山环水，面屏朝阳，负阴而抱阳；徽州街巷纵横交错，起承转合有章法；徽州建筑内部虽因"天促地窄"而紧凑逼仄，但"四水归堂"的天井、开阖转换的布局又延伸了空间。徽州人傍水结村，依山造屋，借助山水格局以聚山水之灵气，一山一石、一草一木都与人的生活息息相关，处处都体现了"天人合一""气脉阴阳"的哲学理念。诸如龙形江村、凤凰雄村、鱼形渔梁村、棋盘石家村，呈坎的八卦迷阵、湖村的太极阴阳，宏村的青牛卧岗、唐模的水口园林，西递、龙川的扬帆起航、许村的双龙戏珠，风水村落横空出世、琳琅满目，"天工人巧，两臻其美"，融"生态""形态""情态"于一体，中华传统哲学的思想基因，早已深深地植入了徽州人的骨髓之中。

天下名山僧道多。新安山水间佛寺道观林立，有歙县府城天宁万寿寺，新安画派代表性人物渐江大师曾隐居的黄山慈光阁，新安医学代表性医家程钟龄修行的天都峰，而齐云山更是"中国四大道教名山"之一，毗邻的九华山是中国四大佛教名山之一，与诸山脚下的古徽州儒家文化和谐相处。如此高密度集儒、道、佛人文盛景于一地，在全国并不多见。文人与僧、道之间多有交往，浓厚的儒、释、道氛围对新安医家的影响很大。以儒为主、融合道释，新安医学正是以新安理学、徽派朴学、齐云山道教和九华山佛教等传统文化为底蕴而发展壮大起来的。

"天下名山，必产灵草。"徽州山区动植物资源丰富，植物资源居安徽省首位，各类植物共有200余科3000多种，药用植物有1200多种，大宗药材有400余种，道地珍稀品种有60余种。其中白术为徽州第一良药，以品质优良闻名于世，新安固本培元特色就与新安道地药材歙术、祁术有密切的关系，彰显了新安医学的特色。大自然的恩赐，也为新安医学的兴盛提供了有利条件。

一方山水孕育一方人文，新安大好山水为新安医家提供了绝佳的思考空间，独特的地理环境为新安医学的形成和发展提供了良好的自然条件。

2. 人文历史的变迁

新安医学产生、形成和发展，与国家的命运、历史的变迁息息相关。

（1）千年不变的徽州建制奠定了区域文明的基础

追溯历史，古徽州地域的最早政权建制，是公元前221年秦始皇统一中国后所设立的黝（即黟）、歙二县；西汉承袭了这一建制，然曾一度封黟县为广德王国，东汉献帝建安十三年（208）设新都郡而辖六县，为徽州辖六县行政建制之开端；三国、两晋、隋唐新都郡、新安郡、歙州地名交互切换，所辖范围大致包括今日区划之安徽省黄山市（歙县、徽州区、黄山区、屯溪区、休宁县、黟县、祁门县）、绩溪县、旌德县、广德县、石台县，江西省婺源县，浙江省建德市、淳安县等地，辖域略有变更、互有出入；唐代大历五年（770）定歙州辖歙县、黟县、休宁、婺源、祁门和绩溪六县，北宋徽宗宣和三年（1121）改歙州为徽州，至民国元年（1912）废除徽州府行政建制、民国二十三年（1934）婺源县划归江西省为止，自唐代起近1200年来"一州辖六县"的行政区划从未改变。长期稳固不变的格局，为地域社会经济的发展、特色文明的形成和区域文化的认同创造了条件。

（2）中原文化的迁入播下了区域文明的种子

我国历史上因为战争有过三次人口大迁徙，两晋之际的永嘉之乱、唐末的五代之扰、两宋之际的靖康之变，中原氏族大量南渡，汉文化重心逐步南移，文明程度上呈现出南方反超北方的发展态势。江南徽州因地理偏僻、四面环山，兵燹罕至、少有战乱，成为躲避战乱的世外桃源，休养生息的理想场所，避乱迁徙之民皆仆仆归向这片绿洲。唐朝末年战争不断，中原动乱，时任歙宣（歙州和宣州）观察使王凝就写下了"华夏支离已隔河，又采此地辟干戈"的诗句。徽学专家卞利根据明代《新安名族志》中统计，当时新安共有60多个名族，其中在三次人口大迁中迁入徽州的大姓望族就有49个。这些南迁的中原人氏，多为仕宦之第、衣冠之族、儒学世家，崇儒尚教，重视文化教育，其中不乏隐士高人、饱学之士，对生命意义有较为深入的思考和追求，对健康的需求相对要大得多。这些文化精英的到来，不仅带来了先进的生产技术，而且带来了先进的儒家文化，注入了中原文明的基因，使新安一带逐步发展成为中国少有的儒士高密度聚集的地区。

（3）全国学术中心地位的形成促进了医学学术的繁荣

南宋王朝迁都杭州，致使中原文化再度南移，新安成了近畿之地，徽州社会自此步入了鼎盛的时期。尤其由北宋理学家程颢、程颐等创立，南宋理学家朱熹"集诸儒之大成"而形成的程朱理学体系，在中国思想文化史上占有极其重要的统治地位，早在南宋时其正统地位即被朝廷正式确立，元明清更成为"显学"，《四书集注》被列为科举考试的主要蓝本，成为元明清三代的官方意识形态，朱熹更被誉为"孔子以后，一人而已"，影响中国思想文化600年。徽州向来以"程朱阙里"自诩，朱熹家住婺源，徽人还不嫌烦琐，考证得出程颐、程颢和朱熹祖籍均在歙县篁墩，所谓"氏族吾乡重本源，程朱故里在篁墩"；而更重要的在于，"朱子之学，本之二程；朱子之生，本之新安；粤稽程子先世，且自新安徙焉"。作为程朱理学"桑梓之邦"，新安学术以中心和霸主的地位向医学领域延伸。

明代重视发展地方医学，开国皇帝朱元璋定都南京，徽州与其祖籍地凤阳一并划入直隶中书省，后世虽迁都北京，但南直隶区划一直保留，促进了学术中心地位的提升。

清代乾隆、嘉庆时期"汉学"复兴，产生了以汉代训诂、考订、考据为主要治学方法的"乾嘉学派"，其中以惠栋为首的"吴派经学"和以戴震为首的"皖派经学"影响最大。"皖派"实为"徽派"。《清代朴学大师列传》分清代经学为7派，共收163位经学家，其中收徽派76人，占46.6%。鼎盛于乾隆、嘉庆时期的"徽派朴学"，再次以"几乎独占学界势力"的影响力向医学领域渗透。

在社会发展、人民生活安居乐业基础上，学术的繁荣和领先，为新安医学的兴盛提供了良好的社会环境。

（4）宗族文化保证了医学技术的有效传承

中原大族南迁徽州，聚族而居，同姓血缘家族凝聚力大。宋代理学重视宗族伦理，北宋欧阳修、苏洵创立五世图式体例，尤其是南宋朱熹撰修《家礼》等书，强化了徽州的宗族观念。自此以来，修族谱、建祠堂、立牌坊成为徽州常态，宗族经济发达。据徽学专家胡中生统计，目前仅公藏机构收藏的徽州家谱就有1500种以上，祠堂、牌坊名冠全国，现仍完整保留的牌坊就有94座之多。"千年之冢，不动一抔；千丁之族，未常散处；千载谱系，丝毫不紊"，形成了系统规范的宗法、族规、家训，并成为徽州文化的核心。尊祖敬宗、慎终追远、子承祖业，为医者把祖先积累的临证经验和笔录继承下来不致失传，并示教于后世，是子孙的义务和孝道。济世活人、光宗耀祖，成了新安医家的座右铭和终身的希冀，也是新安医学得以发展的思想根源所在。

宗法制度是医学家族链稳固和发达的土壤与环境，促成了以家族为纽带的新安世医的传承，保持了家族传承医术的长期稳定。而牢固的家族世医是新安医学传承的有力保证，有效地防止了中医学术的失传。新安"保和堂"陆氏医药世家唐、宋、元、明传承至少500年，歙县黄氏妇科南宋、元、明、清、民国以至于今凡800余年25代，新安王氏内科自清嘉庆、道光年间传承至今，代有名医，就是典型的例证。

（5）人口增长带来的医疗需求促进了医学的发展

大规模的移民使徽州地区人口激增。从唐初至近代的1300多年里，徽州受战乱破坏严重的情况仅有2次，一次是元至正年间（1352—1357），红巾军部将项普略攻下徽州；一次是清咸丰、同治年间（1853—1864），太平天国与清军在徽州展开了相持10年之久的拉锯战。但总体上人民安居乐业，人丁渐旺，人口日增。南北朝大明八年（464）徽州人口仅3.6万，隋朝末年（606）也不过6154户，唐天宝元年（742）增至3.8万多户、24万多人，北宋元丰三年（1080）有16万多户、

54.2 万多人，元至正二十七年（1367）有 15.7 万多户、82.4 万多人、人均耕地 4.05 亩，明万历六年（1578）增至 30.4 万多户、145.2 万多人、人均耕地 1.75 亩，清康熙五十年（1711）有 21.7 万多户、约 80 万人口。人口增长所带来的医疗需求，是刺激新安医学形成和发展的基本因素。而且新安医学的作为并不仅仅局限于本土，据不完全统计，客寓他乡而盛负医名的新安医家就有 70 余人，传下医著 30 余部。新安医学重点以整个江南地区为大舞台，而曾为京师重地的江南，其人口繁衍更是急剧上升，人烟稠密。密集的人口带来了诸多的卫生健康问题，医疗需求急速增长，进一步促进了新安医学的发展。

3. 上层建筑的引导

（1）古代圣贤的推崇和示范引领了新安后学由儒入医

自古圣贤明哲没有不留心于医药者，医者"古昔皆君、师、卿相及贤智之士"，司马迁有"圣人不得志则隐于医卜之间"的说辞。追溯起来，新安医学的萌芽，就与第一次中原人口南迁之后，几位贤能之士的到来密切相关。如东晋新安太守羊欣"素好黄老，兼善医术"，唐初高僧慧明为民治眼疾、歙县尉杨玄操为《黄帝内经》注音释义。

宋代重视并扶持医学的发展，上至天子下至百姓都关心医药，为政者热衷医药，仕人懂医、文人通医成为风尚。北宋名臣名流范仲淹、苏颂、沈括、苏轼、苏辙、陆游等均通医，范仲淹更提出"不为良相，则为良医"口号，把医学抬高到与治国安邦一样崇高的地位，苏辙及《伤寒论》专家许叔微等还先后到过徽州绩溪任职。医相地位虽悬殊，然济人利物之功则同。如北宋新安医家张扩，因医术"名满京洛"，而深得范纯仁（范仲淹次子）、蔡京等北宋重臣的赏识。

北宋崇宁二年（1103）诏谕"今欲别置医学，教养上医"，将医学纳入儒学教育体系，医生入儒学教育方可称"上医"，从此有了儒医之称，《宋会要辑稿》有曰："伏观朝廷兴建医学，教养士类，使习儒术、通黄素、明诊疗而施于疾病，谓之儒医。"医学考试也纳入科举考试范围，且给予较高的地位，《宋史·选举志》就有"能深通《内经》者，升之以为第一"的记载。北宋开始逐渐扭转了唐代"目医为小道"的看法，医生被尊称为大夫、郎中。从此由儒入医之风潮涌起，包括徽州学子在内的一大批高素质人才由儒入医，改善了医生的文化素质和知识结构；医学队伍文化水平的提高，反过来推动了医学理论的发展和临证经验的总结。

南宋（1127—1279）对医药的重视有过之而无不及。新安"保和堂"陆氏医药世家，自北宋绍圣年（1094—1098）起父子祖孙数代人均为进士，或入翰林院为学，或入枢密院为官，南宋时文天祥、谢枋等诸位高官名臣纷纷为之作序作记；新安御医吴源，就是在绍兴年间（1131—1162）医生考试中考了第一名而入翰林院的；新安医家黄孝通则因妇科医术，于孝宗年间受御赐"医博"；新安医家江矗居京 10 年，因治愈宋理宗久病之证及其公主之疾，上屡赐官职而不受，辞归故里时赐宅一区。

新安理学家朱熹对《黄帝内经》等经典也深有研究，对医学和养生有较深的造诣，"对症下药"一词就出自《朱子语类》。针对以往医工"多是庸俗不通文理之人"的状况，还提出："择民之聪明者，教以医药，使治疾病，此仁人之心也。"并倡导修儒须兼修医学，对医学的发展产生了重要影响。

明代尊医重孝，太祖朱元璋、成祖朱棣先后颁布了一系列发展地方医学的诏令，朱元璋第五皇子朱橚、第十七皇子朱权和嘉靖帝朱厚熜更是十分留心于医药，均著有医药著作，尤其朱橚编著有《普济方》426 卷和《救荒本草》4 卷；上行下效，明代王公缙绅多热衷于医学。正是从明代开始，新安医学如雨后春笋般蓬勃发展起来，御医、"明医"众多，名著、学说纷呈。

忠君孝亲是儒家的核心道德观，其中尽孝道在传统伦理道德中居首位，也是宗族文化最为看重的核心。自唐代王勃提出"人子不可不知医"后，北宋理学家程颢、程颐，进而提出"病卧于床，委之庸医，比于不慈不孝。事亲者，亦不可不知医"，对徽州人影响很大。从遵奉"为人子者不可不知医"，到清代新安医家程云鹏进而提出"为人父者不可不知医"，新安学子身体力行，学医习医蔚然成风。

经圣贤明哲的倡导，医学从宋代开始就被视作儒家学术，"学而仁则医"逐渐为士大夫阶层所普遍接受和认可。元明清三代延续了重视医药的政策，掌握医术被士大夫看作是应尽的义务和责任，治病同治国一样成为儒家分内之事，医学被视为推行仁道、履行孝道的重要手段，悬壶济世是经国济民的重要途径。尤其宋代二程"知医为孝"说、范仲淹"良相良医"说、朱熹"儒医兼修"说，更与新安医学结下了不解之缘，成为新安医学持续发展的内在源泉和动力。

清代考据之风大兴，"徽派朴学"（即"皖派经学"）为其典型代表，黄生、江永、汪绂、程瑶田、金榜、戴震、俞正燮、江榜、江有浩、汪宗沂、许承尧等一大批徽州鸿儒，以经世致用为宗旨，考经证史为方法，研究内容渗透到了医学领域，触及《黄帝内经》《难经》《伤寒论》《本草》及临床诸科等医学各方面，对新安医学也做出了独特贡献。许多著名的新安理学大家、徽州经学大师对医学的青睐，也是引领众多新安后学由儒入医的一个重要因素。

徽州是藏龙卧虎之地，宋元明清徽州籍出仕为官而兼修医学者甚多。如明代官户部口的程松厓开启了程姓医学，曾任县令的余傅山研医并鼓励堂弟余午亭弃举子业从医，成就了余氏世家；清末俞世球曾先后转任江苏多个县县丞、苏州府知事等，"槎溪会课"正是在其任职期间设立的。至于各级新安医官更多，像惠民药吏或吏目、医学训科或正科、太医或太医院使、御医乃至御医首辅、翰林院医官等医职，不下百人，太医徐春甫、吴谦的作为更为医界所熟知。仕而兼医不仅抬升了医学的社会地位，促进了医药知识的传播，更重要的是强化了悬壶济世、经国济民的抱负和愿望，对中下层习儒者起到了引导作用。余傅山就曾告诫余午亭："士人遭际不遇，诚能益世利人，斯不负所学。""学而优则仕"毕竟是少数，科举失意、棘闱不售，机会不遇、仕途受阻，但心思才力不没、学识才华还在，从医退而可以为生计，进而可以"佐圣天子之仁政"，确实"不负所学"。明代徽籍文学家汪道昆（1525—1593）在《医方考引》曾分析说："今之业医者，则吾郡良；吾郡贵医如贵儒，其良者率由儒从业。""学而仁则医"，新安后学由儒入医成为一种必然的选择，带有明显的"良相良医""家国天下"情结。

（2）国家政策的导向强化了新安医学的传承创新

元代有职业和地位之政策分定，行医可以子孙继承祖业，但必须精通医术，且须经选试及注册；明代不仅沿袭了这一政策，而且还制定了一套更为严格的世医制度，医户世袭，登记造册，定期清查，不许妄行变乱，违者治罪，使子承父业由自愿选择变为带有指令性的制度。政策的主导，巩固和强化了新安医学的家族传承。

16世纪是新安医学发展的第一个高峰期，而此时的西方正进入"文艺复兴"时期。关于"文艺复兴"，恩格斯评价说："这是一次人类从来没有经历过的最伟大的、进步的变革，是一个需要巨人而且产生了巨人的时代。"这场思想解放运动给欧洲带来了空前的繁荣，此后科学技术逐渐加速发展。相对西方的巨变和进步，东方的中国自明成化年间开始，实施闭关锁国政策，社会发展进入全面停滞期，明清日趋衰落，传统科技未能跟上世界科技发展的潮流，科学技术水平由领先逐渐到落后于西方发展的步伐。万幸的是，恰恰就是从明成化年间开始，新安医学风生水起，并从此繁荣兴盛，名医辈出，新说纷呈，在医学领域开创了"一个需要巨人而且产生了巨人"的时代。

冥冥之中东西方医学科技文化似有所感应。1505年在苏格兰成立了爱丁堡皇家外科医师学会，这是目前已知世界上最早成立的自然科学学会；仅仅相距60余年，1568年由新安医家徐春甫发起组织创立的我国第一个全国性医学学术团体"一体堂宅仁医会"成立。这是一个典型的事例，具有一定的象征意义，象征着东西方医学遥相呼应，呈现同步发展的态势。

医书"秦火不焚",秦始皇"焚书坑儒"医书不在其列。生老病死人人平等，王侯将相概莫能外。健康长寿、长命百岁是人类美好的追求，长生不老、永生不死更是帝王梦寐以求的愿望。在一系列鼓励从医研医的政策推动下，一大批知识分子由学入医，尤其新安医家面对疾病流行的新变化，实事求是，格物致知，不断突破创新，著书立说，"为天地立心，为生民立命，为往圣继绝学，为万世开太平"，由此产生了一个奇特的现象：在万马齐喑的年代，在整体科学技术日渐落后的情况下，中医药学的发展却一枝独秀，尤其新安医学开启了医学发展的小阳春时代。

（3）文人志士的选择推动了新安医学的繁荣

到了明末清初，朝代更迭，江山易主，包括徽州志士在内的一大批文人志士，不得不对未来的人生设计做出新的选择和规划。"有所为而有所不为"，他们重点转向无关政治的技艺领域，或寄情山水乐在其中，或转向学术领域里去寻求真谛，理想、志趣和情操发生了深刻的变化。"诸艺之中，医尤为重"，超然世外的徽州隐士每每爱好钻研医学，从此更以医学闻名于世了。文人心中有太多的家国天下情结，找一个既可实行抱负又可寄托心灵的精神家园，无论朝廷昏暗还是政治清明，躲进医学领域自成一统。他们虽然都有悲剧性的人生况味，但都是文明的使者，民族的脊梁。新安医学之所以能够持续不断地辉煌，靠的就是这些文明的使者、民族的脊梁。

当今中医学界有一种极端的观点，认为古代医家很多其实是书家，是文人士大夫阶层沽名钓誉的行为，这是不了解历史的缘故。对待历史我们应当采用历史唯物主义态度，要还原到当时的历史现状去分析评价。古代医学作为仁政的一种手段，济世济困被士大夫认为是分内之事，是应尽的责任和义务。因此，确有很多士大夫参与到医学研究之中，有的因机会不遇而干脆走向行医的道路，其学识、视野和思想境界不是一般医生所能比肩的。虽也不可否认，其中不少人理论有余而实践不足，医术上可能难以与专职医生相比。但退一步说，即使有少部分医家是书家士人，那也是建立在一大批默默无闻的临床医家实践基础之上，才能在医学上有所著述、在理论上有所思考。就一个地域乃至一个国家而言，医家多、医著富、学说丰，总体上肯定是建立在这个地域、这个国家长期大量的临床医疗实践基础之上的。

4. 儒家风范的熏陶

江南古徽州系"中原飞地"，素有"东南邹鲁"之称，本具孔孟儒学的底子，医学也有一定的积淀。譬如东晋爱好医学的新安太守羊欣，出身于官宦书香门第，"泛览经籍，尤长隶书"，幼时即深得东晋大书法家王献之怜爱。

（1）人文教化为新安医学营造了良好的社会环境

徽州历史源远流长，早在旧石器时代这里就有人类活动的足迹，从新石器"百越文身"的鸿蒙始判，到春秋战国"吴头楚尾"的"山越之邦"，先秦两汉"山越人"在这里"火耕水耨""饮稻羹鱼"。到了晋唐两宋，北方各地大族大量入迁，在给这片"南蛮之地"注入了新鲜血液的同时，也带来了不同文明的冲击和振荡。为了化解土著与移民的矛盾和冲突，历任新安或歙州行政人员都致力于社会教化，逐步完成了双方关系的历史性调适，实现了中原文化与山越文化的实质性融合。

许承尧《歙县志》指出：新安"尚武之风显于梁陈，右文之习振于唐宋"。反客为主的中原仕族，落地生根后进一步本土化，在与山越土著日进月化的交融磨合中，儒家礼教文章、五伦六经逐渐在这片土地上生根、开花、结果，逐步实现了由"劲武"向"文雅"的转化，唐宋时期基本形成了崭新的"徽文化"框架。

体现在生活起居上，钟情山水、追求安居，结合北方院落式和土著干栏式两大特征的"厅井楼居式"徽派民居风格业已形成，兴起于隋唐、为南宋君臣津津乐道的"歙味"饮食亦已形成特色，到中唐歙州已被称作"上州""大州""富州"了。

体现在生产经营上，除开垦梯田和经营山林外，在唐宋时期新安笔墨纸砚已闻名全国，冠压群芳。南唐于歙州置砚务，歙人李少微成为历史上绝无仅有的砚官；唐末河北易水奚超、奚廷珪父子来到歙州，制作出世代称颂的名墨，被南唐后主李煜御赐"国姓"。北宋徽墨、歙砚、澄心堂纸、汪伯立笔驰名于世，深得梅尧臣、欧阳修、蔡襄、苏轼、黄庭坚、米芾等一大批名臣名家的称颂和追捧，并成为皇室的贡品。南宋政治中心南迁临安（今杭州），徽州成为宋王朝的大后方，一年一度的科举考试直接拓展了文房四宝的市场。新安文房制作技艺"流派纷呈，名工辈出"，能工巧匠代代相传，对徽州文教的繁荣兴盛起到了促进作用。

（2）宋代程朱理学为新安医学的繁荣奠定了认识论基础

宋代程朱理学勃兴，程朱理学将宇宙论与伦理学结合，提高了儒学的理论价值和社会效果，自此我国开始有了自己的系统哲学，一种形而上的、富有逻辑性的哲学体系，从南宋时起就在意识形态上占据了统治地位，深刻影响了 12 世纪以后中国学术文化发展的大势。作为"程朱阙里"，即二程的祖籍地、朱熹的故里，徽州从此也有了自己的核心理念和精神支柱，随之也带来了徽州文教学术的繁荣兴盛。

朱熹对徽州与徽人对朱熹，都有强烈的双向乡土认同。朱熹曾三次回乡讲学，开启了将近 600 年的新安学术风气。徽州从学者甚众，不少原来醉心于科举功名的徽州士人，转而"多明义理之学"，并自觉地运用于自己的治学和社会生活之中，理学生活化、世俗化，言行伦理化、规范化，由此形成"新安理学"，成为徽州文化发展的指导思想。新安理学是朱子学的重要分支，起于南宋，兴于元明，绵延至清；因朱熹师承于二程之四传，其学术可直接追溯到北宋周敦颐等，故新安理学实源于北宋理学思潮，故也可视为"宋代理学""程朱理学"的分支。

徽州学人以光大传播朱子之学、继承弘扬朱子义理为己任，追求卓越，并以正宗嫡传和卫道者自居，视"理学"为徽州"道地特产""我新安为朱子桑梓之邦，则宜读朱子之书，取朱子之教，秉朱子之礼，以邹鲁之风自恃，而以邹鲁之风传之子若孙也""其学所本，则一以郡先师朱子为归。凡六经传注，诸子百家之书，非经朱子论定者，父兄不以为教，子弟不以为学也。朱子之学虽行天下，而讲之熟、说之详、守之固，则惟推新安之士为然"。在徽州人的心目中，新安理学占据了至高无上的地位。程朱理学之于徽州，就如同孔孟儒学之于邹鲁一样，深入人心。

作为徽文化的重要组成部分，"新安医学"（而不是"徽派医学"）的提出，有其深厚的历史文化和学术思想背景。朱熹曾提出儒道传承谱系的"道统"概念，他在著述或作序、跋中多以"新安""阙里篁墩"署址，又因徽府歙县有紫阳山而自号"紫阳"，以寓不忘桑梓之意。南朝梁武帝曾称颂"新安大好山水"，朱熹亲笔写下这六个大字题刻在徽州的崖壁上，引以为自豪，"新安学术"也由此滥觞。在新安理学的熏陶下，宋代以降包括医学在内的新安学术蓬勃发展。据考证，徽州一地自宋迄清见于史料记载的医家达 800 余人，医著达 800 余部，在这些医家的医著中，每每效仿朱子以"新安"称址，尤其是在明代的 16 世纪，祁门县汪机、陈嘉谟、徐春甫，休宁县方广、汪副护、孙一奎，歙县方有执、程伊、吴勉学等大家，在其著述中均署款"新安某某"或"新安某地某人"，以明其学术之"道地正宗"，非一般三教九流之类可比，自豪感和优越感油然而生。

正是在程朱理学格物致知精神指引下，新安医家善于思考，理性探索，发现了许多新事实，提出了不少新的创新学说，彰显出了新安医学学术盛况空前的繁荣景象。格物以致知，随事以观理，即理以应事，穷尽一切事物之理，程朱理学为新安医学的学术创新做好了充足的思想准备。

（3）清代徽州朴学推进了新安医学的经典传承

清代乾隆、嘉庆年间考据之风盛行，搜书、校书、刻书、藏书、著书，对中国古典文献进行了一次大整理、大集成，同时对中医古典文献进行了一次大整理、大集成，为中医学的传承做出了重大贡献，其中皖派经学的出现是汉学发展达到高峰期的标志，以戴震为代表的徽州朴学贡献尤大。戴震本人就著有《难经注》《伤寒考注》《金匮要略注》。朴学考据对象从儒家经书扩展到医学等科技典籍，将实证方法引进医学文献领域，同时也引进了实事求是的治学精神和严谨的治学态度。

前有程朱理学之肇兴，继有徽派朴学之所出，近代又有胡适之新文化，形成三座学术文化高峰，文风所及，几乎达到登峰造极的地步，由此徽州从南宋以来的各个时期，都涌现出庞大的学术文化群体，学术阵营从未出现过断层。这个江南文化的学术思想库，不仅影响了中国思想文化的发展进程，而且影响了包括新安医学在内的中医学的发展轨迹。

（4）徽州刻书为新安医学奠定了文献基础

徽州刻书始于唐宋，与制墨技艺同步成熟。徽墨生产需要刻制精美墨模，从而与徽州版刻互相促进、互为因果。宋代以降古徽州雕版业发达、雕版精良，著书立说蔚然成风。北宋有《歙州图经》《黄山图经》《文房四谱》之官刻，两宋仅《黄山图经》就有4次印刷；南宋徽州刻书有百起、近百种，有确切记载和实物可考的也有76起、70种以上，其中官刻38起、32种、1300余卷，私刻中徽本《朱子语录》40卷尤显突出，已形成以徽州为中心的大江南北府州刻书带，成为全国重要的区域刻书中心；元代徽州印书58起、57种，占全国总数的1/9以上；尤其到了明清，刻书业空前发展，官刻、私刻齐头并进，大量编刊丛书，刻书品种超过万种，万卷以上的私刻家超过1300人，各类刻书人物超过2000人，仅歙西虬村黄氏一族刻工就超过500人、刻书署名并存世者241种（尚不包括外迁支系），达到了"家传户习""村墟刻镂"的程度，成为全国四大刻书中心之一。

明初编纂《五经大全》，其中有四经皆采自徽人著述；清乾隆三十八年（1773）诏求天下遗书编撰《四库全书》，全国私人献书 500 种以上者有马、鲍、汪、范 4 家，前 3 家均是徽籍藏书家、出版家，而全书收存书存目 10254 种、172820 卷中，徽州六县著述 438 种、5000 卷左右（尚不包括寄居外地的徽籍人士之作），占这项文化工程的 1/20；清道光年间总结乾隆、嘉庆学术的《皇清经解》73 家 183 种著作凡 1400 卷，即是徽州刊刻。徽人编刊图书还体现在对家乡的自豪和偏爱上，早在梁代就有《新安山水记》问世，唐代有《歙州图经》之编撰，宋代有罗愿编撰《新安志》，徽州历代修志有 200 次左右、存世版本 169 种，总卷数达 1935 卷。道光《徽州府志·艺文志》著录徽人著述达 4218 种、7 万余册，其中南朝梁代 1 种，唐代 5 种，宋代 529 种，元代 293 种，明代 1546 种，清代（道光以前）1844 种。蒋元卿《皖人书录》收著者 6000 多人、著述 17000 部，其中徽州著者和著作分别占 1/3 和 1/4。据徐学林不完全统计，明清徽人编刊丛书 221 套、261 版次，其中《中国丛书综录》收存世丛书 2797 部，徽人编刊 138 种，占 4.9%。历史上徽州学者著述总数超过 8000 种，现存各种文献超过 9000 种，徽版古籍则超过万种，占当今全国古籍 10 万种中的 1/10 以上；20 世纪末又发现了近百万件（册）徽州文书，被认为是 20 世纪继甲骨文、汉晋简帛、敦煌文书、明清大内档案之后中国历史文化的第五大发现；现存古村落、古民居、古祠堂和古牌坊等文物古迹 1 万余处。曾国藩曾赞徽州"典章文物，固宜非他郡所敢望"，所谓"文献之邦""文物之海"之称，名副其实。

医学领域，新安医家张杲《医说》就有宋版传世；明代徽府最大出版家吴勉学广刻医著，其"师古斋"不惜斥巨资校刊医书近 90 种。著名的歙县虬村黄氏版刻世家也参与了新安医著的刊刻，如《赤水玄珠》最佳刻本就是明万历十二年黄曧刊刻本，王重民《中国善本书提要》载其"《卷一》下书口题'歙邑黄曧刊'，手写上板，写刻精美"，今被列为国家珍贵古籍名录；又据民国《歙县志·义行》

载，清代歙县潭渡出版家黄履暹，曾延请叶天士等名医到扬州住所，与友人共同考订药性，并为之开设"青芝堂"药铺，为城中百姓服务，后为其刊刻《临证指南医案》。明清期间新安人刊刻的新安医籍约 108 种，各地医籍 140 多部，保存了大量的珍贵中医文献。仅据《全国中医图书联合目录》统计，明清时期全国刻印的医籍现存有 2200 种（部），而徽版医书就有 270 余种，占总数的 1/8。在卷帙浩繁的新安医著背后，不难发现新安医学成功的密码，也不难理解其丰富的内涵和厚重的底蕴。

（5）儒风的熏陶造就了高素质的新安儒医群体

"天下郡县之学，莫著于新安。"古徽州重教兴学，自宋代以来府学、县学、塾学、义学发达，书院林立、文社成风。元代赵汸《商山书院学田记》曰："新安自南迁后，人物之多，文学之盛，称于天下，当其时，自井邑田野，以至远山深谷，居民之处，莫不有学、有师、有书史之藏。"一般来说宋初无官办的州县学校，而新安郡却率先有官办学校的设置，北宋新安郡县设有府学、县学、书院、书塾、书堂、书斋、学仓、学会、精舍、谈经阁、藏书楼、御书楼等文化教育机构。南宋淳祐六年（1246）为纪念朱熹而建的"紫阳书院"，乃宋理宗御书匾额，清康熙《徽州府志》载："新安书院之盛，胜于他郡，尤以紫阳为大。"形成了一个以紫阳书院为核心的学术教育网络，所谓"十家之村，不废诵读""山间茅屋书声响""后渐户诵家弦矣"。据不完全统计，徽州从宋至清共建有书院、精舍之类 260 多所；宋、元共有书院 42 所，其中宋代建 18 所（约占全国总数的 4.5%），元代所建者 24 所（约占全国新建书院总数的 8.5%），均处于全国领先地位；明代中叶徽州府学"美奂美轮、壮伟闳丽""为南畿诸学之冠"，明、清共存有书院约 93 所，在全国名列前茅。古徽州书院是一种学术气象，也是一种文化气场。书院的功能，是讲学会文，给新安一域带来的不仅是人才，更重要的是它为这个地方积淀着一种底气，培养着一种人格的力量，形成宁静畅达的地域灵魂。

新安中原之族重视文教，尤其朱熹提倡"读书穷理"，徽人自幼诵读四书五经，以攻举子业为重，多出状元、进士。从唐至五代进士及第14人，到宋代进士及第783人，明、清两代中举人2600多人，文武进士1303人，均位居全国各府前列，其中明、清文进士1136人，占全国总数的2.2%，而徽州一府六县的面积、县数和历代人口均不到全国的1/200。状元人数则更为突出，清代共出状元112人，徽州籍有19人（本籍4人，寄籍15人），占17%，超过苏州籍状元数（清苏州府共出状元24人，其中含徽籍状元6人）而位居第一。徽州"父子宰相""同胞翰林""连科三殿撰，十里四翰林""同科十进士"，传为佳话。

南宋以后徽州每个时期都出现了庞大的学人群体，有重要学术贡献者人数众多。明初程敏政《新安文献志》卷首记录了两宋141位新安先贤事略，嘉靖年程瞳《新安学系录》收录宋至明前期徽州有突出贡献的学者112人。《明史》载海内人物一千七八百位，徽州居百数之多；清代黄宗羲、全祖望《宋元学案》共著录重要学派学者2000余人，其中徽州学者有75人，占3.75%，大大高于全国平均水平。道光《徽州府志》之《儒林》《儒林续编》所录人物，南宋有34人、元代26人、明代64人、清代（道光以前）86人，徽州名人在全国首屈一指。徽人无论做官还是治学，几乎都有达到当时最高水准者。徽州士人入朝参政，徽州文人活跃于各个文化圈，他们既给徽州带来了其他区域的文化，又把徽文化传播到其他地域，并参与到中国大文化的循环之中。

徽州人有教无类，各显其能，人尽其才，人才辈出，文化水平在明清处于全国前沿。据有关学者估计，明清徽州地区男子识字率应在70%～80%，远远高于全国乃至于江南地区平均水平；徽州女子从小接受识字、书写及妇德等方面的教育，其识字率亦高于其他地区。古徽州文化氛围浓厚，几乎家家户户都贴有这样的对联："第一等人忠臣孝子，头两件事耕田读书""第一等好事只是读书，几百载人家无非积善""孝悌传家根本，诗书经世文章""事业从五伦做起，文章本六经得来"，徽文化已流淌在徽州人的血脉之中。

"儒风独茂甲东南"，文化熏陶，润物无声；蓬生麻中，不扶自直。读朱子之书，秉朱子之教，以邹鲁之风自恃，浓厚的文化氛围铸就了高素质的徽民群体，从高素质的徽民群体中走出了高素质的新安儒医。行医不仅仅是衣食父母，更是文化自觉，不仅仅是生存之道，更是济民之术，是传统文化向心力的体现。更为突出的是，公卿显贵出自乡里，名家学者代出不穷，凡一说即出，自有前辈作序于前，名士撰跋于后，传播极广，新安医学流风所及，登峰造极。故新安医家虽多游学四方以增长见识，但罕有卖狗皮膏药、招摇撞骗的江湖游医。

地理之势与文化之人，天人合一形成了独特的区域文化。徽州是一方盛产"文明"的沃土，它不再仅仅是一个地理的概念，更是一个内含历史、文化、思想的概念，新安医学正是这片文化土壤生长出来的不朽产物。重教兴文、儒风淳茂的人文环境，为徽州文化的全面发展与繁荣昌盛打下了良好的基础。所谓"天下名医出在新安"，盖源于博大精深的徽文化的滋养。根植于传统徽学文化的沃土之中，新安医学更多地表现为一种文化，是一种特定地域环境下的医学文化，这是新安医学特有的文化注脚，也是新安医学形成和发展的动力所在。

5. 徽商经济的支持

"民以食为天。"徽州重峦叠嶂，群峰环抱，山多地少，土地贫瘠，大规模的移民使徽州人口激增，繁衍后人口稠密，导致"地狭人稠，耕获三不赡一""土产不足以给居民之食"，粮食不能自给。"八山一水半分田，半分道路和庄园"，为了养家活口，"小民多执技艺，或负贩就食他郡"，小农经济的手工艺根本无法解决缺粮危机，转毂求食于四方成了徽人谋生的基本出路。"书中自有黄金屋""学而优则仕"更是徽人孜孜以求的梦想，但科举取士毕竟人数有限，"学而困则商"亦成为徽人无奈的选择。在徽州一直流传着这样一首歌谣："前世不修，生在徽州；十三四岁，往外一丢。"就是无奈的徽州人真实生活的写照。

徽商萌芽于六朝，成长于唐宋，鼎盛于明清。

据《徽州府志》记载，李白因在洛阳"传舍"中看到墙壁上的一首题诗，经徽商指点后，方前往徽州拜访作者许宣平。宋以商代耕者不乏其人，南宋初祁门程津、程海兄弟经商致富，人谓"十万大公"；朱熹外祖父祝确于汉上（今武汉）经营商店，客栈、邸舍和酒肆"几有郡城之半"，时被称为"祝半州"；罗愿《新安志》中记载的"商船""商旅"，则是新安土著商人活动的纪实；徽人方有开有一首小词："笑我尘劳，羞对双台石，身如织，年年行役，鱼鸟浑相识。"也是当时徽州人背井离乡、经营四方的写照。大自然没有给徽民提供良田沃壤，却也赐予了山林土产之利，南宋范成大《骖鸾录》云："盖一木出山，或不直百钱，至浙江，乃卖两千。"新安人内采外销，竹、木、漆、茶行销四方，如黟县宏村汪仁雅携巨资游历各地，后客居金陵，经营木材生意。

明代成化、弘治年间（1465—1505）推行盐务赋税折银制，徽人呼亲唤友，"抛妻抛子，牵车牛远服贾"，长途贩运，"仰给四方"，结伙行贾成风，"田少民稠，商贾居十之七"。穷则思变，变则通达，经商谋生之路一旦打开，人们便蜂拥而出，徽商资本以前所未有的势头膨胀起来。到万历十五年（1587）推行纲法，徽商在纲册上已居优势，两淮盐类经营特权固化。随着徽商经济的发展，活动范围日益广泛，从沿江区域的淮、浙、楚、汉，逐渐扩展到全国各地，经营范围灵活多样，以盐、典、茶、木四大行业为主。明谢肇淛《五杂俎》云："富室之称雄者，江南则推新安，江北则推山右。"据清光绪《两淮盐法志》列传记载，从明嘉靖到清乾隆的 200 多年间，移居扬州的客商共 80 家，徽州籍的就占有 60 家之多；清代设总商督征盐课，两淮总商以徽州所占比例最大，乾隆两淮八总商，歙县人"恒占其四"，乾隆时位列全国十大商帮之首，鼎盛时期曾占有全国总资产的 4/7。营商人数之多，活动范围之广，经营资本之厚，曾一度主宰了中国经济的命脉。

徽州人自诩为"徽骆驼"，天促地窄，限制了徽人，也玉成了徽人，在求食四方中，磨炼出徽州人精明慎敏、好学进取的性格。"天下之民寄命于农，徽民寄命于商""十三在邑，十七在天下""徽之俗，一贾不利再贾，再贾不利三贾，三贾不利尤为厌也"。正是凭借这种百折不挠的精神，徽商发展到"贾人几遍天下""贾之名播海内"，独执牛耳300年。徽州有句名言："读书好营商好，效好便好；创业难守成难，知难不难。"徽商文化素质出类拔萃，以"儒术饬贾事""富而张儒，仕而护贾"，仕商相因，审时度势，迭相为用，一弛一张，进退自如，经营上讲求"诚""信""义"，童叟无欺，也是其成功的重要因素。

徽商是徽州文化的酵母和催化剂。徽商贾而好儒，认为"富而教不可缓"，重视对文教的全面投入，清代学者戴震评曰："虽为贾者，咸近士风。"据《安徽通志稿》载，清乾隆年间，寓居扬州的歙县大盐商程晋芳，酷爱文学，购书5万卷，交接四方文人学士，诗文、星志、尔雅、方言无所不涉，乾隆第三次下江南时召试第一，后考中进士，著述甚丰，并参加《四库全书》的编修。徽商上交天子，下恤贫民，"盛馆舍，召宾客，修饰文采"，在乡里"扩祠宇，置义田，敬宗睦族，收恤贫乏"，架桥铺路、赈灾济贫，慷慨解囊，对桑梓教育和文化基础设施建设尤为投入，不惜斥巨资兴学助教、捐资剞劂刻书，支持学术事业，极大地促进了徽州文化的繁荣和发展。其中不乏投资于医药事业者，新安医籍的出版就有赖社会捐资梓行，其中吴勉学出资10万银两，校刊出版大部头、高质量医学丛书；盐商鲍漱芳乐善好施，赈灾济困，尤重医学，曾出资刊印马莳《素问灵枢注证发微》，编著有《灵素要略》；红顶徽商胡雪岩开设的"胡庆余堂"药店，是与北京同仁堂相提并论的全国两大药店。

徽商活动范围是一大块（今长三角一带）、两条线（长江、运河），足迹从江南起步，然后"几遍宇内"、遍及城乡，所谓"钻天洞庭遍地徽""星星点点遍全国"，徽商既把徽文化传播到全国各地，又把全国各地文化之精华带回徽州。胡适说："一个地方如果没有徽州人，那地方只是一个村落。徽州人来了，就开始成立店铺，逐步扩大，把小村变成小市镇了。"徽商所到之处，往往形成了一个又一个融徽州文化与当地文化于一体的亚徽文化圈，譬如扬州、苏州、南京、芜湖、武汉等地。

无徽不成镇，无徽不成学，徽学无边界，新安医家也正是伴随着徽商足迹行医各地的。新安最早的药店"保和堂"，自宋代起就是药商、医家一体，陆氏家族亦商亦医，陆氏足迹未至而其药已及；明代汪机《针灸问对》，载有徽商从苏州凌汉章、六合李千户学针灸之事；明代孙一奎就是在前往浙江从兄经商的途中，遇"异人"传授方术转而从医的；著名的歙县郑氏南园、西园喉科，就是清代郑于丰、郑于蕃兄弟二人经商于江西南丰，得名医黄明生喉科秘传而弃商从医，从而形成发展起来的。清代李庭芳助父经商，因其父认为客游外籍之人应精通医学，受劝而攻医，学成后亦贾亦医，为人治病，不收报酬。经商外出扩大了世面，也促进了新安医学的形成。

商成帮、学成派，经商做儒商，行医为儒医，这已是汩汩流淌于徽州人的血液里、深深植根于徽州文化中的永恒不变的儒家信仰和精神理念。

水到渠成，新安医学凭借着天时、地利、人和的优势，在徽州这块儒家圣土上萌芽、成形、传承、发展，以深厚的文化底蕴、独特的区域特色、鲜明的流派色彩、突出的学术成就、深远的历史影响，在中医学中独树一帜。

三、新安医学的非物质文化遗产特征

　　中国的非物质文化遗产是历史的见证和中华文化得以世代传承的重要载体，唤醒民众对非物质文化遗产的保护意识至关重要。保护我们的非物质文化遗产，具有传承优秀文化，增进民族团结、民族自信和凝聚力的深远意义。申报世界《人类非物质文化遗产代表作名录》（简称申遗）是保护我国非物质文化遗产系列工程中的一项重要工作。在此基础上首先整理出一批最能符合目前世遗组织《保护非物质文化遗产公约》（简称《公约》）精神的主要申遗项目，争取申遗的成功率是当前申遗的基础工作。《公约》给"非物质文化遗产"所下的定义是："指被各群体、团体、有时为个人视为其文化遗产的各种实践、表演、表现形式、知识和技能，以及其有关的工具、实物、工艺品和文化场所。各个群体和团体随着其所处环境、与自然界的相互关系和历史的条件不断使这种代代相传的非物质文化遗产得到创新，同时使他们自己具有一种认同感和历史感，从而促进了文化多样性和人类的创造力。在本《公约》中，只考虑符合现有的国际人权文件，各群体、团体和个人之间相互尊重的需要和可持续发展的非物质文化遗产。"分析上述定义可见，特色性、传承性、创新性、认同性等应是构成申遗项目内容的基本要素。结合新安医学的实际内容，总结新安医学的非物质文化遗产特征有如下几方面：

1. 特定的区域认同性

　　非物质文化遗产及其扎根、生长、发展的人文环境和自然环境，是其作为遗产的整体价值所在。中国区域文化的一个共性是"隔山不隔水"，崇山峻岭的围阻，促成区域文化的相对独立性，而江水的流动性，又给区域文化带来活力和发展的空间。新安区域文化就很具有典型性。它依傍新安江水，以西递和宏村为代表的皖南古村落为生活栖息地，以"天下第一山"黄山为依托背景，从东晋（280）一直流传至今。作为一个区域特色明显的医学现象，其形成绝不是一种偶然，而是诸多因素催化作用的共同体。

（1）历史上的人口大迁徙

新安地处皖南山区，位于东南一隅。历史上不是战略要地，很少发生战乱。晋宋两次南渡及唐末避黄巢之乱，中原人入迁的文化开发，以及南宋迁都临安，新安成了近畿之地。人民的安居乐业，有利于经济和文化的发展，为新安医学的兴盛提供了良好的社会条件。

（2）强大的徽商经济基础

徽商是新安历史全面高度发展的支点，"徽商"的繁荣，为新安文化的发展奠定了经济基础。新安医学名家多数都在经济活跃的县城附近和鱼米之乡。同时，徽商散布全国各地，对于促进医学交流，吸取众人之长也起到了一定的作用。同时，徽商贾而好儒的价值取向，导致徽商重视对文化的全面投入。许多新安医学著作的出版更与商人的资助分不开，可以说新安医学是伴随着经济的兴盛而繁荣的。

（3）深厚的文化底蕴

新安地区自唐宋以来，郡邑普设学校，文学遂兴，"徽墨""敦砚"驰名于时，中原地区一些官员和文人学士相继移居新安，对新安文化的发展产生了一定的影响。特别是"程朱理学"流风所及，使新安学风为之一振。许多文人学士都"耻于深信，笃于深求，长于考据"，因而英才辈出，成为文化之邦，并有"东南邹鲁"之称。尤以明清时期，书院林立，文社成群，受这种文化因素的影响，新安医家大量涌现。不少文人学士"不为良相，便为良医"。因此，在新安医家中，"以儒通医"者占有相当大的比例。

（4）天然的地理环境

黄山脚下的新安地区，山水幽奇，雨量充沛，气候温和，自然生态环境得天独厚，蕴藏着丰富的中药材资源，大宗药材 400 余种，道地药材和珍稀品种有 60 余种，成为新安医学发展的有利条件。因而许多新安医家都对药物进行了研究，编撰了 54 部本草专著，其研究领域涉及药性研究、药物临床应用、药物采集、加工、炮制、本草文献、食物本草、药物配伍、本草简要歌诀等。因此，新安是个得天独厚的地方，其不完全由于地理环境，还在于它深厚的文化积淀。地理的优势是得于天，文化的优势是得于人，天人合一形成了独特的徽州区域历史文化。而且徽州文化是多元的，门类齐全，从古到今，一脉相承，显示了历史上的徽州未曾有过的深厚的综合实力。徽州文化五个特色鲜明的组成部分：徽文化、徽商、新安医学、徽州教育、徽派建筑。

2. 突出的文化表现形式

非物质文化遗产的表现形式包括若干方面："口头传说和表述（包括作为非物质文化遗产媒介的语言）；表演艺术；社会风俗，礼仪，节庆；有关自然界和宇宙的知识和实践；传统的手工艺技能。"（《公约》）依托黄山的地理环境优势以及厚重的徽文化底蕴，新安医学作为徽学的重要组成部分，伴随着徽学的兴旺发达而有过辉煌的历史，明清时呈鼎盛状态。作为传统文化的优秀代表，新安医学有突出的文化表现形式。

（1）家族世医

据文献记载，自宋元到清末，新安一带产生的医家达 901 人，其中在医学史上有影响的医学家 668 人。明、清两代为医学鼎盛时期，其中明代医家 153 人，清代医家 452 人，故有中医人才"硅谷"之称。其中大多是以家族世家群体存在，据不完全统计，从北宋以来，世医家传 3 代以上至 15 代乃至 25 代的共有 63 家。如：北宋歙县名医张扩首传于弟张挥，再传于侄孙张杲，历经三代，约 130 年，成为新安第一名医世家。歙县黄孝通于南宋孝宗时（1163—1189）受御赐"医博"，传于十四世孙黄鼎铉，十七世孙黄予石，历经二十五世，代不乏人，成为新安医史上世传最久的妇科世家。西园郑氏喉科、南园郑氏喉科、新安王氏内科、歙县张一帖世医、吴山铺程氏伤科、休宁舟山唐氏内科、默林江氏妇科、蜀口曹氏外科等都以医术世代相传，学验日丰，名声益噪，经久不衰，成为新安中医学术兴旺的一个重要标志。新安医学正是得益于家族世医而得以传承发展。

（2）古典文献

据《新安医籍考》记载，产生或成名于新安地区的医家共编撰中医学术著作 800 余部：医经类 107 种、伤寒类 70 种、诊法类 40 种、本草类 54 种、针灸类 22 种、内科类 210 种、外科类 15 种、妇科类 24 种、儿科类 84 种、五官科类 30 种、医案医话类 77 种、养生类 15 种、丛书类 37 种。值得提出的是：宋代张杲《医说》是我国最早的医史研究专著；明代吴崑《医方考》是第一部医方注释专著；明代江瓘《名医类案》是第一部医案专著；明代方有执《伤寒论条辨》首倡"错简论"，开创伤寒流派之先河；清代郑梅涧《重楼玉钥》是医学史上最有影响的喉科学专著；明代徐春甫《古今医统大全》，清代吴谦《医宗金鉴》，清代程杏轩《医述》等著作均成为医学史上有影响的医学著作。新安医学的文化价值正是体现在它实用的、不断创新的、至今仍在造福于人类的知识体系中，新安古典医学文献则是这些知识体系的载体。

（3）经营模式

新安医学随着徽商的崛起，至明清时期达到鼎盛，其医家几乎遍及全国各地。这些商人子弟的医家在全国各地行医兼办药店。已知最早经营中药的药店是宋代"陆氏保和堂"。明代较著名的药店有徐春甫家族"徐保元堂"、汪一龙"正田药店"、洪基"胞与堂"，以及"叶开泰"药店等。这时期新安药店处在初期发展阶段，药店多为医家开设，重视名方秘方收集，为以后中药走向企业化以及清代徽商经营药店提供了先例。清代最著名的是"胡庆余堂"药店，清末胡光墉在杭州创设，是历史上新安最大的药店，它的产生标志着新安人经营中药达到了鼎盛，对后世新安药店的发展起到了一定影响。至民国虽然徽商退出历史舞台，但徽商经营的药店有相当一部分延续下来。如屯溪"同德仁药店"建于同治二年（1863），至民国元年职工由原来 12 人发展到百余人，至今存在。历史上新安药店是集医疗、药材加工、成药制作与药品经营于一体的行业，这些药店在激烈的商业竞争中不断扩大规模，其生产经营药品的经验非常有价值。

3. 不断创新的传统知识体系

"在本《公约》中，只考虑符合现有的国际人权文件，各群体、团体和个人之间相互尊重的需要和可持续发展的非物质文化遗产。"（《公约》）新安医学是一个综合性的地域医学，涉及经典考据、伤寒学说、温病学说、方剂学、本草学、针灸推拿、临床特色专科、医学教育等中医传统理论体系，而新安地区特殊的地理人文环境又赋予了新安医学特殊的内涵，如表现在地理上的山区医学特性、文化上的家族链医学特性、学术上的地方流派特征等不同于其他区域医学的地方性特色。所有的非物质文化形式都是与孕育它的民族、地域联系在一起的，构成文化综合体，并随着其所处环境与自然界的相互关系和历史条件的变迁而不断使这种代代相传的非物质文化遗产得到创新与发展。新安医学体系的发展正是如此，如：

方有执与"伤寒流派" 方有执为明代新安名医，歙县人，著《伤寒论条辨》

影响深远。在其"错简重订"说的影响下，江南地区掀起了百花齐放的学术争鸣，形成以方有执等"错简重订"派、张志聪等"维护旧论"派及柯琴等"辨证论治"派三足鼎立之势。

汪机与"培元固本派" 汪机为明代新安名医，系温补培元派核心人物，新安休宁人，再传弟子孙一奎也是新安名医。以二人为核心的一大批新安医家群体成为温补培元派的中坚力量，发展成新安"固本培元派"。其"营卫论""参芪说"等学说思想对后来浙东的张景岳和江苏的李中梓有着很大的影响。

江瓘与"名医类案" 江瓘为明代新安名医，歙县人，明嘉靖秀才，曾得呕血证，于是专攻医学。他广搜博采古今名医证治验案，反复批阅，择著录之，凡二十余年，撰成我国第一部总结历代医案的专著。清代浙江杭州名医魏之琇，继其事业，编《续名医类案》，对明代以后的医案资料进行了补充，使其内容更加丰富。

戴震与"经典校话派" 戴震是江永的学生，为清代新安名人，系皖派朴学核心代表人物。乾隆、嘉庆时期皖派朴学鼎盛，考据对象从儒家经书扩展到医学、农学、历算等科技典籍。向医学文献的渗透，很自然地形成了一条皖派朴学影响下医学考证流派的学术链，代表人物段玉裁、王念孙、胡澍、江有浩、俞越、许承尧、俞正燮、江宗沂、于毽、章太炎等皆为江南名人。

王仲奇与"新安王氏内科" 王仲奇为近代江南四大名医之一，为新安王氏家族世医第四代传人。"王氏医学"创始人程有功是清嘉庆、道光年间歙县人，王履中受业于程有功，传术于子王士恕、孙王谟，世居歙县王家宅行医，王谟后迁居歙县富堨，登门求医者甚多。王谟次子王金杰（字仲奇）年轻时即以擅治外感症和鼓胀等大疾而名噪乡里，1923年由徽州迁杭州，同年秋复迁上海，名扬徽州、上海一带，他的名字被收入《海上名人传》，是新安医家的杰出代表。

程门雪与"中医教育" 程门雪为徽州婺源人，早年师承于新安名医汪莲石，后从师名医丁甘仁，师古不泥，推陈出新，形成了自己的流派和风格，是我国近现代著名中医临床家和教育家，上海中医学院首任院长。

　　总之，"非物质文化遗产是文化遗产的重要组成部分，它更注重的是以人为载体的知识和技能的传承，是活的重要文化遗产"（《世界自然与文化遗产》）。WTO对传统知识的定义是："传统知识是基于传统创造、发展与应用的知识，具有民族性、地域性、连续性等特征，是已经形成的智力成果。"中医药知识体系完全具备这些特征。也就是说，当前文化传统中最值得保护的应该是那些具有知识性、创新性且仍在造福于人类的非物质文化遗产。新安医学文化的存在具有突出的时代意义。就安徽省来说，经过20多年的酝酿和发展，新安医学研究已初步形成了一支专业队伍，积累了丰富的资料，推出了一批成果。进入21世纪，中药产业现代化已成为重点的战略目标。新安医学有着丰富的内涵和可开发的领域，研究与开发新安医学正适逢其时，应该成为中医药事业和医药产业发展战略的重要一环。可以相信，新安医学的研究与发展，一定会对安徽乃至全国的中医药事业和医药产业发展做出积极的贡献。整理、发掘新安医学的精粹，可以更好地服务人类健康，服务医药产业。

　　另外，从文化学角度看，新安医学可以使"徽州文化"这一传统优秀文化在当代文化建设中发挥作用，并在新世纪不断展示这些文化遗产的现代价值。就全国范围来说，"徽学"是中华文明发展的重要成果之一，新安医学更是中医学的优秀代表。新安医学不断被人们认识，将进一步丰富人们对"徽州文化"、对"新安医学"内涵的理解，从而对弘扬中华优秀传统文化，推进健康事业，发展医药产业起到积极影响。从世界范围来看，与"徽学"一样，新安医学也将会以多种途径、多种方式走出国门，不断地使世界各国学者认识到，在中医学的宝库中，还包含着新安医学这一瑰宝。

四、新安医学形成因素与学术价值

发源于古徽州的新安医学，始于宋元，盛于明清，流传至今。在中医学中，其区域优势明显，流派色彩浓厚，学术成就突出，历史影响深远，是中医学的一个重要研究领域。在 20 世纪 70 年代中期，随着我国四大显学之一——"徽学"研究的兴起，新安医学逐渐被中医学界乃至史学界和文化界所重视。新安医学作为一个区域特色明显的医学流派，其形成绝不是一种偶然。据目前不完全统计，自宋元到清末，新安一带有文献可考证的医家有 800 多位，其中 90% 以上产生于明清时期，这与徽学文化的繁荣鼎盛时期是同步的。区区一徽州之地，历史上竟产生出如此众多医家，应该说是一个奇迹。现对产生这一奇迹的形成因素，从历史、经济、文化、地理诸方面做深入剖析研究，并对新安医学的当代价值加以深入阐发，这对进一步把握新安医学研究方向和着力点，不断提高新安医学继承和发扬的水平具有重要意义。

1. 新安医学的形成因素

新安医学随着徽学的兴盛而兴盛，它的兴起得益于天时、地利与人和，是历史、文化、经济、地理诸多因素催化的结果。中原文化的南迁为新安医学的形成和发展提供了良好的社会条件，得天独厚的地理环境为新安医学的形成和发展提供了良好的自然条件，繁荣发达的徽商经济为新安医学的形成和发展奠定了经济基础，而深厚博大的徽学底蕴更为新安医学的形成和发展做好了充分的精神准备。

（1）历史因素

新安医学的产生和发展，如同整个徽学文化的形成和发展一样，与国家的命运、历史的变迁息息相关。据史料记载，我国历史上因为战争有过三次人口大迁徙，如晋代的两晋之乱、唐末的五代之扰、宋代的靖康之变，使得众多的中原氏族大量南迁，而古新安因为地理偏僻，少有战乱，成了他们避乱南迁的重要选择。他们的到来，使得徽州一带逐步成为儒士高度密集地区。尤其是1127年，宋王朝迁都临安（今杭州市），中原文化再度南移，新安成了近畿之地，徽商随之而兴起，古新安自此步入了鼎盛的时期。徽州自然环境相对封闭，聚族而居，作为程朱理学之邦，宗法制度、宗族观念尤其坚固，而森严的徽州宗族制度、宗法观念是医学家族链稳固和发达的土壤，促成了新安医学以家族为纽带的世医传承。宗法制度文化保持了新安医学家族传承医术的长期稳定，牢固的家族世医是新安医学传承的纽带，有效地防止了中医学术的失传。

（2）文化因素

中原地区仕宦之家、名门望族的相继迁入，对新安文化的发展产生了很大的影响。作为"程朱阙里""理学故乡""儒教圣地"，"程朱理学"在徽州这一相对封闭的地区逐渐兴盛起来。唐宋以后，徽州历代皆以从儒攻举子业为重，府学、县学、社学发达，书院书塾林立，书院达54所。古徽州还是全国四大刻书业中心之一，刻书雕版业发达，"徽墨""歙砚"驰名于时，著书立说，蔚然成风。儒士们或仕宦不售，或淡泊功名，因而弃儒从商或弃儒从医，其中，"以儒通医"者占有很高的比例，他们或先儒后医、医而好儒，或儒而兼医、亦儒亦医，济世活人、光宗耀祖，成了新安医家的座右铭和终身希冀，这也是新安医学得以发展的文化根源所在，是传统文化向心力的体现。徽州是一片盛产"文明"的土地，新安医学正是这一文化土壤的不朽产物。根植于传统徽学文化的沃土之中，新安医学更多地表现为一种文化，是一种特定地域环境下的医学文化，这是新安医学特有的文化注脚，也是新安医学形成和发展的动力。

（3）经济因素

首先，徽州人历来有尊儒重教的传统，而徽商则有贾而好儒的价值取向，他们重视对文化的全面投入，一方面以自己雄厚的经济实力助学助教，培养和造就了一大批知识分子，"学而仁者医"，从而为新安医学培养了大量的后备人才；另一方面，徽商还把大量资本投资于医药事业，推动了新安医学的发展和繁荣。许多新安医学著作的出版，更与商人的资助分不开。如，清代徽商胡雪岩就在杭州创立了"胡庆余堂"，成为与北京同仁堂相提并论的全国两大药店之一。再如，吴勉学就是一位靠刻售医籍起家的大书商，他博学藏书，校刊经史子集及医书数万种。

其次，徽商散布全国各地，对于促进医学交流，吸取众人之长也起到了一定的作用。徽商的流寓，既使得他地的医学传播到新安，又将新安医学传播于他地，促进了新安医学的繁荣，扩大了新安医学的影响。如叶天士在医学上的成就，即与新安有一定的渊源关系。叶天士与徽商往来甚密，常与徽州人氏相互考订药性。可以说，新安医学是伴随着经济的兴盛而繁荣的，外向发展的徽商经济是新安医学形成的经济基础和动力。

最后，人口增加的医疗需求也刺激了新安医学的发展。新安医学也是为了适应这一时期本地人民医疗保健的需求而发展起来的。而且新安医学并不仅仅局限于本土新安，它是以整个江南地区为大舞台的。作为京师重地的江南地区，其人口繁衍更是急剧上升，人烟稠密，经济发达，进一步促进了新安医学的发展。

（4）地理因素

"徽者，美也。"新安地区山水幽奇，雨量充沛，气候温和，自然生态环境得天独厚，蕴藏着丰富的中药材资源，大宗药材400余种，道地药材和珍稀品种有

60余种，成为新安医学发展的有利条件。特殊的地理环境为新安医学的形成和发展创造了条件。徽州四面环山的封闭环境，战乱时期是躲灾避难的世外桃源，太平年代是休养生息的理想场所。崇山峻岭的隔阻，人民生活的安居乐业，促成区域内医学思想的相对独立性。同时，徽州区域内有一条东西走向的新安江横贯其间，属钱塘江水系上游的新安江，加上一条由徽州先民开通的蜿蜒曲折的徽杭古道，成为徽杭经济文化联系的纽带。总之，皖南徽州北倚风光秀丽的黄山山脉，境内新安江水系自西向东横贯其中。黄山的凝固，强化了新安医学的地方性和独立性；新安江水的流动，扩展了新安医学的兼容性和渗透性。相对独立且封而不闭的特殊地理环境是新安医学形成和发展的一个不容忽视的重要原因与条件。

2. 新安医学的当代价值

新安医学是中医学宝库的重要组成部分，不仅学术成就突出，学术思想深远，而且学术资源丰富，学术价值明显。充分认识其当代价值，对于进一步把握新安医学研究方向和着力点，不断提高对新安医学的继承和发扬水平，具有很重要意义。

（1）理论学术价值

新安医家在积累临床经验、探研中医学术的过程中，敢于突破，大胆创新，提出了一系列有重要影响的学术见解，如汪机"固本培元"说、"营卫一气"说、"新感温病"说；孙一奎"动气命门"说、"胀满火衰"论；方有执"错简重订"说；吴澄"理脾阴"说；余淙"热能化湿"说；郑梅涧"养阴清润"说；程国彭"八纲辨证""医门八法"等，在中医学术史上都占有一席之地。"固本培元"实际上就是呵护而激发人体的自组织、自康复能力，这一根本思想对西医学是一个重要的补充，具有重要的学术价值。"固本培元"学派的鼻祖当属汪机，其源流可上溯到朱丹溪和李东垣的学说，从其后者有汪副护、黄古潭、孙一奎、吴正伦等。

方有执开"错简重订"之先河，随其后者有喻嘉言、张璐，以及新安本地的程应旄、郑重光等众多医家，其中程应旄、郑重光分别著有《伤寒论后条辨》及《伤寒论条辨续注》，与方有执的《伤寒论条辨》合称为"新安伤寒三条辨"，学术影响至今不衰。"养阴清润"派亦负盛名，为清代名医郑梅涧所创，成为新安郑氏喉科世家一重要学术特色，影响极大。江南医家用药多以轻灵取胜，最具代表性的人物为时方家叶天士，其父叶朝采、祖父叶紫帆皆为新安名医，后迁徙苏州；他如程国彭、程芝田、叶馨谷等皆为"轻灵派"的代表，影响至今，成为江南中医辨证遣药的一大特色。"理脾阴"学说亦可谓新安医家的创新，首倡者为清代著名医家吴澄，其代表著作《不居集》首创"外损"概念，大大丰富了中医虚损理论的内容。痰瘀相关学说、络病学理论，还有近两年提倡的"治未病"学说，世人多误以为当世之新说，其实，有关痰瘀互结，明代新安医家孙一奎已在其医疗实践中观察到了瘀阻气滞而生痰的现象，并从理论上对这一现象做了精辟的说明；有关络病学说，清代叶天士早在其《临证指南医案》中就有记载；至于"治未病"理论，新安医家在《黄帝内经》基础上也多有实践和发挥。自宋元伊始，新安医学就全方位地继承和发展了中医学的理论体系，涉及的学科至为广泛，所有门类无所不及，继承之中多有创新，普及之中更有提高，有基础理论，有方药临床，有整理考校，有注解阐发，充分体现了中医理论体系的博大精深。可以说，新安医学的兴起与发展是中医发展历程中的一个缩影和典型代表，具有较高的学术价值。

（2）文献资源价值

许多新安医学著作在中医学史上占有重要地位，北京余瀛鳌教授曾评说："新安医学之医籍，在以地区命名之中医学派中可谓首富。"新安历代医家为我们遗留下大量的医学著作，可谓卷帙浩繁。如宋代歙县张杲编著的《医说》，收载了古代一些不太公开的处方，对保存和传播古代医籍起了一定的作用。近代中医所推崇的"全国十大医学全书"之中，出自新安医家之手的便有《古今医统大全》《医宗金鉴》和《医述》3部。除了那些盛行于世的刊本之外，还有很多稀于流传的新安医著为世人所珍藏，至今许多已经失传，甚为可惜。20世纪70年代中期，徽州地区兴起新安医籍的发掘收集工作，曾有许多重要的发现，收获喜人。由此可见，仅徽州本地的新安医学文献资源就相当可观。新安医家勤于笔耕，其著作得以流传后世，得益于新安发达的刻版印刷业，加之新安自古少见兵燹，即便到了现代，无论是工业现代化，或是"动荡"时期，徽州地区亦因环境相对封闭及传统文化风俗的关系，使得各类文化遗迹、文物古籍得到较好的保护。现今黄山市各地博物馆及医疗科研单位均有丰厚的藏书，此外还有很多古籍深藏于徽州民间，其中有私人收藏家，有现存的新安名医世家，也有普通百姓，文献中不乏明清时期的珍贵版本，一些孤本、抄本、名家手稿、遗墨，无论是学术价值还是文物价值都极高。

（3）临床应用价值

新安医家在临床方面的贡献尤为突出，历代新安医著也以临床方面居多。据统计，明清时期新安医案专著有43部，近代医案专著有12部，还不包括其他医籍中大量散在记载的医案，这些医案包含了新安医家丰富的临床经验，记述了各种疑难杂症的独特治法、方药。除此之外，还有很多以传统专科为特色的医家或医学世家闻名于世，部分医学世家一直延续到当今，且名声益噪，经久不衰，成为今天本地区中医特色专科发展的基础和支柱，具有很好的开发前景。新安医家创制了不少验方、效法，以及在传统专科方面的许多发明创见，都凝聚着历代新安医家临床学术的精华，是临床研究与开发取之不尽、用之不竭的源泉。

（4）精神文化价值

中医学强调"阴平阳秘，精神乃治"，注重"阴阳和合"，如果用一个字来概括中医文化的话，那就是"和"字。新安医学是明清时期中医学的代表，具有丰富的和谐思想，体现了仁爱诚信、乐善好施、重义轻利的精神，这种精神对于当代和谐社会建设具有积极的意义。新安医学还是徽州文化的缩影，而徽州文化是宋代以后传统文化的代表。徽州地区山环水抱，徽州建筑体现了"天人合一"的和谐之美，徽州人重视自然与人文的和谐。作为儒医群体的新安医家，其"天人合一"思想是建立在深厚的伦理道德基础上的，新安医家的医德医风，体现了"赞天地之化育"的伟大胸怀和待患若亲的仁爱精神。因此说，新安医学文化具有博大精深的内涵和历久弥新的魅力，是和谐社会建设的宝贵资源和重要借鉴，弘扬新安医学文化有助于促进和谐社会建设。新安医学作为一种地域性医学，更多表现为一种文化，是一种特定地域环境的医学文化，浩繁的新安医著，众多的医学世家，纷呈的学术流派以及师承关系链，是构成该文化的元素，为我们展现了新安医学历史的辉煌。现今，徽州各地仍存有许多医家的故居、牌坊、匾额等文化遗迹，明代御医王琠故里的"五凤楼"、清乾隆皇帝赐予名医汪大顺的"奉天诰命"圣旨等，虽经岁月沧桑，春秋变更，却更加引发我们后人的深思和敬仰。上述这些无不显示着一种文化资源，应该引起我们的关注。中医学的生命力，不仅在于它疗效的客观，还在于它方法上的宏观、思辨，更在于产生它的文化，以及人们对这一文化的认同。每一个时期的中医学术，都会不同程度地留有文化的烙印，而文化的烙印、文化的注脚又昭示着它强大的生命力和未来的开发前景。弘扬新安医学、振兴安徽的中医事业，就必然要重视新安医学的文化资源，它是新安医学传统学术的旗帜，也是新安医学传统技术及开发产品最大的"商标"。

3. 新安医学的研究思路

中医药学的研究思路，概括起来无非文献整理、实验研究、临床研究3种，三位一体，缺一不可。文献是基础，实验是手段，临床是目的。如果没有文献研究，就等于架空了实验和临床，而缺少了实验研究，中医就又难以走向定量科学化，同样，如果缺少临床研究，中医更是失去了其根本的存在意义。今后的新安医学研究思路应包括六个方面。

一是要加强新安医学研究基地建设和人才培养。要充分发挥现有研究基地的作用，同时高度重视新安医学人才培养，既要培养新安医学的学术研究型人才，更要培养新安医学临床继承型人才。

二是要提高新安医学文献整理研究水平。要继续加强新安医学文献的搜集、整理、出版工作，并借助现代信息技术手段，提高新安医学文献整理研究的数字化、智能化水平。

三是要拓展新安医学研究与应用领域。在文献整理研究的同时，加大总结、整理、研究和推广新安医家独特的临床诊疗技术的力度，积极开展新安医学的临床应用、新安医学理论的实验观察、新安名医名方的开发性研究、新安医家独特的临床诊疗技术的整理和规范化研究以及新安医学史、新安医学与徽州文化关系、新安医学与徽商关系研究等。

四是要进行黄山中药资源研究、保护与利用。包括黄山中药资源的调研、黄山中药资源的保护及黄山中药资源的综合利用。

五是要积极开展新安医药开发性研究。要面向中医临床需要和中药生产实际，重视新安医家名方、验方、秘方的收集、整理、筛选工作，在加强知识产权保护的同时，有计划地开展中药新药的研究与开发。要建立和完善现代新安医药研究开发体系，加强中药产业的基础性研究工作和中药制药关键技术基础性研究，尽快形成体现中医药理论特点，并逐步获得国际认可的现代中药标准规范体系。要进行开发与引进相结合，大力引进关键技术，注重高新技术的消化吸收，使开发的新一代中药产品更好地满足中医临床需要。

六是积极进行国际交流与合作。我国加入 WTO，为做好中医药继承发展工作提供了更加广阔的空间和更加有利的条件，也带来新的机遇和挑战，必须抓住这一契机，加强新安医学的国际交流与合作，努力形成全方位、多层次、宽领域的新安医学对外交流与合作的格局，不断提高合作的质量、水平和层次。

1000多年前，新安医学开始萌芽；四五百年前，新安医学开始形成；四五十年前，新安医学研究开始萌发了。四五百年前的明代，新安名医徐春甫在北京发起"一体堂宅仁医会"，在京的太医和名医46人会聚在一起交流学术，钻研医理，切磋技艺。我们相信，历经千年辉煌历史的新安医学，在下一个百年千年，必将会迎来一个更加辉煌灿烂的明天。

五、新安医学的主要特色

任何一个有影响的中医学术流派，都有其自身的特色。有关新安医学的特色，已有不少学者做过深入的分析和研究，有认为以理论领先、勇于创新、医家林立、学派纷呈为特色，有认为以儒医群体和世医家族链为特色，有认为继承性、地方性、辐射性是其特色，或认为历史悠久持续、名医辈出、医著宏富本身就是主要特色。这些观点都从不同角度和层面对新安医学的特色做了概括，但都还不够全面，仅仅看到了事物一个方面而忽视了另一方面。笔者认为，新安医学作为中医学的重要组成部分，既具有地方性，又具有综合性。因此，其特色应该从总体上去把握，主要体现在以下六个方面的"统一与结合"，即继承与创新的有机统一与结合，学术争鸣与融通并蓄的有机统一与结合，家族传承与学术传承的有机统一与结合，以儒通医与融合道佛的有机统一与结合，"时空新安"与"学术新安"的有机统一与结合，医学科学与徽学文化的有机统一与结合。

1. 继承与创新的有机统一与结合

新安医学文献涉及的学科至为广泛全面，有基础理论，有方药临床，有整理考校，有注释阐发，所有门类无一不及，全方位地继承了中医学术理论。但在继承的基础上，新安医家创新意识强烈，"于书无不读，读必具特异之见""独创之巧""推求阐发""驳正发明""意有独见""改故即新""博古以寓于今，立言以激其后""发群贤未有之论，破千古未决之疑"，无不体现出继承与创新的有机统一与结合。

（1）新安医学理论创新十分活跃

新安医家在积累临床经验、探研中医学术的过程中，敢于突破，大胆创新，提出了一系列有科学价值、有重要影响的学术见解。如明代汪机（1463—1539）融汇李杲、朱丹溪之学，发明"营卫一气"说，提出了"调补气血，固本培元"的思想，开新安温补培元之先河，对后世产生了一定影响；他还通过传染病的诊治体验，最先提出"新感温病""阴暑"说，从此温病成因有"伏气""新感"两说，为提高温病治疗水平奠定了理论基础，对清代吴又可等后世医家认识温病病因和诊疗有着重要的影响。汪机再传弟子孙一奎（1522—1619），临证体验到生命"活力"的重要性，熔"医""易""理学"等多学科为一炉，对命门、相火、气、火概念提出新的见解，用"太极"之理对命门学说进行阐发，创"命门动气"说及"三焦无形"说，揭开了命门学说及三焦辨证指导临床的新篇章。清代康熙、乾隆年间名医吴澄著《不居集》，为论治虚损专著，专门研究虚损病证，在内损理论基础上首创"外损致虚"之论，是李东垣内伤外感辨的补充；并首倡"理脾阴"学说，可与叶天士"养胃阴"说相媲美；其创设的"解托""衬托"诸法对治疗外损发挥了积极作用，为临床开辟了一条新的治疗途径。清代郑氏喉科代表医家郑梅涧（1727—1787）著《重楼玉钥》，其子郑枢扶著《重楼玉钥续篇》，立"养阴清润"治疗方法，创论治白喉病的"养阴清润"说，在喉科学上形成了郑氏父子倡导的养阴清润法，后世喉科著作每多宗郑氏之说，视为圭臬，至今歙县郑村"南园、西园"喉科并立，"一源双流"，闻名全国。还有明代吴崑（1551—1620）的"针方一理"说、陈嘉谟（1486—1570）的"治疗用气味论"等，晚清余国珮的"外感燥湿为纲"说，皆为当时"医家病家从来未见未闻"之学术见解。新安医学一个突出的成就就是在理论上开拓创新，学术上争鸣活跃，其立论多处于领先水平。

（2）新安医学在继承中有创新

新安医学崇尚经典，善于穷探医理，订正诠释经典，但师古而不泥古，在以继承为主要目的的经典医著的订正注释过程中，也多有发明创新。《黄帝内经》（以下简称《内经》）研究方面，新安医家著述很多，尤以明代吴崑的《素问吴注》（1594）、清代罗美的《内经博义》（1675）及胡澍的《素问校义》（1872）影响较大，其中胡澍《素问校义》用汉学训诂的校勘方法发明《内经》旨意，第一次系统地将小学方法引进医学，独树一帜。其他如汪机的《续素问钞》（即《内经补注》）（1526）、徐春甫的《内经要旨》（1557）、汪昂的《素灵类纂约注》（1689）等，都是当今研究《内经》的良好读本，具有很高的学术价值。他们有的受程朱理学的影响，对运气学说及天人合一理论多有阐发；有的则受新安朴学大师江永、戴震等影响，在文字考据、训诂方面多有建树。在《伤寒论》研究方面，新安医家结合临床诊治提出很多独特见解，如明代方有执通过对伤寒热病的诊治和研究，大胆将《伤寒论》整移编次，辑成《伤寒论条辨》（1592），增强了原书的系统性、条理性，从而创"错简重订"说，开《伤寒论》错简派之先河，揭开了伤寒学派争鸣的序幕。此外，还有陆彦功、汪宗沂、汪春溥及王少峰等伤寒大家皆有研究之作。

（3）新安医学在教育普及中不忘创新

针对"学而仁则医"的社会风尚和职业需求，以当时知识分子阶层为读者对象，新安医家整理编纂和刊行很多深入浅出的普及性医籍，在编撰整理医药启蒙读物中也不忘创新。如明代医学家徐春甫在《古今医统大全》中有关养生的论述，多引古人之说加以推衍阐发，在前人基础上引申发挥，提出了"愚智贵贱则别，养生惜命则同""慎疾慎医""治年高之人疾患，不能将同年少"等很多富有价值的命题，并阐述或归纳出"一养神，二惜气，三堤疾"的保养之术和十项养生大要等内容。明代陈嘉谟于1561年以对语写成《本草蒙筌》，是以韵语记药性便于记诵的发端，利于初学；健脾消食的鸡内金、行气止痛的青木香、止血散热的血余炭就首见于该书；同时刊"徽派"炮制法，首次介绍了某些药物的特殊储藏法等。尤其是清代汪昂（1615—1694）和程国彭（约 1660—1735），在中医学启蒙典籍的编撰中，仍不忘创新，而多有新的真知灼见。如汪昂在《本草备要》《汤头歌诀》中，独具慧眼地记述了不少先进的医学理论和创新见解，如"脑神学说""胃乃分金之炉""暑必夹湿"说等，其中首倡的"暑必夹湿"说，后经温病大家叶天士、吴鞠通等发挥阐释，为后世暑病治疗制定了基本原则，成为温病学派的重要学术内容；程国彭著《医学心悟》，倡导"八纲辨证"，首创"医门八法"及"外科十法"论，对中医学辨证论治体系的补充完善做出了积极贡献，其所创"止嗽散""消瘰丸"诸方也备受世人推崇。

2. 学术争鸣与融通并蓄的有机统一与结合

新安医学名医云集，众多医家各抒己见，兼收并蓄，博采众长，产生了众多的学说及学派，如明代汪机开创的"固本培元"学派，明代方有执为代表的《伤寒论》"错简重订"学派，清代郑梅涧为代表的"养阴清润"说，叶天士（约1666—1745）为代表的"时方轻灵"用药特色，汪昂为代表的从事医学普及的"医学启蒙"派，以及经典注释家中的"经典校诂"派等，他们有的不仅是中医医经学派、伤寒学派、温病学派、汇通学派的代表性人物，而且一些学说学派已成为当代中医各家学说的重要一支，是中医学宝库中不可分割的重要组成内容。各家学派异彩纷呈，绵延不绝，影响深远，正如王任之先生所说的："新安医学有许多学派，各个学派都有特点和成就。""医之门户分于金元"，自"金元四大家"分说以来，中医学术争鸣就异常活跃。新安医学虽也学派纷呈，学说林立，但却于争鸣中又多呈互相包容态势，各家之间常常相互沟通，相互学习，取长补短，兼容并蓄。这种学说纷呈与交流融合的有机统一与结合的特征，既是各家认识上互有长短、需要互相补充完善的必要性所决定，也有徽州地域崇尚和谐的文化性格使然。如元末明初人们多将朱丹溪的寒凉滋阴与李东垣的甘温补气对立起来，汪机却创"营卫一气"说，有机地将朱丹溪与李东垣的理论融为一体。再如明清时期，随着温病学说的盛行，寒温之争达鼎盛阶段，但汪机的"温补培元"说和"伏气温病"说则是并存的。在寒温之争这场学术较量中，新安的一些伤寒大家几乎保持了一个共识，即温病羽翼伤寒、属于伤寒体系。在明代方有执"错简重订"说影响下，新安医家在重新编著《伤寒论》条文的同时，尽力结合当时实际而融伤寒与温病于一体。如清代康熙年间名医程知在《伤寒经注》自序中就强调："太阳篇中麻黄、桂枝诸汤，为即病之伤寒设也，青龙、越婢诸汤亦为即病之伤寒设乎？阳明篇中葛根、吴茱萸诸汤，为即病之伤寒设也，白虎、承气诸汤，亦为即病之伤寒设乎？少阳篇中，小柴胡汤加桂枝、干姜者，为即病之伤寒设也，其加大黄、芒硝者，亦为即病之伤寒设乎？三阴篇中，附子、四逆诸汤为即病之伤寒设也，其或用黄连、黄芩诸汤，或用承气、白虎诸汤，亦为即病之伤寒设乎？"其他诸如清代程应旄《伤寒论后条辨》（康熙年间）、孙文胤《丹台玉案》（1636）、卢云乘《伤寒医验》（康熙、雍正年间）、汪宗沂（1837—1906）《伤寒杂病论合编》、王少峰（1867—1932）《伤寒从新》等有关伤寒与温病的论述，均体现出了两者相互融合统一、求同包容的思想。

3. 家族传承与学术传承的有机统一与结合

新安医学的教育、传承方式是家族传承、师承相授，且以家族传承为主，父子相袭、兄弟相授、祖孙相承、世代业医的"家族链"现象十分明显。自北宋以来世医家传3代以上至15代乃至25代的家传名医"家族链"有63家，记载名医300余人，许多名医世家传承至今。在范围不大的新安地区，出现了如此众多的世医家族链，这是医史上少见的现象。毋庸讳言，家族传承、医学世家、代代因袭就是新安医学一个显著的特征。由于家族传承临床时间早、临证经验多，耳濡目染，言传身教，毫无保留，尽得家传秘术，易得病家信任，优势明显。而且通过代代相传、代代累积，更有利于专科特色的形成，有利于医术的继承和不断完善提高。新安家族世医各科齐全，黄氏妇科、郑氏喉科、王氏内科、曹氏外科、程氏伤科等，形成了一个医疗网络，遍及徽州城乡各地。另外，家族传承是古代封建社会知识产权保护的一种重要形式。新安医学的世医家族链实际上是一支特殊的学术链，家族传承是一个外在的形式，学术传承才是本质内容。譬如新安郑氏喉科以"养阴清润"论治立法、以喷药治疗为特色，代代相传，闻名全国；新安王氏内科秉承心法家风，临床以顾护脾肾、疏肝理气，善用参芪培元固本、善调阴阳气血为主要特色，遣方用药更是以圆机活法、机动轻灵见长；新安"张一帖"以"稳、准、狠"著称，诊治外感急性重症以诊断准、用药猛、剂量重为特点，"十八罗汉"末药相传至今。新安医学家族链与学术链是互相融合交织在一起的，家族传承与学术传承是有机统一与结合的。学术传承是中医学生命力之所在，没有学术上的传承与创新，所谓的家族传承就会成为空壳。我们在肯定家族传承优势的同时，也要看到家族传承的不足。如继承多而少有创新，往往"各承家技，始终顺旧""不念思求经旨，以演其所知"（《伤寒论·序》），多承袭一家之技，难免有门户之见。其实新安家族链在学术上并不是一成不变的，往往是在家法基础上多融合其他各家之所长。在继承基础上有所创新，正是新安世医长盛不衰的重要因素。

4. 以儒通医与融合道佛的有机统一与结合

医而好儒，儒而兼医，亦儒亦医，是新安医家的一大特点。据有关专家文献统计，新安医家及兼研医者中，由儒而习医者占70%；另30%继承家传的专科医生，由于受当地人文思想的熏陶，亦有着好儒而发奋读书的习俗。而不少大儒也对医学进行研究，如朴学家江有浩、俞正燮、胡澍、汪宗沂对《黄帝内经》《伤寒论》等经典著作从文字、音韵、训诂等方面进行深入的考证，胡澍的《素问校义》、汪宗沂的《杂病论辑逸》都是重要的考据著作。明嘉靖十五年（1536）贾咏即称方广为"新安儒医也"，这是首次出现"新安儒医"的记载。还有称徐春甫"以儒通医"、孙一奎"医出于儒"、吴崑"曾业儒，后投举子笔，专岐黄业"等。

由儒入医，从而形成了高密度、高水平、高素质、高修养的新安儒医群体，他们习医行事"一以儒理为权衡"，重经典、重传承、重临床、重积累、重创新，编纂、整理和保留了大量医学文献，对中医学的发展和价值取向产生了重要影响。

新安医学以儒学为主，但并不排斥佛、道。徽州集儒、道、佛人文盛景于一地，不仅有黄山白岳（白岳即齐云山，中国四大道教名山之一），又毗邻九华山（中国四大佛教名山之一）。新安山水间佛教寺院及道观众多，佛道氛围很浓厚，对医家的影响也很大。如汪机强调自己的成才过程中是"援道入医"，孙一奎还热衷"外丹"之术。而且新安医家与道士、僧侣的关系很密切，许多是身兼道医、僧医两重身份。如明末医家孙文胤师从九华山天台大师习医而成名；清代医家程林为和尚，自称静观居士，程钟龄也皈依佛门。新安医学作为徽州文化的重要组成部分，突出地体现了儒家这一主流文化和融儒、释、道于一体的程朱理学的精髓，具有积极向上而入世致用的精神，本身就具有强大的兼容性和渗透性。儒学为主，融合道佛，以儒通医与融合道佛的有机统一与结合，是新安医学的一个显著特征。

5. "时空新安"与"学术新安"的有机统一与结合

"新安"是一个具有历史地理学属性的地域概念，新安医学与其他区域性中医学术流派一样，由于区域的政治、经济、文化、地理位置等因素的作用和影响，在传承学术中同样具有浓厚的地域时空色彩。然而，新安医学根植于本土"时空新安"地域，同时作为中医学的典型代表和缩影，其学术理论和思想连续不断地向中华大地影响、辐射和延伸。明清新安医家就以整个江南地区（包括新安本地）以及京畿腹地为重要基地，近现代转移到以江淮大地（包括新安本地）和京沪两地为重点舞台，从而在全国各地一定范围形成继承、研究并弘扬新安医学的学术氛围，由点及面逐渐形成了被全国中医药界同人认可的大"新安学术"的中医药学术研究氛围。明清时期，中国的学术重心在江南，以苏、杭、徽三州为学术中心的苏中、浙中、新安三大中医流派呈三足鼎立之势，三地互相交融、融为一体。总结明清时期的核心中医学派如伤寒派、温病派、固本培元派、经典校诂派等可见，其发端者或核心代表人物大多为新安人。这些流派的传承发展又是以新安及整个江南地区为大舞台，进而影响着整个中医学术界的。如以汪机、孙一奎为核心的新安温补培元派，其"营卫说""参芪说"对浙江的赵献可、张景岳，江苏的缪希雍、李中梓等医家的学术思想均产生了直接或间接的影响；又如，在方有执《伤寒论》"错简重订"说的影响下，江南地区掀起了热火朝天的伤寒学术争鸣态势。可以说，明清时期的江南地区其实就是新安医学学术交流互动的大舞台，在一定程度上可以说，新安曾是主导全国中医学术主潮流的地域。地域概念是静态的，"时空新安"疆域是明确的，不妨称之为小新安；而学术则是动态的，"学术新安"如同新安江水一样是流动的，不妨称之为大新安。新安医学研究的时空范围主要是"小新安"，但这并不意味着新安医学的学术内容仅仅局限于"小新安"。随着江水的流动，新安医学在保持地域特色的同时，积极融入和参与整个中医药体系发展的大循环中；换句话来说，中医药学理论体系早已深深地植入了"新安学术"的基因。实际上，明清以来新安医家的足迹遍及大江南北，他们既给徽州带来了其他区域的医学思想，同时又把新安医学传播到其他地域。大新安、小新安的互动融合，"时空新安"与"学术新安"的有机统一与结合，构成了融通流动的新安医学学术体系。新安医学的根本意义在于区域性医学流派的动态性，在于立足于局部放眼于整体、立足于本土放眼于全国的全局性、综合性。"越是民族的就越是世界的，越是地方的就越是全国的。"新安医学相对于中医药学整体而言，可以说是这句经典语录最好的例证和注脚。由此可见，新安医学是特定时期和特定地域形成的中医药学系统中的一个特殊的精品子系统，博大精深的新安医学实际上就是中医药的精品王牌，新安医学的研究范围应是已融有"新安学术"基因的整个中医药理论体系，有着广泛的发展空间和现实意义。

6. 医学科学与徽学文化的有机统一与结合

中医药学是中华民族在繁衍发展过程中形成的独特医学科学体系，也是中华民族 5000 多年积累下来的宝贵文化遗产。而从皖南古徽州这片文化土壤中生发出来的新安医学，不仅是中医药学的一个重要组成部分，也是徽学文化的重要组成部分。江泽民视察黄山时明确提出了徽州文化"五要素"的概念，即 C（文化）、B（贸易）、M（医学）、E（教育）、A（建筑）。如何充分利用、开发、应用好新安医学的宝贵资源，以满足人民群众的医疗卫生保健需求和精神文化需求，是当代新安医学研究的一个重大课题。近百年来，通过一代又一代现代科技工作者的不断努力，中医药学的现代化研究取得了丰硕的科研成果，但中医药理论不但没能得到现代科学的阐释和证明，反而中医药现代化研究陷入了某种迷茫之中。其实，作为传统文化遗产的中医药科学体系，其发展并非只有尖端科技这一条单行道，历史悠久、人文内涵丰富的中医药，还完全可以借助传统文化的定力而深入人心。如果说科技成果、知识产权是一种硬实力的话，那么人文内涵则是渗入中医药科学内部的软实力。当然，新安医学还应继续开展药理实验等现代科学研究工作，通过科技成果发挥硬实力的作用，但除此之外，还可以借助传统徽学文化的软实力来弘扬新安医学，以满足人民群众精神文化需求，更好地为社会主义物质文明和精神文明建设服务，以充分发挥出软实力的更大效应。

六、新安医学的科学内涵

新安医学肇启于晋，始成于宋，鼎盛于明清。宋代既是程朱理学的诞生期，也是我国古代科技发展的高峰期，为医学科学的学术繁荣奠定了科技基础和思想准备。以金元四大医家为代表，宋元时期医学空前发展，学术争鸣异常活跃。正是在科技发达与理学昌盛二股合力的作用下，在金元医学的启发下，明清两代才迎来了新安医学的繁荣发展时期。秉持新安程朱理学的传统，新安医家勤思考、不盲从，严谨治学，理性探索，发前人所未逮，解前人所未决，补前人所未备，发现了许多新的客观事实和实用知识，提出了不少新的名词概念和理论学说，充实和丰富了中医药学的科学内涵。

1. 不信邪说，不泥前贤旧说

由于生产力水平的限制，古代先民难免会产生信仰崇拜心理甚至迷信鬼神意识。魏晋隋唐佛道玄学盛行，其中有不少鬼神迷信内容渗入医学知识之中。深受理学浸润的新安医家客观理性，不尚空谈，不惑邪说，反对迷信巫术、惑人妄说。明代徐春甫组织成立"一体堂宅仁医会"时就明确指出："圣人坟典之书，以援民命，安可与巫觋之流同日而语也？"他编撰《古今医统大全》时，凡医家中"若涉于幻诞、理法之外，如《晋书》所载佛图澄、单道开，金之马宗素、程德斋之流，不敢悉录"，凡医著中"巫祝、马铃、褚书、高诀、赵要、彭编，异说也，削而不录"。书中还明确指出"人神附体""人死三年，神魂着人"之类皆为谬说。他在阐述医德要求时，也是从儒家仁心仁术来明示，不苟同于因果报应、积阴德的习俗流弊来说教。无独有偶，清代程林在纂辑删定《圣济总录纂要》时，"原本之末，有神仙服饵三卷，或言烹砂炼石，或言嚼柏咀松，或言吐纳清和，或言斩除三尸，盖是时道教方兴，故有是妄语。林病其荒诞，一概汰除，惟约取寻常颐养之药三十余方"。程仑《程原仲医案》"张序"也强调："则医之道，似本之理，而非疑鬼疑神者。"这里有必要指出，中医"神而明之"的悟性和灵感思维绝非迷信，学术传承中的隐性知识的确需心悟神会的功夫。吴楚《医验录初集》自序说："静夜思之，思之不得，尝达旦不寐，如是月余，忽觉神鬼来告，而于诸脉之呈象主病，悉洞然于心而了然于指，试一按脉询病，如取诸其怀，辨症用药，如桴之应鼓。"这段自序恰恰说明其用心之勤，在实践基础上长期苦苦思索，忽受启发而豁然贯通，从而达到了一般人难以达到的水平，掌握了一般人难以掌握的技能。即使是在科技手段发达的时代，以心灵洞察事物、感知世界，仍不失为一条难能可贵的有效途径。

　　五运六气学说是唐代王冰注《素问》首次提出的以天干地支相结合推衍气候周期运动变化规律的学说，北宋盛行于世，但机械推演并不符合客观事实。新安医家不唯圣言，不泥旧说，讲求实际，据实创新，明确提出了"运气应常不应变""验者其常，而不验者其变"的观点。汪机、孙一奎、江之兰、吴谦、罗浩等就指出，主运、主气为常，年年如此、亘古不变；客运、客气为变，是根据日、月、五星位置变化，以六十甲子、五行生克乘侮等推演的，变易不定，很难符合60年的实际状况。西医学物候学和时间医学研究表明，生物节律和人的生理病理与日月运行节律之间的确存在一定的内在联系，一年四季、六气、二十四节气乃一年中气候变迁的"常律"，不同疾病的发病高峰时段也有所不同，具有一定的规律性。据现代大病例临床调查发现，风湿病患者疼痛规律近似月节律周期与朔望月周期；肺结核咯血高峰时间在"月廓满"之日，因咯血而死亡的时间也以望日前后明显居高；全国不同经纬度的心脑血管疾病患者死亡时间与月相变化呈正相关性，证明主运、主气所包含的气候特点、物候、病因、病机、病候等具有一定的规律性、可预测性。但各年气候并非简单的重复，而是常中有变、变中有常，即使同一节气各年之间气温亦有高低不同，雨水有多少差异，作物成熟有迟早之别，色、味有厚薄之分，其复杂性不可一例而拘。从天文历法来看，六十甲子是根据离地球最近的木星（岁星）运行的位次推演而得的，其实际公转周期是 11.86 年而不是 12 年，每隔 83 年就有一个周期的误差，即所谓"木星超辰现象"，以六十甲子推演岁运、客运、客气等缺乏天文学依据。新安医家认为，"五运六气"有常也有变，四时常令可以应验，久远之变难以推演，一定之理为常，卒然之情为变，绝不能按图索骥，拘泥于六十甲子推演某年属某气、发某病，必须以实际情况为依据，知常达变。具体病证必须因时、因地、因人制宜，谨守病机，辨别证候的风、寒、暑、湿、燥、火六淫属性，对照运气学说中的病机、治则寻求相应治法。"运气应常不应变"说修正了"五运六气"的错误，提高了运气学说的科学性和实用价值。

2. 阐说新知，发明信而有征

实事求是，客观反映事实是科学的基本内涵，其本质在于可靠地概括和解释客观事实。新安医家经世致用，务实求真，严谨求是，以敏锐的观察能力和触类旁通的思维能力，发现并阐述了许多前人未知的客观实用知识。生理上，清代汪昂以开放包容的心态，独具慧眼地记述了"人之记性皆在脑中""目为心窍"的认识。他在《本草备要》中注释曰："昂思今人每记忆往事，必闭目上瞪而思索之，此即凝神于脑之意也。"后又在其《素问灵枢类纂约注》中指出："目"虽为肝窍，"然有辨别事物，故又为心窍"。"目为心窍""目瞪而思""凝神于脑"，其思辨分析可谓慧眼灵心，洞悉秋毫。再如脾胃的消化吸收功能，汪昂以"胃乃分金之炉"一语概括，简单明了，尽收科学抽象的神会之笔，足以启迪后人。病理上，明代徐春甫通过亲身实践体验，提出"郁为七情之病"的经验性认识，现代已得到心理神经免疫学的支持，亦广为中西医所普遍认可和接受。清代汪昂和叶天士倡言

"暑必兼湿"说，既反映了我国大陆性季风气候夏季闷热潮湿（尤其江南地区）的客观实际，又反映了湿热气候人体通过蒸汗散热的能力下降而易中暑的客观病理；既反映了暑季体内湿热内蕴、体液代谢紊乱的客观病机，又反映了暑季包括病毒病菌在内的微生物易于滋生繁衍、湿热酿毒而容易感染传病的客观病因。清代程正通、叶天士提出的"温邪犯肺，逆传心包"的认识，现代从 SARS、禽流感等疫病由呼吸道传入、传染性极强、传变迅速的病理变化中，进一步得到了印证。明清之际江南地区灾害频仍，瘟疫流行，由于科学水平和医疗条件的限制，各种病情反而能够得到充分的展现，医家对于病情的感知能力及其内在本质的探索，反而可能要比现代更为充分。诊断上，新安医家学以致用，言必有征，据必可信，提出了许多切实可行的诊断方法，为现代所证实和运用。清代叶天士创立温病舌诊燥湿诊法，认为温病"必验之于舌"，辨舌形舌态、舌色舌质、苔色苔质，提出绛舌（邪入营血）和舌苔黏腻（脾瘅湿盛）等新概念，以津液为判断邪入营分病情轻重及预后的指征，并发明辨斑疹（热邪深入营血）、辨白㾦（辨别病邪性质和津气盛衰程度）等法，后世舌诊从外感扩展到内伤，现代已被中西医广泛接受和采纳。清代郑氏喉科诊断白喉如老吏断狱，明察秋毫，其书所载"虚里跳动"重证可能就是现代所认识到的病毒性心肌炎的表现，"小儿白喉一证，五七日而毙者，不可胜计"的记述，可能就包含了大量的并发中毒性心肌炎患者。明代徐春甫提出"脉为医之关键"，现代研究表明，脉诊确有血流动力学依据，三大生命指征中的脉搏和血压，都可以通过脉诊来把握，通过轻取、重按等方式，可以了解血流动力学的基本状态，获得血压变化的基本状况，从而判断疾病的轻重缓急。而徐春甫和清代吴谦对王叔和寸口脉象分候脏腑配位的改动，现代表明亦符合生物全息现象。他如对胃脘痛与真心痛、外感类中风与真中风、痹与痿等病证的辨别和联系，新安医家都有较为明确清晰的把握。新安医家还对"死候""不治之证"有清醒的认识，徐春甫就曾指出："凡不可治证，医所当知。病有一脏之气绝者，药必不能以强生。"表面上惊世骇俗，仔细深思则令人无惑也。预防上，如人痘接种术预防天花，经学术界周密考证确认，正式发明或重新发明于明代隆庆年间，宁国、徽州、上饶一带是种痘术开展最早的地区。正如 1727 年俞茂鲲《痘科金镜赋集解》所云："闻种痘法起于明隆庆年间宁国府太平县（引者注：即今黄山市黄山区）。"从明代汪机《痘治理辨》、徐春甫《痘疹泄密》、孙一奎《痘疹心印》，到清代吴谦《医宗金鉴·痘疹心法要旨》、程云鹏《慈幼伐》、余懋《刺种牛痘要法》，许多新安医著都对痘疹进行了长期的探索，既为种痘术的发明、改进奠定了基础，又为种痘术的推广运用做出了重大贡献。治疗上，明代程玠认为一方可通治多病，强调一张心病证治方也可以治疗肺病同类证候，并从《黄帝内经》肝肾同治中触类引申，认为"心肺亦当同归于一治"。西医学肺循环与体循环的辩证关系，心肺生理、病理上的相关性，肺心病、肺炎合并急性心力衰竭、顽固性心力衰竭等病的治疗实践，都为心肺同治提供了有力的支持。有研究表明，中医心气虚与肺气虚对心肺功能均有密切相关性，心肺相关理论在冠心病的发生发展中占有重要位置；"肺病多瘀"，药理研究表明，活血药能改善肺内微循环，促进肺系受损组织的修复，降低气道的高反应性。汪机针对王纶《忌用参芪论》、时医过用寒凉的弊病，指出"丹溪治火，未尝废人参而不用"，提出"参芪"既能补阴又能补阳的"双补说"，现代药理研究表明，人参具有适应源样作用，能双向调节免疫系统、内分泌系统、神经系统、心脑血管系统等功能，黄芪有促进蛋白质合成、促进组织修复、增强免疫功能、兴奋中枢神经、强心、抗衰老、抗肿瘤、抗疲劳、抗病毒等作用，两药合用能激发机体生命活力。《古今医统大全》记载运用通下法以大黄为君药、"以利为度"治疗耳眩晕，从西医学来看，此法与西医脱水剂治疗梅尼埃病、前庭神经炎和良性阵发性位置性眩晕同理，但对肾功能无影响，且方中大黄等药具有抗病毒、活血化瘀作用，对于改善微循环障碍、减少眩晕的诱发十分有利。徐春甫还提出"久病当兼解郁"的观点，突出心理因素在慢性病中的重要作用，而临床实践已经表明，久病不愈常兼有情志不舒，长期的慢性情绪刺激可导致免疫力下降，加重病情，情志调理是治疗慢性病的重要方法。此外，骨伤科有元代李仲南《永类钤方》首创"攀门拽伸法"，以过伸牵引复位治疗压缩性屈曲型脊椎骨折，又运用盘脚膝抵法治疗髋关节后脱位；外科有汪机《外科理例》不拘泥于"以消为贵，以托为畏"的学术主张，指出痈疽"已成脓血者，其唯砭石铍锋之所取也"，感染后若已化脓则要及时切开排脓引流等，这些都是十分先进和科学的。新安医家还创制了许多切实有效的名方，很多已得到药理研究的支持，如止嗽散有镇咳、祛痰、抗病原微生物、抗炎、解热等作用；五味消毒饮对降低的免疫功能有促进作用，有扶植正常菌群生长和调整菌群失调的作用，可直接抑制金黄色葡萄球菌，提高巨噬细胞消化能力，促进巨噬细胞发挥免疫学功能；养阴清肺汤具有抗菌、中和毒素和抗炎作用，对白喉杆菌有高度抗菌作用，对白喉毒素在体外有很高的中和作用，可抑制毛细血管的通透性。至于新安医籍记载的应手见效的简易方，如明代黄古潭用瓜蒌一枚治肝郁胁痛，清代《本草备要》中柿干一味烧灰治肠风便血，清代崔默庵以生螃蟹捣敷治漆疮（过敏）之类，更是比比皆是。医案是客观真实地记录疾病诊治过程的重要方式，历代新安医家勤于笔录，积累了大量的临证医案。据《新安医籍考》载，800余部新安医著中，医案医话类有77种。明代江瓘《名医类案》是我国第一部总结和研究历代医案的专著，《四库全书总目提要》评价"可为法式者，固十之八九，亦医家之法律矣"；吴崑《脉语》则首次论述并规范了医案的完整格式。特别值得一提的是《孙文垣医案》，一改前代录案简单之例，注意询问病史、分析脉证，把病情变化与治疗的探求过程都详细记录下来，后世"一展卷间，较若指掌可寻而从事实"。孙一奎指出："医案者何？盖诊治有成效，剂有成法，因记之册，俾人人可据而用之。"清代医家周学海就认为："宋后医书，惟案好看，不似注释古书之多穿凿也。"医之有案虽由来已远，但大量的新安医案凿凿可考，不仅如实记录了具体患者病情的来龙去脉、诊疗过程、理法方药，也客观反映了各个朝代疾病流行、气候变化等情况；既包含有丰富的临床实用知识，又保留有丰富的历史信息，其中蕴含有无尽的科学成分，弥足珍贵。

3. 把握规律，创建理论新说

科学不仅要反映客观事实，更要反映客观事物的固有规律，其内涵更在于对事物规律性的认知和把握。新安医家不仅善于发现新知，而且致力于前沿知识的拓展创新，提出了一系列富有科学价值的学说，"营卫一气"说、"命门动气"说、"外损致虚"说和"卫气营血辨证"说对人体生理病理和疾病诊治规律的把握，就是典型的例证。

"营卫一气"说是明代汪机为修正朱丹溪"阳有余阴不足"论而提出的新说。汪机吸收引进《黄帝内经》"营气"这个阴阳一体的概念，并根据"营卫同源"的原理，提出"营中有卫，营兼血气"的观点，又在营卫阴阳关系基础上，阐明了阴阳有余与不足之间的辩证统一关系。现代研究认为，脉管内血液中的各种营养物质相当于营气，而血细胞中包括各种白细胞如中性粒细胞、单核细胞、淋巴细胞等，都是非特异性免疫细胞，具有"卫气"的性质。白细胞能够以变形运动穿透血管内皮，到达周围组织，吞噬、消灭入侵的细菌等病原微生物；其中单核细胞穿出血管后，又可演变成巨噬细胞，巨噬细胞也能做变形运动，并有趋化性，印证了卫气剽悍滑利，具有游走、穿透的特性，一旦遇到外邪侵犯，即可窜出脉管之外以御邪。可见"营中有卫""营卫同行经脉之中"的论断是有科学基础的。粒细胞在吞噬有害物质时能量代谢突然增加，白细胞杀死细菌需要大量能量供给，而微血管中的各种营养物质（营气）一部分转入到组织细胞内以供给营养，另一部分进入白细胞中，供给白细胞免疫防御所需的能量，印证了营卫阴阳之间互补互充的辩证关系。可见，"营卫一气"说极具实证性，"营中有卫，营兼血气"具有深刻的科学内涵。

"命门动气"说是明代孙一奎为探明生命的原始动力、探索生命的运动规律而发明的新说。孙一奎在易理学说启发下，以豆瓣发芽（植物生长点）取喻比类，指出人体胚胎在还不能判别男女时，二肾中间"所生之根蒂，内含一点真气"即为动气，乃阴阳之根蒂，造化之枢纽，"以为生生不息之机"。现代人体发生学认为，生命从受精卵形成胚泡着床到发育为各个器官至少需 3 周，胚胎初具人形需 6～8 周。胚胎中有一"根蒂"，即连接羊膜囊与滋养层呈蒂状的"体蒂"，而动气命门就犹如孕育生命的枢纽或根蒂，在胚胎还没有形成人形之前、内脏器官还没有形成之时已经产生，它启动了五脏六腑的生成，控制着脏腑的生长发育和功能协调，形成了以脊椎为中心的生命整体。从基因调控理论来看，动气命门作为生命的起点，犹如生殖之精所承载的基因，是生命演化的信息密码，是一挂生命信息演化图谱，生发出五脏六腑、十二经脉，与现代遗传学操纵子模型十分相似。在分子遗传学中，操纵子作为基因调控的一个功能单位，是一个 DNA 片段，又是一个活的连环，由于操纵基因、结构基因等的连锁，加上诱导物、阻遏物等作用，产生了互相协调作用的种种变化，并朝着一定的功能方向发展，最终表现为一种活力或动力的性质。从整体调控系统看，西医学表明人体"神经－内分泌－免疫网络"具有自身平衡与全身整合机制的功能，命门非脏非腑、非水非火，三焦无形而为元气之别使，与 NEI 网络性质十分相似，调节命门可以改善紊乱的 NEI 网络。从更高层次看，人体内应有一"命门－神经－内分泌－免疫网络"系统，以完成对内环境稳态及循环系统、呼吸系统、消化系统、泌尿系统、造血系统、生殖系统等的调节整合。作为生命运动最高层次的概念，调控命门的阴阳即可以改善肝、心、脾、肺、肾的阴阳失调，对各系统疾病发挥治疗作用，尤其是阳气亏虚所导致的各种慢性病证。此说逻辑推理环环紧扣，富有形而上意义的系统思考，探讨了人体生命的演化模式，实质上是赋予了哲学以生命科学的内涵和生命力，闪烁着古人智慧的光芒。

"外损致虚"说是清代吴澄在归纳总结前贤内伤虚损法中补充提出的新说。外界病邪侵袭人体导致虚损病证，最典型的莫如艾滋病。艾滋病全称为获得性免疫缺陷综合征，是由于感染了攻击人体免疫系统、严重破坏免疫功能的艾滋病病毒所致，以进行性 CD4$^+$ 细胞数量减少与功能受损为特征，中晚期呈现极度恶病质，一派元气亏损、精气不足、脏器衰竭之象，即吴澄所谓"真气大伤，终成外损之症"，属瘟疫导致的全身慢性进行性虚损性病变。而其他外邪长期侵袭人体，也会"缠绵日久，渐及内伤"。至于"已有一内伤虚损底子"，外加邪侵，虚损更不待言，如慢性再生障碍性贫血，在病情缓解之后如突遇外感，往往血红蛋白迅速下降，导致病情反复加重。"外损致虚"说无论在发病学上还是在治疗学上，都有重要的科学研究价值和意义。

"卫气营血辨证"说是清代叶天士论述温病由卫分→气分→营分→血分渐次传变的顺序、规律、辨治大法与用药的新说。从20世纪50年代治乙脑、流脑，60年代治病毒性肺炎，80年代治甲肝合并乙肝、流行性出血热，到2003年至今的SARS、禽流感、手足口病的诊治等，包括蒲辅周、周仲瑛等名家在内，均以卫气营血辨证为指导进行分期或分型治疗，并取得良好疗效。现代临床研究表明，慢性乙肝肝组织病理学分级分期与中医卫气营血辨证存在一定的相关性；免疫球蛋白A肾病在病变过程中有明显的卫气营血变化；SARS发病进程呈现气分、气营两燔和血分3个阶段，基本遵循卫气营血辨证规律。卫气营血辨证还得到动物模型实验各项客观指针的印证，如舌面湿度和酸碱度、血清钾、血清钠、超氧化物歧化酶活性、淋巴细胞转化率、溶菌酶含量、病理解剖、血液流变学、微循环、血浆内毒素、细菌培养等指标与各证之间相关性强。叶天士从实践中构建起的温病理论框架，不仅得到实践的验证，而且卫气营血4个阶段与西医将疾病过程分为前驱期、明显期、极盛期、衰竭期4个时期也是一致的，至今仍有较高的科学实用价值和实际指导意义。

4. 融会贯通，不断引申发明

科学还有一个不断深化提高、不断进步发展的过程，新学说、新理论往往都是在纠正前人的错误，并在原有理论学说基础上修正、改进和升华而形成的。一代又一代的新安医学家，在继承前人基础上勤于思考、勇于探索，善于发现、敢于突破，不断地从不同角度和层面推理深化、推衍完善、推导新说，譬如从营卫一气到命门动气，从培元论到火热论，从固本培元到元气划分阴阳，又从元阴进而分别推引出补脾阴养胃阴之治和养阴清润之法，全面完善了新安医学的理论体系。

元气作为生命的原始动力，是《难经》首次引入医学领域的一个概念，并认为来源于先天，化生于下焦命门（右肾）；到了金元时期，李东垣又补充了"胃气为元气"的含义。明代汪机面对朱丹溪学说盛行过度，时医动辄滋阴降火、戕伤元气的局面，尊重客观事实，不盲从权威，不回避矛盾，通过理性思考、比较和分析，提出了"营卫一气"说，以营气为切入点"引李入朱"，临床上形成"温养气血，固本培元"的特色治法。汪机及其弟子培元以"脾胃元气"为主，而其再传弟子孙一奎则修改了命门的概念，以非水非火的肾间动气为命门，创立了"命门动气"说，侧重阐发了下元虚寒之治，并与"营卫一气"说相结合，形成"原气－宗气－营卫之气"的动能之链。众所周知，临床疾病中虚证具有普遍性、多发性，"老年必虚，慢病必虚，重病必虚，多病必虚"，机体免疫力低下、内分泌功能衰退和脏器功能衰退既是疾病发生的基础，又是影响疾病发生发展的重要因素。现代研究发现，免疫系统与脾虚证及脾肾阳虚证密切相关，细胞免疫紊乱、免疫器官和功能损害，是脾虚及脾肾阳虚证的一个重要表现。临床与药理研究表明，运用人参、黄芪、白术、附子等固本培元，能够调节非特异性免疫、调动免疫功能、提高机体免疫力，促进造血、改善心脏功能和血流动力学指标，增强体质、提高机体的整体抗病能力等，合理应用上述药物对慢病久病、重病虚证、老年病、多器官疾病等具有不可替代的治疗作用。培固脾胃元气对于任何疾病、任何阶段，无论是从营养和药物作用来看，还是从增加自愈能力来看，都具有无可取代的价值；而温补脾肾固下元对慢性顽固性水肿、心脏病、肺心病、心力衰竭、慢性肾炎、肾病综合征、肝硬化、糖尿病等的治疗作用，也得到了现代临床运用的证明。

新安培气论是与火热论交织在一起的。火有君、相之分，李东垣以相火为

"元气之贼"；继而朱丹溪倡说"相火论"，认为心君情欲之动，君火牵动相火，肝肾相火妄动扰乱下焦精室，致"阴精暗流而疏泄"，以此揭示"阳有余阴不足"的表现。明代汪机"营卫一气"说以补气即补阴立论，沟通和解释了"阴不足"说，但其目的仍是维护滋阴说。理论上彻底纠偏滋阴降火流弊的重任，则是由孙一奎最终完成的。孙一奎认为阴阳不能等同于水火，否定右肾属相火并指为贼火之说，强调命门非水非火，并作《丹溪相火篇辨》，指其"认相火不真，前后自相矛盾"，提出"外邪火、五志之火为贼火"的观点，将火分为正邪两类，彻底否定了以相火为贼火的论调，为纠偏滋阴降火之弊提供了理论依据，也为其推行温补培元之治扫清了障碍。到了清代又有程钟龄作《火字解》，分外邪实火（贼火）和内伤虚火（子火）两类，确立了"贼至驱不可留""子逆养不可害"的治疗大法，分别提出了"发、清、攻、制"的驱贼火四法和"达、滋、温、引"的养子火四法，使"千古晦义，一旦昭然"。在汪机及其弟子培元实践基础上，明代又有罗周彦进一步辨析先后天元气，吸收汪机培元之气血阴阳并补的双重意义，第一次将元气分为元阴、元阳，明确提出"元气空虚生百病论"，细分出四类具体可征的辨证概念，通过整理、归纳和提炼，系统地总结出了"元阴元阳"说。现代研究认为，罗周彦阐发的元气具有物质性（功能性）、遗传性、可变性 3 个特征，其本质类似于细胞生命。从受精卵细胞分裂到胚胎发育都体现出精子的激发作用，人就是由先天的精卵物质分裂增殖形成，细胞生命又依赖后天营养的供给，先天不足或后天失调均可能导致细胞生命力低下或发生退行性病变；元气包括了中枢神经系统、内分泌系统、造血系统、免疫系统等功能，并与物质代谢有关；而从神经系统来看，元阴、元阳体现了自主神经系统的平衡和协调。从命门元气到元气划分理论，新安医学家从抽象到具体，对哲学之"气"进行了实用理性的改造和创新，彻底摆脱了"气"无所不在却无所指定的抽象，赋予了可以实证的科学内涵，深化和提高了元气理论的实用价值。

从"固本培元"之论到"元阴元阳"之说，都强调脾胃之治，因为无论先天后天均需以脾胃为途径。关于脾胃的调理，徐春甫和罗周彦均已认识到胃气和脾阴两方面的重要性，但明代医家仍偏于脾胃之阳。清初吴楚温补强调脾升胃降，主张脾胃分治，从元气细分阴阳出发；到了清中期，理虚大家吴澄提出脾阴虚说和理脾阴的大法脉络，叶天士提出胃阴虚说和养胃阴、救胃阴的治法，完善了脾胃学说，填补了理论空白。继续沿着元阴元阳划分的思路，叶天士的"养胃阴"主要体现"治疫必重养阴"，仍是针对温病火热伤阴、消耗津液之证而设；郑梅涧父子3人则针对白喉之治，提出"养阴清润"说；余国珮重养阴润燥之治，针对时运燥火强调"伏邪宁多用救阴"，治内伤持"欲作长明灯，须识添油法"之论。可见，兼顾气血阴阳的固本培元治法，还为新安养阴清润派的形成埋下了伏笔，新安医学家触类旁通、引申发明的功夫，可谓前所未有。

5. 理性归纳，构建知识体系

科学不只是事实或规律的知识单元，更是反映事实和规律的知识体系，系统化、条理化、规范化和标准化是科学内在的本质要求。新安医家不仅善于创新发明，更注重知识的系统整理、总结提炼、归纳分类和模式建构，如诊断有程钟龄"八字辨证"，汪宏望诊"相气十法"；治疗有吴澄"虚损十法"，程钟龄"医门八法""外科十法"；针灸有王国瑞子午流注"飞腾八法"等，还有从100卷《古今医统大全》到90卷《医宗金鉴》对各科各方面的归纳凝练，都为中医药体系科学化做出了重大贡献。

以有限的篇幅对中医临床知识进行严谨系统的理性总结，程钟龄《医学心悟》尤为突出。其阴阳、表里、寒热、虚实"八字辨证"法，是分步辨分外感内伤、表里、寒热、虚实的连续二分法，至今仍是中医分析归类病情的辨证总要和纲领。现代研究发现，八纲证候与内分泌、神经、免疫、环核苷酸及物质能量代谢等方面存在密切的复杂机制，有潜在的物质基础。八纲实质是对机体致病动因八种"机体典型反应状态"的概括，既有较高的临床价值，也具有深刻的科学内涵。

医门汗、吐、下、和、温、清、消、补八法，有"中医基本分类法"之誉，也有其深刻的作用机制。现代研究认为，汗法能扩张周围小动脉，促进循环，有利于有害代谢产物的排出；下法可增加肠血流量，促进肠道推进功能，保护肺肠、肝肾等功能；清法中清热解毒中药有抑制炎性细胞产生炎性因子，调节免疫功能等作用；消法中化痰止咳平喘类中药多能增强溶菌酶的分泌和活性，调节正常菌群，恢复微环境的生态平衡；和法如合理使用免疫增强剂与免疫抑制剂，可调节体液免疫与细胞免疫之不平衡；补法能提高单核/巨噬细胞或中性粒细胞的吞噬功能，促进自然杀伤细胞的杀伤作用，提高红细胞免疫功能及淋巴细胞数量，促进正常人体淋巴细胞转化，促进补体、细胞因子的产生；温法能显著提高血浆 IgG 浓度，双相调节 cAMP/cGMP 比值，刺激细胞因子参与机体免疫调控；增加脑血流量、增强脑组织能量代谢，扩张冠状动脉、增加心肌血液灌注、增强心肌收缩力，调整胃肠运动功能、改善胃肠道血液循环。作为基本治法的分类，医门八法具有一定的科学基础。

"科学"是一个外来词，英文"science"是从拉丁文"scientia"中衍生而来，本义为知识、学问，我国曾译为"格知"，即"格物致知"。"格物致知"语出《礼记·大学·中庸》，理学家朱熹注为"即物而穷其理也"，即穷尽一切事物之理。格物以致知，随事以观理，即理以应事，程朱理学为新安医学的形成奠定了认识论基础。新安医家认为，医道至精至微，医学要穷理尽性，格物致知，见微知著，知行合一。早在明代，徐春甫就将"力学""明理""格致"等列入"医会条款"之中，并指出"医学贵精，不精则害人匪细""性命攸关，操术不可不工"；清代程知对先学每以"读书不求甚解"为境界不以为然，指出"此语未可用之医人"，医者"须一一明其所以然，了如指掌"；程国彭认为，为医"知其浅而不知其深，犹未知也；知其偏而不知其全，犹未知"等，这些都充分体现出了客观理性的科学精神。新安先贤以敏锐的观察能力、丰富的思辨能力、严密的逻辑能力、传神的概括能力和形而上的科学方式，努力探寻医学新知，把握生命规律，建构知识体系。通过历代不间断地积累叠加，其原创性的理论成果十分丰盛，先知先觉的功夫令今人惊叹不已，即使从现代经典科学的角度来分析，也很有说服力，为中医学理论体系的构建、完善和提高做出了不可磨灭的贡献，新安不愧有中医药学"硅谷"之称。

科学与科学性是两个完全不同的概念，仅从形式逻辑加实验实证的数理实验科学类型来看，传统中医不完全属于这样的科学，但现代研究也不难发现，在缺乏现代先进诊疗仪器的条件下所建构起来的中医理论体系，其科学内涵即使从数理实验科学的角度也一再得到了证明，仅新安医学的科学内涵就能完全驳斥和否定中医不科学的论断。打捞中医的文明之光需要智慧，局限于以今日的科学彻底否定昨日的知识体系，本身就是不科学的思维方法。诺贝尔物理学奖获得者丁肇中的观点值得深思，他在《应有格物致知精神》的演讲中曾呼吁："希望我们这一代对于格物和致知有新的知识和思考，使得实验精神真正地变成中国文化的一部分。"不纠结于中医学是不是"科学"，更不考虑把中医学改造成经典形态的"科学"，但应发扬理性思考的传统精神，吸收科学实验等新的研究方法，使之成为构建中医学体系的方式方法的一部分，进一步充实、完善和发展中医学知识体系，以造福于人类社会，这是丁肇中先生的呼吁给予我们的启示，更是时代赋予中医人的历史使命和责任。

七、新安本草方药学术体系

本草方药作为防治疾病的物质基础，备受新安医药学家的关注和重视。据《新安医籍考》记载，800多部新安医籍中本草类有 54 种，列入方论类有 363 种，其他各类中也蕴藏有丰富的本草方药知识。其研究涉及中药采集、鉴定、炮制、性味理论、功效主治、组方配伍、临床应用、方论方解、煎服用法等诸多方面，成就十分突出，影响很大。通过梳理研究认为，新安医学在本草方药研究上特色鲜明，已形成了一定的学术体系。

1. 阐发药性方论，传承发展方药学术

"药有个性之专长，方有合群之妙用"，新安医药学家以实践为基础，继承前人本草方药学说，汇通折中、详加辨析，阐发药理、发明方义，创新学说、创立新方，在方药运用上做了富有创建的阐述。

（1）立足临床，创新药性理论

药物性味的记载始自《神农本草经》，至明代均散见于诸家本草各药中。明代陈嘉谟十分重视性味理论的正确应用，他在《本草蒙筌》总论中单列"治疗用气味"一节，提出"治疗贵方药合宜，方药在气味善用"的精辟论述，指出配方用药"有使气者，有使味者，有气味俱使者，有先使气后使味者，有先使味后使气者"，有"一药两味或三味者，有一药一气或二气者"，不可一例而拘，一途而取，只要善用气味，治病犹"鼓掌成声，沃水成沸"。

清代郑梅涧要求医家必须"谙熟药性"，他在《篡余医语》中指出，药物性、味、运行趋势等理论，既源于临床实践，也源于对自然界"天、地、人"三才的观察和感悟，先贤仰取象于天而赋药性之寒热温凉，俯取度于地而述药味之咸苦酸涩，中取法于人而论药"运行趋势"之升降守走提，临证需谙悟其理、熟稔于胸，方能运用自如。

清代余国珮著有《医理》《婺源余先生医案》，提出"燥湿为纲"的理法方药新说，由此发明了"药性开阖润燥、随岁运地气变更"论。其含义有三：其一，"病有燥湿，药有润燥"。他明确提出："《本草》一书，古人但言药之性味，未言体质之润燥，今明辨润燥之品，用以治燥湿之病。"认为："凡药体软，多汁多油，皆能润；干燥无汁者，体燥。"选方遣药以燥治湿、以润治燥。他分析说，燥邪既要"治之以润"，也要"治之以滑"，指出滋润体滑之药如瓜蒌、薤白之类最宜解燥；而清肺燥、养阴液必用润滑之品，所谓刚以柔治，而微加苦辛之味，乃借苦以胜之、辛以行水润燥；再佐甘味，因甘味属湿。燥证日久伤阴耗液，则须藉血肉有情之品，而且要注意善后育阴，《医理·内伤大要》说："须藉血肉有情之物，填得阴回，阳自来复，油足自明也。"至于湿证化热，化燥伤阴，"必用北沙参、麦冬、玉竹之类，此种药养阴而不滞"。其二，治病要识别药性气味之开阖。《医理·湿气论》指出："治病之法，但能体认六气之偏，开阖之理，再能分别药体气味、温凉、升降、补泻之剂，投之得当，其应如响。"所谓开阖，即开启与闭合。他认为苦辛、气温、性升、味淡者和泻药多开，皆不利于燥证；酸咸、气凉、性降、味厚者和补药多阖，皆不利于湿证。临证开者阖之、阖者开之，又开中有阖、阖中有开者，当细分辨。而湿证多从下先受之，必用苦辛之品。其三，燥湿二气不是一成不变的，药之性味也随着气候变化、岁运地气的变迁而变，临证用药当知其所变。在其之前，新安曹文埴在为许豫和《怡堂散记》作序时，就提出了"药物之产随地气变迁，或同一名而古今迥殊"的观点。《医理·药味随运变更论》进而分析说："盖闻天地氤氲万物化醇，是知万物俱从氤氲之气化生，氤氲之气既随天时迁改，万物亦不得不随之而变易。"本草禀天地之灵气，汲天地之精华，而成气味润燥之药性，自然随着寒热、水旱、地气的变化相应而变，岁运转为燥火，药味多变苦辛；湿气较重之年，药味多变平淡。文中还以不同产地石斛、麦冬及木通等为例，结合气候时运解释地气之变异、药性之变更，其理明显，令人一阅了然，且经"已验再验"，自无不效。除木通古今用药有品种变迁外，余皆确实可征。

清代早于余国珮的罗浩曾提出"药性之失，失在唐宋"的观点，并以五味子为例，指出《伤寒论》小青龙汤等治痰饮，乃是"以五味子至酸之品，敛诸药之性，深入而祛逐之，非止为咳逆而设"，并认为"此乃神化法也"，而唐宋所立生脉散（饮）与人参、麦冬配伍，立方已失去了张仲景的妙用。的确，上古药物功用的记载和运用多朴实有验，"神农尝百草"更是最原始的、最直接的实验和证明；那些渗透着远古先民的血汗甚至用生命的代价换来的原创性知识，往往是最实在、最可靠、最难得的。而唐宋时期药学理论进入快速形成与发展时期，尤其宋元诸多医家在药性理论的构建上做出了突出的贡献，但发展之中创新有余而传承不足，有得有失在所难免。"药性之失，失在唐宋"的观点有一定的合理性，是对医药源头知识的呼唤和回归，振聋发聩。

由此观之，"善用气味""谙熟药性""开阖润燥"和"随运变更"诸说，既是对源头活水的继承与弘扬，更是对唐宋药学理论的扬弃和创新，无意间为"失在唐宋"做了最好的注解。立足于临床的新安医药学家，实事求是，眼光独到，以自己的真知灼见继承发展了中药药性理论。

（2）举一反三，推导药理新说

新安医药学家不仅创立药性新说，而且在药物个性之专长上，亦穷前人所未尽，阐前人所未发，提出不少独到的创新见解。

人参和黄芪均为补气良药，新安固本培元派就以擅用人参、黄芪而著称。明代首开此风气之先的汪机，从《黄帝内经》"阳生阴长"的理论出发，在张仲景"以人参为补血者""气虚血弱，以人参补之"和李东垣"血脱益气"观点的启发下，认为人参、黄芪可以通过补气补阳而发挥出补血补阴的作用。他在《石山医案》中明确指出："参芪不惟补阳而亦补阴。""不惟补气亦能补血。""参芪味甘，甘能生血，非补阴而何？"由此第一次提出了"参芪双补"说。作为他本人提出的"营卫论"学说的一个重要环节和内容，"参芪双补说"紧扣"营气"这个沟通阴阳的关键点，"是知参、芪补气，亦补营之气，补营之气即补营也，补营即补阴也"，从营气角度论证了人参、黄芪补气补阳和补血补阴的双补作用。其后陈嘉谟也提出"大抵人参补虚，虚寒可补，虚热亦可补；气虚宜用，血虚亦可用"，认为有"泻阴火，滋补元阳"的双重作用，扩充了人参双向调节作用的范围，并推言其理在于"甘温补阳之剂补足元阳，则火自退尔"。清代吴澄补脾阴、叶天士养胃阴也每每配伍人参，均深化了人参双补作用的内涵。

白术是一味健脾燥湿的良药，《神农本草经》苍术、白术未分，陶弘景《名医别录》谓能"益津液，暖胃"。既言燥湿又何谓能益津液？陈嘉谟在《本草蒙筌》中解释说："盖脾恶湿，脾湿既胜，则气不得施化，津何由生？故曰：膀胱津液之府，气化出焉。今用白术以燥其湿，则气得周流，而津液亦随气化而生矣。"脾主升清，在水津代谢过程中有生津的作用，然脾性喜燥恶湿，如为湿邪所困，脾气不升，气机升降出入障碍，水谷津液输布失常，引起体液不平衡和代谢紊乱，则燥、湿之证皆作矣。健脾既可断生湿之源，又可复升津之主。他进而推言："他如茯苓亦系渗湿之药，谓之能生津者，义与此同。"中医临床上常用白术、茯苓治脾虚湿滞、暑湿津伤等证，是为明证；还有以白术滋液润燥通便和治疗干燥综合征，也甚为贴切。白术是新安道地药材，歙术、祁术为上品，生黄山者更为珍品。

龙脑最早记载于南北朝（420—589），历代本草对其寒温属性记载不一。明代李时珍《本草纲目》在解释龙脑治目病、惊风、痘疮时说："目病、惊病、痘病，皆火病也。火郁则发之，从治之法，辛主发散故尔。"清代汪昂在此基础上，从其家叔公论生姜药性"体热而用凉"中得到启发，在《本草备要》中明确提出了"味辛者多热，然风热必藉辛以散之，风热散则凉矣"的观点，首次以"体温而用凉"之论解释和说明"本草所云冰片性寒之义"，被后世如吴仪洛《本草从新》等采纳。其实冰片的使用自古以来就不讲究"气之寒温"，而是重在味之辛散，"体热而用凉"论实与辛散之义等同。推而论之，桂枝之辛温解肌用于温病，荆芥、防风、紫苏、桂枝等辛温发散用于风温初起，诸如此类亦皆可以"体温而用凉"加以解释，尽管荆、防、苏、桂之类并无性温、性寒之分歧。

窥一斑而知全豹。人参、黄芪"气阴双补"，白术、茯苓"燥湿生津"，龙脑"体热而用凉"等论，绝非仅仅是药物个性的发明，而是举一反三的推理，跳出了四气五味的框架，弥补了传统性味理论的不足，丰富了中药理论的内涵，带有普遍性的指导意义。

（3）会通穷理，立方论、创新方

方剂不是药物的随意组合，也不是药效的简单相加，而是理、法、方、药辨证思维过程的产物。自宋代陈无择《三因极一病证方论》、金代成无己《注解伤寒论》伊始，明清两代方论方解专著大量涌现，其中又以新安方论为主体，对组方原理加以解释阐述。新安医药学家用方必穷其理，如明代朱崇正撰《仁斋直指附遗方论》，是较早的新安方论专著；徐春甫在其《医学捷径六书·评秘济世三十六方》中加评语，说明其适应证、方解、加减及注意事项等，评述透彻细致；更有吴崑编撰《医方考》，以病为纲，分病列方，精选收方540首，每方均附方义解说，"先释病情，次明药性"，对命名组成、药性方义、功效主治、证候病机、配伍用药、加减化裁、变通得失等详加考释与辨析，"考其古方之所以然"，文义清疏，词意明畅，尤其在阐述方旨方证、分析方义方理时，揆之于经，酌以己见，订之于证，发其微义，既参考了名家经典医论，又有自己的独立见解，全面运用了"方论"的方法分析方剂，真正开创了"方论"之先河，是历史上第一部理法方药俱备的方论专著；继后有清代罗美编撰《古今名医方论》，精选古今常用名方136首，代表性名医方论180余则，详论方名药性，细辨君臣配伍，比类诸方异同，列举各方治证，论一病不为一病所拘，明一方而得众方之用，简明精要，析疑解惑多有发明，比之《医方考》又胜出一筹；至汪昂著《医方集解》，以《医方考》为范本，精选效方865首，以功效为纲类列方剂，会集众说，博采硕论，方义集解钩深致远，较之《医方考》更为透彻；后又有吴谦撰有《医宗金鉴·删补名医方论》，选载历代常用良方200首，引述历代医家方论再加以评议，分析配伍不乏深刻见解。此后叶天士为许叔微《本事方》释义，吴宏定编撰《新方论注》，郑承洛编撰《胎产方论》等，也有一定的参考价值。方之有解虽始于陈无择、成无己，但全面系统地注解方剂、发明方义、辨证论方的历史使命，实则主要是由新安医药学家承担起来的，有力地促进了方剂学理论体系的形成和发展。

新安医家开创"方论"是有一定的历史积累的。早在南朝（420—589）宋时，新安太守羊欣就撰有《羊中散杂汤丸散酒方》1卷、《疗下汤丸散方》10卷、《羊中散药方》30卷。宋明时期国家重视医药，编撰了大量的医药方书，受其影响，新安医药界收集良方、编撰方书形成风尚，几乎各家各派、每支每脉都编有用以授课门徒且秘不外传的家藏独门秘籍。明代徐春甫编撰《古今医统大全》，其中卷九十三《经验秘方》就是临床各科疑难杂病的奇法秘方、单方验方集锦；晚年他还将自制自用、凭此起家的秘方成药专集《评秘济世三十六方》公布刊行。他如程正通《仙方遗迹》，叶天士《种福堂公选良方》，保和堂、胡庆余堂丸散膏丹方，都是屡验不爽的良方。《医方考》《医方集解》在收集整理前人方剂的同时亦常有发挥，如五磨饮子是吴崑在《济生方》四磨汤基础上化裁而成，用治暴怒气厥，药专力猛；龙胆泻肝汤是汪昂在《兰室秘藏》方基础上加黄芩、山栀、甘草三味而成，清热泻火之力更强，诸如此类的例子不胜枚举。

新安医家不仅善于吸收和运用前人良方，而且在临床实践中或灵活变通、化裁古方，或汲取精义、创立新方，创制了许多切实有效的名方，如徐春甫的大健脾养胃丸，孙一奎治疗鼓胀的壮原汤和治疗痿证的壮原丸，吴崑的知柏地黄丸（其《医方考》540 首方中 1/5 为首次记载）等。这些名方既是新安医家临床经验的结晶，也是新安医学创新学说的集中体现，是理论与实践相结合的产物，具有重要的实用价值和理论意义，至今仍被临床医家普遍采用，现代历版《方剂学》教材收录新安医家名方均不下 20 余首，为方剂学做出了重要贡献。

2. 归纳分类，走在本草方剂知识的前列

新安医药学家不仅致力于前沿知识的拓展，更注重对知识的总结归纳和分类整理，在不断学习和积累医药知识基础上，以类相从、分类注释，作述各半，独树见地，从而走在了知识的前列。

（1）本草知识的总结归类

纵观历代本草，以有限的篇幅对本草知识进行系统的归纳总结和分类整理，以明代《本草蒙筌》最为显著。陈嘉谟有感于前代本草"旧载甚繁，令人厌目"，而取《证类本草》及金元诸家药性理论之说，在总论中"惟举其要，各立标题，发明大意"，分出产择地土、收采按时月、藏留防耗坏、贸易辨假真、咀片分根梢、制造资水火、治疗用气味、药剂别君臣，四气、五味、七情、七方、十剂、五用，修合条例、服饵先后、各经主治引使、用药法象等 18 节，每节短者不超过 200 字，长者也不过 1200 余字，合计仅 9000 字左右，言简意赅，中药产地、采集、鉴别、炮制、药性、配伍、禁忌、剂量、用法、煎服等靡不殚述，全面总结归纳了中药学各方面的知识。所谓"浓缩的都是精华"，此之谓也。除了在药物性味及其具体运用上做了精辟论说外，是书在药材产地、鉴别、炮制等诸多方面也都有颇富创意的论说。

关于产地与功效的关系，"出产择地土"一节指出："草本昆虫，各有相宜地产，气味功力自异寻常。"所谓"一方风土养万民，是亦一方地土出方药也"，如

五味子"南北各有所长，藏留切勿相混。风寒咳嗽南五味为奇，虚损劳伤北五味最妙"；指出何地为胜，强调"地胜药灵"，如齐州半夏、甘肃枸杞子、歙白术、怀庆山药和地黄等，在各药条中则把药名与产地结合，甚至将因产地不同而致"功力亦殊"的药物分别论述；而且认为山谷野生者与家园栽培者功力亦不同，明确指出："宜山谷者，难混家园所栽；宜家园者，勿杂山谷自产。"丰富了道地药材的内涵和种类，也改变了金元时期不重药物产地的观念。

书中对药材的真假鉴别也异常重视，认为"此诚大关紧要，非比小节寻常"，所谓"卖药者两只眼，用药者一只眼，服药者全无眼"，可谓鞭辟入里、入木三分；各药条下对药材真假优劣详加辨析，不吝文字，强调"药必求真，服才获效"。

在本草混淆品种上也颇有研究，如谚云"三月茵陈四月蒿，五月六月当柴烧"，人们每误为是一种药，陈嘉谟特加按语纠正说，实则有茵陈与草蒿（青蒿）两种药，叶近似而种不同。他认为"本草立名，各有意寓"，就如茵陈与草蒿，遇寒冬"茵陈茎干不凋，至春复旧干上发叶，因干陈老，故名茵陈；草蒿茎干俱凋，至春再从根下起苗，如草重出，乃名草蒿。发旧干者三月可采，产新苗者四月才成"，谚语系指两药采收时间有先后，"非以苗分老嫩也"；再如通脱木、通草、木通三药的鉴别，指出："通脱木因瓠中藏脱木得之，名竟直述；通草藤茎不甚长大，故以草称；木通系俗指葡萄藤茎，且大且长，特加木字。"他强调药材使用要"详考经意"，对时医仅凭耳闻、"错乱颠倒，莫觉其非"深以为憾。这些论点对于现代正确使用药材、纠正品种混淆现象仍有重要的指导意义。

《本草蒙筌》在中药炮制方面的贡献尤为突出，其"制造资水火"一节对炮制理论做了系统归类总结，第一次明确提出了"凡药制造，贵在适中，不及则功效难求，太过则气味反失"的炮制原则，被后世竞相引用，敬若神明；第一次对炮制方法做了概括性的归纳，提出了火制、水制、水火共制的炮制分类方法，并以3类方法为纲统领各种具体方法，所谓"火制四：有煅、有炮、有炙、有炒之不同；水制三：或渍，或泡，或洗之弗等；水火共制造者，若蒸、若煮而有二焉，余外制虽多端，总不离此二者"，特色鲜明；第一次系统精练地总结了药物加入辅料炮制所起的作用，所谓"酒制升提；姜制发散；入盐走肾脏，仍使软坚；用醋注肝经，且资注痛；童便制，除劣性降下；米泔制，去燥性和中；乳制滋润回枯，助生阴血；蜜制甘缓难化，增益元阳；陈壁土制，窍真气骤补中焦；麦麸皮制，抑酷性勿伤上膈；乌豆汤、甘草汤渍曝，并解毒致令平和；羊酥油、猪脂油涂烧，咸渗骨容易脆断"，对经辅料制后中药在性味、功效、作用趋势、归经和毒副作用等方面所发生变化做了简明扼要的阐述。且归纳总结中又不乏创见，多有发明。在各药条的炮制中，从时间的控制到火候的掌握，从辅料的选择到料量的确定，系统地把药物配伍理论引申为"以药制药"的炮制方法，对后世很有启发；其中"火候"是中药炮制的核心理论之一，书中吸取古徽州当地烹调用火方式，首倡"紧火"（持续猛烈之明火）的运用。如就黄连一药提出了"治诸火邪，依各制炒"的观点，归类出 11 种因病殊制法，通过选用不同辅料炮制而引向"治各种火邪"，其中姜制、酒制、萸制、胆制还一直流传至今。又如地黄以酒、砂仁、陈皮为辅料炮制，既能减其滑肠之性，又能克服滋腻涩肠碍胃之弊，增强健胃养胃之效。另外，书中对紫团参（大支头压制红参）性状的描述是红参及其精制品的首次记载；所述水银的详细制作方法也是首见；所载百药煎的制作方法比瑞典药学家舍勒氏提取没食子酸早 200 多年。陈嘉谟集前人成果之大成，对中药炮制理论做了系统完整的理论概括，为后世选择药物的炮制方法、制定炮制工艺提供了理论依据，直到现代也仍以之作为中药炮制的依据和准绳。

（2）方剂知识的总结归类

方剂知识主要体现在治法、配伍、功效、主治、分类等方面，其中配伍、功效、主治的思路和原理，方书中大都以方解、方论形式加以论述。关于方剂的分类，《素问·至真要大论》按药物组合原则和方式分为"七方"，北齐徐之才《药对》、唐代陈藏器《本草拾遗》依据治法和功用分方药为"十剂"，而从《五十二病方》和《汉书·艺文志》"经方十一家"伊始，汉晋唐宋诸家方书均按病证归类方剂，又有按内、外、妇、儿各科分类者。而新安医药学家在方剂分类上别出心裁，另辟蹊径，多有创新发明。

明代徐春甫在十剂基础上重新加以充实归纳，在《医方捷径六书》一书中提出了"二十四方"，即"宣、通、补、泻、轻、重、滑、涩、燥、湿、调、和、解、利、寒、温、暑、火、平、夺、安、缓、淡、清"，基本上是一方（治法）一剂，虽含义上治法与方剂兼而有之，但实际上就是按治法分类的二十四剂代表方，而不再含对药物的分类。"二十四方"与一年四季二十四节气对应起来，其中又以参苏饮、五苓散、正气散、十神汤四方为纲，分别调理春、夏、秋、冬四时之"违和"，符合"四时大意"，作为医家临床用药的纲领，特色鲜明。

明代吴崑《医方考》依前代之列，将540首方按病证分为72门，词旨明爽，深受后人推崇，清代汪昂即仿其意加以扩充，撰成《医方集解》一书。但《医方集解》却一改按病证分类、以病统方的框架和惯例，代之以功效为纲、以法统方、以证类方，既有治法又含病因并兼顾方治专科的综合分类方法。全书865方，分为补养、发表、涌吐、攻里、表里、和解、理气、理血、祛风、祛寒、清暑、利湿、润燥、泻火、除痰、消导、收涩、杀虫、明目、痈疡、经产21剂，一剂一法。以法统方的"法"，与功效基本同义，对病证而言可称治法，从方药出发当称功效。21剂中每剂开言概说该类方剂的效用及其适应证，各方中则首列功效，进而解释所主病证，使功效与病机相对应，结合证治病因进行分析，先详致病之由，次解用药之意，以功效明示"所以当用之理"，从而建立起以功效类分为纽带、以辨证论方为思路的方剂综合分类体系。因便于同临床辨证结合，比较切合实际，而被后世推崇。此外，《医方集解》还首次对其中377首主方统一标注归属经络，有归一经者，有归多经者，多能切中肯綮。方剂归经的统一标注别出一格，进一步阐明了方剂的功效和作用趋向，解方释义更为顺畅精当，有助于读者理解和掌握制方用药的妙义。

"方从法出，法随方立"，清代程钟龄在《医学心悟》中归类创立了"医门八法"，明确提出"论治病之方，则又汗、和、下、消、吐、清、温、补八法尽之"。"医门八法"的归纳构建起了中医治法的模式，一经发明后世即奉为圭臬，成为中医临证立法处方用药的主要依据，至今中医药院校《方剂学》教材仍以"医门八法"为治法纲要。

从中药知识的总结到具体炮制方法的归类，从方剂的分类到治法的分类，新安本草方药分类体系比以往任何分类体系都更加严谨，有"中医基本分类法"之誉，本身就是对知识的一大贡献。

3. 明体辨用，开创本草方书编撰体例之先河

知识的分类创新往往是通过著作的编撰体现出来的。在编撰出新上，专攻本草、笃志方书的汪昂成就尤为突出。他以非凡的综述才能和明晰的写作风格，编撰《本草备要》《医方集解》等医药著作，编排形式上创新体裁，思路上匠心独运，布局上连贯呼应，翘然而居群医之首。

（1）博采约取，执简驭繁

《本草备要》乃汪昂由博返约编著而成，其"备要博约"主要体现在3个方面。一是载药规模适度，选药适当，切合实用。所载500多味药乃精选而得，突出了常用或实用部分，这一点是其他本草远远不及的。二是每味药的介绍文字少而精，他从大量医学文献中提取出理论与应用价值最大的部分，执简以驭繁，体现了质的提高。任选一药，短者几十字，性味、功效、主治、禁忌、鉴别、炮制等都清清楚楚；长者亦不过千余字，但涵盖面广，包罗万象而不失精要，类列纷呈而又不失简约。三是对某一病证用药，因药而论辨，各有侧重，并没有重复的内容。

汪昂《医方集解》收方865首，其选方标准和原则可以概括为"三录三不录"：一录药性正中和平、诸书所共取、人世所常用的效验方，"药味幽僻，采治艰难，及治奇证怪病者"概不选录；二录药味简洁（大多5～8味）、组方严谨、精当专一、疗效卓著之方，品类庞杂、"药过二十味以上者"概不选录；三录方不拘经方时方，以临床效验实用为凭据，"方虽出自古人，而非今人所常用者，亦不选录"。《医方集解》荟萃取精、去芜存菁，从数以万计的古方中精选出疗效确切、临床常用且各科各门都有代表性的方剂，保存了许多佚失的名方，如治肺痿的百合固金汤、疗遗精的金锁固精丸、祛风除痹的扶桑丸等，就是首次收录，流传至今。可以说，《医方集解》的编著是方剂学史上继宋代官订《太平惠民和剂局方》之后对临床代表方的又一次全面系统的精筛细选。

（2）编撰出新，书写新意

《本草备要》的编撰出新，更重要的是体现在首创"先言功效、后列主治"的编撰体例上。前代本草虽有"七方""十剂"的功用分类，但每药功效均混列于主治之中，且语焉不详不畅。汪昂另定体裁、别开径路，发明功用、高标特行，每药依据其气味形色、所入经络发明功效，在每药药名之下先列出"功效"专项，"冠于诸药之首"，然后以功效为基点，另起一行介绍药物的性能、主治等，"先言功效、后列主治""其所以主治之理，即在前功用之中"。

其后更有吴承荣著《吴氏摘要本草》，一改历来本草金、石、草、木的分类，而直接"以主治功能分门类"，以"之其用"。主治是初始用药经验的直观记录，而功效则是对主治内容的理性归纳和高度概括。以"功用"统摄"主治"，无论是临证用药还是对药物应用机制的阐释，均从中药功效中推出，使以往本草没有阐述透彻的内容得以充实和完善，突出了功效的核心地位，为现代《中药学》学科体系的形成奠定了基础。

《医方集解》首创以功效为纲、以法统方、以证类方，每章按功效分类，其实也是编撰体例上的创新，既是方剂分类法也是方书的编排方式。《本草备要》与《医方集解》，一为本草一为方书，均以功效为重心论药释方，体现了汪昂"一以功效为重心"的编撰思路。自此本草、方书体例格调为之一新，功效在临床中药学、方剂学中的核心地位从此确立。这一著述方式主次有序，纲举目张，别开生面，为后世所尊奉效法，形成了方药知识教学体系的雏形，开创了近现代中药学、方剂学编写体例之先河。《医方集解》的编撰出新，还体现在以正方带附方的配置体例上。全书收正方377首，附方488首。每论一方则打破历史序列，先述正方之适应证及其理法方药，而将组成相关、功用相似的附方详列于后，以示前人用药加减之法，既切合临床实用，又避免了重复，裁减了篇幅。各附方则别其异同，在适应证上抓住一两个主证加以识别，药味加减变化一目了然。以正带附，主方为纲，附方为目，主次分明，加减有法，体现了中医辨证论治的灵活性。《医方集解》是一部定型规范的方剂学专著，其"以法统方，以正带附"的编纂体例，辨证论方的编写思路，比较系统地阐述了基本方剂的制方规律、药性方义、应用要点，初步形成了比较完备的《方剂学》教材编写体系，成为后世方义分析和方书编著的典范，为方剂学从中医药学中分化出来成为一门独立学科奠定了基础。《安徽通志艺文考稿》云："是书所分先后之序，极有条理。"《中国医籍通考》谓："是书既出，遂为后世方剂学之圭臬。"其后吴仪洛《成方切用》、费伯雄《医方论》、张秉成《成方便读》等诸多方书均仿其体例模式编次，现代《方剂学》教材和专著仍沿其例，至今我们仍然遵循其方法来指导方剂学的临床、教学与科研工作。

4. 普及医药知识，蔚然形成启蒙学派

医学入门往往就是从学习本草方剂开始的。陈嘉谟认为本草乃"方药之根柢，医学之指南也"，汪昂则自信地称《医方集解》"诚药学之全书，岐黄之捷诀也"。新安医家为传授术业，每每结合自己的心得体会，刻抄编写医药方书教本传给后代，也在杏林留下了浓墨重彩的一笔。

（1）传承启蒙，用心良苦

所谓医学启蒙，其对象绝非白丁，也非现代所理解的毫无传统文化基础之人，而是具有一定文化修养的书生。明代徐春甫集有《医学捷径六书》，系其私授门生弟子的教本，除首卷《内经正脉》学术性较强外，其余5卷均浅近易诵、简明实用。其中《病机药性歌赋》中共介绍182味药物的主要功用，《诸症要方歌括》分43门介绍276方的组成主治，两卷全为歌诀体裁。尤其《二十四方》《三十六方》，是徐氏保元堂"日用秘验，应手取效"、凭此起家的看家本领，《二十四方》除详列功效、证候、组方、加减、剂量及煎服方法外，卷后还附有歌诀；而《三十六方》则有保元堂广告牌记，功用、主治、用药简要明了。

《本草蒙筌》其实也是陈嘉谟用来教授弟子的启蒙读物。书名"蒙筌"，"筌者，取鱼具也"。意为童蒙作也。全书载药742种，重点介绍了448种，至今常用的鸡内金、青木香就首载于该书，书中各药按声律采用韵语对仗编写，并附插图，书后附记应验诸方，切合实用，是明代早中期最有特色的本草入门著作，"嘉惠后学之心盛矣"。李时珍《本草纲目》将其列入参考书目中，并评价曰："每品具气味产采、治疗方法，创成对语，以便记诵。间附己意于后，颇有发明。便于初学，名曰蒙筌，诚称其实。"

在医药著作的可读性上，用心最多的当属汪昂。汪昂《本草备要》"不专为医林设"，编撰刊行中充分考虑到读者的需要，书中每药行文格式分正文（大字）和注文（小字），双行注文夹在正文之中。每论一药，虽少则数十字，多则千余言，但"各为杼轴，煅炼成章，使人可以诵读"，任选一药，均易读易记，正文另誊"尤便诵读"。正文精练雅致、简洁明快，而注文中则引用了大量的医药典故、医家奇案、人文轶事和药物传说，以喜闻乐见的故事为载体传道解惑，有助于读者理解、掌握和运用。

此外，元代程汝清《医方图说》，明代鲍山《野采博录》、徐春甫《通用诸方》、程伊《程氏释方》，清代程履新《山居本草》等，或是应"民生日用之实"

所需，或为初学发蒙、登堂入室而著，亦各具特色。而新安医著之中也多备附本草方书，如明代罗周彦《医宗粹言·药性论》、清代方肇权《方氏脉症正宗·药性述要》、许佐廷《喉科白腐要旨·药性辨》、汪必昌《聊复集·医阶辨药》、程文囿《医述·方药备考》等，均为初学津梁之作。

（2）医药合参，切合实用

实用性是读者需求的关键点，医药专业书籍尤其如此。新安医药学家深谙此道，绝大多数新安医著实用性均较强，其中又以汪昂本草方书最切合初学者使用。汪昂认为，"注本草者，当先注病证"，故《本草备要》论药以主治病证内容为重点，药证并解，"释药而兼释病""辨析病源，训解药性""药性病情，互相阐发，以便资用"，即使穷乡僻壤，在缺乏高明医者的情况下，也能识病取药。书成之后，汪昂又兼辑《医方集解》一并刊行，"相辅而行"。《医方集解》也以辨证论方见长，方论方解以适应病证为中心，"先详受病之由，次解用药之意""解方释药"理法兼备，"病源脉候、脏腑经络、药性治法，罔不必备"，病因、病机、治法、处方、方解、加减紧密衔接、丝丝入扣，有利于学习者全面、准确地领会和运用。书分两峡，方药贯通，用实相资，相互呼应，突出实用，阐释方药、论说医理均能与临床应用有机结合起来。

（3）汤头歌诀，朗朗上口

兼通诗文、长于文学的陈嘉谟、汪昂，在本草方书编写中已融入韵律对仗，以便诵读记忆。而汪昂在编撰《本草备要》《医方集解》后，仍觉其中内容过多，唯恐读者不易掌握，临床难以施用，行旅携带不便，又仿前人歌诀体例，将常用200余首方按诗韵编成七言《汤头歌诀》。《汤头歌诀》，"歌不限方，方不限句，药味药引，俱令周明；病症治法，略为兼括。或一方而连汇多方，方多而歌省，并示古人用药触类旁通之妙。间及加减之法，便人取裁"，虽只200余首，而加减变化收方 300 有余，每方歌概括了方名、组成、功用、主治病证、发病机制、用法用量等，实际上就是最通俗的方剂手册。不仅"文精义博，切于实用"，而且音韵流畅，读之朗朗上口，"易则易知，简则易从"，在徽州家乡有"熟读王叔和，不如汤头歌"之誉。汪昂《汤头歌诀》一出，前代之汤歌皆黯然失色而湮没也，此后也就成了专指名词了。这种诗词歌赋体裁的构思艺术，对后世方书乃至医著的撰写影响很大，如福建陈修园编《伤寒方歌括》《长沙方歌括》《金匮方歌括》等，流传也甚为广泛。有关本草、药性、方剂、成方的歌、赋、诗、笺、谱、手册、指南之类在新安一地繁多，多为家传课徒所用。医药歌诀虽非新安医家所独创，更非新安一家所独有，但确属新安医家所发扬光大，启悟后生、嘉惠后学良多，对中医药学的教育普及贡献很大。现代《方剂学》教材一般都附有歌诀，成为学习、记忆、掌握方剂的重要手段。可以说，《医方集解》和《汤头歌诀》的编著拉开了方剂学教学的序幕。以徐春甫、陈嘉谟、汪昂、吴谦等为代表，普及推广医药知识，功在传承启蒙，蔚然形成医学启蒙派。方剂歌诀乃为初习者而设，浅显易诵易记，便于学习掌握。至于钞撮汤头药性即率尔悬壶、草菅人命者，非方歌之过明矣，每为医家所诟病，特立一笔，应另当别论。

（4）一版再版，影响深远

新安医籍流传甚广，其中以汪昂本草方书为最。《本草备要》集知识性、实用性、通俗性和文献性于一体，是清代至今流传最广的普及性本草著作，迄至新中国成立共有木刻本、石印本、铅印本 107 种，版次居本草著作之首；而《医方集解》也是影响最大的方剂学著作，"清、民医家无不人手一册"，现存木刻、石印、铅印版本共 79 版，居现存同类方书版数之首。另有两书合刊本。而其中所附《汤头歌诀》另有坊间翻印版本 58 种，一经问世即众口成诵，风行海内，流传百世。

新安医药学家理论上立足临床，会通穷理，阐发药性、推导药理、发明方论、创制新方，继承发展了本草方药学术；编撰上明体辨用，注重分类，创新分类体系、创制编撰体例，在本草方药学学术体系的系统化、规范化、标准化方面做出了突出的、卓越性的、奠基性的贡献，已经形成了一定的学术体系，无论在形式上还是内容上，都为现代中药学、中药炮制学、中药鉴定学、方剂学等学科的形成发挥出了举足轻重的作用。

八、新安医家处方用药风格

所谓处方用药风格，是医家或医派个性鲜明而且相对稳定的遣方用药特点，反映了医家或医派临证认识、处理疾病的特定思路和方法。方从法出，法随方立，处方用药作为理、法、方、药的基本内容，是中医诊疗思维过程中的最终环节，一家一派的风格与其创新理论和治法之间有着天然的联系。以"新安医学十大学说"和创新治法为线索，根据新安医学文献记载和现代研究，进一步对新安医家群体内在的用药规律和特点做了梳理和提炼，认为主要有"平正轻简""时方轻灵"和"稳准狠猛"三大处方用药风格。

1. 平正轻简，固本调理相兼顾

"平正轻简"是指立方平和、用药精简、用量轻巧，这一风格与"固本培元""调理脾胃"治法密切相关。明代固本培元派开创者汪机就曾申明"宁可用药柔和，不可过用刚烈"，强调用药"与其毒也宁善，与其多也宁少"，体现了对生命的慎重和珍视。徐春甫也反对"不察其虚、顿加攻击之药"的伤命戕生行为，推崇药味少而能取奇效的小方，认为"药味简而取效愈速，药品多则气味不纯，鲜有效验"，强调为医者掌握的秘方不在多而在精，多而滥不如少而精，晚年公开刊行的《评秘济世三十六方》，组方用药多为8～15味，绝大多数用药平正中和，方简力宏，临床疗效确切。孙一奎创有治疗温补下元的代表方壮原汤（人参、白术、茯苓、补骨脂、桂心、大附子、干姜、砂仁、陈皮），组方9味，总剂量折合不超过30g，加减出入也不过一二味。罗周彦创有治疗先后天元阴元阳不足的4

个代表方：益元冲和汤（人参、白术、当归、黄芪、茯苓、炙甘草、干姜）、益火复真汤（人参、附子、当归、白术、黄芪、干姜、甘草、肉桂）、滋阴益元汤（当归、白芍、沙参、甘草、茯苓、麦冬、熟地黄、大枣、五味子、浮小麦、粟米）、补水益元汤（熟地黄、生地黄、当归、麦冬、甘草、白芍、五味子、大枣），用药均在 7～12 味。程仑也反对处方庞杂，主张方贵专一、药贵用简，其《程原仲医案》有"贵简"一论，指出："若今之人，三十味合一方，望其有专一之功，则难矣。"即使倡导重剂挽凶险的清代吴楚也提出"治重病先须用药探之，方为小胆细心"的观点，其《医验录》治难症，先以轻轻平和之小方投石问路，以药测证，试探治疗，静观药效，效则行之，病情好转再少少加量，若方不对证，则再做推敲。吴澄首倡"外损说""脾阴虚"论，其《不居集》提出"补托""解托"和"理脾阴"之法，以濡润滋补之品创立了 22 首平正中和的效验方，其益气健脾不用白术等相对燥烈之品，而善用山药、扁豆、莲子肉、薏苡仁、太子参等甘淡平补、理脾健胃；滋阴补血不用当归、川芎等相对甘温辛窜之品，而用白芍、石斛、玉竹、制首乌、黑料豆等药甘润养脾、补阴扶阳；芳香醒脾喜用味轻气淡的莲类药，如莲子肉、莲须、荷叶、荷蒂、藕节，而不用气浓味烈的芳香辛燥之品；补精益阴常配燕窝、紫河车、海参、猪肚、猪腰、淡火腿肉、鲤鱼等血肉有情之品。其中扁豆、山药、人参、莲子肉出现的频率最高，"唯选忠厚和平之品，补土生金，燥润合宜，两不相碍"，刚柔互济，补而不燥、滋而不腻、行而不滞。汪广期著有《济世亘方》，临床注重保元气，"用药甚平淡，而奏效如神里"，认为"近人体质壮健者，十无一二"，用药过峻或分两过重，甚或发散太过，则伤人元气，为人治病"凛凛药味，惟取平和，不敢炫奇，分两极斟酌，不肯孟浪"，治小儿更专用轻剂。康熙年间瘟疫流行，他创制逐疫解毒的"乾一老人汤"，药仅黑豆、甘草、金银花、鲜黄土 4 味，总剂量折合不过 55g 左右，表面平淡无奇，而治疫之效如神，后加药改进新制"救疫汤"，总剂量也只在 100g 左右，乾隆壬申年（1752）治疫活人无数。方肇权处方讲究药味药量适中，实则更崇尚精专，认为药味极少，如"一味可治数病"者，"功专力薄"亦难以成方，而"十余味、二十味者，药性多而杂"，有效则不知何药之功，"倘若不中病，药性必发"，脏腑气血伤而益伤；并以五积散为例，指其"味计十六，烦而又杂""效未知孰胜孰不胜之力而难明"；甚至对公认"精简不杂、量大力专"的张仲景方亦持有异议，而有所改订。其《脉证正宗》创方力求简约，"按证立方，皆以八味成汤"，自拟内科、妇科方80首，每首方药皆不超8味，所附治案医方也无一例逾10味，用药剂量除极少数主药大至3钱、反佐或使药小到三四分外，绝大多数均在8分至2钱。虽然一律以8味成方未免呆板，却比较符合临床实际，对纠正药味过多、品类繁杂、攻治不专之弊显然是有益的。"固本培元"治法以脾胃为途径培补脾肾元气，组方遣药必然要求平正中和、甘淡灵巧、药味药量适中，方药与治法相辅相成，从用药风格来说也形成了平正轻简派。

中医临床有经方和时方之分，以张仲景方为经方，宋元以后通用方称为时方。清代新安医家往往取经方用药精简不杂的特点，而不取其大刀阔斧气势，崇尚"平正轻简"之风。清初汪昂著《医方集解》，主张方简药专，他在凡例中明确了选方标准和原则，一是选录"中正和平，诸书所共取，人世所常用之方"，仅"间有一二厉剂""至于药味幽僻，采治艰难，及治奇证怪病者"概不选录；二是选录药味简洁、组方严谨、精当专一、疗效卓著之方，鲜有逾10味以上者，品类庞杂、药过20味以上者概不选录。程正通处方用药极其精炼简约，药味精专，药量适中，简洁明快，丝丝入扣，《程敬通医案》所治不论外感内伤，用药一般5～6味，少则4味，最多亦不过7味；并且药量轻，一般每剂折合大约40g，少者仅26g，至多亦不过75g。药精量轻，"轻可去实"，并防祛邪伤正，所谓"吉光片羽，弥足珍贵"。程钟龄处方用药以善轻、贵简、精当、灵验著称，喜用一病一方灵活加减，创制了许多切合实用的名方，多数为几味药，且"药极轻微，而取效甚广"，如止嗽散药虽7味，量少而专，服者多效，他如启膈散、半夏白术天麻汤、治痢散、消瘰丸、贝母瓜蒌散、程氏萆薢分清饮、生铁落饮等，君臣佐使多寡得宜，用药简明、轻巧、精专、平和，看似平淡无奇，实则有出其不意之效。其辨治太阳经证，力主轻宣微透，自创加味香苏散以代替张仲景麻黄汤、桂枝汤之峻剂，药稳而效。著《医学心悟》，认为"药不贵险峻，惟期中病而已"，强调"寻常治法，取其平善"，轻浅之病必须轻简处方，切莫浪施攻伐，以免药过病所，损伤正气。程钟龄方轻简精专，后世医著中多记载有运用之验案，经反复验证确实灵验，至今仍为临床所普遍称道和推崇。

2. 轻清灵巧，经方时方善变通

清代早于程正通、程钟龄的"古歙叶天士"，以时方轻灵简约著称于世。随着瘟疫的流行、疾病谱的变化，以叶天士为分野，新安医家处方用药从"平正轻简"走向清灵宣散。《临证指南医案》中新感温病治案占绝大多数，处方以轻、清、灵、巧见长，具体用药总离不开茯苓、陈皮、沙参、桑叶等一类轻灵平和药。温病初起，邪在肺卫，"上焦如羽，非轻不举"，药应扬散，故头面、诸窍、胸膈上焦病变，每用气薄辛散轻清之剂，苏叶、薄荷、牛蒡子、金银花、菊花、桑叶之品皆为首选；入营也仅用"犀角、花露、竹叶之属"芳香、通利之品，以透邪外达；即使邪入心包而用牛黄、犀角、冰片、麝香、苏合香等，用量亦极轻。论治湿温，善用气化之剂调拨气机，组方均不离芳香宣透之品，如藿香、佩兰、杏仁、蔻仁、橘皮、枳壳之类。也善用轻剂、柔剂、清润不腻之品治沉疴痼疾，特别善用甘寒滋润和甘酸化阴药。其选药精、用药少、用量轻，6味最多，其次8味，10味以上者少，每药用量多在1～3钱，质轻灵动；辨证用药灵活变通，普通病证均有一定标准，4味主药不甚换，如咳嗽门沙参、天花粉、川贝母、桑叶4味尤多，换者一二味，一味之换意味深存，六味之中涵泳不尽。"有一定之法度，无一定之见证"，病千变医亦千变，圆机活法，自成规矩，总以轻巧灵透取胜，于平易之中见神奇，为新安后医所师法。

许豫和擅长儿科，著《小儿诸热辨》，强调"小儿脏腑娇嫩，保幼之药利在和平，毋使过烈"，自拟方 10 余首，精简轻锐，巧妙用功，如治夏月吐泻的黄土稻花汤，全方折合不足 50g。郑氏喉科用药方小量轻，所创养阴清肺汤（大生地黄、麦冬、生甘草、玄参、贝母、去心牡丹皮、薄荷、炒白芍）全方 7 味、折合计 30 余克而已，挽救白喉患者何止百十万计，可谓"四两拨千斤"。程有功撰有《冯塘医案》，用药平淡无奇，罕有峻险克伐之品；叶馨谷、王学健得其薪传，且熟谙叶天士、王孟英诸家心法，善治温热病及内伤杂证，用药平淡轻灵，每方一般不会超过 50g，取效神奇；程芝田、唐竹轩同出一门，程芝田重视研究时病，唐竹轩擅治内伤杂症，用药均轻灵有效，唐竹轩《舟山医案》用药多平淡无奇、分量也轻，如风门第 1 案全方 9 味药、不足 25g，调理门第 2 案全方 11 味药、总计也不足 60g；俞世球治温热、暑温时病，用药以质轻、灵动为贵，组方简约，强调治四时浊病"认证引方，药味宜少，不宜夹杂"，幼科用药甚为谨慎，"如麻黄、大黄、细辛、大豆卷、芒硝，一年难用几次，至乌药、甜苦葶苈、巴豆、威灵仙，数十年中未敢请教"，强调方药平和，以防药性之害；洪祝潭擅长时病诊治，用药轻灵平淡，疗效卓著。

近世王仲奇、程门雪、王乐匋等新安医家，融经方、时方于一炉，学古方而能入细，学时方而能务实，用药轻灵之中有谨慎，平稳之中有灵动，疏密有致，进退从容。王仲奇治湿温，芳香轻清宣化、淡渗运脾分解、清热解肌逐秽三法随机应用，处方用药轻灵达变。程门雪信从叶天士、薛生白的温病学说，成为上海名医后，慕名求诊者大多出自富贵人家，根据这些病人"易虚易实"的体质特点，遣方师从丁甘仁平淡法出入，用药轻灵机巧，其认为处方分量宜轻不宜重，并以配伍、炮制监制药性，如麻黄 3～5 分（民国 1 公分=1 克）用蜜炙，桂枝 1～3 分煎水炒白芍，苍术用米泔水浸，熟地黄与砂仁同捣，吉林人参与橘白、谷芽同用等。病情复杂则主张复方多法，每以 10 味左右处方，而其中又融合了 4～5 个古方，往往取古方、经方之意而不用其全方，或用其方而注意小剂量调理，含义深刻。对于年迈、体虚、久病者，常以"轻可去实"法处治，组成轻补、轻清、轻宣、轻化、轻泄、轻开、轻香等方药，一般较少用黏腻重浊之品，即使要用也常顾护脾胃功能，或浊药轻投，或"制小其服"。临证用药融合古今，以选药精细、处方简洁，平淡轻巧灵动见长。王乐匋擅治心脑病证，该病以老年人居多，其治疗用药以慎、轻、巧为特色，屡起沉疴。所谓慎即攻补兼施，忌峻攻蛮补，猛烈之药三思而后行，分毫必较。所谓轻，即法取轻灵，不尚厚重，用药主张轻清流动，如滋补肝肾常选用干地黄、白芍、夜交藤、甘枸杞等，滋而不腻、补而不滞，很少使用龟甲、鳖甲、熟地黄、阿胶等质重味厚之品，且常佐少量气药以防其滞；并以用量轻取胜，认为盲目加大用药剂量不仅不能取效，反易产生副作用。所谓巧者，即处方遣药用思至巧，选用药物尽量做到两擅其用，常用青橘叶、桂枝两药，认为青橘叶既疏肝又灵动，桂枝既温心又通络。程道南遣方不以罕见邀功，投药不以立异矜奇，用药虚灵玄妙，不唯重剂取胜，神应寓于平淡之中，认为用药不可偏执，"以平为期"，孟浪过剂，徒伤正气。针对疫病疫情，以叶天士、郑氏喉科、程有功、叶馨谷、王学健、程芝田、唐竹轩等为代表，以"轻可去实"之法，"清真灵动"之药，轻清透气、芳香开窍、甘寒生津、咸寒救液，取得了神奇灵验之效，并由此推广运用于内科杂病证治，后人称之为时方轻（清）灵派，又称叶派。时方轻灵派立论以顾养阴津为要务，基本上与养阴清润派相交集，乃治法、用药的角度不同而已。

处方药性和平、药力和缓、用量较轻，是"平正轻简"和"时方轻灵"两大用药风格的共同特点。"四两拨千斤"，平淡之中见神奇，是临床诊疗水平较高的具体体现。

3. 稳准狠猛，辣手峻剂赢转机

张仲景经方用药力专效宏而多有峻烈者，如麻黄、附子、大黄、细辛等均微有毒性，医家多怕用不好而产生不良反应；孙思邈《千金方》药味繁多杂糅、奇崛巧跳脱，一般医家难以把握。徽州（新安）山多田少，素有"七山一水一分田，一分道路和庄园"之喻，山民斫山垦荒，劳力伤寒是常见病；坚守山里、服务乡村的新安医家，急乡民之所需，集《伤寒论》量大效宏之势与《千金方》药繁跳脱之奇于一体，立法强调除邪务速，用药猛、剂量重，取重剂以刈病根，往往以大剂重剂挽救危急。如明代张守仁专攻急性伤寒热病，结合隐士所授伤寒末药方，历30余年之验证并加以改进，研制出由18味药组成的"末药"（粉状制剂），号"十八罗汉"，价廉简便、药专力宏，对劳力伤寒、寒热吐泻往往能一剂见效，而有"张一帖"之称，历史上曾以擅治急性热病、经隧之病及疑难病等急危重症闻名。现代新安医学家程门雪，早年根据患者大多来自劳苦民众的特点，也力主用药迅猛强悍，以张仲景方药大剂出入，大刀阔斧，如以白虎汤治阳明实热，石膏用至4两（约150g），越婢汤治风火水肿，麻黄用至1两6钱（约60g），四逆汤、白通汤等治少阴虚寒，附子累计用至1斤许（约597g），治愈了不少危重急症。

清代瘟疫猖獗，温病大家叶天士以用药轻灵为见长，然据《温病条辨·叶香岩外感温热篇》记载，也有指责"叶法轻淡如儿戏，不可用"者；同样作为温病大家的吴鞠通也强调"治外感祛邪务尽"。后又如江涵暾在《笔花医镜》脏腑疾病用药中，有"猛将""次将"之说。清代诊治外感、内伤病证，处方用药轻重始终是一个探索的重点，新安医家也参与了探讨。汪昂在《本草备要》中，就甘草用量提出"必需重用，方能建效"的观点，对时医"每用甘草不过二三分而止"且相习成风颇不以为然，指出："仲景有甘草汤、甘草芍药汤、甘草茯苓汤、炙甘草汤，以及桂枝、麻黄、葛根、青龙、理中、四逆、调胃、建中、柴胡、白虎等汤，无不重用甘草，赞助成功。"《伤寒论》《金匮要略》共223方，有164个方用了甘草，其中炙甘草汤、桂枝汤、甘草泻心汤、甘草干姜汤，每方每剂各重用甘草至4两（约55.68g），用量最轻的防己黄芪汤也用至半两（约6.96g）。年长于叶天士的吴楚，虽也主张用药"宜轻不宜重"，但反对治疗热病固守"轻清之法"、只用"无力无味"之药，强调"其凶险危急者，必以重剂挽回之"，其《医验录》所治多为前医误治或疑难之证，善用大剂黄芪并习用附子等大热微毒之品挽救危证，重剂起沉疴。而程国彭的认识颇为中肯，《医学心悟》强调"寻常治法，取其平善。病势坚强，必须峻剂以攻之，若一味退缩，则病不除"，病势深重危急亦当"破格投剂"，其治气短脉微之大虚证"有用参数斤而愈者，有用附子二三斤者，有用芪、术熬膏近半石者"。

清代后期客居扬州的新安医家罗浩，受"邪贵早逐、祛邪务尽"治疫思想的影响，在其《医经余论》中进一步提出"认症即真，下手宜辣。须以重兵直入其巢穴，使不能猖獗"的观点，认为瘟疫"自口而入者，有轻重浅深之分；自鼻而入者，有在腑在脏之异"，从口而入、邪在募原之重证，必须"早攻""频攻"，达原饮疏利透达基础上加大黄，下之以"早拔去病根"，不必待其痞、满、燥、实俱全，不必顾及外证，拘于表证不可攻里、必待表解后方可攻里之陈规，以免贻误病机而致邪热燎原、病情由重转危；从鼻而入、邪入肺脏，则当祛邪败毒，重证兼用大黄，清泻上焦热毒，及时扭转，不致传入心包络而成不治。强调在瘟疫初起必须诊断清楚，果断选取效专力宏的方药，多承袭唐宋金元之制用犀角、羚羊角和重用石膏等大剂寒凉药，以凉膈散、双解散等清凉之剂及时祛除病邪。现代医家姜春华（江苏人）等提出"截断扭转"的方法逆流挽舟，强调对待特殊病原体传染病切不可仅见症施治，到气清气，入营清营，入血凉血，尾随"邪"后，着着被动，必须有预见地抢先一步，先入"未受邪之地"，采用特效方药迎头痛击，截断进犯之机。这实质上是将罗浩"下手宜辣"扩大到整个温病的治疗领域。早治疗、重祛邪、防传变，"稳准狠猛""下手宜辣，早攻频攻"对现代非典型肺炎、禽流感等传变迅速的传染性疾病的诊治，都有实用价值和指导意义。

"法中有方，方中有法"，通过对"平正轻简""时方轻灵"和"稳准狠猛"用药风格的逻辑考察和研究，我们不难发现，对应于"固本培元"和"调理脾胃""养阴护阴""准《伤寒》法"等特色治法，两者之间也是你中有我、我中有你的关系。除这些治法用药之外，新安医学中还有汪机"参芪双补"说，徐春甫"久病当解郁"，程玠"心肺当同归一治"，汪昂、汪绂"用药补必兼泻邪"，叶天士"虫介药通络",王乐匋"寒温同用,扶阳护阴"等创新治法和方药运用。"固本培元"与"养阴护阴"、"《伤寒》法"与"温病法"、"轻简轻灵"与"稳准狠猛"、温补与清泻等,这一系列对立矛盾的中医核心学术命题,和谐统一地集中于新安医学一家之中,绝不是历史的偶然。"化干戈为玉帛"本身就是新安医学学术上的一个显著特征,再包括发明"相气十法"、创用舌诊法和脉诊发挥等诊法创新内容在内,共同构成了新安医学的总体诊疗风格。积极进取的新安医家在临床上所取得的成就,曾引领和主导了全国中医临床的发展方向和潮流。特色鲜明的新安医学,无愧于中医学典型代表与缩影的美誉,为现代深入研究中医学重大的实质性学术问题,推进中医的学术进步和临床水平的提高,提供了一个良好的切入点。

九、富有影响力的新安医家

中医学术流派首先是由医家构成的，历史悠久的新安医学就以医家众多著称。从 800 多位新安医家中选出了 10 位代表性医家，得到了著名医史学家余瀛鳌的肯定："我也十分赞赏'前言'在数以百计的明清新安名医中精选的'十大名医'，因为他们不仅在学术、临床方面有突出贡献，而且在中医药学的普及与提高等方面也颇多建树。"汪机、徐春甫、孙一奎、吴崑、汪昂、叶桂、程钟龄、吴谦、郑宏纲、程文囿"十大新安医家"之论，学术界至今没有异议。现以文献论述为基础，结合最新研究成果，从成长历程、生平事迹、医学著作、学术思想等方面，对十大新安医家的医学成就和贡献做一简要介绍。

1. 汪机

汪机（1463—1539），字省三，号石山居士，明代弘治至正德年间南直隶省徽州府祁门县（今属安徽省黄山市）人，世居祁门县石山坞（又称南山朴墅）。出生于世医之家，"早岁习春秋经，补邑庠弟子员"，从小受到新安理学的教育，于学无所不稽，然"屡试不利"。其父汪渭，为当地名医，对朱丹溪、李东垣之说颇有见地，认为："病当升阳，治法则从东垣；病当滋阴，治法则从丹溪。不可南北异宜而不化。"对汪机产生了重要的影响。汪机 20 岁时，因母病头痛呕吐经治罔效而始潜心医学，随父诊病。由于刻苦钻研，医技日益，疗效甚佳，声名鹊起。30 岁时于徽州府歙县见到戴元礼笔录其师朱丹溪医案医论的稿本，遂录之以归，加以整理，编成《推求师意》。所谓"师意"，即以丹溪为师，实私淑丹溪是也。他悉心探讨丹溪学术，并以滋阴法为主治愈母亲多年宿疾，声名益噪，求治者接踵而至，门庭若市。之后其父三次患病，汪机也三次治愈。其为人亲善和蔼，心存仁术，好儒爱书，心地坦荡，守信自重，不随波逐流，自言"不知我者谓我狂妄，其知我者谓我坦夷"。时人谓："病之见石山也，如饥者得食而充，渴者得饮而解，弱者得援而登巅，危者行扶持而安。"《明史·方技传》载其"精通医术，治病多奇中"，《祁门县志》载其"行医数十年，活人数万计"。

明初丹溪滋阴学说盛行，过用苦寒滋阴而致脾胃正气受损的案例比比皆是。汪机主朱丹溪"阴常不足、阳常有余"说，临证又不主张其养阴泻火的治法。经过认真思考，他以《黄帝内经》气血营卫立论，首倡"营卫一气"说，认为营为水谷精气，属阴气，而卫为阳气，但营中有卫，营卫一气，营兼血气，补气亦补营气，补营即补阴，朱丹溪补阴是补营，李东垣补气也是补营，"补营"具有补阴、补气等多元价值。以营气为切入点和共同环节，将朱丹溪"阳有余阴不足"统归为营卫阴阳，既扩大了丹溪说的本意，又沟通了丹溪补阴与东垣补气之说。主张补阴不可拘泥于滋阴苦寒，而应注意补营；重视脾胃元气，又不可拘于升阳辛散，而宜甘温。以营卫阴阳虚实论为理论基础，汪机又倡"参芪双补"说，认为人参、黄芪善补营气，具有补气补阳和补血补阴的双重作用，临证力荐并活用参芪温补。由此阴阳、营卫、血气都归结为一个"气"字，在此基础上他结合李东垣《脾胃论》"培补元气"说，提出了"调补气血，固本培元"的学术观点，开创了新安医学"固本培元派"。"营卫一气"说和"参芪双补"说构成了新安温补培元派的核心学术思想，大大地拓展了"杂病法丹溪"的治疗思路，改善了历来在难治病方面治不如法的局面。

另外，汪机在针灸科、外科上也颇有建树，强调针灸治病须重视诊脉，分经辨证取穴施针，主张"治病无定穴"，提倡疮疡用灸；主张外病内治，提出"治外必本诸内"的思想，"知乎内，以求乎外"，并"以消为贵，以托为畏"，反对滥用刀针，他还是中医学史上定义"外科"概念的第一人。

汪氏一生勤于著述，直至古稀仍笔耕不辍。他"集古今诸名家之所长而为大成"，先后编著、抄录了 12 种医书。代表作《石山医案》为其原创著作，另编著有《针灸问对》《医学原理》《本草会编》，还有《脉诀刊误》《重集读素问抄》《运气易览》《痘治理辨》《推求师意》《外科理例》《伤寒选录》《医读》等，系录他人著作内容加以点评发挥之作。

汪机被《明史·方技传》和《四库全书提要》列为我国明代嘉靖年间四大名医之一。其弟子众多，汪副护、黄古潭、汪宦等均学验俱丰。

2. 徐春甫

徐春甫（1520—1596，一说 1513—1596），字汝元（汝源），号东皋，又号思敏、思鹤，明代正德至万历年间南直隶省徽州府祁门县（今属安徽省黄山市）人。祖居县城东皋，"家世业儒"，春甫为"遗腹子"，然资性颖敏，自幼勤奋刻苦，少而通儒，因苦学失养，体弱多病而弃举子业，从邑里名医、太医院医官汪宦（汪机弟子）学医。酷爱藏书、嗜读医书，悉心钻研《黄帝内经》典籍，志友天下，遍访高明，虚心求学，勤于临床，医术精进。早年游学行医于江南地区，壮年后寓居京师顺天府（今北京），设"保元堂"居药应诊，以自制大健脾养胃丸等特色制剂闻名于世，治病"随试辄效"。明代嘉靖后期（1566 年前）受荐应诏治愈了明穆宗贵妃之病，后被授予太医院吏目（从六品）之职，列为"太医之官"，名重京师。其为人性格豪爽随和，以存心济人为务，反对保守秘方，医技超凡，见识超群，求治者盈门，活人无计。

徐春甫学验俱精，其医学建树和功勋主要体现在两个方面：一是上溯轩岐、下至于明，采撷历代中医文献史料 496 种，以《黄帝内经》为宗，探究各家精微，结合自己的体会，历时数十载，开创性地编撰了医学巨著《古今医统大全》100卷，内容以临床病证辨治为主、分门别类论述，还包括有医经、针灸、本草、养生等，现已被列为我国十大医学全书之首；同时又由博返约，将自己的业医经验包括保元堂起家的秘验方论，编集成《医学捷径六书》，晚年悉数刊布于世，体现了他"物我两利"的朴素思想。二是广召客居京师的46位名医（其中新安医家21人），仿孔门"以文会友"之例，于隆庆二年（1568）发起并创办了"一体堂宅仁医会"，以"宅心仁慈"为宗旨，立会章条款22项，穷研医籍、共磋医理、克己行仁、互勉互济，体现了他"医学贵精贵专贵讲""不精而害人匪细"的思想。作为我国第一个全国性医学学术团体和科技学术团体，"一体堂宅仁医会"是我国医学科技力量的第一次展现和宣示，也是新安医学的第一次对外宣示。

徐春甫为汪机再传弟子，但私淑李东垣，学术上更推崇健脾保元的脾胃观，注重顾护"脾胃元气"，明确提出了"调和脾胃为医中之王道""治病不查脾胃之虚实，不足以为太医"等观点和调治"五脏脾胃病""养脾阴"等治疗思路，临证擅用参术，其保元堂特色成方制剂多为调养脾胃等"王道之方"。又发明"脏腑之郁"说，提出了五郁、六郁、七情之郁"无往而不郁"的观点，强调"久病当兼解郁"。诊断上强调四诊合参而尤重脉诊，认为"脉为医之关键"，辨顺逆、辨证情须"总切脉于寸口"，脉学不精就是庸医。治疗上擅用方药治病，首创二十四剂，同时提倡针药并用。他擅于抓住前人智慧的闪光点加以引申发挥，并结合实践赋予其新的内容和含义，医理上多有阐发，尤多引古人之说推衍阐发养生保健学说，提出了"慎疾慎医"的养生治未病观点。其著述议论纵横，多有创见，系统总结归纳了《黄帝内经》以降尤其金元以来的学术成就，在继承基础上丰富和发展了中医学理论体系。《徽州府志》称其为"鸿世之士"，被公认是明代的著名医学家，新安医学奠基人之一。

3. 孙一奎

孙一奎（1520—1600，一说1522—1619），字文垣，号东宿，自号生生子，明代嘉靖至万历年间南直隶省徽州府休宁县（今属安徽省黄山市）人。孙氏少时习儒，自幼聪颖，好学勤求，因父亲体弱多病，遂萌生"何得究竟秘奥，俾保吾亲无恙"之心。后在访其兄而前往处州府括苍（今浙江省丽水市东南）的途中，遇"异人"以禁方相授，试之有效，乃专研医学。师从汪机弟子黄古潭诵读医经，数年后又游历湘、赣、江、浙等地，寻师访友，广询博采，凡知医有所长即往请教，若遇明哲高人更是折服其前。游学万里，淹迹三吴，探冥秦淮，钩奇于越，以医术游于公卿间。经30年博学勤访，达到了理论上"镜莹于中"、实践上"投剂辄效"的境界，为人治病决死生多验，诊视鲜戾，投剂靡乖，医名远近闻达。撰有《赤水玄珠》30卷，《医旨绪余》2卷，《孙文垣医案》5卷，洋洋140余万言。《赤水玄珠》引录历代文献273种，在综合性临床医著中以分门细致、科别整齐、明证和论治有条理见长。《医旨绪余》作"命门图说"，倡导命门动气说。《孙文垣医案》载398案，诊治内容涉及温热时疫、内科杂症、妇人胎产、幼虫童痄以及耳目诸疾，对许多奇疾怪病辨治有法，不落常套，医学功底极为深厚。

孙一奎满腹经纶，阅历甚广，临证中体验到了生命"活力"的重要性，乃以理学太极论和《难经》原气论为依据，吸收了太极非阴非阳的思想精髓，结合"仙家（内丹术）""玄牝之门"等认识，发明动气命门说及三焦为相火说。他以豆发芽来比喻命门动气与两肾的关系，认为命门为两肾间动气，原气之所系，非脏非腑，非水非火，造化之枢纽，有名而无形，后天命门即先天太极；原气是人体生命活动的根本动力，命门动气为生生不息的生命之根，五行由此而生，脏腑以继而成，五脏六腑之上还有一个更高层次的命门动气。并得出"命门不得为相火，三焦不与命门配"的结论，认为命门无寄相火，三焦为原气之别使、主持相火，三焦之相火化生于命门之原气；肝肾之火则为贼火。临床十分重视命门、三焦元气的温补，反对滥用寒凉、动辄滋阴降火，损伤命门动气，注重补养正气、温补培元。擅治外感内伤杂病，提出"肿满多因火衰"，对于气虚肿胀、中满、癃闭、遗溺、小便失禁、痿证等病以温补论治。强调治肾消当"暖补肾气、温补下元"，力荐肾气丸，强调多用黄芪等补气之药。作为汪机的再传弟子，善用参芪培本固元治眩晕、中风脱证，然培元而兼温补，重参芪又适当配伍桂、附、姜。也注意阴阳互根，论治鼓胀既反对滥用寒凉又反对过用辛热疏利，对肾虚气不归元的喘证、眩晕也强调补益肾阴。重用人参、白术，创制有温补下元治鼓胀的壮原汤和治下焦虚损、脾阳不振的壮原丸等名方，突出脾肾同治。平生以注重元气之生生不息为己任，故自号生生子。

孙一奎动气命门说熔医、道、易、理学于一炉，同时与汪机"营卫一气"说联系起来，阐明"原气（肾间动气）-宗气-营卫之气"是维系生命的物质和能量的链条，并将汪机学说从培固脾胃元气发展到注重命门元气，使培元理论从脾到肾、从后天到先天，上升到命门的更高层次，使培元固本理论更趋全面和成熟。以汪机、孙一奎两人为核心的一批新安医家成为温补培元派的中坚力量，从而发展成为新安"固本培元派"。

4. 吴崑

吴崑（1552—1620），字山甫，号鹤皋，又号参黄子。明代嘉靖至万历年间南直隶省徽州府歙县（今属安徽省黄山市）人。世居歙西澄塘。吴崑出生于书香门第，祖父吴正伦医术高超，医名颇著。吴崑幼年英异，为文藻思横溢，因举子业不售而"投举子笔，专岐黄业"。15岁学医于乡贤名医余午亭，"居三年，与师谈论，咸当师心。继由三吴循浙，历荆襄，抵燕赵，就有道者师受之焉""未及壮年，负笈万里，虚衷北门，不减七十二师"，由此增长了见识，丰富了临床经验，对各家兼收并蓄，奠定了雄厚的医学基础。行医于宣城、当涂、和县等地，通晓针灸方药，所至声名籍籍，活人无数。

相对而言，吴崑临床上偏重用针法治病，通过"以药明针"的比较方法，提出"针药二途，理无二致"的观点，认为针药一理，针药各有长短，指出"药之多不如针之寡，针之补不如药之长"，重在强调针刺简便快捷的效果，针灸百会穴治疗眩晕是为明证。重五输穴的运用，倡十二经井荥输经合之"五门"针方说；讲究取穴少而精，推崇一针二穴的透刺法。提倡当针则针，当药则药，针药兼施，取长补短，各显神通。学术上提出"针药保元"说，强调"用药以元气为重，不可损伤，故峻厉之品不轻用，恐伤元气也；用针以元神为重，不可轻坏，五脏之俞不可轻刺，恐伤元神也"。

吴崑既承家学，又受师教，理论与临床均造诣较深，著有《吴注黄帝内经素问》《医方考》《脉语》《针方六集》等医书8种。《素问吴注》24卷，对经典训释见解深刻，语简理明，多所发挥，订正了王冰经文的多处错误，人赠雅号"参黄子"，乃喻其能洞察黄帝经旨之奥，医技精湛，见解独到，往往出人意料而令众医折服。《医方考》6卷72门，广搜医方700余首，着眼临床，实用性强，是我国第一部注释方剂的重要著作，16世纪东传日本、朝鲜及东南亚各国，影响很大。创有清气化痰丸、知柏地黄丸等名方。晚年集古代针灸大成，掺个人见解，著成《针方六集》，临床价值较大。

5. 汪昂

汪昂（1615—1694），字讱庵，晚年被乡俚尊称为"许（浒）湾老人"，明代万历四十三年（1615）至清代康熙三十三年（1694）南直隶省（清改为江南省）徽州府休宁县（今属安徽省黄山市）人。出生于富商家庭，祖居县城海阳镇西门。早年攻读经史，长于文学，为明末诸生，一方辞学宗工，与同乡抗清义士金声（字正希）过从甚密。长年寄居同属一省的处州府括苍县（今浙江省丽水市）、赣东许湾（今江西省抚州市金溪县浒湾镇）及苏杭两地，设"延禧堂"及"还读斋"从事刻书出版和医书编撰工作，30岁时明亡入清，不愿入仕，遂弃举子业，逐渐潜心于医药研究。

汪昂博览群书，一生著述颇丰，中年以后尤致力于方药医书的编写刊行，积40余年之心力，博极医源，旁涉经史百家，博采众长，厚积薄发，以非凡的综述才能和明晰的写作风格，撰成医药著作10多种。所撰《本草备要》《医方集解》由博返约，类聚群分，医药合参，方药兼备，字笺句释，阐发新意；《汤头歌诀》

煅炼成章，文理明达，通俗易懂，便于记诵；《素问灵枢类纂约注》把《黄帝内经》的主要内容撷出，分类注释，简明适用，一目了然。他创制编撰体例，创新分类体系，匠心独运，别开生面，尤其是以功效为主注药释方的著述方式，为后世所尊奉效法，开创了近现代中药学、方剂学编写体例之先河。其注解评议尊古不泥，明体辨用，间附己见，书写新意，有所发明。以上四书简明实用，浅显晓畅，一版再版，刊行300多年，风行全国，至今仍是中医药院校重要的入门参考教材，被后世称为"汪氏四书"。又附著有《勿药玄诠》《经络歌诀》等书。

学术上，汪昂对各家学说和西洋医学均持开明的态度，以开放包容的心态，记述了不少先进的医学理论和独到的创新见解。金声就义后近40年，他在《本草备要》中记述道："吾乡金正希先生尝语余曰：人之记性，皆在脑中。"指出"目为心窍""今人每记忆往事，必闭目上瞪而思索之，此即凝神于脑之意也"，以倡衍"脑神学说"；又于《医方集解》中明确提出"胃乃分金之炉"的观点，认为脾胃的功能就像人身水谷营养的分金之炉一样，可谓是画龙点睛的神来之笔。宋明医家有"治暑宜清心利小便"的证治经验，清初喻嘉言有"无湿则但为干热而已，非暑也"之论，汪昂在此基础上明确提出"暑必兼湿"说和"清暑化湿"的治则，为叶桂以后的暑病治疗制定了基本原则。他如龙脑"体温而用凉"等诸说，均独具慧眼，独树见地，作述各半，而成一家之言。创有金锁固精丸、龙胆泻肝汤、启宫丸、健脾丸等名方。汪昂是明末清初著名的医药学家和编辑出版家，他普及推广医药知识，功在启蒙继承，重在临床实用，是中医学"医学启蒙派"的代表人物，其出书为民所用、济世救人的主导思想和主张贯穿始终，为中医学术的继承、普及与推广做出了突出贡献。

6. 叶桂

叶桂（1667—1746），字天士，号香岩，别号南阳先生，晚号上津老人，清代康熙乾隆年间人。出生于医学世家，祖籍江南省徽州府歙县（今属安徽省黄山市），自祖父迁至江南省苏州府吴县（今江苏苏州），行医于吴县，自称"古歙叶天士"。祖父叶紫帆、父叶朝采均为新安名医。叶桂少年时在学塾攻读诗书，暮归其父授以岐黄之学。14岁父殁，从父之门人朱先生习医，攻痘疹科，继转大方脉。叶桂能透彻其蕴，其见解每出朱君之上。又曾在旅居苏州的新安名医程敬通诊所实习炮炙和司药。他好学不倦，信守"三人行必有我师"的古训，择善而从，凡听到某位医生有专长，就向他行弟子礼拜其为师，"至十八岁，凡更十七师"，深得"周扬俊四名家之精"。吸收各家之长，加之天资聪颖过人，悟性极高，一点即通，又能刻苦钻研，融会贯通，医术突飞猛进，自成一家。1733年苏州疫病流行，他拟定甘露消毒丹、神犀丹，活人甚多。设"种福堂"和"眉寿堂"，行医50多年。治病多奇中，医术如神，时人誉为"天医星"。史书《清史稿》称："大江南北，言医者辄以桂为宗，百余年来私淑者众。"与叶桂同时代的吴中名医薛生白，"与叶天士先生齐名，然二公各有心得，而不相上下"，由此杏林文坛衍生出了"扫叶山庄"与"踏雪斋"之佚闻。广为流传的还有其好学求师、治病治贫的种种神奇传说。佚闻传说虽不足信，但也说明了其医名之重，备受时人及后人推崇。

叶桂的最大贡献是建立了温病学独立体系，突破了"温病不越伤寒"的传统观念，创造性地提出了一些新理念、新方法。他首先提出"温邪上受，首先犯肺，逆传心包"的观点，概括了温病发展和传变的途径；根据病变发展分为卫、气、营、血四个阶段，创立了"卫气营血"辨证施治纲领。首倡胃阴虚说，以甘养濡润之法治燥热伤阴之证，以补李东垣《脾胃论》之不足。对内、妇、外、儿各科及"杂病虚劳""久病入络"之说亦颇多发明。诊断上则发展了察舌、验齿、辨斑疹、辨白痦等方法，确立了治疗大法。最擅长治疗时疫和痧痘等证，还是我国发现猩红热的第一人。叶桂诊务繁忙，无暇著述，代表作《温热论》《临证指南医案》《幼科要略》《叶氏医案存真》《种福堂公选良方》《未刻本叶氏医案》《叶天士晚年方案真本》等，均为其门生整理。《临证指南医案》系根据其医案和方药治验，分门别类整理而成，内容包括内、妇、儿科杂病等，以温病治案尤多。其审证立方，不执成见，处方用药以"善轻"著称，以轻、清、灵、巧见长，治温病初起每取气薄辛散之品，既具新安医学"时方轻灵"的用药风格，又有吴中医学的特色，成为江南中医辨证遣药的一大特色。叶天士与薛生白、吴鞠通、王孟英一起并列为清代"温病四大家"，且在四大家中贡献最为卓著。

叶桂医学成就与新安渊源深厚。他在苏州与徽商往来甚密，据民国《歙县志·义行》载：歙县潭渡盐商黄晟、黄履暹兄弟，曾延请叶天士到扬州家中与友人共同考订药性，开"青芝堂"药铺为城中百姓服务，后为叶氏刊刻《临证指南医案》。新安名医汪机、孙一奎等前辈在温病上的治疗经验，对于其卫气营血辨证的形成大有助益。叶桂对新感温病的发生、发展规律、治疗原则及方药的把握，很可能是根据汪机《伤寒选录》"春之病温有三种不同"的分类说而提出的；其"温邪上受，首先犯肺"等论述，完全可能受到程敬通"温邪袭肺"论的启发。

7. 程国彭

程国彭（1662—1735），字钟龄，原字山岭，号桓阳子，又号天都普明子，清代康熙、雍正年间安徽省徽州府歙县（今属安徽省黄山市）人。祖居歙西槐塘，家境素贫。曾攻举子业，附贡生。少时多病，"每遇疾则缠绵难愈，因尔酷嗜医学"，立誓习医，钻研多年，23岁悬壶乡里。他聪敏博达，审证必详，用药精当，年久学深，医术高明，"四方求治者日益繁，四方从游者日益众""踵门者无虚日"，诊务极忙。著有《医学心悟》《外科十法》《医中百误歌》等作，并苦心揣摩创制了止嗽散、消瘰丸、启膈散、半夏白术天麻汤、贝母瓜蒌散、月华丸等很多有效验方。其中止嗽散的背后还有一则故事。据民国戴谷荪《松谷笔记》载，程国彭因祖坟而与一土豪发生纠纷，乡民为之鸣不平，聚众与土豪相争，争斗中将土豪一家奴殴毙，土豪乃诉讼官府。为了不连累乡民，程国彭到官府自首，被判秋后问斩。时因巡抚之母年迈体弱，患咳嗽之症，诸医不效，程国彭以自创方止嗽散治愈，也因此救回了自己一条性命。但因讼案在身，不得已上歙县天都山，出家修行"为道"，后归宗普陀寺佛教。其《医学心悟》一书即成书于狱中和天都山修行之时，而《外科十法》乃归宗普陀时所作。

学术上，程国彭以首创阴、阳、表、里、寒、热、虚、实"八字辨证法"和汗、吐、下、和、温、清、消、补"医门八法"而著称于世，又约以内消法、艾灸法、神火照法、刀针砭石法、围药法、开口除脓法、收口法、总论服药法、详论五善七恶救援法、将息法之"外科十法"而并行于世，具有里程碑意义。同时对伤寒诸证辨析、杂病论治、临床各科多有卓见，尤对咳嗽证治颇有见解，所创止嗽散备受世人推崇，被后世列为治嗽第一名方。他认为"药不贵险峻，唯期中病而已"，其处方用药精简、平和、轻巧、灵验，喜用一病一方，灵活加减，具有方约而效、量少而专的特点，看似平淡，实则出其不意。病势深重则当"破格投剂"，强调"寻常治法，取其平善，病势坚强，必须峻剂"。程国彭治学严谨，兼采众说，善于归纳，他认为"思贵专一，不容浅尝者问津；学贵沉潜，不容浮躁者涉猎"，临证中每每抽暇钻研医籍，沉心玩索，恍有所得，秉烛执笔。所著《医学心悟》影响深远，至今仍是习中医者临证的必备参考书，而被中医药高等院校编入教材。

8. 吴谦

吴谦（约 1690—1760），字六吉，清代康熙、乾隆年间安徽省徽州府歙县（今属安徽省黄山市）人。居歙西丰南，系澄塘吴氏后裔。吴谦博学多才，精通各科，熟读古今医书，谦虚好学，曾多次翻越五六十里山路，拜民间医生为师，学习正骨手法。以诸生肄业于太医院，行医于北京，供奉于内廷，临床经验丰富，乾隆年初官至太医院右院判（正六品）。乾隆皇帝颇器重之，称其"品学兼优，非同凡医"，屡受赏赐。乾隆四年（1739）敕命吴谦为总修官，领衔编撰医书，纂修天下秘籍及传世良方，作为清廷太医院教学读本。经过3年多坚持不懈的努力，乾隆七年（1742）全书大功告成，乾隆赐名《医宗金鉴》。全书分90卷15门，采集了上自春秋战国，下至明清时期历代医书精华，内容包括医学理论、诊断、各科证治、方剂、针灸与运气等，是一部很切合临床实用的大型医书，被列入中国十大医学全书之一。

吴谦对《伤寒论》《金匮要略》有深入研究，认为古医书有法无方，唯两书法方兼备。然两书义理渊深，方法微奥，旧注随文附会，难以传信，遂吸收明代新安医学家方有执"错简重订"说，以《伤寒论条辨》为蓝本编次，亲自删定，逐条注释，订正讹误，撰成《订正伤寒论注》17卷、《订正金匮要略》8卷，先于颁行，以利天下时用，且置于全书各科之首订。其对《伤寒论》厥阴一篇的解释尤有独到见解，对后世启发很大。他于各科也多有发明，如提出"痹虚"概念和痹病虚实分类，鼓胀施治提出了攻补兼施治则；骨伤治疗强调正骨手法的重要性，首次详细介绍了正骨手法的作用和使用方法；外科提出了"痈疽原是火毒生，经络阻隔气血凝"的论断，痈疽治疗重视灸法。创用桃红四物汤、真人活命饮等方。他以高超的医术和渊深的理论知识，被誉为清初京城三大名医和清代四大名医之一。

9. 郑宏纲

郑宏纲（1727—1787），字纪原，号梅涧，以号行。清代雍正、乾隆年间安徽省徽州府歙县（今属安徽省黄山市）人。出生于儒、商、官、医四位一体的徽邑显族。所居郑村，宋代名"善福里"，元代因其先祖为官，忠贞报国、清白做人，而敕命易名"贞白里"。郑氏医学服务乡里，至郑梅涧已历七代。祖父"创业江西"，清康熙五十年（1711），父亲郑于丰、叔父郑于蕃兄弟两人在江西经商，得到流寓江西的闽人黄明生授喉科秘术，因郑于丰宅名"南园"、郑于蕃宅名"西园"，世人以"南园喉科""西园喉科"称之，从此"一源双流"，闻名于世，成为中医喉科三大流派之一。秉持行善造福乡里、忠贞清白的家风，郑梅涧继承家传衣钵，精专喉科，擅用针药治疗危急重症，疗效迅捷，"求治者踵门""救危起死，活人甚众"，而"未尝受人丝菽之报"，其处方起首篆印名曰"一腔浑是活人心"。至此，郑氏家风完成了由"善"到"贞白"再到"仁心仁术"的完美升华。

郑梅涧在防治重大疫病（白喉、天花）、温病（咽喉感染性疾病）和中医基础理论领域，均有学术建树，著有《重楼玉钥》《箧余医语》《痘疹正传》《精选喉科秘要良方》等传世。在疫病因机治则上，《重楼玉钥》首次报告了烈性传染病白喉在我国的流行，创白喉"热邪伏少阴，盗其母气"的病因病机学说，指出疫病潜伏、初期就属虚证，确立"养阴清润"治疗感染性疫病的基本治则，方以生地黄为君药的紫正地黄汤减味救治，是成功治愈白喉的第一人。在咽喉急性热病内治方面，郑梅涧针药并用，首创"拦定风热""辛凉而散兼养阴"的治则，分别首选吹药噙含、刀针、放血、内服方药等；创"刀针灸熏、洗敷吹噙、内服外治"相辅并用的咽喉疾病治法，施治尤重吹药。《重楼玉钥》载有紫正散等创新方剂数十首和治疗三十六风的针灸处方两组。创"开风路针""破皮针""气针"的"三针学说"，针刺开通风邪壅滞经脉之路，治喉风极重症一针而定乾坤；针刀刺破皮肤以消红肿；循十四经经气组穴行针，以开导经络、通利气血。诊断上于脉诊尤多发明，《箧余医语》对寸口分候脏腑学说创新有三：脉之浅位候腑、脉之深位候脏；诊脉指力方面，脉之浅位分两级，脉之深位分六级；首创命门脉的诊脉指力为十六菽，重于肾脉的诊脉十五菽指力。其切脉指力菽权法，对于准确了解关、尺部的肝、脾、肾、命门的脉象，具有极其重要的临床意义。古医家先后发明寸口脉三种分候人体信息的方法，即"寸关尺候五脏六腑""寸关尺候人体上中下三部""寸口脉位的深浅候五脏"，郑梅涧通过研究和实践，提出"三法参伍、百无一失"，即寸口脉三种分候方法互相参照，综合分析，可以提高脉诊诊断准确率。辨证方面，创"寒、热、虚、实、本质厚薄"之"五纲审证"说；论治方面，倡"谙熟药性""依法立方""病不执方""药贵中病"说。儿科领域倡"真阴存养真阳"说，制定补阴扶阳准则，确立"禀受不足"外感患儿的"护元"法，认为护元就是解表；提出惊风未发以六味、八味"滋生水火化源"的思想。

其子郑枢扶、郑既均继其衣钵，优化方药创用"养阴清肺汤"治疗白喉，达到"未尝误及一人，生者甚众"的水平，挽救了无数白喉患者的生命；并批注、增补、续编《重楼玉钥》，在喉科学上形成了郑氏父子倡导的"养阴清润"法，被后世医家奉为圭臬。

10. 程文囿

程文囿（约 1767—1828），字观泉（又称灌泉），号杏轩。清代乾隆、道光年间安徽省徽州府歙县（今属安徽省黄山市）人，居歙县东溪。出生于世医之家，少业儒，博学工诗，20 岁始究心医术。约 24 岁时至歙县岩寺镇行医，第一例患者即产后感邪危重患者，他不囿于"产后宜温"之说，据证大胆重用白虎汤、玉烛散清下，终使病愈。此后行医岩寺周边，常被旌德、庐江、扬州等地患者延请疗疾。临床以内、儿、妇科见长，对急危重症的抢救经验丰富，屡起重证，医名大噪。到嘉庆、道光年间医名更著，为人和蔼赤诚，求诊者接踵，活人甚众，人称"程氏高悟绝伦，精思超世，生枯起朽，能事匪一"，有"有杏轩则活，无杏轩则殆矣"之誉。

学术上程文囿推荐李东垣补脾气，又力荐叶天士养胃阴，处方常用人参、白术，或配附子或配熟地黄或二者同配。其不仅以临床大师著称，而且学验俱丰，诊余之暇，纵古今览百家，反复批阅，精粹随予札记，积 34 年之心力撰成《医述》16 卷 65 万余字。是书取精用宏，述而不作，"不著一字，尽得风流"，开系统节录诸家医论之先河，向为医家所重，被列入我国十大医学全书之一。另著有《杏轩医案》，载案 192 例，是其一生临床经验之总结，在国内有一定影响。

"十大新安医家"的学术理论和诊疗风格各具特色，但概括起来，都有经历不凡、著述丰盛、理论与临床成就突出、学术创新活跃等特点，不愧是新安医学的领军人物。除了这 10 位核心人物外，新安医学代表性医家还有很多，张杲、江瓘、陈嘉谟、方有执、吴澄、王仲奇、程门雪等，他们在历史的各个时期，面对疾病变化的新情况、新问题，结合临床实践进行反思，在前人基础上博采众长、开拓创新，或提出与众不同的精辟见解，或创立新方法、新技术，开拓临床新领域，通过著书立说加以阐述，逐渐汇流成影响深远的新安医学。

十、具有代表性的新安医著

　　新安医学以医著宏富著称，著名医史专家余瀛鳌先生曾说过："新安医学的各类医籍，在以地区命名的中医学派中堪称首富。"为此特从 800 余部新安医著中，遴选出 11 部医著，从主要内容、编排体例、发明创新、学术价值、历史地位和作用等方面做一简要介绍。

1.《名医类案》

　　《名医类案》是一部医案著作，明代正德、嘉靖年间新安医学家江瓘（1503—1565）编著，1549 年成书，后经其子江应元、江应宿增补于 1592 年刊行，至清代又经余集、魏之琇等重订，于 1770 年由新安知不足斋刊行。全书 12 卷、205门，约 40 万字，选录上自扁鹊、淳于意，下迄明代嘉靖年间历代名医验案及家藏秘验方、个人医案 2405 则，其中江瓘父子医案 159 首。所集医案时间跨度大，也不止于医书，凡经、史、子、集所藏，前贤论治卓越、辨证精详、足以示范者均收罗其中。所选以李东垣、朱丹溪、薛己、汪机为多，治疗重视温补。全书按内科、妇科、儿科、外科、五官科顺序分类汇编。卷一主要为伤寒、瘟疫病，卷二至卷六为内伤杂病，卷七为五官、皮肤病，卷八为肛肠病、血证，卷九至卷十为外科疮疡病，卷十一为妇科，卷十二为小儿科。编排体例以病证为门，门下分列各家医案，将不同时代、不同医家治疗同一种疾病的医案汇编在一起。如中风、虚风、伤寒、瘟疫、痹、疟、喘、中毒等门下，各按年代顺序选择有关医家验案分列，案后间列出处。书中以个案为主要表达方式，忠实于原始资料，多数有姓名、性别、年龄、体质、症状、证候、诊断、方药等项，较为完整。每案所录，或详于脉，或详于证，或详于因，或详于治，病因病机清晰，诊断要点明确，辨证方药妥帖。不少重要医案还附有编者评按，揭示本案关键所在，便于后学提挈要领；其形式既有夹杂于案中的简约提示，也有附于案尾的小结，分析病因病机、提示辨治要点、介绍用药心法、阐明药理药效，多驳正发明，颇为精审，起到了画龙点睛的作用。

《名医类案》内容丰富，涉及病类涵盖了急慢性传染病、疑难杂病和各科疾病及精神疾病等。所载中风病、热病、肝病、肾病、妇儿科疾病、老年病等疑难治案，多有成功的经验，如针对中风病就提出，要细心体认辨识、重视先兆期，强调辨证施治，不忽略外风引动内风，汤、散、丸、丹、灸、针等多种治法优化组合治疗。还记载了相当数量的失治误治医案，大部分成功医案中也多记有包括失误在内的治疗过程，可供临床借鉴。

《名医类案》首次对明代以前医案进行了全面整理和系统选编，跨时 2000 余年，开医案类书编纂之先河，是我国第一部总结历代医案的专书，具有较高的学术水平和实用价值，颇受后代医家推崇。现存的明清刊刻本及日本版本就有 20 余种，足见其影响之大。嗣后清代名家魏之琇仿此书的编排体例，复编《续名医类案》，卷帙二倍于《名医类案》，补充了江氏漏辑的明代以前医案。

2.《古今医统大全》

《古今医统大全》为医学丛书，明代正德至万历年间新安医学家徐春甫（1520—1596，一说 1513—1596）编著，刊行于 1556～1564 年。之所以取名《古今医统大全》，乃在于宗《黄帝内经》之旨，以"正岐黄之统，总统百家"。全书分福、寿、康、宁 4 集，以"富贵荣华客，清闲自在仙；鹏程九万里，鹤算八千年；玉质成飞步，朱颜永驻延；平安无量劫，静默有真玄"一诗之 40 字为序号分为 40 帙，计 100 卷，近 300 万字。前 7 卷为医经、医论、脉候、运气、经穴、针灸等理论内容，卷一为《后世圣贤名医姓氏》《助梓缙绅诸公氏号》《采撷诸书》，卷二《内经要旨》类编《黄帝内经》为全书纲领，卷三《翼医通考》博赅各家医论以羽翼医疗，卷四《内经脉候》辨误纠偏诸家之论，卷五录新安医学家汪机《运气易览》，卷六《经穴发明》图说经穴尺寸以为准绳，卷七《针灸直指》引述前贤针灸治论。卷八至卷九十三分述临床各科病证辨治，100 卷之中占 86 卷之多，为全书主体内容。包括内科杂症、伤寒，皮肤科、骨伤科、外科、五官科、妇产科、儿科病证，生育嗣续、奇病、老年保健及经验秘方。各科病证归纳为 400 余种，分属于 165 门，每种病证有一定的编辑体例，一般设有病机、脉候、治法、方药等项；病机祖《黄帝内经》，脉候以王叔和《脉经》、滑伯寿《诊家枢要》比较取舍，治法取各家所长，方药精选必效之方，或备有易简诸方、灸法、导引法、治案治验等项。但也并非一律拘泥于一个模式，诸如熨法、蒸法、洗药、敷药、点眼药、吹鼻药、合用药味、制法、不治证等种种列项，根据具体情况裁撤。全书以临床为主，病机为纲，审察脉候，确定治则，以类方药，条理井然。卷九十四至卷九十八为《本草集要》（明代医家王纶编著）、《本草御荒》（选录明代朱橚编著《救荒本草》内容）、《制法备录》《通用诸方》，分述本草性能、功用、制法和通用方等。卷九十九至卷一百为《养生余录》，阐述有"慎疾慎医"等命题，并引述养生要点和难点。全书卷帙浩繁，类聚群分，条理清晰，间有发明，概括了《黄帝内经》以降尤其金元至明代以前的主要成就，名副其实地成为"远稽古哲，近述名流，宗旨必存，小技兼录"的医学大全，其取舍原则和编撰方法对于明代中叶以后医学著作产生了很大的影响，现代被列为中国医学史上现存的"十大医学全书"之首。

《古今医统大全》引古发新，多有创见。书中创造性地提出了"脾胃元气""五脏之脾胃病""脾阴虚"等概念和"人之有生，以脾胃为主""调和脾胃为医中之王道""脾阴足而万邪息""治病不查脾胃之虚实，不足以为太医（引者注：医术高明的医生）"等观点，确立了"调理脾胃以安和五脏"的治疗思路；发明"脏腑之郁"说，提出《黄帝内经》五郁（木、火、土、金、水）、朱丹溪六郁（气、湿、痰、热、血、食）和七情之郁"无往而不郁"的观点，推崇"七情之郁"，强调"久病当兼解郁"，突出心理因素在慢性病诊治中的重要价值；诊断上认为"脉为医之关键""脉为元气之苗，死生吉凶之先见"，辨顺逆、辨证情须"总切脉于寸口"，治疗当凭脉辨证用药，并纠正《难经》《脉经》之偏，指出《脉诀》之谬。由此可见，《古今医统大全》不是一部以单纯纂辑手法编写的鸿篇，而是编与撰相结合的巨著。全书或用经文串讲解释，或抓住前人智慧的闪光点加以引申发挥，或结合实践赋予传统理论以新的内涵，在医理、方药上多有阐发，继承之中多有创新，不愧为"医学丛书之首"。

3.《赤水玄珠》

《赤水玄珠》是一部综合性临床医著，明代嘉靖、万历年间新安医学家孙一奎（1520—1600，一说1522—1619）著，刊于1584年。书名《赤水玄珠》，"赤水"是古代传说中南方的水名，"玄珠"即玄妙的珠宝，典出《庄子·天地》，揆其义乃作者自喻治学30年所得之"玄珠"，非其人不传也。全书30卷，约140万字，分风门、瘟疫门、火热门等76门，包括内、外、妇、儿各科病证，每门又分若干病证，随证附方，兼述医理，强调寒、热、虚、实、表、里、气、血八字辨证。体例概先以《黄帝内经》及各家学说为引，继而参合个人临证经验，分述病因、病证、处方，并附诸家治验等。证治理念多祖金元四大家之言，又兼采张洁古之说，亦时引明代前医徐彦纯、刘宗厚《玉机微义》之语。其中又将新安医学家汪机"辨《明医杂著》忌用参芪论"一篇列于卷中，以纠正时医偏执"阳常有余而阴常不足"之火热论。该书以明证见长，对古今病证、病名相混淆之处亦有论述，对休息痢、乳岩的描述尤为确切。书中还创有温补下元的壮原汤、壮原丸等方药，壮原汤用以治疗下焦元气虚寒之鼓胀等证，壮原丸用以治疗脾肾阳虚所致之痿证，临证施治反映出了作者"动气命门"说的创新观点。

《赤水玄珠》引录历代文献273种，汇集明代以前诸家之粹，在综合性临床医著中以分门细致、科别整齐、明证和论治有条理见长，对疾病的分析精辟独到，治法富有技巧和特色，无论理论研究还是临床实践都有创新，具有较高的参考价值，历来为医家所称颂，自明末刊行后多次翻刻，并先后东传朝鲜、日本等国，影响深远。

另外，《赤水玄珠》又往往作为医学丛书《赤水玄珠全集》之略称。《赤水玄珠全集》又名《孙氏医书三种》，包括《赤水玄珠》（约占丛书九成）、《医旨绪余》及《孙氏医案》，同刊于1584年。《医旨绪余》2卷，上卷44篇，下卷26篇，为《赤水玄珠》续编。该书集诸家之说，辨论脏腑、气血、经络、腧穴，阐述太极、阴阳、五行，解释命门、相火、三焦之意，对前代诸家学说，评述较为公允。《孙氏医案》又名《孙文垣医案》，由其子泰来、明来及门人余煌等整理而成。按其行医地区顺序编写，分三吴治验2卷、新都治验2卷、宜兴治验1卷，共5卷，集医案398例，各案以时间为序，少叙医理，多论证治，与前两书相辅相成。

4.《伤寒论条辨》

《伤寒论条辨》是伤寒著作，条辨张仲景《伤寒论》六经篇文之作。明代嘉靖、万历年间新安医学家方有执（约1523—1599）著，初稿成于1582年，修定于1589年，始刻于1592年，刊行于1599年。作者原非习医，因"两番丧内"，儿女"历殇者五"，病皆起于中风伤寒，遍求诸医不识，自己又险遭病厄，乃笃志仲景之学，历20余年之艰难，撰成《伤寒论条辨》8卷。该书卷首载自序、《伤寒论》诸辨引等篇；卷一至卷五论述六经证治，卷六论述温病、风湿杂病、霍乱、阴阳易、差后劳复等病，卷七载西晋王叔和编次的平脉、辨脉、痉湿暍三篇，卷八为汗、吐、下可不可诸症。书末附《本草钞》《或问》《痉书》各1卷，一并付梓。方有执根据孙思邈的寓示，认为张仲景《伤寒杂病论》原著年代久远，尤其经东汉末年战乱，简牍丢失错乱，后经王叔和编次整理为《伤寒论》，"简篇条册，颠倒错乱殊甚"，又经宋金成无己的注释而多有窜乱，后人校刊注解又随文敷饰，不明其义，沿袭前误，失去了原著伤寒兼杂病的完整性。因此他采取整移改削的方法，悉心推敲张仲景之原意，系统地加以分类和归纳，逐条辨析，调整秩序，"移整若干条"重新编次修辑，力求还张仲景之书的本来面目。书中强调"论病以辨明伤寒，非谓论伤寒之一病也"，并提出了"乱伤寒"和"杂伤寒"的概念，将温病归为杂伤寒，而"凡痉湿暍，皆与伤寒相涉无疑，故一一条辨而例论之"，另列"辨温病风湿杂证并治篇"；认为《伤寒论》辨脉法、平脉法、伤寒例、卷七至卷十皆王叔和综述张仲景、附以己见之作，加之后人窜乱，已失张仲景原貌，其中"平脉法"和"辨脉法"因能羽翼张仲景说而移于文末，"伤寒例"一篇则与张仲景原意难通而予以删削。由此将伤寒太阳病归纳为"风伤卫，寒伤营，风寒两感、营卫俱伤"3种，增强了原书的系统性和条理性。全书突出太阳病三纲鼎立学说，认为伤寒应以六经为纲，六经则以太阳为纲，而太阳又以风伤卫、寒伤营、风寒两伤营卫为纲。将风寒中伤营卫之说提到整个伤寒病的共同病理基础来认识，深刻地揭示了伤寒病的发病、传变、转归规律，是对伤寒学的发挥。

《伤寒论条辨》首言错简，开"错简重订"之先河，后世许多名家名著纷纷响应。清代名医喻嘉言《尚论篇》大加赞赏，认为其"改叔和之旧，以风寒之伤营卫者分属，卓识超越前人"；清代乾隆时期新安太医吴谦予以采纳并加以注释，且在奉敕御编《医宗金鉴》时置于全书之首；他如新安医家程应旄著《伤寒论后条辨》、郑重光著《伤寒论条辨续注》等，蔚然形成"错简重订"伤寒学派。"错简重订"说一鸣惊人，拉开了伤寒学派百家争鸣的序幕，引发了明清时期围绕张仲景著作编次注释、研究方法、六经本质等问题的热烈论争，形成了"错简重订""维护旧论""辨证论证"三大不同流派的争鸣，推动了伤寒学研究的纵深发展。

5.《医方考》

《医方考》是一部医方著作，明代嘉靖、万历年间新安医学家吴崑（1552—1620）著，刊于1584年。书中广摭博采，既收《伤寒论》《金匮要略》等经方，又选金元四大医家等效方，还收有民间验方，而"考其方药，考其见证，考其名义，考其事迹，考其变通，考其得失，考其古方之所以然"，故名之《医方考》。全书6卷，约25万字，采用以证类方的编撰体例，按病证分为72门，收方540首，其中有1/5为首次记载。卷一设中风、伤寒、感冒、暑、湿、瘟疫、大头瘟7门，卷二设火、斑疹、疟、痢、泄泻、秘结、霍乱、痰、哮喘、咳嗽10门，此两卷主要为外感病证；卷三设虚损、劳瘵、气证、血证、脱肛、呕吐、呃逆、翻胃、噎膈、情志10门，卷四设脾胃、伤食、吞酸、痞、嘈杂、郁、五疸、消渴、水肿、鼓胀、小便不通、大便不禁、淋涩、精浊、自汗、盗汗、积聚癥瘕17门，卷五设痿痹、厥、痉、痫、癫狂、惊悸怔忡、健忘、痛风、疠风、喉闭、头疾、腹痛、胁痛、腰痛、七疝、脚气、眼疾、耳疾、鼻疾、口齿舌疾20门，卷六设虫、痔漏、疥疮、暴死、痘、妇人、广嗣、延年8门。每列一门一证必有简短论述，先叙病因病机，继列现证，再论诸家治法，然后汇集同类名方。每方均附方义解说，详细分析其主治证候，对其命名、组成、功效、方义、适应证、配伍用药、加减应用、变通得失、禁忌等，详加考释与辨析。首次收载了清气化痰丸、芎苏散、知柏地黄丸、桃红四物汤、柴胡地骨皮汤、五磨饮子等名方，还论述了红花酒等7种药酒配方。全书因证用方，发明方义，条分缕析，纲举目张，充分体现了辨证施治的原则。

《医方考》是我国第一部注释方剂的重要著作，作者在叙述方药、阐发方理时，揆之于经，酌以己见，订之于证，发其微义，既参考了经典医籍，又有自己的独立见解，全面运用了"方论"的方法来分析方剂，开创了"方论"的先河，促进了方剂理论体系的形成，对后世方剂学的发展产生了深远的影响。全书选方精确，论理清楚，着眼临床，实用性强，对于准确理解与灵活运用方剂有重要参考价值，是一部理、法、方、药齐备，完整而又系统的方论专著。16世纪东传日本、朝鲜及东南亚各国，影响很大。

6.《本草备要》

《本草备要》为本草著作，明末清初新安医药学家、编辑出版家汪昂（约1615—1696）编著，初刊于1683年，载药402味；1694年增订补药至479味，与其另一部方药著作《医方集解》合刊，计30多万字。本书卷前篇首为药性总义，介绍四气五味、升降浮沉、药物归经、七情畏恶、药物炮制、真伪鉴别等中药基本理论知识。各论按自然属性分为8部，增订本计有草部192味，木部83味，果部31味，谷菜部40味，金石水土部58味，禽兽部25味，鳞介鱼虫部41味，人部9味，加上附注药物，共载药530味左右。每味药分正文（大字）和注文（双行小字）行文，正文是主要条文，一般按药名、功效、性味、归经、主治、配伍、适应证、禁忌证、产地、形态、优劣鉴别、加工炮制、释名、七情畏恶等依次介绍，间附古方，其中功用主治、性味归经及品质形态、加工炮制等为必备项。注文引申解释正文，多联系实际，医药合参，药证并解，"释药而兼释病"，药性病情互相阐发，往往还引述医疗案例与人文轶事加以佐证。引文多引自《本草纲目》《本草经疏》及金元各家学说之精义，大多注明出处，作者自己的见解皆注明"昂按"。其按语中记载和论述了不少当时先进的医学理论和独到的创新见解，如"人之记性皆在脑中"之论，从"闭目上瞪而思索之"的思辨出发，"昂思"而思出"凝神于脑之意"来；首次以"体温而用凉"之论，解释说明"本草所云冰片性寒之义"；提出"暑必兼湿"说，为叶天士以后的暑病治疗制定了基本原则，启悟后生、嘉惠后学良多。

《本草备要》乃"特裒集诸家本草，由博返约"撰成。所谓"备要"，一是载药规模适度，选药适当，四五百味药至今绝大多数仍为常用药，与现行历版高校教材《中药学》和《中华人民共和国药典》所载中药基本一致；二是文字简明扼要，多结合临床从大量文献中提取出理论与应用价值最大的部分，包罗万象而不失精要，类列纷呈而又不失简约；三是字笺句释，"各为杼轴，煅炼成章"，正文尤其便于诵读，任选一药，均朗朗上口。该书还创新发明编撰体例，首立功效专项并"冠于诸药之首""先言功效、后列主治"，以功效统摄主治，提纲挈领，便于学习掌握，起到了事半功倍的效果。这种以功效为主论药释方的编写方式，确立了功效在方药学中的核心地位，为后世所尊奉效法，开创了近现代中药学、方剂学编写体例之先河。《本草备要》自首刊以来一版再版，是清代流传最广的普及性本草著作。清代吴仪洛《本草从新》亦根据该书考订删补而成。1729 年《本草备要》东传至日本、琉球。迄今先后有木刻本、石印本、铅印本 100 余版，"风行远近"，流传 300 多年而不衰，时至今日仍是临床中药学的重要参考教材，在我国台湾中医师资格考试中被列为检考、特考科目。除《本草备要》外，作者还著有《素问灵枢类纂约注》《医方集解》《汤头歌诀》等医药方书 10 多种，各书之间行文一致，知识连贯。如《医方集解》分类上也"一以功效为重心"，也不厌其烦地提到"暑湿"相兼之论，还明确提出中风病位在"神明之府"（即大脑），与"人之记性皆在脑中"观点相通应，读者宜汇而观之，互补互参。

7.《医学心悟》

《医学心悟》是一部综合性临床医著，清代康熙、雍正年间新安医学家程国彭（约 1662—1735）著，初刊于 1732 年。所谓"心悟"，乃作者沉潜医学、沉心玩索所得。书分 5 卷，10 余万字，卷一载医中百误歌、经腑论、内伤外感致病十九字、寒热虚实表里阴阳辨、医门八法等文 40 余则，提示八纲辨证、八法施治的理论、法则及其临床运用；卷二论伤寒，辨析《伤寒论》六经理论和证治；卷三阐述内科病，卷四除分述眼、耳、咽喉等病证外，还附载了妇科分述经带胎产及其病证的辨证论治；卷五为外科。各科病证先述病原、症状，次述诊断和治法，并附作者自拟经验方。论病之原以内伤、外感括之，论病之情以寒、热、虚、实、表、里、阴、阳八纲统之，论病之方以汗、吐、下、和、温、清、补、消"医门八法"属之，一法之中八法备矣，八法之中百法备矣，使中医治法更加趋于完备与系统。书中还发明火热之论，分火热为"内出子火、外至贼火"两大类，确立了"贼至驱不可留""子逆养不可害"的治疗大法。其所载诸多验方切于实用，后世医家陆以湉《冷庐医话》等多有验案运用的记载，诸如止嗽散、贝母瓜蒌散、启膈散、治痢散、消瘰丸、蠲痹汤、月华丸、白夏白术天麻汤、萆薢分清饮、柴葛解肌汤等，300多年来屡试不爽。书末附《外科十法》一卷，论述痈、疽、疥、癣、瘰疬等证的诊治。《外科十法》继承了前人内治疮疡消、托、补三大法和以针刀砭石切开排脓之法，而约以内消法、艾灸法、神火照法、刀针砭石法、围药法、开口除脓法、收口法、总论服药法、详论五善七恶救援法、将息法之"外科十法"。其中外用"围药法"颇具特色，所阐述的三导敷围法切合实际，易于操作。

《医学心悟》语言洗练，分类清楚，论述简要，用以入门，不失法度；用于临床，多有实效。自初刊后代有刊刻，版本甚多，成为中医入门者的必读之书，现代被中医药高等院校编入教材，影响深远。

8.《不居集》

《不居集》为虚劳专著，清代康熙至乾隆年间新安医学家吴澄著，成书于1739年，刊行于1836年。书名"不居"，一语双关，一则因于虚劳病因颇多，变动不居，非单居于寒、居于热、居于补、居于散者所能应付，而取《易经》"化而裁之存乎变，推而行之存乎通，变动不居，周流六虚"之意；二则强调不居一家之说，不执一家之偏，"随机活用，因证施治"。全书50卷，约56万字。上集30卷论治内损，以真阳真阴立论。卷首先叙述虚劳病的统治大法，继则引述诸家治虚损法，自秦越人起，张仲景行阴固阳、葛可久立十方治阴虚脉数、刘河间创"感寒则损阳，感热则损阴，尽上下传变"之说、李东垣温补脾胃之主张、朱丹溪滋阴降火之治、薛立斋补阴中之阳以引火归原、张景岳补真阴真阳以及水丘道人

"开关把胃"治虚损之说，可谓全面而详备。下集 20 卷论治外感虚损，皆从六淫外邪补入，由浅入深，补前贤之未逮。每一病证门的编写体例，首为经旨，次脉法，次病机，次治法，次方药，次治案，各门中大多有论、有注，有新增、有补遗，有新方、有治法，辨治内外虚损的方法极为详明。凡前贤之论及作者自家经验均各有注明，逐条辨疏发明，不相混杂，以便参悟"变动不居"之机要。书中以"嗽、热、痰、血"为虚损病中的四大证，论述尤详。其中发热一证，因其头绪纷繁，故采用爻象比拟；咳嗽一证，则以纲目分治，以外感、内伤、虚中类邪为三纲，而以寒、热、虚、实，五脏、六腑及其他各种咳嗽为目；痰证则分肺虚、脾虚、肾虚之不同，而立治痰三法以统之；血证论治更详，除撰述血证专书外，又立气虚、气陷、气逆、气滞、实火、虚火、外寒、内寒八法，以扼其要。

《不居集》是一部内容丰富、不可多得的治虚损专著，书中创说外感致虚论，指出前贤诸家多论及内伤虚损而少论及外感之后之虚损，认为虚损非仅有内伤一因，外感若缠绵日久，则渐及内伤，可变成外损。外损之证，有因"从表而入"者，有因"从口鼻而入"者，有因"从皮毛而入"者，有因个人禀赋不同者，有因医家学术不精而误判误治者。其下集即以 10 卷之篇幅，专论"外损"之理法方药，系统地提出"外损"之说、发明外损治法，而与诸家九法一并称为"虚损十法"。在"外损"的鉴别诊断和辨证方面，提出"外损"之证须与外感和内伤等类似之证加以区别。在治法上，认为"外损"之证为邪未尽而虚劳已成，在此虚实夹杂之时，需分清邪正孰多孰少。若内伤重而外感轻者，则宜用补托之法；若内伤轻而外感重者，则宜用解托之法，并据此创立了 13 首治"外损"方剂。书中还指出，虚损之证往往最易表现为脾胃后天虚损之象，主张健脾胃为治疗虚损第一步，而脾虚当分阴阳，理脾阴又是健脾胃之重中之重，率先提出"虚损健脾勿忘脾阴"的观点，倡言理脾阴，用药力避寒凉，详述芳香甘平之则，自制中和理阴汤、补脾阴正方、资成汤、理脾益营汤等 9 个效方，以芳香甘平之品培补中宫，润燥合一，而不燥其津液。此与李东垣脾胃学说相得益彰，而实补其未备，也与叶天士益胃法有异曲同工之妙。

全书辑《黄帝内经》《难经》及历代有关虚损证治论述之精义，博采前贤治虚损之法，又结合作者的临证心得，创外感致虚之说，总结阐述内损之理，发明解托、补托二法，翼羽李东垣内伤学说，并全面阐述了脾阴虚的证治方药，完善了虚损证治理论，可谓集虚劳病之大成而又自成一家之言，对后世治疗脾胃病乃至一切虚损病，提供了有益的借鉴和启发。

9.《医宗金鉴》

《医宗金鉴》是医学丛书，清代康熙、乾隆年间新安医学家吴谦（约1690—1760）等奉敕领衔编修，书名由乾隆皇帝御制，1742年以武英殿聚珍本与尊经阁刻本印行，1749年被钦定为太医院教科书。全书分90卷15门，约160万字，计《订正伤寒论注》17卷，《订正金匮要略》8卷，《删补名医方论》8卷，《四诊心法要诀》1卷，《运气要诀》1卷，《伤寒心法要诀》3卷，《杂病心法要诀》5卷，《妇科心法要诀》6卷，《幼科杂病心法要诀》6卷，《痘疹心法要旨》4卷，《种痘心法要诀》1卷，《眼科心法要诀》2卷，《针灸心法要诀》8卷，《正骨心法要诀》4卷，《外科心法要诀》16卷。编写体例上，以病统证、以证统方、以方统药，每病证分病因、病机、症状、诊断、治疗、方药等项。每病每方先列歌诀，后加注释，图、说、方、论俱备，条理分明。其中《订正伤寒论注》17卷、《订正金匮要略》8卷系吴谦亲自编注，他以《伤寒论条辨》为蓝本，采自新安医家方有执、程应旄、郑重光、程林等20余家之论，逐条注释，订正讹误，撰成后曾先于颁行，并置于丛书之首。丛书对正骨科的整理提高也十分明显，将宫廷上驷院绰班（正骨）处与太医院正骨科的丰富经验融为一体，其《正骨心法》4卷分类详尽，重视正骨手法和损伤内证，强调复位固定的重要性，重点介绍了正骨适应证、手法、禁忌证和摸、接、端、提、按、摩、推、拿八法，以及牵引固定、外敷内服药物的处方和临床应用。各部位损伤和分部位治疗阐述明晰，损伤内证的诊治方法详细，使历代相传的正骨理论更加系统完善，技术得到提高。其他各科也多有发明，如内科提出"痹虚"概念和痹病虚实分类，鼓胀施治提出了攻补兼施治则；外科辨痈疽之肿、痛、脓、痒、晕，述痈肿之阴证、阳证、半阴半阳证、五善、七恶、顺证、逆证均十分详细，提出了"痈疽原是火毒生，经络阻隔气血凝"的论断，治疗上重视灸法，并创用五味消毒饮、内疏黄连汤、双解通圣散、连理汤等方。

《医宗金鉴》内容切合临床实用，重视证验，执中不偏，平正通达。除自撰外，全书采集了上自春秋战国、下至明清时期历代医书的精华，是一部较完善而又简要的综合性中医书，有图、有说、有歌诀，既易于考求又便于诵习。自成书以来一再翻刻重印，至今其版本流传已有 50 余家，是清代自乾隆、嘉庆以来 200多年习医者必读之书，流传极为广泛，现代被列入中国医学史"十大医学全书"之一。

10.《重楼玉钥》

《重楼玉钥》是一部喉科专著，清代雍正、乾隆年间新安医学家郑梅涧（1727—1787）编著，系以家传黄明生喉科授徒秘本《喉口三十六证》为基础，参以父辈和自己的临床经验撰成，成书于 1768 年前，后经其子郑枢扶、郑既均多次批注、增订和续编，刊行于 1838 年。书名《重楼玉钥》，乃源自道教《黄庭经》谓咽喉为"十二重楼"的记述，而咽喉危急重症犹如重楼之门被锁闭，"玉钥"喻为开启锁闭"十二重楼"的玉钥匙。全书凡 2 卷近 4 万字，上卷 17 篇，阐述喉科基础理论、辨证施治方法。首列"咽喉说"等 8 篇，为咽喉病总论，分别阐述咽喉的解剖部位、生理、病理、病因、诊断、证治和预后；阐述危急重症、不治之症，喉科疾病的病名、病位、症状和治疗用药。后列喉科 36 种喉风名称、发病部位、症状衍变、施治用药。将咽喉、口齿、唇舌各症均以"风"命名，包括牙疳、喉间发白（白喉）等症，治以生地黄为君药的紫正地黄汤加减方；收载内服药 24

方，咽喉局部吹药 28 方，熏、含化、外敷药 6 方。下卷 39 篇为"风针诀"，专论喉症的针灸疗法，包括针刺的手法、要领、补泻秘诀、禁忌等针灸诸则；治喉病常用的十四经经穴和 73 个腧穴的部位、取穴、进针、出针等针刺操作方法及功用和主治等。卷末附"梅涧论症"二则。《重楼玉钥》最早记载了烈性传染病白喉在我国的流行，对白喉诊治及其宜忌尤详，创白喉"热邪伏少阴，盗其母气"的病因病机学说，确立了"养阴清肺，辛凉而散治疗白喉""气血并治，拦定风热，治疗急性热病""内服外治，洗敷吹嚪，刀针灸熏，相辅并用"等治则治法。其中郑枢扶《重楼玉钥续篇》创制养阴清肺汤（约 1795），提高了白喉的治愈率。书中还提出了针灸治疗咽喉口齿唇舌疾病的"开风路针""破皮针"和"气针"三针学说，提出当外感热病属风阻咽喉、汤水不进时，治疗的顺序依次为"吹药→针→放血→内服"；认为经络为"气"循行的通道，风邪壅阻经络之路，需用"开风路针"疏通风邪壅阻经络之路。

《重楼玉钥》是我国清代重要的喉科专著，也是我国第一部中医喉科针灸专著，比西医史上最早的白喉资料早 32 年，比国内第一部白喉专书《时疫白喉捷要》早 75 年。书中所创立的白喉治疗基本法则、有效方药和喉疾针法，被后世医家奉为圭臬。

11.《医述》

《医述》是医学丛书，清代乾隆、道光年间新安医学家程文囿（约 1767—1828）著，成书于 1826 年，始刻于 1830 年，刊于 1833 年。作者每每于诊暇批阅医籍，随手记录，而积 34 年之心力，将平素摘录医书的札记分类汇编，删繁就简，去芜存菁，附以出处，不加任何按语，编为《医述》，取"述而不作"之意也。书中共采辑古今医书 320 余籍，经史子集 40 余种，辑先圣经义 650 余条，前哲名论 5000 余款，选辑医案 280 余则，附方 191 首。全书 16 卷、65 万余字，分为《医学溯源》2 卷，《伤寒提钩》《伤寒析疑》各 1 卷，《杂证汇参》8 卷，《女科原旨》《幼科汇要》《痘科精华》《方药备考》各 1 卷，共分 130 门、570 类。各论提纲挈要，郑重翔实，条理清晰，尚实用而少空谈，使后学有道可循。该书引录资料较多，上采《素问》《灵枢》之"经义"，下逮汉、唐、宋、明诸名家之"哲言"，无一字无来历，无一字无出处，"或节录数行，或采摘数语，或撷拾数字""所辑群言，只期切要"，尤其是所辑近代诸书，"或议论纯粹，或治法精良，或譬喻明切，或辨驳条畅。稍涉肤庸，概从割爱"。其文字节略处与原作相比较，义达真存，使人心折。且书中虽多采自已刊之书，然亦广收新安杏林未刊之本，众多事后佚失之著录，赖此书得以流传，其功甚伟，实为新安医学之宝筏。

《医述》取精用宏，"不著一字，尽得风流"，开系统节录诸家医论之先河，其截取之精向为医家所重，著名医史专家耿鉴庭先生赞其"取舍甚精，由博返约，手此一篇可无余蕴矣"，是一部切于实用而又颇具文献价值的参考书，现代被列入中国医学史"十大医学全书"之一。

"十大新安医著"分属医学丛书、医经整理、综合临床、专论、医案、本草、方论等各医籍门类，涉及面广，理论学术和编撰风格各具特色，对中医学的传承和发展产生了深远影响，在中国医学史上写下了辉煌灿烂的篇章，至今仍有很高的学术价值和临床指导意义。新安医学有 800 余部医著，在经典校注、理论临床、诊疗养生、本草方药、针灸导引、内外妇儿各科等各个领域、各个方面都有卓越的建树。细心的读者不难发现，本文虽言"十大新安医著"，却介绍了《名医类案》《古今医统大全》《赤水玄珠》《伤寒论条辨》《医方考》《本草备要》《医学心悟》《不居集》《医宗金鉴》《重楼玉钥》《医述》11 部新安医著，此实乃难以取舍之故也。难以取舍者还有南宋张杲《医说》，明代陈嘉谟《本草蒙筌》、吴崑《素问吴注》，清代汪昂《医方集解》，程玠《松崖医径》，吴楚《医验录》，叶天士《温热论》《临证指南医案》，汪绂《医林纂要探源》，吴亦鼎《神灸经纶》，胡澍《素问校义》，王少峰《伤寒从新》等，亦有俟于高明者裁决也。

十一、新安医家创立的名方

方剂作为中医用药治病的发展形式，是理、法、方、药思维过程的终极体现，反映了医家辨治疾病的思路和水平，决定着临床疗效的高低。富有创新精神的新安医家在理、法、方、药各个环节都有发明，自然也少不了创立新方、化裁古方，流传至今的很多经典名方都出自新安医籍，现代历版《方剂学》教材均收录有20多首。笔者结合理论学说的先进性、治法用药的典范性、医家医著的代表性和现代运用的广泛性综合考虑，并参考《新安医学方剂精华》有关论述，从新安医籍中筛选出10首临床实用、疗效确切的新创方或首载方，按来源、（别名）、组方、（制备）、功效、主治、用法的体例，统一整理、归纳，加按语阐析说明，其中药名加以规范而保留特色标识，用药剂量严格按照明清时期度量衡制度折合成现代法定计量单位，如1斤≈596.82g（库平制）、1两≈37.30g（折算时精确到个位），1钱≈3.73g、1分≈0.373g（折算时精确到十分位），以便现代临床学习、使用和参考。

1. 大健脾养胃丸

来源：明代徐春甫《医学捷径六书·评秘济世三十六方》。

别名：大健脾丸、百谷丸。

组方：净白术1790g（饭上蒸），人参373g（吉林清河者佳），白茯苓597g，广陈皮597g（温水洗），枳实298g（饭上蒸），川黄连298g（姜汁炒），神曲298g（炒），谷芽298g（炒去壳），吴茱萸112g（开水泡，去苦水），当归身224g（酒洗），青皮186g（醋炒），白豆蔻112g（炒仁），南木香75g。

制备：上药碾作细粉，老粳米煮荷叶汤滴丸，如绿豆大。

功效：健脾养胃，滋谷气，除湿热，宽胸膈，去痞满。

主治：日常治未病养生，饮食积滞消食后以及病愈后脾胃调养。

用法：饭后相隔一定时间，温开水吞服，每服75g，日3服，小儿用量减半。

按： 徐春甫私淑李东垣，是新安固本培元派早期医家，以创制脾胃王道之剂起家，此药即为羽翼李东垣补中益气汤而创设，方中一派培元理气、调补脾胃之药，且重用倍用白术并重用人参、茯苓、陈皮，集中体现了"固脾胃元气"为本的学术思想。一般疾病只要正气内存，注重从不同的角度补益调整脾胃功能，患者皆有逐渐向愈的可能。他在《评秘济世三十六方》中推荐说："医家之主药，人生之根本，不可须臾离也。"并自豪地说："余寓京师，惟藉此方以著名，海内咸知，罔不求赎，缘治未病养生之要药也。"且立广告曰："新安徐氏：保元堂制大健脾养胃丸，诸人服此丸，脾胃大壮，饮食多进，元气畅充，五脏六腑、四肢百骸皆得所养，诸病不生，百邪不入，寿考长龄，此其基本。"保元堂系徐春甫寓居京城之家宅。另其《古今医统大全·脾胃门》载有小料方，组方和用药比例大同小异。后世有名方健脾养胃丸，用药虽大同小异，但各药剂量较为均衡，补脾胃元气之力远不及此方。

徐春甫十分留心奇验秘方的收集运用，凡平日闻见均加以吸纳采录，并积极主动地广泛征求，甚至不惜以重金赎买，《评秘济世三十六方》就包括有收集来应手取效的秘验方。到了晚年，他将"业医五十余年，积久频验"的药方"付之梓人"。除大健脾养胃丸外，书中新创方或首载方还有健脾消食的香砂枳术丸，和脾治痢的香连方，消酒积、食积、痰积、气积的四神消积方，生精壮元的斑龙百补方，镇养心神的琥珀安神丸，收敛止咳的宁嗽琼玉散，固虚止带的秘验带下丸，收涩止崩的秘验血崩丸，明目消肿的金花明目丸，软坚散结的内消瘰疬丸，壮阳固精的仙灵酒，以及外用消炎的明目紫金膏、收疮的定痛太乙膏等；而《古今医统大全》又首载有散寒湿、驱瘴疟的圣散子，调养气血的八珍益母方，补养安胎的太山磐石散，养血清热的芩连四物汤，益老扶赢的秘传六和丸，外用固精的保真种子膏等，均是屡用屡验的良方。

2. 壮原汤

来源：明代孙一奎《赤水玄珠·第五卷·胀满门》。

别名：壮元汤。

组方：人参、白术各 7.5g，茯苓、补骨脂各 3.7g，肉桂心、大附子、干姜、砂仁各 1.9g，陈皮 2.6g。

功效：温补下元，调气消肿。

主治：下焦虚寒，中满肿胀，小水不利，上气喘急，阴囊两腿皆肿，或面有浮气。有痰，加半夏 3.7g；喉中痰声，加桑白皮 3.7g，咳嗽亦加；脚浮面肿，加薏苡仁 7.5g；中气不转运、不知饿，加厚朴、木香；气郁不舒，加沉香、乌药，临服磨入；气虚甚者，人参加作 18.6g，大附子加作 5.6g；汗多者，再加桂枝 1.9g，白芍药（酒炒）过 3.0g；若夏月喘乏无力，或汗多者，加麦冬 3.7g，五味子 11 粒；夜梦不安者，加远志 3.7g；两胁气硬，加白芥子 3.0g；若面浮肿，胁下气硬，加白芥子、紫苏子各 1.9g；若身重不能转动，加苍术 3.7g，泽泻 2.6g；湿盛加桑白皮、赤小豆。

用法：水煎，饭后相隔一定时间服，日 1 剂。

按：鼓胀为中医四大难治症之一，孙一奎认为"肿满多因火衰""起于下元虚寒""先宜温补下元"，才能"使火气盛而湿气蒸发，胃中温暖，谷食易化，则满可宽矣"。方中以人参、白术大补元气，加附子、桂心、干姜、补骨脂温补命门之火，茯苓健脾利尿，砂仁、陈皮调气，温补即以气化，水湿得运，鼓胀自可消除。孙一奎与徐春甫同属新安固本培元派早期医家，但他认为命门元气不足可致气虚肿胀、中满、癃闭、遗溺、小便失禁、痿证等病，创有治疗鼓胀（下焦元气虚寒）

的壮原汤和治疗痿证（脾肾阳虚）的壮原丸等代表方，将固本培元治法推衍至命门元气，反映了他所提出的"命门动气"学说，是理论与实际相结合的产物。《景岳全书·杂病谟·肿胀》"温补即所以气化"之论，实际上就是对这一治法的最好注脚。现代研究认为，凡慢性、顽固性水肿，多系水邪泛滥阻遏脾肾阳气所致，如心脏病、肺心病、心力衰竭、慢性肾炎、肾病综合征、肝硬化水肿等，尤其体质较差的慢性水肿，脾肾、心肾阳虚，气化不利，运用温补脾肾、化气行水法为主治疗，可获得较好的远期疗效。据观察慢性充血性心力衰竭具有典型的心肾阳虚征象，90%以上是采用益气温阳活血利法，显效率在40%左右，有效率在90%左右。孙一奎还创有攻积杀虫的积块丸、清热燥湿的端本丸等治疗难治病症的名方，攻坚克难，卓有成效。

3. 六味地黄丸加黄柏知母方

来源：明代吴崑《医方考·卷五》。

别名：滋阴八味丸、知柏地黄丸、知柏八味丸、滋阴地黄丸、八味丸、凉八味丸。

组方：熟地黄298g，山茱萸（去核，炙）、山药各149g，牡丹皮（去木）、白茯苓、泽泻各112g，黄柏（盐炒）、知母（盐炒）各75g。

制备：上药共碾为细粉，炼蜜为丸，如梧桐子大。

功效：滋阴降火。

主治：肾劳，背难俯仰，小便不利，有余沥，囊湿生疮，小腹里急，便赤黄者。

用法：温开水送下，每服30丸，日服2次。

按：该方即今治疗阴虚热证的常用经典名方知柏地黄丸，虽数度改名，其实源自《医方考》。吴崑在方论中分析说："熟地、山萸，味厚者也，味厚为阴中之阴，故足以补肾间之阴血；山药、茯苓，甘淡者也，甘能制湿，淡能渗湿，故足以去肾虚之阴湿；泽泻、丹皮，咸寒者也，咸能润下，寒能胜热，故足以去肾间之湿热；黄柏、知母，苦润者也，润能滋阴，苦能泻火，故足以服龙雷之相火。夫去其灼阴之火，滋其济火之水，则肾间之精血日生矣。王冰曰：壮水之主，以制阳光。此之谓也。"本方以六味地黄丸"三补三泻"为基础，而熟地黄用量是山茱萸、山药两药之和，故以肝脾肾三阴并补，以补肾阴为主，更加知母、黄柏苦寒坚阴，而具滋阴降火之功，用治潮热盗汗、口干咽痛、耳鸣遗精、小便短赤等症。现代辨证灵活运用十分广泛，诸如慢性咽炎、口腔炎、肾病综合征、急性尿路感染等，凡属阴虚火旺、虚火上炎证均可使用。本方性质寒凉，虚寒性病证不适用，孕妇慎服。《医方考》尚新创或化裁有清痰止咳的清气化痰丸、行气散郁的五磨饮子、化湿降浊的六和汤等名方。

4. 金锁固精丸

来源：清代汪昂《医方集解·收涩之剂》。

组方：沙苑蒺藜（炒）、芡实（蒸）、莲须各75g，龙骨（酥炙）、牡蛎（盐水煮一日一夜，煅成粉）各37g。

制备：莲子粉糊为丸。

功效：补肾涩精。

主治：肾虚封藏失司，精关不固，症见梦遗滑精，早泄遗尿，虚烦盗汗，倦怠乏力，腰酸耳鸣，舌淡苔白，脉细弱。遗精梦泄加金樱子、五味子；心烦失眠加酸枣仁、柏子仁；腰酸甚加杜仲、川续断；腹泻加补骨脂、五味子；大便干结加肉苁蓉、当归；肾阴虚加龟板、女贞子；阴虚火旺加知母、黄柏。

用法：早晚空腹，淡盐汤或温开水送下，每次10g。

按：此方为涩精止遗剂，以固涩为主，专为肾虚滑精者而设，使肾复封藏，精无外泄，犹如金锁一般，故名。《医方集解》分析说："蒺藜补肾益精，莲子交通心肾，牡蛎清热补水，芡实固肾补脾，合之莲须、龙骨，皆涩精秘气之品，以止滑脱也。"全方兼顾肾之封藏不密、肝之疏泄太过、心之心肾不交、脾之湿浊下注四种病机，治标之中亦寓有治病求本之意。现代还常用于慢性肠炎所致腹泻、崩漏、带下、小儿遗尿、乳糜尿、淋病、肾炎、糖尿病肾病、慢性前列腺炎、精囊炎、神经衰弱等病证，多有良效，并有治愈重症肌无力的报道。本方多为收涩之品，收敛作用强，凡下焦火盛或湿热下注所致梦遗者不宜服用，肾阳虚阳痿早泄、腰膝酸软者也不适用；外感发热时应停用。《医方集解》首载方尚有养阴润肺的百合固金汤、补益肝肾的扶桑丸、消食健脾的小保和丸、祛暑利湿的六味香薷饮、清泻肝胆实火的龙胆泻肝汤、治疗体肥不孕的启宫丸等名方。

5. 止嗽散

来源：清代程国彭《医学心悟·卷三·咳嗽》。

组方：桔梗（炒）、荆芥、紫菀（蒸）、百部（蒸）、白前（蒸）各1194g，甘草（炒）448g，陈皮（水洗去白）597g。

功效：宣肺利气，疏风止咳。

主治：诸般咳嗽，尤适于外感引起，咳嗽咽痒或微有恶寒发热，舌苔薄白者。风寒初起，加防风、紫苏子；暑气伤肺，加黄连、黄芩、天花粉；生痰黏稠，加半夏、茯苓、桑白皮；燥咳无痰，加瓜蒌、贝母、知母、柏子仁。

用法：上为末，每服11.2g，食后临卧服，温开水调下。初感风寒，生姜汤调下。

按：止嗽散为程国彭"苦心揣摩所得"，具有温而不燥、润而不腻、散寒不助热、解表不伤正的特点，随症加减，可用于风寒、风热、痰浊、肺痨等多种咳嗽，"服者多效"。何以"药极轻微，而取效甚广"，程国彭指出"药不贵险峻，惟其中病而已"，并分析说："盖肺体属金，畏火者也，过热则咳；金性刚燥，恶冷者也，过寒亦咳。且肺为娇脏，攻击之剂既不任受，而外主皮毛，最易受邪，不行表散则邪气流连而不解……本方温润和平，不寒不热，既无攻击过当之虞，大有启门驱贼之势，是以客邪易散，肺气安宁，宜其投之有效软！"因疗效卓著，后世广为运用，被誉为"治嗽第一名方"。现代常用于流行性感冒、呼吸道感染、急性支气管炎等外感咳嗽的治疗。痰中带血者慎用，阴盛劳嗽者不宜使用。

程国彭用药十分精炼，喜用一病一方，每方多为几味，创制了不少方约而效、量少而专的新方，如治疗四时感冒的加味香苏散、治疗实火喉痹的加味甘桔汤、解肌清热的柴葛解肌汤、润肺化痰的贝母瓜蒌散、滋阴保肺的月华丸、祛风除湿的程氏蠲痹汤、通痹止痛的秦艽天麻汤、治疗走注疼痛的程氏普救万全膏、治疗湿热白浊的程氏草薢分清饮、专治痢疾初起的程氏治痢散、通噎开关的启膈散、主治鼓胀痞积的和中丸、治疗痰湿眩晕的半夏白术天麻汤、滋阴清热的消瘰丸等很多有效验方，均药量小、配伍精、疗效佳，看似平淡无奇，实则有出其不意之效，历版《中医内科学》教材选引其方都有十余二十首，至今仍为临床医家普遍赏用，亦常有运用其方而见诸专业学术报刊的报道，说明程国彭所制之方富有临床价值。

6. 资成汤

来源：清代吴澄《不居集·上集·卷之十》。

组方：人参 3.7g，白芍 3.7g，扁豆 3.7g，山药 3.7g，茯神 3.7g，丹参 3.0g，橘红 2.2g，甘草 1.9g，莲子肉 5.6g，檀香 1.1g。

功效：养心健脾，止遗止崩，止汗止泻。

主治：虚劳心脾两虚，遗精，血不归经、女子崩漏不止，盗汗自汗，食少泄泻，怔忡惊悸，不耐黄芪、白术、当归、生地黄者。虚热者加牡丹皮、地骨皮；惊恐怔忡、不眠多汗者加酸枣仁；火烁肺金、干枯多嗽者加百合；便血失血者加地榆、续断；小水不利者加车前子；痰多者加贝母。

用法：用雄健无病猪肚 1 具，酒洗磨净，煮取清汤煎药。或为丸亦可。

按：吴澄《不居集》倡"外损"说、"脾阴虚"论，创理脾阴法、解托法和补托法，自制中和理阴汤、理脾阴正方、资成汤、升补中和汤、畅郁汤、理脾益营汤、培土养阴汤、参脉保金汤、味补汤9首理脾阴方，柴陈解托汤、柴芩解托汤、和中解托汤、清里解托汤、葛根解托汤、升柴拔陷汤6首解托方，益营内托散、助卫内托汤、双补内托散、宁志内托散、补真内托散、宁神内托散、理劳神功散7首补托方，共创22首得效方，既补充和完善了李东垣脾胃学说，又丰富和发展了虚损病的辨治。其理脾阴喜用"忠厚平和"之品，健脾不用偏燥之白术而用扁豆、山药、莲子肉，补血不用辛窜之当归、川芎而用白芍等，滋阴喜配血肉有情之品。资成汤是理脾阴代表方之一，脾阴虚水谷精微之气不能上输于心肺，下通于肝肾，可致遗精盗汗，血不归经、女子崩漏不止，食少泄泻，心惊失眠诸症。方中用人参大补元气，猪肚大健脾胃，茯神、丹参滋养心阴，扁豆、山药培补脾元，白芍缓肝，甘草补土，佐以莲子肉合丹参而交通心肾，加以檀香佐橘红而芳香醒脾。合之则脾胃之气上行心肺，下通肝肾，一滋心阴，一理脾元，共奏壮子益母之效。

7. 五味消毒饮

来源：清代吴谦《医宗金鉴·卷七十二·发无定处》。

组方：金银花11.2g，野菊花、蒲公英、紫花地丁、紫背天葵各4.5g。

功效：清热解毒，消散疔疮。

主治：疔毒初起，发热恶寒，痈疮疔肿，局部红肿热痛，舌红苔黄，脉数。热重可加黄连、连翘之类清泄热毒，血热毒盛可加赤芍、牡丹皮、生地黄等凉血解毒。

用法：水2盅约500mL，煎至八分（八成）时，加无灰酒（不放石灰的黄酒）半盅，再滚二三沸时，热服。滓如法再煎服。被盖出汗为度。也可外用。

按：五味消毒饮为外科治疗疔毒痈疮的要方。方中金银花清热解毒、消散痈肿，为君药；蒲公英、野菊花、紫花地丁、紫背天葵清热解毒、消散痈肿，均为痈疽疔毒之要药，共为辅佐。各药合用，气血同清，三焦同治，效猛力专，清热解毒之力甚强，或加酒少量以助药势，可加强消散疗疮作用。现代广泛运用于各种急性炎症疾患，如疔疮疖肿、丹毒、急性乳腺炎、蜂窝组织炎等外科急性感染病证，脓疱疮、带状疱疹、湿疹等感染性皮肤病，中耳炎、鼻窦炎等耳鼻喉科病证，急性扁桃体炎、咽炎等咽喉科疾病，急性根尖周炎、牙槽脓肿等口腔科病证，疱疹性角膜炎、睑腺炎等眼科病证，水痘、流行性腮腺炎等儿科病证，慢性盆腔炎等妇科病证，前列腺炎等男科病证，化脓性骨髓炎等骨科病证，急性泌尿系感染、肾盂肾炎等泌尿系疾病，尖锐湿疣、淋菌性阴道炎等性病，甚至流行性乙型脑炎等传染性疾病，急性肺炎、肺脓疡等呼吸系统疾病，急性胆囊炎、急性细菌性痢疾等消化系统疾病，类风湿关节炎、痛风等免疫系统疾病，糖尿病周围神经炎等内分泌系统疾病具有热毒证候者，也均可选用。本方药多苦寒，易伤脾胃，脾胃虚寒者慎用。

《医宗金鉴》化裁创新和首载方尚有：主治小儿惊风天钓的钩藤饮，主治小儿惊泻的益脾镇惊散，主治小儿急惊风的清心涤痰汤，主治小儿五软的扶元散，主治酒糟鼻的凉血四物汤，主治鹅口疮的清热泻脾散、泻心导赤散，治疗痈疽将溃的托里透脓汤，治疗瘰疬的消核散、附子败毒汤，治疗肺风粉刺的枇杷清肺饮和颠倒散，治疗乳房肿块的荆防牛蒡汤，治疗血崩的荆芩四物汤，外用拔毒生肌的九一丹，外贴治疗溃疡、杨梅疮、臁疮的莹珠膏，熏洗治疗各种损伤的八仙逍遥汤，熏洗治疗跌打损伤的海桐皮汤等名方。

8. 黄土稻花汤

来源：清代许豫和《许氏幼科七种·橡村治验·暑风发搐·附论》。

组方：黄土（纯黄无杂色者）37g，稻花1合即双手合掬容量的1/10（捣熟入药），人参1.9g，乌梅肉1.9g，广橘皮1.5g，半夏（姜汁拌）1.9g，茯苓2.6g，甘草0.7g。

功效：养胃止吐。

主治：暑风吐泻，将成慢惊。

用法：新汲水搅黄土，澄清煎药，汤熟（水烧开后）入稻花，再煎数沸，温服。

按：吐泻是儿科常见病证，许豫和认为，暑月吐泻，吐甚于泻，指出："止泻之法，可用温补，能受补则能生。吐则胃气伤，胃气伤则不能宣布津液，是以诸药杂投，多无应验。予思养胃之法，非寒非热，必得生机活泼，方转灵轴。"于是创制出黄土稻花汤。他认为："黄土、稻花养胃之神品也；人参佐之，以益胃中元气；吐甚则胃中元气大耗，乌梅之酸以收之；橘皮、半夏助之以宣布也。此症多发于夏月，稻花暑月多有之。三时用此方，生谷芽、秧针皆可代之，然不及稻花之妙耳。"其中黄土颇有讲究，以"旋取纯黄色，含生气者为上""自坏墙坼灶中出，其土和过石灰，不堪收用""灶中不洁之土，其中挟有石灰，用者多误"。许氏采用"吾乡土色纯黄者""每于长夏土旺之月掘取纯黄无杂色者一石，米汤和杵，捻成弹丸，烈日中晒"用之最稳。稍后的程杏轩在《杏轩医案》中称此方甚妙，每遇有暑邪扰胃，发热吐泻，欲作惊搐者，仿其方加味，治多应手。许豫和长于儿科，世称"橡村先生"，还创制有治疗小儿疳证的五疳保童丸，治疗水肿、小便不利的加味葱豉汤，疏风解表的解肌汤，治疗时感发热的救阴煎，治疗急惊风的暑风饮子，针对暑月吐泻初起又化裁朱丹溪方而制有"新定黄连香薷饮"等儿科名方，创方制药精简轻锐，巧妙用功。

9. 养阴清肺汤

来源：清代郑梅涧、郑枢扶、郑既均《重楼玉钥·卷上·又论喉间发白治法及所忌诸药》。

组方：大生地黄 7.5g，麦冬 4.5g，玄参 5.6g，贝母（去心）3.0g，牡丹皮 3.0g，炒白芍 3.0g，薄荷 1.9g，生甘草 1.9g。

功效：养阴清肺，解毒利咽。

主治：白喉之阴虚燥热证。喉间起白如腐，不易拔去，并逐渐扩展，病变甚速，咽喉肿痛，起初发热或不发热，鼻干唇燥，或咳或不咳，呼吸有声，似喘非喘，脉数无力或细数。

用法：水煎服。一般日服 1 剂，重证可日服 2 剂。

按：养阴清肺汤是新安郑氏喉科代表方之一，乃郑枢扶、郑既均兄弟继承父亲郑梅涧衣钵，以"养阴清润"为治则，进一步优化方药而创制的治疗白喉的名方。方中大生地黄甘苦而寒，既可滋阴扶正，又可凉血解毒，标本兼治，为君药；玄参滋阴降火、解毒利咽，麦冬养阴润肺，白芍敛阴和营，三药加强生地黄养阴之功，兼以清热解毒，为臣；牡丹皮辛凉凉血、活血消肿，贝母润肺止咳、化痰散结，配牡丹皮、白芍则清咽利喉、消肿止痛之功益彰，薄荷辛凉发散、清热利咽，且防养阴药壅滞之弊，共为佐；生甘草为使，清热解毒，调和诸药。全方合用，滋阴内寓凉血，扶正、攻毒并施，整体与局部兼顾，共奏养阴清肺、利咽解毒之效，对咽喉部急性炎症有明显的防治作用。除白喉外，养阴清肺汤还广泛应用于支气管炎、肺炎、过敏性咳嗽、急慢性咽喉炎、扁桃体炎、口腔溃疡等肺系病证，凡属口鼻干燥、干咳无痰、日久难愈等阴虚肺燥证，均可辨证选用。今有养阴清肺合剂、丸剂、膏剂等多种新开发剂型，运用于五官科、内科、妇科、眼科等 40 余种疾病的治疗。喉科系列吹药也是郑氏喉科发明的代表方，如白喉吹药方、治疗口疮的口疳散、用于针刺治疗流血不止的万益丹等，屡用屡验。

10. 清金解燥汤

来源：清代余国珮《婺源余先生医案·霍乱转痢》。

组方：北沙参 8g，石膏 6g，知母 7g，瓜蒌皮 6g，细辛 3g，薤白 3g，杏仁 6g，桔梗 7g，芦根 7g（原无剂量）。

功效：清肺润燥，调顺气机。

主治：燥邪为患，腹痛下利、烦渴不食，临床多用于霍乱转痢、痛经兼痢等病证。

用法：水煎服，日1剂。

按：余国珮提出"燥湿为纲"的辨证说，临床尤重养阴润燥之治，创制了治燥诸方，如解燥汤、清金解燥汤、安本解燥汤、助液汤、泽生汤、甘雨汤等，立意新颖，特色明显，取效神验，为后世治疗燥证树立了典范。清金解燥汤纯用滑利之品，他解释说："石膏、细辛配合，辛凉清燥妙品；瓜蒌、薤白体滑解燥，而流利气机最神；杏仁、桔梗宣利气壅，且皆体润而不助燥，非槟榔、枳壳、木香、山楂破耗之劣性；沙参、知母、芦根救液清燥。"合而共奏润燥祛邪之效。本方原书中无剂量，根据其诸多治案中病情用药的描述和偏重养阴清润治法的特点，结合其寓居江苏、用药当偏于清灵，应无重剂用药之理，故笔者僭拟剂量，以供参考。中医不传之秘在于量，僭越之举，弄巧成拙也未为可知，俟读者辨识。

十大新安名方既有体现创新理论和治法的代表方，也有经典医著方书的代表方，既有隐而未显的秘验良方，也有流传于世的经典名方，内、外、妇、儿各科均有涉及，各具特色、各为机杼。虽言十大名方，然则提及的名方已逾百首。而新安新创方、化裁方远不止百首，他如明代程玠化裁方滋阴大补丸、创乌须黑发方、秘传固本牛胆丸，汪机制定风胜燥制火并汤、水胜湿制风并汤、火胜寒制湿并汤、土胜风制燥并汤、热制寒并汤、火胜阴精制雾泅溃并汤6首运气复气立方，黄古潭创拟治疗带状疱疹方瓜蒌散，罗周彦创拟补水益元汤、滋阴益元汤、益火复真汤、益元冲和汤4首培补先后天元阴元阳系列方，清代汪文誉创制逐疫解毒方乾一老人汤和新制疫救汤，方肇权改正方有改正六味地黄汤、改正四君子汤、改正麻黄汤、改正桂枝汤、改正逍遥散、改正独活寄生汤等34首，并以八味成汤创补气汤、和解汤、升提汤、恶阻汤、胎动汤等80首内科、妇科方，留下了一笔不菲的宝贵遗产。此外，新安医籍引录保存了许多名方验方，而不至于佚失湮没，如罗美《古今名医方论》收引柯韵伯方香砂六君子汤，吴谦《医宗金鉴》收载桃红四物汤（原名加味四物汤，明代徐彦纯、刘宗厚《玉机微义》引自元代王好古《医垒元戎》）等，其文献价值不可没矣。这些名方无一不是医家毕生临床和智慧的结晶，也是医家学术思想和理论特质的具体体现，很多有价值的内容有待发现、发掘和整理，为今所用。运用文献、计算机技术、药理实验、临床试验等多种方法，研究、开发和利用新安名方新药，充分发挥其防病治病的医疗作用，有着重要的现实价值和意义。

十二、新安医学重要的学术贡献

独特鲜明的学术思想是学术流派的灵魂和核心，理论、方法和技术的创新发明是学术流派发展的生命力之所在，中医学尤其如此。新安医学作为中医学中具有很大影响力的地域性学术流派，学术争鸣异常活跃，创新发明众多，理论学说纷呈。新安医家在探研中医学术的过程中，参古博今、融会贯通，结合临床、大胆创新，或"推求阐发"，或"驳正发明"，提出了一系列富有科学价值的学术观点和理论创见。在《新安医学学术思想精华》一书中，提出并系统阐述了"新安医学十大学术思想"。本着实事求是的精神，参考最新的学术研究进展，对"新安医学十大学术思想"做了适当的调整，并从医学社会背景、理论实践基础、学术内容、历史意义和现代价值等方面做了进一步的梳理、凝练和阐述，力求阐明其学术内涵的精华所在。在研究中发现，这"十大学术思想"有一个共同的特点，那就是体系完整、系统全面，尤其是其中汲取前人成果加以归纳、阐发和完善的学说，填补了原本的学术空白，其系统性、全面性、完整性就显得更为突出，故称为之"新安医学十大学说"更为妥当。

1. 营卫一气说

"营卫一气"说是明代天顺至嘉靖年间新安医学家汪机（1463—1539）为修正和完善朱丹溪"养阴"说而提出的创新学说。元末明初江南地区朱丹溪滋阴学说盛行，当时最有影响的医家王履、戴元礼均是朱丹溪的门人，明代早中期年长于汪机的著名医家虞抟、王纶等也都力主朱丹溪学说，王纶专著《忌用参芪论》，发挥朱丹溪滋阴说，力辨过服人参、黄芪之害。朱丹溪《格致余论》中所提出的"阳常有余，阴常不足"之说，本是对南宋滥用《局方》香燥流弊的纠偏，但王纶倡言后盛行过度，一些医家理解不深，盲从于"气常有余，血常不足""气有余便是火"之论，偏执滋阴之说，凡遇"虚热"之证，动辄滋阴降火，过用苦寒滋腻，戕伤元气，矫枉过正而渐成新的时弊。对此，汪机与同时代的著名医家韩懋、薛己等都有所觉悟，尽管汪机私淑朱丹溪，曾整理戴元礼所笔录的朱丹溪医案医论编成《推求师意》一书，并曾以滋阴法为主治愈母亲多年宿疾。朱丹溪"滋阴降火"治法对论治当时广泛流行的痨瘵病确有临床价值，但从其本人的诊疗记录来看，反而更重视调补气血，大量应用人参、黄芪等甘温益气药物。汪机在《辨〈明医杂著·忌用参芪论〉》一文中，就反复列举朱丹溪治疗血虚有火而"率以参、芪等剂治之而愈"的案例。明代新安医学家江瓘所著《名医类案》载有朱丹溪医案 339 则，其中应用人参、白术、黄芪者就有 203 则，占 70%，也证明朱丹溪临床并非以知母、黄柏泻火滋阴为主，相反更注重人参、白术、黄芪等甘温补益脾胃的临床应用，当然也注重当归、川芎、白芍、熟地黄养阴补血，推崇四君子汤的同时也推崇四物汤。当时求诊汪机者，多有曾遍试诸医、历尝诸药，非发散之过则降泻之多，非伤于刚燥则损于阴柔，耗伤正气，原病未除反添医源性新症情，尤其滥用苦寒而致脾胃正气受损的案例颇多，《石山医案·营卫论》有言："吾见胃虚气弱、不能运行、血越上窍者，多用四物汤凉血之药，反致胸腹痞闷，饮食少进，上吐下泻，气喘呕血，去死不远，岂可谓无害耶？"亲身体会到株守滋阴的流弊，汪机由衷地发出这样的感叹："何世人昧此，多以阴常不足之说横于胸中，凡百诸病，一切主于阴虚，而于甘温之药一毫不敢轻用，岂理也哉？"

　　生活在朱丹溪学说占统治地位的时代和地区，如何从理论上疏通与实践相冲突的困惑，纠偏滥用苦寒之时弊，已显得十分迫切。为此，汪机专著《营卫论》一文，以《黄帝内经》气血营卫立论，煞费苦心地从中找到"营气"这样一个沟通阴阳的切入点，引出了"营卫一气"说，细心缜密地分步阐述。第一步，《营卫论》开言就将朱丹溪"阳有余阴不足"解释为"论人之禀赋也",系专论人在一生的生命过程中阴气不足而阳气有余,"丹溪揭出而特论之,无非戒人保守阴气,不可妄耗损"而已,"而非论治阴虚之病""未尝专主阴虚而论治",也"不专主于血",也就是说其本质属养生理论。生理发育过程中阴精难成而易于亏乏、情欲无涯而相火易动,摄生延年必须收心养心静心,顺应自然,以保养易亏易损之阴精。在廓清其内涵基础上,汪机反而又补充了人生多劳倦伤阴、七情伤气故而阴常不足的认识,发明了病理状态下阴气易伤之论。第二步,汪机从营卫关系出发,认为"阴不足"是指营气而言,"阳有余"是指卫气而言,由此把朱丹溪滋阴说引向补营气。一方面,"营气者,水谷之精气",即所谓阴气也,各种疾病都可耗伤阴气。另一方面,卫为水谷之悍气,慓疾滑利,"阳有余者,指卫气也",一旦虚脱就有生命危险;但营卫同源,营卫一气,异名同类,相互依存,营阴依靠卫阳才能营昼夜、利关节,卫阳依附于营阴才能固护于外,两者一虚俱虚。所谓阴不足当包括营卫血气之虚,而且临床上营气亏虚致卫阳散失者更为常见。《营卫论》强调:"使阴气若虚,则阳亦无所依而飞越矣……此丹溪所以拳拳于补阴也。"第三步,根据"太极"阴阳互根原理,汪机认为营非纯阴,营中有卫,营兼气血,营中亦有阴阳,只不过在各经的分布有气多血少与血多气少之别,营血中的营气即是阴中之阳,化生、推动营血而发挥功能,此中阳气可虚可补矣。《营卫论》分析说:"古人于营字下加一气字,可见卫固阳也,营亦阳也。故曰血之与气,异名而同类。补阳者,补营之阳;补阴者,补营之阴。"这样就在滋阴理论与温补气血方药的运用之间架起了一座桥梁,由此"是知参、芪补气,亦补营之气,补营之气即补营也,补营即补阴也",论证了人参、黄芪"不惟补气亦能补血",具有补气、补营又补阴等多重实际功效,从这个意义上来理解,"人身之虚皆阴虚也"。在这里,汪机紧紧扣住营气的"气"字大做文章,营卫、气血、阴阳都归结为一个"气"字,营卫、气血、阴阳之虚都不离营气,巧妙地把"补营"转化成了"补气",阳生阴长,补气也就成了补阴的基本原则。《营卫论》这一新解释,扩大了朱丹溪"阳有余，阴不足"的内涵和外延，解决了滋阴学说与实践的自相矛盾，其再传弟子孙一奎云其"深有功于丹溪者"也。但我们从反向思维来看，既然"补气即补营，补营即补阴"，那么反过来是不是可以说"补阴即补营，补营即补气补阳"呢？汪机回避温补阳气一说，没有对此做出进一步的反思和解答。

"营卫一气"说的提出同时还受到李东垣学说的启发。汪机父亲汪渭亦为当地名医，对朱丹溪滋阴说的局限性也有所认识，尝谓："东垣主于升阳补气，丹溪主于滋阴降火，若阴虚阳亢，当合东垣、丹溪两法治之。"受父亲的影响，汪机同样也推崇李东垣，重视脾胃元气。《营卫论》指出"营气卫气皆藉水谷而生""诸病亦多生于脾胃"。人参、黄芪味甘性温为"补脾胃之圣药也"，强调"脾胃无伤，则水谷可入，而营卫有所滋，元气有所助，病亦不生，邪亦可除矣"。他以营气为切入点和共同环节，将李东垣"胃气不足生内热、元气不足则阴火亢盛"与朱丹溪"阴气不足而相火有余"两者联系起来，指出："丹溪以补阴为主，固为补营；东垣以补气为主，亦补营也，以营兼血气而然也。"由苦寒滋阴过渡为甘温补气，沟通了朱丹溪补阴与李东垣补气之说，实质上是"引李入朱"，在朱丹溪补阴的名义下倡言李东垣补气思想，不仅使朱丹溪养阴与李东垣补气在理论与治疗上达到了统一，也为其倡立"参芪双补"说奠定了理论基础，其《石山医案》一书处处体现出人参、黄芪补气补阴的学术思想和临证体验。虽然《营卫论》的出发点是维护和完善朱丹溪学说，汪机本人也力避温补之说，但其偏重温补阳气的实质显而易见。后人则将其参芪补营的理论与运用习称为"培元固本"，认为"营卫一气"说是汪机补气培元治法的立论基础，与"参芪双补"说一起构成新安温补培元派的核心学术思想。

汪机首倡"营卫一气"说，以营气为切入点和共同环节，通过一番推陈出新的科学改造，将朱丹溪"阳有余阴不足"统归为营卫阴阳，阐发了"补营"具有补阴和补气的双重价值，既修正和改造了朱丹溪养阴理论和临床应用，使补养阴气变得更为重要而广泛；同时又熔李东垣补气与朱丹溪补阴为一炉，治法上形成"调补气血，固本培元"的学术观点，开创了新安医学"固本培元"派，成为明代中后期温补派的先导。其再传弟子孙一奎又创"动气命门"说，将培元固本从培固脾胃元气发展到注重命门元气，使培元固本治法更趋全面和完善。汪机"营卫一气"说起到了承先启后的重要作用，至今对中医基础理论研究和临床难治性疾病的辨证论治仍有重要的参考价值。

2. 动气命门说

"动气命门"说是明代嘉靖、万历年间新安医学家孙一奎（1520—1600，一说1522—1619）吸收太极非阴非阳思想而创立的命门新说。命门一词首见于《黄帝内经》，其位置是指目或睛明穴，又有"七节之旁，中有小心"之论，后世有指其为命门者；《难经》一改其说而提出"左肾右命门说"，指命门为右肾这一特定的脏腑，同时认为"命门者诸精神之所舍，原气之所系也""男子以藏精，女子以系胞"。其属性早期又遵《黄帝内经》"肾者主水"说。另外，《难经》又言"诸十二经脉者，皆系于生气之原……谓肾间动气也"，似有指"肾间动气"为命门。晋代皇甫谧《针灸甲乙经》在两肾俞穴中间径有命门一穴，宋铸"铜人"命门穴亦在两肾之中。到了金元时期，刘完素《宣明论》根据道教《仙经》"心为君火，肾为相火"说而立命门相火说，明确"右肾属火不属水"，突破了命门属水之论；朱丹溪《格致余论》则首次引进宋代理学太极概念，专论肝肾相火。宋明时期理学昌盛，太极阴阳说盛行，对中医学的发展走向产生了深远的影响，孙一奎就认为"不知《易》者不足以言太医（引者注：太医指医术高明的医生）"。太极学说引入医学领域，为命门学说的蝶变新生提供了理论基础。面对命门具体部位、脏腑属性、阴阳水火属性聚讼纷纭的局面，理学功底深厚、易医兼通的孙一奎，吸收新安理学大师朱熹"太极自是太极，阴阳自是阴阳"的思想精髓，著《医旨续余》一书，立"太极图"说、创"命门图"说，发明"动气命门"说，以探明生命的本源。

"动气命门"说认为，人居天地之中，其生命的发生、变化与万物一样，亦具太极之理；并以豆发芽为喻，指出生命之初，"男女未判，而先生此二肾，如豆子果实，出土时两瓣分开，而中间所生之根蒂，内含一点真气，以为生生不息之机，命曰动气，又曰原气，禀于有生之初，从无而有"。进而在《难经》原气论的启发下，结合佛学"圆觉"和道家"金丹""玄牝之门"等认识，明确提出此生生不息之肾间动气，乃阴阳之根蒂，即先天之太极、后天之命门，生命由是而生。《医旨续余》在引《难经》"肾间动气者，人之生命，五脏六腑之本，十二经脉之根，呼吸之门，三焦之原"之意后，明确指出："命门之意，盖本于此，犹儒之太极，道之玄牝也。"可见在孙一奎心目中，命门动气比五脏六腑层次更深，生命的中枢不是心也不是肾，控制脏腑生长发育和功能协调的是命门动气。显然，独立于脏腑系统之外的命门动气，是难以用脏腑阴阳属性来定性的。所以他进一步指出，命门是无形的动气，非水非火，非有形之脏腑，并无脏腑表里经脉之连属，也无十二经之动脉可诊察。《医旨绪余》曰："命门乃两肾中间之动气，非水非火，乃造化之枢纽，若谓属水属火、属脏属腑，乃是有形之物，则经络动脉而形于诊，《灵》《素》亦必著之于经也。"但万物造化之生机，在于动而生阳、静而生阴，为此孙一奎认定，肾间动气应属《周易》之"坎"卦，两肾包括右肾属水无疑，命门应为阴中之阳，一阳而居二阴间而为坎，"坎中之阳，即两肾中间动气"。命门无形，生命之根，原气所系，非脏非腑，非水非火，乃坎中之阳，造化之枢纽，生殖活动的调节中枢，生生不息的生命动力，"五行由此而生，脏腑以继而成"。此说逻辑严谨，一理贯通，堪称是典型的"太极（命门）→阴阳→五行（脏腑）"的生命演化模式，与现代人体发生学、基因调控理论、整体调控系统论都有诸多惊人的相似与契合之处，通过比较都能从中找到先人探索生命的印迹。

与孙一奎遥相呼应的是，同一时代寓居京师的新安太医徐春甫，在其编撰的《古今医统大全·老老余编》中，对肾间动气做了更具体的描述："两肾中间，白膜之内，一点动气，大如箸头。"两位新安医学家均系汪机的再传弟子，孙一奎"动气命门"说的提出，原初动因则是承先师之说，进一步纠偏朱丹溪滋阴降火之时弊。明代江南地区朱丹溪学说盛行过火，除"阳有余阴不足论"外，其"相火论"更认为，相火有常有变，指肝肾相火为元气之贼。流俗时医未明其用，往往动辄滋阴降火、寒凉攻伐，常损人脾胃、克伐真阳。孙一奎临证中体验到了生命"活力"的重要性，创说"命门动气"，又相辅发明"三焦相火为元气之别使"的观点，否认肝肾相火（贼火）论，指出"命门不得为相火，三焦不与命门配"，并继承汪机"营卫一气"说，倡言"原气（命门动气）-宗气-营卫之气"相互为用，认为先天原气推动宗气，后天宗气滋养原气，宗气又推动营卫而不离营卫，形成了一个维系生命动力与能量的链条。临证注重补养命门元气，推崇温补肾阳，既擅用补中益气汤治疗三焦元气不足，又擅于以人参、黄芪合用附子、肉桂等，益气温阳以调治内伤杂病，更创制有壮原汤、壮原丸等温补命门元气的代表方，以纠正当时滥用寒凉而损伤肾阳的时弊。如果说汪机"营卫一气"说是对朱丹溪"阳有余阴不足论"的扬弃，那么孙一奎"动气命门"说及"三焦相火（正火）"说、"外邪火、五志淫火"论，则是对朱丹溪"相火（贼火）论"的彻底否定。孙一奎将"动气命门"说与"营卫一气"说联系起来，将培元固本从脾胃元气扩展到命门元气，完善了温补培元治法的理论基础，成为新安医学温补培元派继汪机之后的第二位代表性医家。

"动气命门"说是明代"太极-命门"理论研究之发端，是医易合流的第二次高潮时创造的新学说，引发了明清两代的学术创新，明代赵献可、张景岳等均有进一步阐发，张景岳所谓"善补阳者，必于阴中求阳""善补阴者，必于阳中求阴"之说，正与"动气命门"说相契合。孙一奎融合儒、释、道之说而发明"动气命门"说，既有物质基础又有哲学内涵，实际上是古代哲学在中医人体调控机制上的理论阐述，符合生命科学的复杂性和统一性，是中医学发展进程中的重大理论创新，对当今临床疑难杂症的辨治仍有着重要的指导意义。

3. 错简重订说

"错简重订"说是明代嘉靖、万历年间新安医学家方有执（约1523—1599）研究《伤寒论》，调整篇目、重次条文编著《伤寒论条辨》，从而率先提出并得到后世响应而形成的新说。东汉末年张仲景著《伤寒杂病论》，问世不久即因战乱而散佚缺失、简牍错乱，西晋太医令王叔和通过收集和整理，将其伤寒内容重编为《伤寒论》；至宋代经林亿等重校，世称宋本，为现存最早的古本。金元以前有摘录纂书者，有重新汇编者，亦有注释发挥者，如唐代孙思邈以方类证，其《千金翼方》卷九、卷十重编为397条；北宋庞安时研究"广义伤寒"，所著《伤寒总论》将多种热病纳入其中，虽不拘于王叔和文本的顺序及内容，但尚未对其编次和内容提出异议。到了元末明初，医家王履率先提出了怀疑："惜其既以自己之说，混于仲景所言之中，又以杂脉、杂病纷纭并载于卷首，故使玉石不分，主客相乱。"而有重新编次的思考和设想。无独有偶，同时代年长于方有执而深孚众望的另一位新安儒医余傅山，也有重编《伤寒论》"残篇断简"的心愿，但均未付诸行动。方有执研究《伤寒论》20余年，深虑王叔和之整理编次"流源已远""简篇条册，颠倒错乱殊甚"，宋本"代远年湮而失仲景之旧"；后经成无己作注时又多有误改，窜乱传本，"时异世殊，不无蠹残人弊"，致眉目不清，意义不明；更经后人校刊注解"依文顺释"，鱼鲁亥豕，不明其义，沿袭前误，失去了原著伤寒兼杂病的完整性。在当时经典考据学风的影响下，在孙思邈、王履、余傅山等先哲的启示下，方有执悉心推敲张仲景原意，逐条辨析，"重考修辑"，采用削、改、移、整的方法，形成《伤寒论条辨》新体例，力求还《伤寒论》本来面目。

"错简重订"说首先认为，通行本《伤寒论》第三篇"伤寒例"非张仲景原文，与其原意难通，方有执推测是成无己所为（实为《素问·热论》等书中的内容而有深化，乃王叔和所加），而予以删削。其次，《伤寒论条辨》改订三阴三阳病脉证并治诸篇，主要对"太阳篇"大加改订。将"太阳篇"分为"卫中风""营伤寒""营卫俱中伤风寒"3篇，凡桂枝汤证及其变证一类的条文，列于"卫中风篇"，共 66 条 20 方；凡麻黄汤证及其有"伤寒"二字列于条首的条文，列为"营伤寒篇"，共 57 条 32 方；凡青龙汤证及其有关的变证、坏证等条文，汇为"营卫俱中伤风寒篇"，共 38 条 18 方。以上 3 篇列为前三卷，是全书的重点。再次，《伤寒论条辨》对卷、篇及条文的位置斟酌情形做了前后调整，将王本《伤寒论》第二篇"平脉法"内容提至第一篇"辨脉法"之前，俱称为"辨脉法"，并整体移置于书后第十三、第十四上下篇，与"辨痓湿暍病脉证第十二"篇相合而为第七卷。并称平脉、辨脉法 2 篇"皆叔和述仲景之言，附己意以为赞经之词"，篇名系后人所加，虽非原著但有张仲景的内容，能羽翼张仲景说而予以保留，然"传不可以先经"，故移于文末；颠倒 2 篇次序，乃因"论脉亦无先各脉而后平脉之理，且平脉不过前数条"。至于"辨痓湿暍病脉证"篇，原是张仲景《伤寒杂病论》内容，因《伤寒论》与《金匮要略》重复，虽不宜砍削，也应移于篇后。最后，《伤寒论条辨》对其他各篇做出相应的调整，阳明与少阳 2 篇列为第四卷，太阴、少阴、厥阴 3 篇为第五卷，温病、风温、杂病，霍乱病，阴阳易、差后劳复 3 篇为第六卷，第八卷仍保留了王叔和"诸可与不可"等篇，以备临证参考。通过调整条文中秩序、整移条文、改订和削删，重新编次排列，增强了原书的系统性和条理性。

　　方有执重新考订《伤寒论》，绝不仅仅是篇章条文的编排整移，而是反映了他对伤寒病发生发展、传变转归的认识。首先，全书条辨重订以"太阳篇"最为凸显，其归类编次的实质意义在于：一是将伤寒太阳病归纳为"风伤卫，寒伤营，风寒两感、营卫俱伤"3 种，外感风寒邪气发病不外此 3 型，虽各有各的变证、坏证，但都有"营卫不和"的共同病理基础；二是书中注释太阳病第一条曰"此揭太阳总病，乃三篇之大纲"，开创了六经提纲说，形成了"风伤卫，寒伤营，风寒两伤营卫"三纲鼎立说之雏形，由此将风寒中伤营卫提到整个伤寒病的共同病理基础来认识，深刻地揭示了伤寒病的发病、传变、转归规律，是对伤寒学的发挥。其次，《伤寒论条辨》推翻了宋代伤寒家朱肱创立的"六经经络说"，认为六经不是六条经络，而是人身的六大层次、六个分部。《伤寒论条辨·图说》曰：
"六经之经，与经络之经不同……人身之有，百骸之多，六经尽之矣。"伤寒六经
绝非伤寒一病所独有，而是百病之六经，五脏六腑、四体百骸、周身内外无所不
赅，《或问》篇又曰："六经岂独伤寒之一病为然哉，病病皆然矣。"无论何病皆可
以六经为纲。最后，方有执认为《伤寒论》"不啻伤寒而已"，亦论杂病，指出张
仲景"愤伤寒不明，戚宗族之非命，论病以辨明伤寒，非谓论伤寒之一病也"，即
使外感六淫，其传变有发为伤寒病者，也有发为杂病者。所以提出了"乱伤寒"
和"杂伤寒"的概念，将温病归为杂伤寒，而"凡痉湿暍，皆与伤寒相涉无疑，
故一一条辨而例论之"，新增"温病、风温、杂病"篇，把条文前有"病人""病"
及有关杂病的条文归入此篇。方有执的"条辨"，突出了《伤寒论》不唯论伤寒之
意，强调了六经辨证乃辨证论治的基本方法，较全面地反映了张仲景辨证论治的
规律，对于纠偏关于《伤寒论》学术价值的错误认识、指导实践都具有普遍的指
导意义。

　　方有执首倡错简重订以后，得到了后世医家的积极响应，清初三大名医——
喻昌、张璐、吴谦等均步其后尘。喻昌首先大为赞赏，著《尚论张仲景伤寒论重
编三百九十七法》，大量引用方有执之说并加以阐发，对其改订的"太阳篇"大
加发挥，提出四时外感以冬月伤寒为大纲，伤寒六经再以太阳经为大纲，太阳经
又以风伤卫、寒伤营、风寒两伤营卫为大纲，明确倡导方有执太阳"三纲鼎立"
说。新安医家程应旄著《伤寒论后条辨》，其弟子王珏作序中点明其意：不以"伤
寒"二字读《伤寒》，而以"表里脏腑"四字上读《伤寒》。新安太医吴谦奉勅编
撰《医宗金鉴》，首列《订正伤寒论注》，编次悉以《伤寒论条辨》为蓝本，取方、
喻、程之注不少，因《医宗金鉴》乃乾隆御赐书名而颁行天下，其后从"错简重
订""三纲鼎立"说者甚众。追随方、喻者还有郑重光、程知、吴仪洛、章虚谷、
周扬俊、黄坤载等医家，新安医家郑重光著《伤寒论条辨续注》，补方有执所未
备；新安医家程知著《伤寒经注》，则以喻昌《尚论篇》为基础。

当然，方有执并未见到《伤寒杂病论》原本原貌，虽"求合乎仲景之道"，但未必能符合张仲景原意，也未必所有条文的排列都优于宋本，且改动太大，一时让人难以接受。明代张卿子（新安医家）、张志聪，清代陈修园等均反对其说，如陈修园强调"不敢增减一字，移换一节"。而清代伤寒家柯韵伯、徐灵胎、尤在泾等则强调，不必过分追究错简真伪，也不必孜孜于考订编次，关键是要阐发张仲景辨证心法。由此形成了错简重订、维护旧论和辨证论治三大伤寒学术流派。"错简重订"派阵营庞大，思想活跃，不囿旧说，各有创新，影响最大，甚至远播海外，对日本汉方医学古方派也有直接影响。"错简重订"说给明清医界吹来一阵清新之风，开启了伤寒学百家争鸣的序幕，掀起了《伤寒论》研究的新高潮，仅相关的新安医著就达 50 部，使伤寒学研究达到了前所未有的高度、深度和广度，推动了伤寒学术研究的纵深发展。

4. 元阴元阳说

"元阴元阳"说是明代嘉靖、万历年间新安医学家罗周彦（约 1553—1628）首次以元阴元阳细分元气并具体指导疾病的辨治、立法、遣方、用药的创新学说，也是"元气论"在中医诊疗领域的具体运用和拓展发挥。

所谓"元气论"，是我国古代以"气"来探求宇宙本原、阐释天地变化并解释万事万物发生、发展运动规律的哲学学说。"元气"这一术语源自道家著作，先秦《鹖冠子·泰录》有"天地成于元气"的认识；汉儒刘向、刘歆父子"辨章学术"，提出"太极元气"之说；北宋理学开山鼻祖周敦颐作《太极图说》，以太极为元气倡言其道。作为一个哲学概念，元气从一开始就是指产生和构成天地万物的终极本原，这一内涵从古到今一直未变。医学与哲学同体同构，中医学在探索生命规律中必然要参与到元气的研究中。《黄帝内经》虽无元气一词，但有肾气、真气之名，有"先天之精""后天之精"之分并为人身之本的论述，《素问·宝命全形论》还指出"人以天地之气生""天地合气"而为人，且"人与天地相参"；《难经》首次将元气（原气）引入医学领域，用以阐明生命的原始动力，强调元气来源于先天，化生于下焦命门（右肾）。后世据此认定，元气同样也是人体的根本所在，是生命活动的终极本原和原始动力。"人活一口气"，气在则命在，气息停止则标志着生命的终止，伤元气就动摇了生命的根基，保养元气成为养生防病的第一要义。可见《素问》《难经》奠定了中医元气论的基础，并开启了秦汉以来历代探寻元气养生的漫漫征途。到了金元时期，李东垣汇通真气、元气，而又视胃气为元气，有"真气又名元气"和元气即"胃气之别名"两个含义。宋代伊始太极理学大行其道，朱丹溪首次将太极引入医学，有"相火乃元气之贼"论。明代新安医学家汪机起而修正朱丹溪之偏，创"营卫一气"说和"参芪双补"说，倡导温补培元治法，其后门生及后学承其学说，在罗周彦之前就已经形成一大批以温养气血、培补元气为治法的新安医家群体，譬如程廷彝倡说《病用参芪论》；汪副护自号培元子；徐春甫秉持李东垣"脾胃元气"说；孙一奎自号生生子，以注重元气生生不息为己任，以命门动气为元气而持"肾、命门元气"说；吴崑提出"针药保元"说等，尽管在或补脾或固肾或脾肾同治上有种种不同，但治疗上都善用人参、黄芪或合干姜、附子共用。显然新安医家们不满足于以元气解说生理病理，其固本培元实践凸显了元气在疾病治疗上的实用价值，但仍停留在"未病培元、既病保元、病后复元"、防伤元气以免加重病情甚或导致不治，尚未完全突破"治未病"的范畴。

罗周彦，明代南直隶省徽州府歙县人，幼多病而学医，从医侨居同属南直隶省的泰州，治病投药即效。禀赋薄弱应是罗周彦关注元气的最初动因，所著《医宗粹言》14卷，吸取各家精华，开宗明义首列《元气论》2卷，指出"元气论乃根本要语""立元阴元阴之门"，第一次将元气分为元阴、元阳，认为元气犹如太极，有阴有阳，有体有用，水为有形之体，火为无形之用。并"置先天后天之辨"，先天元气禀受于父母，附藏于肾和命门；后天元气起源于"受生之初"，附藏于脾胃，"受生之初"禀母之脾胃谷气（胎养与乳养），有生之后复藉于己。先天无形元阴即肾水，其本体深藏于左肾；无形元阳即命火，其体则附藏于右肾命门。后天元气有化生营血卫气之功，其有形元阴为营血之母，有形元阳为卫气之母。元气乃天赋自然之真，离不开脾胃谷气之充养。《医宗粹言》还专立有《元气空虚致生百病论》，第一次将元气不足本身作为病因看待，指出先天不足，后天失调，皆可耗伤元气而致生百病。《黄帝内经》虽早有"百病生于气"的病因说，宋明时期分外感病邪之气、内伤失常之气，内伤已有气机升降出入的生理病理认识与应用，但仅限于气的运行失常、气化失宜，虽又有"正气存内，邪不可干"论，也仅作为宏观整体的把握，并未具体涉及气虚致病。罗周彦详细分析说，先天元气亏损起始于"受生"前之父母，后天元气亏损起始于"受生"后之母养（胎养与乳养）。先天元气耗伤多为重笃之病，难治难养，非久治久养不能斡旋造化；而后天元气不足，六淫从皮毛而袭，多为营血卫气为患，易治易愈。诸病论治当以先天、后天元气亏虚为根本，脾胃谷气生化弥补为要领。《元气论》篇指出："脾胃之谷气实根于先天无形之阴阳，而更为化生乎后天有形之气血。""肾命之真阴元阳不足，固不能为十二经气血以立天根，脾胃之谷气不充，更不能为肾命之真阴元阳以续命。"即使是先天元阴元阳之虚，也需要补脾胃以助其生化，所谓"先天元阴元阳，全赖中气滋培而施生化也"。元气为病，多属不足，《元气论·元气与气血所伤不同论》指出："苟有所伤，不可以寒凉药治，不可以辛热药治，不可以汗吐下治，不可以针灸治，不可以毒药治，唯宜温存以养，而药用甘温、甘寒之剂治之。"元气不足，病涉五脏，证候纷繁，罗周彦在固本培元实践基础上进行了再创造，总分先天元阴、后天元阴、先天元阳、后天元阳4类，列出各类不同的病证表现，并创立了4个基本方。先天无形元阴不足，则虚火内燔、燥其真阴，魂魄不安，宜用补水益元汤，并称其中熟地黄、生地黄、当归、白芍"上四味大补真阴元精之圣药也"；后天有形元阴不足，则吐血、衄血、嗽血、便血、骨蒸烦热、津血虚少，筋脉痿弱，肢体懈惰，形容憔悴，常用滋阴益元汤，并称当归、白芍、沙参、麦冬、熟地黄等组方药物"是为滋阴养元方略之要"；先天无形元阳不足，则形寒肢冷，精神短少，脉象微弱，常用益火复真汤，并称其人参、附子、当归、白术、黄芪等组方药物"皆甘温大补阳气之圣药也"；后天有形元阳不足，或自汗，或呕吐，或泄泻，或遗尿，或滑精，常用益元冲和汤，并称其中黄芪、人参、白术、干姜"此四味，大补阳气之圣药也"。甘温甘寒存养元气，理法方药一"气"贯通，突出了元阴元阳论治百病的主体地位。

罗周彦以元气亏虚为切入点，深度剖析了元气损伤的病机特点及其与各具体病症之间的关系，从元阴、元阳的划分开始，由抽象到具体，细分出 4 类内涵明确的辨证概念，并针对性地分类提出具体可辨的证候特征、实用可行的治法方药，提高了临床诊疗的可操作性，彻底摆脱了元气无所不在却无所指定、无所不能却无所使用，临床上难以措手的尴尬窘境，深化和提高了元气的临床实用价值，形成了从元气辨治疾病的完整学术体系。从此，补元气不再仅仅局限于养生治未病，而是拓展到更多疾病的辨治之中；也不再仅仅局限于温补培元，而是扩展到了当归、白芍、熟地黄、麦冬等滋阴益元，使补益元气辨治疾病更加全面细化，实则也从益养元阴角度回答了汪机刻意回避的"补阴即补气补阳"问题。从汪机《营卫论》到孙一奎《命门图说》再到罗周彦《元气论》，固本培元一脉相承而又不断进化，如果说"营卫一气"说奠定了固本培元的理论基石，"命门动气"说拓展巩固了固本培元的理论基础，那么"元阴元阳"说则系统地深化、升华和完善了固本培元治法体系。罗周彦"元阴元阳"说是新安固本培元派长期学术实践的不断累积叠加而酝酿催生出来的一朵奇葩，扩大了固本培元治法的学术内涵和应用范围，至今对机体免疫力低下、脏器功能衰退等虚损性疾病，慢性病与终身治疗性疾病，现代老龄化社会衰老性疾病的辨治，仍有重大的实用价值和指导意义。

罗周彦首分元气为元阴、元阳，强化元气先后天之分，其后张景岳有进一步的阐发，《类经》《景岳全书》中对先天、后天、元阴、元阳的分类以及脾胃与元气的关系等认识，均与之如出一辙。学术界曾误以为，元阴、元阳作为中医学一对重要的概念，最早是由张景岳提出和发挥的。但考诸事实，《医宗粹言》问世于

1612 年，早于《类经》12 年，早于《景岳全书》28 年。

5. 暑必兼湿说

"暑必兼湿"说是由明末清初新安医药学家和编辑出版家汪昂（1615—1694）明确提出，后经清代康熙乾隆年间新安医学家叶天士（1667—1746）大力推广运用，所形成的阐述暑邪特征、暑病病机和治疗的新说。暑与湿均为六气（风、寒、暑、湿、燥、火）之一，《黄帝内经》已认识到暑湿二气相连、夏与长夏时令相继、病性相关的特性；东汉许慎《说文解字》有"暑，热也，暑近湿如蒸"的解释；张仲景发现暑月有中热与伤湿之证，《金匮要略》中论及暑伤气津或伤湿之"暍"；晋代葛洪认识到夏月发病有暑湿证候的存在，《抱朴子》认为体虚之人易感暑湿；唐代孙思邈《千金要方》也有暑月感湿的记载；宋代陈无择《三因极一病证方论》列有《暑湿、风湿证治》专篇，其《伤暑证治》篇所用 5 个伤暑治方均用茯苓等渗利水湿药；金元张元素分析了夏秋之际暑湿夹杂的气候因素，在《医学启源》中提出"宜渗泄之法"；李东垣《内外伤辨》有长夏"天暑湿令"的记述，其《暑伤胃气论》篇强调"宜以清燥之剂"治暑伤，创清暑益气汤，以"苍术、白术、泽泻渗利除湿"；明代王纶《明医杂著》提出"清心利小便最好"的治暑之法；明末清初喻昌《医门法律》提出"暑病乃夏月新受之病"的新感说，同时提出"凡治中暑病，不兼治其湿者，医之过也。热蒸其湿是为暑，无湿则但为干热而已，非暑也"。至明末清初治疗暑病，香薷饮、六合汤、五苓散、胃苓散等宣化暑湿、淡渗利湿方已为临床医家所常用，但未有明确提出"暑病兼湿"者。汪昂在宋明医家暑病证治经验的基础上，于《本草备要·香薷条》《医方集解·清暑剂》中明确提出"暑必兼湿"说。

"暑必兼湿"说明确指出，暑与热均为阳邪，两者的区分就在于有无兼湿。《医方集解·清暑剂》还对伤暑的证候病机做了全面的阐发，指出："暑为阳邪故蒸热，暑必兼湿故自汗，暑湿干心则烦、干肺则渴、干脾则吐利，上蒸于头则重而痛，暑能伤气，故倦怠。"认为"烦、渴、吐利"等都是暑湿伤及心、肺、脾三脏所致，并推荐了10首清暑之剂。《本草备要·香薷条》则强调"治暑必兼利湿"的治则，但须辨清病情，合理运用化湿之法。认为香薷"为清暑之主药"，但"伤暑大热大渴，汗出如雨，烦躁喘促，或泻或吐"之津伤重证则不宜使用，"气虚尤不宜多服"。《医方集解》所载四味香薷饮、清暑益气汤、六一散、缩泉丸、消暑丸、五苓散等10首清暑剂也各有所宜。继汪昂之后，已迁吴行医的"古歙叶天士"，临证进一步加以阐发和应用，其《三时伏气外感篇》云"长夏湿令，暑必兼湿"，《临证指南医案·暑》更反复强调，暑湿相兼首先伤气犯肺，指出："暑必夹湿，二者皆伤气分，从鼻吸而受，必先犯肺。"一代宗师的推崇和应用，"暑必夹湿"说对后世暑温病的研究产生了重要的影响。清代温病学家吴鞠通赞同其说；温病学家王孟英则认为，暑与湿并非一体，而改提"暑多夹湿"，非谓暑中必有湿也。俞根初则进一步认识到，湿温有暑多湿少和湿多暑少两类，"传胃而暑重湿少""传脾而湿重暑轻"，治有不同。经叶天士等的阐发，"暑必兼湿"说更加深入人心，成为温病学病因、病机、治法中的重要学术观点，以至于后世（包括现代部分温病学教材）误认为系叶天士所创。

我国处于大陆性季风气候地域，冬冷物燥而夏季湿热，故历代医家治暑病多兼化湿；尤其东南沿海地区夏季气温高、湿度大，暑热之中多湿热之气，常具郁蒸之性，这正是江南新安医家提出"暑必兼湿"说的客观原因所在。湿温气候有利于微生物的滋生繁衍，更增加了夏季外感热病即暑温的复杂性，故近代曹炳章在《暑病证治要略》中指出："病之繁而苛者，莫如夏月暑湿为最甚。"因此，"暑必夹湿"说对于今日暑温证的治疗仍有重要的指导意义，对于呼吸道感染性疾病、流行性感冒、流行性脑脊髓膜炎、流行性乙型脑炎等传染性疾病的诊治也有重要的研究价值。

6. 卫气营血辨证说

　　"卫气营血辨证"说是清代康熙、乾隆年间新安医学家叶天士（1667—1746）创立的论治外感温病的辨证新方法。"卫、气、营、血"概念首见于《黄帝内经》，是指构成和维持人体生命活动的基本物质，《灵枢·营卫生会》等各篇对其分布和功能做了系统论述。张仲景《伤寒杂病论》创立六经辨证，其中即首次引入卫、气、营、血阐述外感病的病理病机，王叔和整理《伤寒论》时又有进一步阐述。华佗对温邪入血发斑已有所认识。隋代巢元方《诸病源候论》对风热犯肺的病因证候有详细论述，对热结伤阴和热毒血证等病机也有分析。唐代孙思邈《备急千金要方》载有四时温疫诸方，包括治疗热入血分的犀角地黄汤、治疗"天行时气，内入攻心"的紫雪丹等。先秦汉唐时期，虽然《黄帝内经》《伤寒论》《肘后方》《诸病源候论》《千金方》《外台秘要》等对温病均有论述，对其厉气乖戾之性均有认识，但概念上一直是"温病不越伤寒"。两宋金元时期，很多医家已认识到热病初起滥用麻桂误人，温热病开始脱离伤寒藩篱。"伤寒宗仲景，热病崇河间"，金代刘河间首倡"火热病"，认识到"热邪在里，耗损营血者病重"；元代罗天益在《卫生宝鉴》中，根据邪热在气在血的不同而分证制方用药；王安道《医经溯洄集》第一次提出"温病不得混称伤寒"。到了明代，陶节庵《伤寒全生集》有"传心"和"先入营卫""先自三阳气分……已后传进三阴血分"的记载；汪机发明《营卫论》，并有"春之病温有三种不同"（指伏邪、再感、新感）的分类和运用；张景岳以卫、气、营、血阐释温病的病变层次与传变次第，并论述各病变阶段组方用药特点；袁体庵指出温病初起宜"清肃肺卫"，认识到"失治久延，渐入营分，有逆传顺传之候"；吴又可《温疫论》进一步运用卫、气、营、血阐释温病，首先明确提出邪在气分、在血分之分。温病是感受四时不同温热病邪所引起的急性热病的总称，大多具有传染性和流行性的特点。"古歙叶天士"自祖父迁吴，而行医于苏州。清代瘟疫频仍，苏州系江南重镇，人口众多，雍正癸丑年（1733）疫病流行，叶天士拟定甘露消毒丹、神犀丹，活人甚多。他通过实践发现，"温邪上受，首先犯肺"，温病的病变过程不同于伤寒六经，其传变却很符合卫、气、营、血由外而内的层次性，《临证指南医案》指出："温热时疫，上行气分，而渐及于血分，非如伤寒足六经，顺传经络者。"在六经辨证的启迪下，叶天士根据自己治疗温病的丰富经验，全面汲取前人学术经验的精华，在《温热论》等著作中创造性地总结出了"卫气营血辨证"说。

"卫气营血辨证"说以《黄帝内经》为立论基础，以卫、气、营、血为辨证纲领，借用卫、气、营、血这四个层次分明而又密切相连的生理概念，将外感温病进程中不同病理阶段所反映的证候，由表入里分为卫分证、气分证、营分证和血分证四个层次，《温热论》曰："大凡看法，卫之后方言气，营之后方言血。"外感温病病变由卫分→气分→营分→血分渐次传变，体现了病邪由浅入深、病情由轻而重的病理过程，反映了温病发生、发展和传变的一般途径及规律。4类证候各有相应的证候特点，卫分证主表，邪在肺与皮毛，为外感温病初始阶段；气分证主里，病在胸、膈、胃、肠、胆等脏腑，为邪正交炽的热盛阶段；营分证邪热陷于心营，引致内闭或出血，病在心与包络，病情深重；血分证为病变后期，邪热已深入心、肝、肾，易耗血动血，病情更为严重。但4个阶段不是绝对的，往往互有错杂，也有传变迅速而病势重笃的特殊情况，不经过气分阶段而直接深入营分、血分，如气营同病或气血两燔，《温热论》称之为"逆传"，指出："温邪上受，首先犯肺，逆传心包，肺主气属卫，心主血属营。"根据卫、气、营、血不同阶段的证候特点，叶天士还提出了相应的治疗用药大法。《温热论》曰："在卫汗之可也，到气方可清气，入营犹可透热转气，如犀角、元参、羚羊角等物，入血就恐耗血动血，直须凉血散血，如生地、丹皮、阿胶、赤芍等物。"卫分证温邪热变虽速，但病位尚浅，在肺在表，初用辛凉轻剂，不宜辛温解表；邪由卫直入心包，予至宝丹芳香以通神明之窍。气分热盛，总不离清泄气热，注意区分热邪是否结聚，如属湿热则应区分热与湿的轻重；"初病在气，久则入血"，则有营血耗伤、津液不足的特征。营分证以身热夜甚、舌绛、斑疹隐隐为特征，"乍入营分，犹可透热，乃转气分而解"。其热陷心包证，"温邪逆传膻中，热痰闭阻空窍"，又分"膻中微闭""舌纯绛鲜泽"之轻证和"平素心虚有痰，外热一陷，里络就闭"之重证，重证因热炽痰盛、胶固难开，必用紫雪丹、至宝丹。其热伤营阴证，"营分受热，则血液受劫，心神不安，夜甚无寐，或斑点隐隐"，病虽在营血，治宜清气为先，石膏、知母、黄连之属可用之。血分证病情深重，血热妄行，"初在气分，日多不解，渐入血分，反渴不多饮，唇舌绛赤，芩、连、膏、知不应，必用血药"，入血则"直须凉血散血"；血热伤阴，"热邪不燥胃津，必耗肾液"。气血两燔，可予石膏、知母等急撤气热，开通道路，导营热外达，玉女煎加减治之。发斑既是温病邪入营血的一个标志，也是"邪气外露之象"，叶天士认为"宜见而不宜多见"，并提出了"斑色红者属胃热，紫者热极，黑者胃烂"的辨证要点。卫气营血辨证的创立，弥补了六经辨证的不足，丰富和发展了外感温病辨证论治的方法，为区分病程阶段、判断病变病位、辨别病情轻重、阐发病理病机、归纳证候类型、推测传变转归、制定治疗法则、确定用药方案提供了理论依据。

"卫气营血辨证"将复杂多变的温病分为四大证型，尚不能确切地反映出与病变脏腑的关系，脏腑病变的确定失之笼统、不够精确，也没能概括温病后期肺胃阴虚、肝肾阴虚及正虚邪恋等证情，有失全面。为了弥补其不足，除须结合病因或脏腑辨证外，叶天士还有"凡心肺之病属上焦、脾胃之病属中焦，肝肾之病属下焦"的划分，主张"分三焦受邪孰多"而治，并论述了三焦传变和治则用药，其医论医案中又有"上焦属气、下焦属血""上焦药用辛凉，中焦药用苦辛寒，下焦药用咸寒""上焦气多，血药无能为于上部之隧"等说法，对三焦辨证有比较成熟的认识，为随后吴鞠通创立"三焦辨证"体系奠定了理论和实践基础。吴鞠通学术内容多取材于叶天士，其《温病条辨》以"三焦"为温病辨证纲领，提出了"治上焦如羽（非轻不举），治中焦如衡（非平不安），治下焦如权（非重不沉）"的著名论断，而将卫气营血辨证贯穿其中，并进一步加以系统化、理论化，充实、完善和发展了叶天士"卫气营血辨证"说。"卫气营血辨证"与"三焦辨证"一纵一横，互为经纬，相辅而行，提高了温病定位的精准性，共同形成了足以与伤寒六经辨证相比翼的温病辨证论治体系。以"卫气营血辨证"和"三焦辨证"为标志，有别于伤寒学的温病学独立体系诞生了。

叶天士生平诊务繁忙，无暇著述，现在流传的多种著作均系其门人或后人整理，其中《温热论》作为温病学开山奠基之作，乃其学生据叶天士本人口授整理而成，可信度和可靠性最高。温热大师叶天士开创的温病学独立体系，又经薛生白、吴鞠通、王孟英、章虚谷等不断充实和完善，300年来一直有效地指导着温病的临床诊治。1954年石家庄地区运用温病学理论和方法，治疗流行性乙型脑炎，取得了显著的疗效，其经验迅速在全国各地推广。40多年来，运用温病学理论和方法治疗流行性脑脊髓膜炎、流行性乙型脑炎、急性肺炎、百日咳、麻疹、流行性出血热、血液病、细菌性痢疾、肠伤寒、病毒性肝炎、钩端螺旋体病、急性胆道感染、败血症乃至参与诊治传染性非典型肺炎、禽流感、甲型H1N1流感、手足口病等急性传染病、感染性疾病，都取得了较好的疗效。现代研究认为，温病卫气营血4个阶段，在人体舌象、舌脱落细胞、血液流变学指标、免疫学指标、血生化指标等方面均有不同程度的改变；与西医将疾病过程分为前驱期、明显期、极盛期、衰竭期4个时期也是一致的。"卫气营血辨证"说不仅仅是温病辨证的重要理论依据，而且现代又拓展运用于临床辨证各个领域，在中医诊断学中占有极其重要的地位，至今仍有较高的实用价值和实际指导意义。

7. 医门八法说

"医门八法"说是清代康熙、雍正年间新安医学家程国彭（1662—1735）综合归纳出来的中医治法体系。上古有法无方。《黄帝内经》就载有"寒者热之，热者寒之""实则泻之，虚者补之"等诸多治法。《神农本草经》将治法与药物联系起来，使治法有了可操作性。《伤寒论》明确了汗、吐、下、温等治法，且有法有方，397方一方体现一法。其后诸家纷纷创说新法，但方与法多相混称，且繁简不一。北齐徐之才《药对》、唐代陈藏器《本草拾遗》按药物功效创分"十剂"。金元张子和《儒门事亲》详论"十剂"，而又立吐、汗、下三法，且言只有三法，又有托名刘完素之 18 方。明代徐春甫《医学捷径六书》立有 24 法（方）；张景岳《景岳全书》以"八略"立法，列补、和、攻、散、寒、热、固、因"八阵"。清代汪昂《医方集解》"以法统方"，列方剂 21 类；陈士铎《古室秘录》更发挥出 128 法。方法虽众，然繁简不一，且时医各执偏见、各用一二法，庸家更视吐、下为畏途，多有终致无法回天者。程国彭有感于此，乃著《医学心悟》，发明"医门八法"说。

《医学心悟》首卷专设《医门八法》一节，开篇即言："论病之原，以内伤外感四字括之；论病之情，则以寒、热、虚、实、表、里、阴、阳八字统之；而论治病之方，则又以汗、和、下、消、吐、清、温、补八法尽之。"其中"八字"即"八纲"，作为"病之总要"，辨证"总不出此八言以为纲领"。辨病先辨外感、内伤，次以"八字"辨证，灵活运用"八法"，即可应变无穷。各卷各分论中分述了"八法"的具体运用：①风寒客表，法当汗之，然气虚、阴虚、伤食发热等非风寒表证均不可汗之，应把握汗法宜忌，兼证又当灵活变通，不必尽剂、不可过汗。②半表半里，唯有和法，其关键要辨清寒热之多寡、体质之虚实、脏腑之燥湿和邪气之兼并等情况，清而和、温而和、消而和、补而和、燥而和、润而和、表而和、攻而和，变化无穷。③病邪在里，下之而已，要知病之深浅、缓急，认清可下、不可下之情，"正虚邪盛，最难措手"，当"委曲疏通"，或清或润，或先补后攻、暂攻随补、攻补并行，燥结、痞满、结胸、蓄血等应注意轻重，辨证应用。④去其壅滞，当用消法，一须审清气、血、积食、停痰、蓄水等病原而用；二须辨清虚实，虚证不可用；三则莫失时机，防止迁延难为；四则积聚、癥瘕要在"初中末三法"互相为用，初可先消后和，中从攻补并行，肿消其半则调补气血；五须辨清在脏在腑之部位与皮、肉、筋、骨之深浅，勿伤正气。⑤邪阻胸咽，当用吐法，但须查其人之虚实性情，因人而吐，并总结出"因证用药，随药取吐，不吐之吐"的变通法，以治危疑之症。⑥脏腑有热，当用清法，一须详查虚实、真假，虚热、假热不可妄用；二则外感、内伤清法有别，风寒、暑热、湿热、燥热、伤食、实热等，可分别予以散、补、利、下、润、消而清之，气虚、血虚及七情郁结则当配合补气、滋血、解郁；三是因人、因证而清，壮实之人、大热之证药量当重，体虚病后、微热之证则少少与之。⑦寒邪侵袭，必用温法，但伤寒入里、真热假寒、火郁恶寒、湿热肤冷、中暑虚汗等皆所不宜；温要得法，冬令伤寒、痰壅、冷食、寒凝、体虚，应分别温、开、消、下、补而温之；温要"量其人""量其证""量其时"，阳虚之人、寒重之证、隆冬之季温剂宜重，火旺之人、寒轻之证、盛夏之时温剂宜轻，切勿太过、不及。⑧虚者补之，当补不补贻误病机，补当分气血、寒热、五脏，当知开阖、缓急，当明脾肾根本。气虚四君子汤为祖方，血虚四物汤为祖方；血热宜补血行血以清之，血寒宜温经养血以和之；补正必兼泻邪，有开有阖，补散、消补、攻补、温补、清补并行；"极虚之人，垂危之病"必得大剂峻补，余邪虚体则宜和平缓剂；五脏之补有正补和五行相生补法之不同；补肾固先天真阴真阳之本，粥浆入胃补脾则固后天之本。《医门八法》每论一法，均以《黄帝内经》治法为理论渊薮，旁征博引先贤诸论。其"论汗法""论和法""论温法"各法多引用张仲景治法而为立论依据，并发挥了金元四大医家刘完素、张从正、李杲、朱丹溪等的治法理论，其补法还吸收了明代张景岳、李士材等肾命学说和先天后天之论。"医门八法"说融汇百家，会通微意，条分缕析，逐层阐发，繁简得宜，全面系统，发前人所未发。

《医门八法》依证立法，以法选方遣药，理、法、方、药一理贯通，一经发明后世即奉为圭臬，成为中医临证立法的主要依据。今人虽在其基础上加以补充，将理气、活血、化痰、祛瘀、除湿、利水等具体治法融会于八法之中，使治法更符合临床实际，但仍不出"八法"规矩。正如《医门八法》所说："盖一法之中，八法备焉；八法之中，百法备焉。病变虽多，而法归于一。""八法"涵盖了治法体系中的多个层次，构建了中医治法的新模式，为中医治法学理论体系做出了重大贡献。

8. 外损致虚说

"外损致虚"说是清代康熙、乾隆年间新安医学家吴澄（1249—1333）提出的虚损病因和证治的新说。《黄帝内经》已有"精气夺则虚""阳虚则外寒，阴虚则内热"等论述，《难经》有"五损"（肺、心、脾、肝、肾）等症情治法，张仲景《金匮要略》首先提出虚劳病名，隋代巢元方《诸病源候论》论述有五劳（心、肝、脾、肺、肾）、六极（气、肉、筋、骨、肌、精）和七伤（脾、肝、肾、肺、心、形、志），金元李东垣倡脾胃内伤说，明代张景岳强调真阴真阳虚损，但直到清代乾隆时期尚无六淫外邪致虚的探讨。吴澄致力于虚损证的研究，临证"随机活用，因证施治"，活人难以计数。所著虚劳专著《不居集》，上集取古人论治虚损之精要而归纳为九法，下集则在李东垣内伤说的启发下，从六淫外邪致虚入手，发明外感内伤的外损论治法，补前贤之未逮，而与诸家九法合归为"虚损十法"。

吴澄认为"虚损一症，不独内伤，而外感者亦有之矣"，拘泥于内伤和久虚成损，专用滋阴降火，难免会虚其所虚，损其所损。六淫、痰积、食郁、失血、酒伤、外虫等外因长期侵袭，"缠绵日久，渐及内伤，变成外损"。然外感之后成损与否，因人而异，取决于体质之强弱，有"即病而无阳"者，有"循而变外损者"，或素体虚弱，外感即病，又妄用汗吐；或真元不足，感受非时之气即病，又加清下攻消重伤元气；或时行疫疠，治不得法；或外感风寒，初时病轻有延误，后则误用滋补而留邪；或起居不慎，饮食不节，房事过度，皆可成似损非损之外损证。"频感外邪，消耗气血"，耗伤正气，实为外损之关键。"外损"外感之症与虚损之象并存，虚实互见，病程缠绵，与单纯外感"吉凶只在旬日之间"迥然有异，还要注意与虚劳寒热等类似之证相区别。"外损"为邪未尽而虚劳已成，虚实夹杂之间，治疗上应分清邪正孰多孰少。吴澄发明了"解托""补托"二法，创立了13首治"外损"方剂。感受外邪后素体不足而不任疏散者，宜用"解托"之法，以和解达邪为主，同时注意"回护元气"。解托方有柴陈解托汤、和中解托汤、清里解托汤、葛根解托汤、柴芩解托汤、升柴拔陷汤6首，均以柴胡、葛根为主药。《不居集》认为,"解托之妙,妙在葛根……辛而能润""妙于横行托里",而柴胡"妙在升举拔陷",二者合用,一提一托,可使外邪迅速达表而解。正虚邪陷不能托邪外出者,宜用"补托",以扶正达邪为要旨,佐以祛邪。其中"未病之前,已有一内伤虚损底子,及其即病,名曰外感,其实内伤;既曰内伤,又实外感",尤宜补托。补托方有益营内托散、助卫内托散、双补内托散、宁志内托散、补真内托散、宁神内托散、理劳内托散7首,常用当归,认为当归是虚人外感要药;兼用葛根、柴胡,则"补者自补,托者自托,而散者自散"。《不居集》还指出,平日保养、病后调理,可免外损致虚,并载有"病有十失""病中十则""病家十要",强调"治未病"的重要性。

虚劳大家吴澄发明"外损致虚"说,创解托、补托二法,翼羽李东垣内伤学说,自成一家之言,完善了虚损证治理论,扩大了虚损病因学和治疗学的研究范围,充实了虚劳发热论治的认识,可为现代"人类免疫缺陷"病毒感染的辨治提供有益的借鉴和启发,对慢性疲劳综合征等虚损性疾病的论治更有重要的指导意义。

9. 养阴清肺说

"养阴清肺"说是清代雍正、乾隆年间新安医学家郑梅涧(1727—1787)、郑枢扶(1746—1813)、郑既均(1755—1830)父子三人针对白喉病而提出的治法新说。清代乾隆年间白喉病广泛流行,病情瞬息万变,"古无是病,亦无古法",《黄帝内经》《金匮要略》及宋代《圣济总录》、明代《景岳全书》、清代《医学心悟》等虽有喉痹、阴阳毒、缠喉风、锁喉风、紧喉风等记载,但历代均未提及"假膜"这一病症特征,治疗上也无经验可供借鉴,医家一时措手不及。明清之际急性外感热病就已流行,继清初吴有性"杂气致病"说、喻昌"燥气论"后,叶天士明确提出"温邪上受,首先犯肺,逆传心包",又有燥气化火之论,由此喉科医家逐渐产生了"咽喉诸病皆属于火""白喉一病伤燥者居多"的共识。然又据《重楼玉钥》载"时医罔察……每作实证治之""妄用表散寒凉者多""非辛温发散即苦寒降泻""而夭枉者，不可胜数"。郑梅涧继承家传喉科秘法秘术而精于喉科，乾隆年间喉科传染病流行盛广，白喉在1775年前后初始流行，郑梅涧首先治疗成功，后又与其子郑枢扶、郑既均一起亲历了1785年第一次白喉大流行，积累了大量的诊治经验。在伏气学说、温病学说和火燥论的启发下，临床阅历深厚的郑梅涧父子，在《重楼玉钥》一书中首次提出了白喉（白缠喉、白腐）病名，并首次记载了这一烈性传染病的流行，郑枢扶又专著《咽喉辨证》《喉白阐微》，共同提出了著名的"养阴清肺"说。

"养阴清肺"说是郑氏父子两代人长期实践的共同成果。郑梅涧认为，白喉一证，"属少阴一经，热邪伏其间，盗其肺经之母气"；郑枢扶进一步加以发挥，认为白喉由体质不足、肺肾阴虚、感受燥邪、肺津劫伤、热毒熏蒸于咽喉所致。《喉白阐微》明确指出，其发病与肺阴不足而伤燥邪更为密切，专立有《肺受燥论》，并强调白喉并非单纯病在咽喉，可涉及脏腑，导致"虚里跳动"（可能是心肌炎）、"缠满肺系"（可能是气管白喉）的燥气重证。治疗上白喉忌表，咽喉诸症皆不宜轻易使用表散，以免耗伤肺肾之阴，加重病情。《重楼玉钥》还列出"喉间起白所切忌药味"，如"麻黄（误用音哑，不可救）、桑白皮（肺已虚，不宜泻）、紫荆皮（破血，不可用）、防风（不可用）、杏仁（苦降，更不宜）、牛蒡子（能通十二经，不可用）、山豆根（不可用）、黄芩（过清凉）、射干（妄用即哑）、天花粉（不可用）、羌活（过发表，切不可用）、桔梗（肺虚不宜升）、荆芥（不可用）"13味。郑梅涧早期治疗白喉，主以生地黄为君药并减去紫荆皮、茜草的紫正地黄汤减味方，然亦有"白反蔓延呛喉"转为不治者；其子郑扶枢、郑既均继其衣钵，再改其法，"总以养阴清肺兼辛凉而散为主"，并于1794年前后优化方药而创制养阴清肺汤（大生地黄、麦冬、生甘草、玄参、贝母、去心牡丹皮、薄荷、炒白芍），所治"未尝误及一人，生者甚众"。《喉白阐微》又详细指出，凡喉白初起以导赤散加减治之，三四剂后如"质弱正虚，喉白脱而未净，或热未除，虚里跳动及大便未解，总用养阴清燥法，自渐痊矣"。从乾隆五十年（1785）白喉第一次大流行，清代先后发生了 4 次白喉大流行，"养阴清肺法"挽救了无数白喉患者的生命，为人类健康做出了重大贡献，也充分印证了叶天士创立温病学独立体系的临床价值和意义。

"养阴清肺"说对后世白喉和其他喉系疾病的辨治产生了深远影响，其后相继问世的《时疫白喉捷要》《喉科白腐要旨》等 50 余种白喉专著，多宗阴虚肺燥病机说和养阴清肺而忌表之治法，养阴清肺汤治疗白喉被奉为圭臬，直到新中国成立后实行白喉疫苗预防措施为止。1890 年德国人 Behring 发现白喉抗毒素并应用白喉抗毒素血清治愈白喉，且于 1901 年获首届诺贝尔生理学或医学奖，而养阴清肺汤的发现要比其早 1 个世纪。现代临床研究证明，养阴清肺汤合神仙活命汤加减，与特效药白喉抗毒素相比有同等的疗效。养阴清肺汤不仅用治白喉，而且可用于其他咽喉疾病的治疗，对秋冬季节虚燥之证均有良好的疗效。只要辨清阴虚肺燥病机，抓住口鼻干燥、干咳无痰、日久难愈等主症，凡出现肺系燥证者皆可辨证选用。今临床新用于五官科、内科、妇科、肿瘤科、眼科 40 余种疾病，有养阴清肺合剂、丸剂、膏剂等多种新开发剂型。"养阴清肺"说不仅奠定了中医药防治白喉的理论和经验基础，丰富了中医喉科急症治疗学的内容，而且扩大了多种阴虚肺燥病证的治疗思路，对当今传染性非典型肺炎、甲型 H1N1 流感、禽流感、手足口病等传染病的治疗不无启迪，是近代继叶天士之后中医学术史上又一项重大创新，至今仍有重要的实用价值和指导意义。

10. 燥湿为纲说

"燥湿为纲"说是清代嘉庆、道光年间新安医家余国珮提出的以燥湿为纲领统领病因、病机、诊治和方药的辨证新说。燥与湿均为六气（风、寒、暑、湿、燥、火）之一。《黄帝内经》多处论及燥淫致病，然《素问·至真要大论》"病机十九条"却唯独缺失燥邪致病的条文，而在《黄帝内经》中湿气分别有"其象长夏"

和"秋伤于湿"之论。金代医家刘完素《素问玄机原病式》增补了"诸涩枯涸，干劲皴揭，皆属于燥"的认识，完善了《黄帝内经》六气病机的认识；明末清初医家喻昌著《医门法律·秋燥论》，以四时六气顺序为依据，径改《素问》"秋伤于湿"为"秋伤于燥"，并创有清燥救肺汤；清代医家黄元御著《四圣心源》，提出："医家识燥湿之消长，则仲景之堂奥可阶而升。"将燥湿之辨提高到纲领的地位。清代徽州府婺源县人余国珮，号春山，寓居江苏省泰县姜堰（今姜堰区）行医，而苏南江浙一带湿邪为病盛广，其时又"大运转于燥火"，未末申初"燥金极旺"，即1847年年底至1848年年初"燥火之病"流行，激发了他对燥湿二气病因学和辨证地位的理性思考。他在继承家传"已验再验"理法的基础上，吸取先辈温病、伤寒热病中燥气病机的认识，著《痘疹辨证》《医理》《婺源余先生医案》，独具特色地提出了一套"燥湿为纲"的理法方药思想。

"燥湿为纲"说认为，天地之气即阴阳之气，阴阳之气即燥湿之气，"天为乾金，其气本燥；地为坤土，其气多湿""虽有六气之名，不外燥湿二气所化"（《医理·风无定体论》），而"人为万物中之一物，既同处天地气交之中，亦遂感其燥湿而为病"（《医法顺时论》），人之受病独重燥湿二气，就如同禾苗庄稼一样易受旱涝的影响，"如一岁之中偏干偏水，必伤而成歉年，未见多寒多暑而损岁也"（《风无定体论》）。余国珮进一步分析说，六气之中，火就燥、水流湿，"燥湿为先天之本，水火为后天之用"，水火为燥湿所变；燥湿因寒暑而化，燥湿变化先于寒热，寒搏燥生、热烁燥成，寒滞湿凝、热蒸湿动；风善行数变而不定体，也是燥湿二气所动。六气皆可赅以燥湿。故其《医理·自序》明确提出"外感独揭燥湿为纲"，且开篇第一论即《六气独重燥湿论》。其诊治痘疹更重燥邪发病。《婺源余先生医案·燥症》指出："外感认得燥湿二气，其或兼寒兼热。治法，燥邪治以润，湿邪治以燥，兼寒者温之，兼热者清之，治外感之证已无余意矣。"不仅外感，内伤亦然，《医理·内伤大要论》曰："血虚生内燥，气虚生内湿；内燥则外燥凑之，内湿则外湿凑之，燥湿二气互相为病……湿病用益气，燥病用育阴，或与外感燥湿兼病者，即用前之外感燥湿诸法治之。"内伤如此，外科亦然，《外科燥湿分治论》曰："万病之源无非燥湿为本。"《风无定体论》指出："燥湿之气可寒可热，医者再能因燥湿之偏分其寒热之变，一任病情万状，总以燥湿为把柄，治之自无贻误。"燥湿为纲重在辨治，诊断上余国珮尤精于燥湿证情之诊法，发明平仄二声、刚柔之脉辨别燥湿，《望闻问切论》曰："燥湿二病合平仄。""凡湿病声必低平，燥病声必厉仄。"认为此法"最简最切"；《察脉神气论》则指出：所谓刚脉，"古人之所谓动、涩、紧、搏之脉也；按之坚硬弹指，尖滞括手之象，皆阴虚燥病之脉"，所谓柔脉，"古人所谓濡、软、滥、滑之脉，按之如绵绵湿泥，软柔之象，皆属气虚湿病"，堪称余氏独家心传。证辨燥湿，用药自当分出润燥，余国珮由此还发明了开阖润燥的药性理论。《药味随运变更论》曰："《本草》一书，古人但言药之性味，未言体质之润燥，今明辨润燥之品，用以治燥湿之病。"凡药体润者多善治燥证，药体燥者多善治湿证。认为岁运燥火则药味多变苦辛，湿重之年则药味多变平淡，临证用药亦当知其变，更要了解药性之开阖。苦辛、气温、性升、味淡者和泻药多开，皆不利于燥证；酸咸、气凉、性降、味厚者和补药多阖，皆不利于湿证。"燥湿为纲"说强调，燥湿二气不是一成不变的，可因气候变化和岁运变迁而变，随着寒热、水旱变化，燥湿为病之种类、药物之性味功用都会相应而变，辨证治疗及方药运用也应相应而变。余国珮医疗阅历丰富，其《婺源余先生医案》从燥湿着眼，主以滋阴润燥、淡渗利湿为治，体现了燥湿为纲的指导思想。

由于时运燥火"势若燎原"，故燥湿两纲又侧重于燥，认为燥病尤烈。《医理·燥气论》指出，燥病多从肺家见症，当用滑润之品。《婺源余先生医案》用药不过百余味，其中沙参出现频率高达86%之多。燥可致肿胀、泻痢、堕胎，他邪亦多渐转成燥。其医案中又曰："凡痛极不可按者，皆属燥病，前人所未发明。"燥邪颈肿、霍乱转筋、暑热痉厥、产后痢、烂喉痧、顿咳、音哑、痹痛、腹痛、腹肿等皆从燥治。内伤尤重养阴润燥，《医理·内伤大要论》曰："人之有液如草木之有汁、灯烛之有油,有油则灯烛长明而不熄,有汁则草木长青而不枯。古歌曰:欲作长明灯,须识添油法,故内伤治法,首重补阴。"燥证日久伤津耗液,须借血肉有情之品,伤液已极之重证,则"非草木可以有功,必用血肉有情、肥甘有汁之品,方有所济。不可拘泥外邪未清,忌用荤腥,即所谓医贵圆通也"。如果说"养阴清肺"说是针对白喉一症之燥的治法学说,那么"燥湿为纲"说则是重在针对外感时疫燥邪而由此及彼推论至内外各科病证的辨证学说,对当今传染性非典型肺炎、禽流感等传染病的防治都有重要的指导意义。

燥湿二字作为辨证核心,强调的是证候燥湿之象,从现代热病分温热、湿热诊治来看,本质上就是从燥湿着眼辨清温热与湿热。关于辨证方法,现代有学者有"八纲两纪"的提议,即将燥湿充实入八纲,将阴阳提升为两纪,形成阴阳两纪、表里虚实寒热燥湿八纲,恢复八纲的双层次结构,认为如此则名实相符,纲领作用更为完善。而"燥湿为纲"说则总以燥湿为挈要,以津液盈亏为着眼点,统领病因、辨证、立法、选方、遣药,突出燥湿在辨证中的重要价值,其立论传方无不异于古法,独具特色,确为"医家、病家从来未见未闻"之说,可以说是新安医学辨证创说中,继叶天士卫气营血辨证之后的又一创举。水是生命之源,是包括人类和致病微生物在内的一切生命赖以生存、不可缺少的最重要的物质资源,人的生命一刻也离不开水,显然无论外感内伤,"燥湿为纲"说都抓住了生命的要害所在,对当代病因病机和辨证论治研究仍有重要的临床价值。

与余国珮同一时代的石寿棠,七世业医于江苏安东(今涟水县,与姜堰区同属苏北),著《医原》(20篇医论、9万余字,初刊于1861年),无论书名还是各论、条目、内容、行文,均与《医理》(20篇医论、2万余言)明显雷同,作者明确注明引用《痘疹辨证》(刊于1850年)、《医理》(成书于1851年)中"春山先生"内容达10处。1936年曹炳章著《中国医学大成》将《医原》收录,而《医理》等书后世流传不广,学术界误以为"燥湿为纲"说源自《医原》,实则石寿棠承袭、推广和阐发了余国珮之说。

"新安医学十大学说"包括了基础理论、辨证、治法和方药各个方面,理、法、方、药各有侧重,在问题的提出、理解和解决的路径上各有不同,在学术体系的构建、学术内涵的阐释、逻辑推理的方式方法和治学风格上亦各具特色,但有一个共同的特点——面对理论和实践中出现的新矛盾、新问题、新情况,不是采用革命性、全盘否定式地颠覆旧说,而是在前人的启发和引导下,在自身厚实的学术积累基础上,结合临床实践融会贯通、通变创新,所谓"博古以寓于今,立言以激其后""改故即新",无一不体现出新安医学继承与创新有机统一与结合的特色,也典型地表现了传统中医学在传承中创新、在继承中发展的运动轨迹。除了"十大学说"外,新安医学创新学说还有很多,如汪机、孙一奎、江之兰、吴谦、罗浩等多位新安医家提到的"运气应常不应变"之论及其方药运用,汪机"参芪双补"说,陈嘉谟"制造资水火"论,孙一奎"三焦相火"论,吴崑"针药一理"说,金声"脑主记忆"说,汪昂"胃乃分金之炉"说,叶天士"养胃阴"说、"久病入络"说,吴澄"虚损理脾阴"论,程国彭"八纲辨证"说等,都已成为中医药学各家学说的重要组成部分。即使在一些不属于新安医学首创的学说中,新安医家的发明创新也产生了很大的影响。譬如"新感温病"说,今有学者考证首倡者是南宋医家郭雍[祖籍洛阳,隐居峡州(今湖北省宜昌市夷陵区境内)],但明清新安医家汪机《伤寒选录》"春之病温有三种不同"的分类、叶天士"温邪上受,首先犯肺,逆传心包"之论、程正通"温邪袭肺"之论及其临床辨证的实践运用,对"新感温病"说理论体系的最终形成和完善均发挥了极其重要的作用。新安医家在"程朱理学"格物致知、严谨求实、理性怀疑的治学精神指引下,善于思考,敢于突破,学以致用,求是创新,"发群贤未有之论,破千古未决之疑",开拓了新的学术领域,填补了原本的学术空白,彰显出新安医学学术盛况空前的繁荣景象,极大地推动了中医学术的进步,为中医理论体系的形成和发展做出了举足轻重的贡献,产生了广泛而深远的影响。

十三、新安固本培元派

新安医学作为地域性综合性学术流派，名家众多，医著宏富，学说纷呈，有源有流有传承，而且派中有派、门中有门，固本培元派就是其中学术主张独特、阵容强大、传承有序、历史悠久、特色鲜明、影响力较大、公认度最高的一支。根据相关的新安医学文献的记载和研究，对其传承脉络做了一番认真细致的历史考察、梳理、推理和论证。

1. 汪机及其弟子门生以"参芪"补气，拉开了固本培元治法的帷幕

新安固本培元派是从明代初中期16世纪批判滥用苦寒降泻的风气中异军崛起的。金元新说竞兴，刘河间学派为了纠偏南宋滥用《局方》香燥之流弊，倡导寒凉用药，尤以朱丹溪滋阴降火说对后世的影响最大，元明一些医家胶于滋阴降火，"专事苦寒以伐真阳"，往往伤寒热病转为阴证、内伤杂病渐成虚寒，矫枉过正而形成新的时弊。显然，温补成为补偏救弊、挽救危逆的重要方法，首倡者当推徽州（新安）汪机和苏州薛己、四川泸州韩懋等少数医学家。其实早在汪机之前的明成化年间，徽府歙西槐塘程玠自创"滋阴大补丸""秘传固本牛胆丸"等，组方中即不同凡响地用到了人参、黄芪，明显有别于朱丹溪等前辈古方，开启了槐塘程系固本培元应用之端倪。汪机私淑朱丹溪，同时受父亲汪渭的影响，亦十分推崇李东垣，精通内、外、妇、儿各科，所治之病往往已"遍试诸医，历尝诸药"，多为内伤杂病久治不愈，或外感阳证转阴，"不得不用参芪以救胃气"，为此他创说"营卫一气"说和"参芪双补"说作为立论依据，提出了"营兼血气，培

元益气"的学术主张，力荐并重用、活用"参芪"益胃气、补营气，通过温补脾胃之气以化生营卫、补气补阴，申明"宁可用药柔和，不可过用刚烈"，强调用药"罪疑惟轻，功疑为重""与其毒也宁善，与其多也宁少"，形成了"固本培元、扶正防邪"的特色治法和重用人参、白术、黄芪温补的用药理念。外感如虚人暑疫喜用李东垣清暑益气汤灵活加减，而内伤杂病的灵活运用特色尤为鲜明，如治脾瘅（消渴尿浊）、久痢不止、劳疟等，甚至外科疾病也"大旨主于调补元气，先固根柢，不轻用寒凉攻利之剂"。其《石山医案》中，"参芪"培元的临床验案极多，包括人参、白术为君治肠胃虚寒痢疾，人参、黄芪合清热化湿剂治湿热疟等。又据新安江瓘、江应宿父子《名医类案》所收集的汪机验案 196 案，其中用人参、黄芪者有 125 案，占 64.0%。而且汪机培元善用丸膏，治慢性、虚损性疾病或先以汤药治标，再配丸药调其本，取其和柔轻缓之性、甘温少火生气之势固本护胃。现代运用数据统计归纳其用药规律，《石山医案》中汪机自创方 119 首，对应病证 35 种，人参、白术、当归、黄芪用药频次最高，且所占比例都在 60% 以上，其中人参用量往往占全方的 25%～30%；其内服煎汤方 92 首中，人参、白术、黄芪、甘草四药的频次占煎汤方一半之多，且人参、白术、黄芪三药的平均剂量尤重，其中白术的频次仅次于人参，但平均剂量远低于人参、黄芪。又有从其治疗脾气虚证的 72 首方中，优选出最佳组合方（人参、黄芪、白术、当归、茯苓、麦冬、白芍、陈皮、甘草），实验研究表明该优选方能改善消化系统功能低下，提高机体免疫力，具有良好的治疗脾气虚的作用；还有从用药频率、功效归类等分析其脾气虚发热方药，得出以人参、黄芪为君，其他补气药和补血药为臣，清热、理气、补阴药为佐，调和药为使的配伍规律，并优选出相似的组合方（即上方另加黄柏、黄芩），实验研究表明该优选方具有明显的解热作用，能提高机体免疫力、改善消化系统功能低下，具有良好的防治脾气虚发热的作用。"汪机主补中，其术倾郡""行医数十年，活人数万计"，其"参芪"培元的学术经验"足开后世医家处方用药的妙谛"，拉开了温补培元派的序幕。

汪机所谓培元，主要是培中焦元气，其亲传弟和门人后学均宗其治法用药理念。弟子陈桷为其整理《石山医案》，183案中汪机亲诊者171案；弟子程廷彝则明确倡言《病用参芪论》，认为"诸病兼有呕吐泄泻、痞满食少、倦怠嗜卧、口淡无味、自汗体重、精神不足、懒于言语、恶风恶寒等证，皆脾胃有伤之所生也，须以参芪为主"，治血病亦"或用参芪"，指出"病宜参芪，有用之而反害者，非参芪之过，乃用者之过也"；族侄汪宦著《证治要略》，强调惜元气、重根本，认为有火则元气虽损而犹有根基，无火则元气颓败而根基无存，临证善用参芪救治气衰诸证，适当配伍肉桂、附子、干姜，徐春甫从其学；弟子汪副护"祖东垣老人"，专以扶元培补为宗，自号培元子，著《试效集成》阐发"参芪"补元的经验，"行医四十余年，全活甚众"；弟子黄古潭"治病每有超见"，传术于孙一奎。歙县吴洋曾受业于汪机，"生平治病以补中气为本"，临证重用人参、黄芪，他在《论医汇粹》中比喻说："中气犹水也，水不足则舟不行，非参芪则不能足之。"又具体举例说"虚人胃气虚弱，又加作热，若用芩连凉剂，大便必然作泻"，必须重用人参、黄芪以固其本，再加黄芩、黄连于内则不作泻；尤善用人参、黄芪治痰喘，《论医汇粹》载有其治疗气喘痰嗽病案4则，均以补中气为主。明代徽郡歙籍文学家汪道昆在《太涵集》中称"郡人（引者注：指徽州府治所在地歙县）服习参芪，则自洋始"。歙西余傅山以儒通医，临证疑惑常请正于吴洋，尝曰："凡元气虚者，虽有别症，且先顾元气，本气一旺，诸症渐除。"并提出"寒邪入里，统归脾胃"的见解。《论医汇粹》载有其医案2则，一为霍乱误治，三易医治，病情复杂，证势险恶，其以大剂"参芪"组方而终治愈；二为"产后多防气脱，难产妇人，用力过多，必耗气血""须防元气虚脱，宜用大补元气之剂，而急甚者可加附子，以行参芪之功，使气易于复原"。余午亭师从堂兄余傅山，亦曾受医于汪宦，临床重视脾肾的调护，认为土为万物之母，气血赖之以生；而人之有肾，犹树之有根，水之有源；治疗强调"扶正气、益脾胃"，认为体弱气虚"而后风邪中之"，又在《诸症析疑·肿胀鼓胀症不同论》中云，得蛊胀者"当大补真元为主"，临证数十年，危疑之时每能审视主次，以大补真元化险为夷。歙西澄塘吴崑从余午亭学医 3 年，学术上提出"针药保元"说，强调"用药以元气为重，不可损伤，故峻厉之品不轻用，恐伤元气也；用针以元神为重，不可轻坏，五脏之俞不可轻刺，恐伤元神也"。

传扬汪机"参芪白术"固本培元学术之佼佼者，当数其再传弟子徐春甫和孙一奎，堪称绝世双璧。徐春甫更私淑李东垣，以胃气为元气，追引张仲景"顾盼脾胃元气之秘"，认为疾病"不足者十常八九"，百病皆由脾胃衰而生，补中益气汤等方"为王道之本，而实为医家之宗主"，张元素之枳术丸"枳术二味亦平剂耳……须得补中益气之剂，方能奏绩"，并提出了"人之有生，以脾胃为主""治病不查脾胃之虚实，不足以为太医"等观点，确立了"调理脾胃以安和五脏"的治疗思路，临证诊治多立足于"脾胃元气"，善以白术、茯苓、人参、黄芪等药用治。其寓居京师之家宅亦称"保元堂"，显见其推重保元之功。徐春甫以自制健脾保元的"王道之方"起家，其保元堂起家之成药秘方《评秘济世三十六方》，和脾胃、补脾肾、从脾肾论治之剂多达 18 方，专治脾胃者 8 方，尤其自创自制大健脾养胃丸，重用、倍用白术，治病"随试辄效"，引以为豪；强调胃气虚则"主气不能行药力"，未病培元、已病保元、愈后复元应"多服大健脾丸"，自荐其为"医家之主药，人生之根本""治未病养生之要药"。作为汪机的再传弟子，徐春甫固后天之本、培"脾胃元气"之治用，较之先师可谓有过之而无不及。其《古今医统大全·痼冷门》继余傅山之后，又重申"附子以行参芪之功"，强调痼冷者"惟贵乎温补，不可太刚，养气血之剂佐以姜桂，甚加附子，为愈"。徐春甫也不否认《难经》先天元气之义，所编《老老余编》《养生余录》均认为，保养元气关键在于保养肾精，其要旨在于培护元气，诸如"人生元气之所禀""大凡住生，先调元气"之类的言谈，随处可见，所列 186 首药膳食疗方，脾肾方 119 首、占 66.0%，其中脾胃方 69 首、占 39%，投人参、白术、黄芪者无计。

2. 孙一奎厘定"参芪术或配附姜桂"培脾肾元气，固本培元派初步形成

汪机再传弟子孙一奎，学出多源，创"命门动气"说、"三焦相火（正火）"说，以命门动气为元气，以三焦为"相火之用""元气之别使"，认为疾病的发生多由命门元气不足，三焦相火衰微，釜底有水无火，不能自然蒸化，病变在上表现为气不上纳、在中表现为水谷不化、在下表现为清浊不分，临证重视命门、三焦元气的温补，将汪机的"参芪"培元与薛己的温补下元有机结合起来，既擅用补中益气汤提补三焦元气，更擅以人参、黄芪合附子、肉桂、干姜等，甘温益气与辛热温阳兼用，脾肾并治。其《生生子医案》载398案，以命门元气之生生不息为根本，下焦元气虚寒之治案多多，诸如气虚肿胀、中满、虚劳、肾消、癃闭、遗溺、小便失禁、痿证等。如消渴一证，自古多认为阴虚为本、燥热为标，以清热润燥、养阴生津为基本治则，而时医更拘泥于滋阴降火，偏用苦寒，多有反伤脾肾阳气、日久迁延不愈者，其《医旨绪余》专列"治肾消"一篇，以"釜底有水，以火暖之，蒸笼濡润，釜盖自润"为喻，认为肾消属"腰肾虚冷""病由下元不足"，釜底无火，无水气升腾于上，故渴而多饮，饮多小便亦多，尿甜则在于气不化精，当"暖补肾气、温暖下元"。其《赤水玄珠·消瘅门》更强调，消渴尿多、有膏脂者，"宜多多服黄芪，黄芪乃补气之要药"，而《生生子医案》则力荐使用肾气丸。又鼓胀一证，孙一奎认为"肿满多因火衰""起于下元虚寒"，治"宜先温补下元，使火气盛而湿气蒸发，胃中温暖，谷食易化，则满可宽矣"，若通利疏导太甚，下元益虚，死期将至。他在《赤水玄珠·胀满门》中创制了温补命门元气的代表方壮原汤以主治鼓胀，方中人参、白术分量尤重，稍佐"桂、附、姜"，脾肾同治，使下元温煦，阳气上腾，浊阴自降，则胀满自消矣。即使如喘证、痰证、眩晕、中风脱证、泄泻等内伤杂病，亦多从下元不足入手，从三焦分治，突出脾肾同治，如补中益气治中满，温补蒸腾化湿气，大补真元治痰证，纳气归元治虚喘，甘温扶阳治血痢，风寒湿痹温肾元，成功治案多多。《赤水玄珠》中称"歙友仿予用温补下元之法"（孙一奎为徽州休宁县人），可见当时在新安一

地很有影响。元气关乎先后天脾肾两脏，与其先师相比，汪机以人参、白术、黄芪为"补脾胃之圣药"，用以补营气、胃气之不足，如其治鼓胀，认为系因湿热而致，病位在脾胃，病机主要为中气不足，治当健脾固元、清热利湿，明显不同于孙一奎；与同门师兄相比，徐春甫固本培元更侧重于后天之本，如其治水肿，认为因脾虚不能制水，当以参术补中宫为大法，也有异于孙一奎。孙一奎则以温补下元为重，先后天并举并治，固本培元从脾胃元气扩展到命门元气，充实和完善了固本培元治法，开辟了固本培元的新领域，完成了"固本培元"固先后天之本、培脾肾元气的递嬗之变。以此为标志，以汪机、孙一奎为核心，汪机众多弟子门生为中坚的新安"固本培元"学派蔚然成形。

继孙一奎之后，歙籍侨居泰州行医的罗周彦首创"元阴元阳"论，超脱元气属阳的定论，再一次冲决"固本培元"的藩篱。其《医宗粹言》首分元气为元阴、元阳，辨析先天、后天元气，明确提出"元气空虚生百病论"，除主以人参、黄芪、白术配附子、干姜分治先天、后天元阳不足外，又主以当归、地黄、白芍、麦冬等药，而立补水益元汤、滋阴益元汤两个先后天元阴虚损之基本方。不难发现，罗周彦元阴元阳论实质上是试图将朱丹溪四物汤等养阴之治纳入元气论之中，是继孙一奎之后再次开辟固本培元的新领域，即从温补脾肾阳气扩展到滋阴益元，应该说其辨治体系更为全面、系统和完善，对后世医家也产生了一定的影响。如张景岳阐发元阴元阳说，其《新方八阵》将补中益气汤中的黄芪、白术改为山药、熟地黄，制成补阴益气煎，以治劳倦伤脾而发热之脾阴不足证。到了明末清初，瘟疫流行，外感致内伤者亦多有之，受温病学说的影响，内伤杂证亦注重养阴，温补之治为之一变。仅以新安医家养阴之治为例，清代叶天士提出"胃阴虚"说、创"养胃阴"法；程正通偏重补益心肾，善于酸甘化阴；吴澄创虚损理脾阴之说，制理脾阴9方，主以扁豆、山药等"忠厚和平"之品；孙佑行医于苏州，承缪希雍之学，用药逆温补之论，独趋甘寒甘平之治等，都完全可能受到元阴元阳划分、从元阴不足论治的启发。其实固本培元的首倡者汪机，组方用药就常以当归、白芍、麦冬、生地黄辅佐人参、白术、黄芪。新安医家虽多主温补培元但不一味呆补，注意脏腑阴阳并存，治脾关注脾阴，用药少用香燥而适量加入白芍、茯苓等以滋脾阴；治肾关注肾阴，认为固本培元之治滋补肾阴也至关重要，所谓"油乏则灯暗，形羸则身寒"。然而，虽然罗周彦与孙一奎同是在"开疆拓土"，而且元阴元阳的划分理论上既合乎逻辑又十分完美，但对后世固本培元之治的实际作用却不可同日而语。由于"元阴不足"与"命门火衰"两命题之间有所冲突和矛盾，后世在培元上并没有沿着罗氏所设计的新路线拓展，培元之治依然强调温阳补气为主为先，对脾阴肾阴的考虑以"阳生阴长""扶阳以益阴"为主，养阴滋阴之治则仅仅局限在"阴中求阳"的辅佐用药上。迄今为止，在疾病的诊治上极少有医家将阴虚与元气、养阴与培元联系起来，元气分阴阳在固本培元派医疗实践中基本未得到后世医家的认可。也就是说，事实上罗周彦的努力未能将养阴与补阳同等并重地并入培元之治，未能将朱丹溪养阴说收入囊中，其滋阴益元的思路未纳入固本培元治疗体系之中，反倒促进了后世养阴学说的发展和新安养阴清润派的形成，也充实了新安"调补脾胃"之治的内涵。明清新安固本培元派在治法方药上一直保持着高度的一致性，即温补脾肾为主、"参芪术配附姜桂"的用药主线一脉相承，基本上是在汪机、徐春甫尤其是孙一奎所设计的轨道上前行，主线从未发生过转移。

刚形成气候的新安固本培元派，即对稍后的赵献可、张景岳、缪希雍、李中梓等江浙医家产生了直接的影响。如《类经·经络类·营卫三焦》中有关营卫之论，实与汪机"营中有卫，营兼血气"之说类似；《景岳全书·传忠录·论治篇》"甘温有益寒无补"之言，实与汪机力主参芪甘温培元同出一辙；其《本草正》称附子"善助参芪成功，尤赞术地建效""气虚甚者，非姜附之佐必不能追散失之元阳"，皆与余傅山、徐春甫所言"附子以行参芪之功"理无二致；其《杂病谟·肿胀》所言"温补即所以气化"，则可以看作是对孙一奎壮原汤治"火衰肿满"的最好注释；《类经》和《景岳全书》有关元气先天、后天的认识和元阴、元阳的划分等，与罗周彦《医宗粹言》如出一辙。孙一奎、赵献可、张介宾均为阐发太极和命门学说的三位核心人物，然孙一奎命门动气说的问世至少要早于赵献可、张介宾二人 30 ～ 40 年。另一方面，明代寓居江浙的新安医家比比皆是，加强了两地医学的交流与融合。如固本培元派医家中，除前已提到的罗周彦侨居泰州外，早于罗周彦的歙县张柏，迁居浙江兰溪行医，临证施剂"大概主参术补法，而随时定方"，属新安早期温补培元派医家。又明末歙县固本培元医家程从周，迁寓扬州，行医于江、浙、徐、扬数十年，诊治上多立足于脾肾阳气，认为"火与元气不两立"，外感内伤及各科均注重顾护元气，阴证伤寒、咳嗽、发斑、痛证、真中、类中等每以温补起沉疴，其甘温除热治愈伤寒表散太过之治案颇为典型，善用人参、附子起死回生，影响较大，人称"程神仙"。其《程茂先医案》90 余则，以温补培元取效者占 1/3 以上。清代客寓江浙行医的新安医家更多，属培元派医家就有吴楚、郑重光、程正通、方肇权等。其实在明代以至清代初期，江浙医家与新安医家同属于江南这一个"大家庭"，明代江浙温补派对后世新安医家同样也产生了直接的影响，诸如清代的吴楚、吴澄、汪文绮、程杏轩、陈鸿猷，乃至延及当代的王乐匋、胡翘武、巴坤杰、李济仁等名家，都不同程度地接受和吸收了张景岳的温补之说。

3. 新安众医家包括家族链世医纷纷加入阵容，充实和扩大了固本培元派

"固本培元"对新安后学的影响甚大，后世众多新安医家在处理内科杂病日久不愈和重证、伤寒误治阳衰之时，都十分重视温补培元，纷纷效仿"参芪术佐姜附"的用药方法。吴楚、郑重光就是清代早期两位典型的新安温补培元医家。

歙西澄塘吴楚客寓扬州行医，继承高祖吴正伦、叔祖吴崑等温补学术，从"行春夏之令"论甘温益气血之法，他认为："甘温之品如行春夏之令，生长万物者也。寒凉之药如行秋冬之令，肃杀万物也。故常服甘温之味，则气血充盈；日进寒凉之味，则气血衰耗。"直言"温补药如阳明君子""司命者，当常以甘温益

气血，不可恣用寒凉以耗人气血。即大实大热，当用苦寒，亦唯中病则已，不可过剂，病去之后，即须甘温培补。"当时医家不敢用温热药，"一见口渴便云是火""大苦大寒如黄连、苦参之类，则信手轻投""清之不愈则重清之，致胃气受伤，元气侵削而不可救"，吴楚痛感时俗恣用苦寒之弊，每以温补方药治疗久病不愈、误治生变和急病重症并获效，所著《医验录》就是其纠偏救误的验案专集。书中记载皆是疑似难措且经他医一再误治、濒临危殆之案，温补取效者比比皆是。其诊治中常立足于虚、寒分析处理疾病，尤对虚寒假热能精思明辨，喜用善用重剂"参芪"并"桂、附、姜"救死回生，被病家称为"天上神仙"。《医验录》自云"用温补而验者十之五六"，据统计书中共载医案 264 则，用温补者 206 案、占78%，尤其初集 98 案甘温补中而验者十之七八，其中补中益气汤收功者 18 案；温补方剂以补中益气汤、六君子汤、理中汤为主，药则常用人参、黄芪、白术、陈皮、半夏、附子、肉桂等。为此书中还特加解释："人人多用寒凉，而楚救于其后，多甘温回元气。""盖群好清降，若特留一温补地位以待余救其后，此余不得不用而非好用也。"吴楚私淑李东垣而又有所创新，认为其脾胃学说详于脾而略于胃，针对脾升胃降之性而提出"脾胃分治说"。《医验录》治疗重脾胃亦重治肾，常益气与温阳合方，补脾与温肾同用，对附子、肉桂等温阳药的应用也独具匠心。书中有夏日用"附、桂、姜"治疗阴证伤寒的记载，打破了"夏月不可用热药"的禁忌；治肿胀突破了前人"少不用参"及"诸肿无补"的说法，温补培元之治可谓得心应手。

郑重光则于伤寒、温病多有研究，强调阴阳和调，力倡阳气之说，认为阳为阴主，"人之身阳不尽不死，阴不胜不病"，治病主张温阳益火、温补培元。因痛感时俗恣用苦寒，故专捡"亢害疑似之症"汇成《素圃医案》，选案以阴证居多，议治以温补见长，擅用人参、黄芪，尤多以干姜、附子起病，所辑 187 案温补治验效案达 152 案，形成了鲜明的温补培元诊治特色。如治"朝食暮吐，百治不效"案，"全用参术为君以培土，桂附为臣以益火"，坚持 4 年、约服千剂而愈。客寓扬州30年，以善用人参、黄芪、肉桂、附子驰誉扬州。

清初程敬通糅合李东垣补气与朱丹溪养阴为一体，不仅擅长"参芪"培补脾元，更善温润以固护肾命，乃古歙槐塘程氏一大"绝活"，实也活水自有源头。其后有程正通者（叶天士同时代人，今人多误以为即程敬通，实二人也），固本培元尤重肝、脾、肾，补益心肾善于酸甘化阴、阴中求阳，善以消补兼施治阴亏水鼓；治杂病重视脾元，认为"南方风气卑湿，质弱气虚"，每投以党参甚则高丽参以补正，并常用人参、黄芪、白术、炙甘草等补气药调治各科疾病，著有《程正通医案》，所遗方57则，运用补气药者有20首，占近35%。清代中期休宁汪文誉、汪文绮堂兄弟亦重固本护元，倡扶正祛邪。汪文誉认为，"近人体质壮健者十无一二"，用药过峻、分两过重、发散太过往往受害不浅，即使侥幸获愈，元气也已大亏，故治病"或朝用散剂而病幸除，暮即用补剂以固其本"，用药平和而"奏效如神里""求者填门"；汪文绮也认为："世人之病百不一实，而世间之医百不一补。是实而误补邪增尚可解救，虚而误攻气散不可救药。"指出："内伤外感之证皆由元气虚弱，致邪气内而发之，外而袭之。"临证主张先补正气，正旺则脏坚，邪无由而入；阴回则津生，邪不攻自走。善用人参、黄芪、肉桂、附子甘温培补，即使外感百病也以扶正祛邪着手，如乾隆壬申至癸酉年间疫症流行，其取仲景建中汤之意立救疫汤，救人无数，求诊者"户限为穿"。《杂症会心录》是其数十年经验之结晶，书中十之六七皆有人参，用药扶阳抑阴，尤推崇张景岳"温补"，并在"审虚实"篇中明确指出，疑难重症当从固本培元入手。

清代中期，吴澄著《不居集》专论虚损，创"外损说""脾阴论"，立解托二法而又推崇托法，所拟益营内托散、脾阴煎诸方均用人参，解托之间总以培护元气为主，认为"元气一旺，轻轻和解，外邪必渐渐托出，不争而自退矣"，也擅用温补培元之法。其后有方肇权者，著《脉证正宗》，"是书案中多用桂、附、姜、吴（茱萸）"，并大胆改正前人之方，改正汤散计34首，如认为十枣汤"不无过于勇猛，而虚弱之元神脾胃何以当之……宜加黄芪、白术以辅元阳"；又改正六味地黄汤，用少量附子温肾助阳治久泻肾虚。程杏轩则是清代中期受张景岳影响较深的新安温补培元派医家，善治内伤杂症，善用温补之方，固本培元应用娴熟，温补不仅针对内伤而且用于外感，重视下元精气同时也重视脾胃气血，立论多取法《景岳全书》，所著《杏轩医案》载内、妇、儿、外诸科医案 192 则，温补治法有 80 余案，占比近一半；所用温补之方大多出自《新方八阵》，常用人参、白术，或配附子或配熟地黄，或附子与地黄同配，活人甚众，求诊者接踵。其后又有陈鸿猷者，尤为推崇张景岳之说，所著《管见医案》温补治案颇多，如治气虚外感、产后发热案，前医以清凉误治而致元气大虚，浮阳越于外，其用十全大补汤加附子温补气血，转危为安。

4. 固本培元法的现代计算机技术研究

现代有学者研究统计，在汪机《石山医案》、江瓘、江应宿《名医类案》、孙一奎《孙文垣医案》（即《生生子医案》）、程从周《程茂先医案》、吴楚《医验录》、郑重光《素圃医案》、程杏轩《杏轩医案》中所载的 1400 余案中，运用温补培元者就有 653 案，占 47.0%。从这 8 位医家 7 部医案专著中，运用计算机技术分析优化出一个温补培元方，即人参（红参）、生黄芪、炒白术、炙甘草、茯苓、制附子、川芎、炒白芍、当归、黄柏、干姜、山茱萸、陈皮等，对其调节免疫机制进行研究，发现细胞免疫紊乱是脾虚和脾肾阳虚证的一个重要表现，温补培元方对调动人体免疫功能，增加对疾病的抵抗力和患者的恢复能力有着重要的作用。又有学者根据《新安医籍考》记载，选择认为运用固本培元治法的 12 位新安医家的 12 本完整医案专著（上述 8 位医家 7 部医案再加上余国珮《婺源余先生医案》、汪廷元《新安医案》和《广陵医案》、程有功《冯塘医案》、陈鸿猷《管见医案》），收集有关脾、肾类医案 678 条建立数据库，运用数理统计分析和数据挖掘技术，寻找固本培元法防治疾病的相关证治规律，结果医案中出现的症状主要属脾气虚、肾气虚和肾阳虚之证，由数据挖掘出的基本方为人参、黄芪、白术、茯苓、甘草、白芍、当归、陈皮、半夏、柴胡、附子、肉桂、鹿角、紫河车、黄芩、知母，基本上就是陈夏六君子汤、四逆汤和右归丸合方的加减组合，其中人参、黄芪组合关联度最强（医案含人参同时含黄芪者占100%，同时出现的频率达27.54%），人参、白术，人参、白术、黄芪，人参、白术、陈皮，人参、附子、肉桂、甘草，附子、肉桂、甘草、熟地黄等也有较强的关联度，治疗重点在于脾肾并治，以补脾气、温补脾阳，补肾气、温补肾阳和督脉等为基本治法；以该数据库为依据的另一则报道则微有差异，以人参、白术、甘草、黄芪、陈皮、茯苓、当归、白芍、半夏、附子、柴胡、升麻、薏苡仁等药使用频率较高，基本上是陈夏六君子汤和补中益气汤的合方加减；另其中脾类相关医案研究表明，其治以益气健脾、升提脾气、温补脾阳及兼清郁热合用，常用药物可构成陈夏六君子汤、补中益气汤、参苓白术散、四逆汤等，并分析得出治疗脾类症状基本方，即人参、白术、黄芪、甘草、茯苓、半夏、柴胡、干姜、白芍、陈皮、黄芩、附子，其中人参、白术关联度高于人参、黄芪，人参、白术、黄芪，人参、白术、甘草，人参、白术、甘草、黄芪，而人参、黄芪、甘草、柴胡也有较强的关联度。上述报道尽管研究对象本身的代表性还有待商榷，所选医家、医著、医案亦有一定局限性，而且医家一生治病难以计数，往往以某科某些病证见长，录案时往往多选其中难治的典型病例，尚不能完全反映其治病用药的特色风格，尚难以全面准确地表达出真正实际的用药频率和频次，但计算机数理研究的结果结论与传统文献研究大体吻合，且有新的发现，发现了一些隐藏的知识点（譬如培补脾元用药重黄芪但更重白术，人参、白术关联度高于人参、黄芪），进一步明确和凸显了新安固本培元治法所对应的病证属性、用药特色和配伍风格，即针对脾肾阳虚之证，善用人参、白术、黄芪佐配附子、肉桂、干姜，温阳在肾，益气在脾，先后天并举并重。今后还有必要结合历史文献中对当时疾病的分布流行和大宗药材使用等情况的记载进行挖掘研究，以为佐证并弥补缺失。值得一提的是，白术用于治脾虚所致寒热、伤食、腹痛、泄泻及妊娠胎动不安、胎肿、胎漏等病证，新安医籍记载颇多，该药是徽州特产道地药材，歙白术、祁白术均驰誉海内外，这为新安医家重用、合用白术健脾培元，积累固本培元治法的学术经验，提供了得天独厚的物质条件。

5. 结语

16 世纪的明代，汪机的弟子门生们追随其先师步履，崇尚并践行固本培元之治，其再传弟子孙一奎又从温补脾胃扩展到温补命门元气，初步构成了新安固本培元学派。以此阵容为基本内核，明清时期众多的新安名医均接受其说，并在各自的临床实践中不断丰富和发展温补培元之治，包括当时闻名遐迩的多支新安医学世医家族链的医家们，像歙西槐塘 – 冯塘程系（如程玠、程敬通、程正通、程杏轩、程有功）、歙西澄塘吴系（如吴正伦、吴崑、吴楚、吴澄）等，壮大了固本培元的学术队伍。这些名医世家多有长期的临床经历，医术高明，并非好用温补。一方面，朱丹溪滋阴降火一法"印定后人耳目"后，苦寒伤阳比较普遍，而新安地处江南，人居山岚水湿之间，较易受阴寒重湿之邪的侵袭，本当以护阳固本为重，却多有因病误治而反受阴寒伤害者，往往"治虚损者少，做虚损者多"，为补救苦寒时弊，必须使用"参芪"回元、"姜附"救逆，"实出于不得已也"；另一方面，他们也确实发现养元、培元、护元、保元，对于维护人体生机、强固生命根基、抵御外邪侵袭、促进疾病康复、延缓衰老等具有重要作用，以"参芪"温煦全身，鼓舞气血，扶阳益阴，扶正祛邪，用之于临床每有效验。元气是生命的动力，就阴阳而言，本当阳刚阴柔、阳强阴弱；临床以温温少火生气，助推生命动力，激发生命活力，以增强体质、治病保健，也是中医学的基本理念和特色优势之所在。

明清新安后学承前贤之绪，代代相传，形成了以固本培元为学术主张，温养气血、培补脾肾元气为治法，临床善用人参、白术、黄芪或合干姜、附子共用的庞大的医家群体，即新安固本培元派。其学术走向，从偏重脾元之治走向偏重肾元之治，但肾为先天之本，脾为后天之本，生理上相互资助、相互促进，病理上相互影响、互为因果，脾阳久虚可损及肾阳，而肾阳不足，不能温煦脾阳，也可造成脾阳虚衰，难以截然分开。各医家在补脾抑或固肾抑或脾肾同治上，尚有种种区别与不同。由于固本培元派医家声望高，社会影响大，绝大多数新安医家或多或少都曾受其影响，如新安王氏医学中，《王仲奇医案》黄芪使用频率之高亦是其用药特色之一，而王乐匋善用附子振中阳以治外感热病、擅以"术附合以银翘"扶脾胃阳气救治麻疹逆证，尽管固本培元不一定占据其学术的主导地位或有突出贡献。新安固本培元派阵容强大，历经400年而不衰，足以证明其生命力之旺盛和强大。除固本培元派外，新安医学分支学术流派主要还有错简重订派、养阴清润派、时方轻灵派、经典注释派、医学启蒙派以及众多的世医家族学术链等。这些细分出来的各分支学派和世医家族学术链，或以学术观点鲜明鼎言，或以诊疗方式独特立足，或以专科诊治特色见长，或以治法用药风格为轴心，或以治学方法为主线，有源有流，传承有序。各分支学术流派之间相互争鸣、互相渗透、相互吸收、相互促进，取长补短，汇流成丰沛繁盛的"新安医学"，有力地促进了中医学术理论的进步和临床水平的提高。

十四、徽派朴学对新安医学固本培元派的影响

作为扎根于徽文化沃土里的地域性综合性医学，新安医学是中医学中文化底蕴深厚、流派色彩明显、学术成就突出、历史影响深远的重要学术分支之一，而固本培元派正是新安医学中一支特征鲜明、历史悠久、影响巨大的学术流派。从汪机"营卫一气"说、孙一奎"动气命门"说、罗周彦"元阴元阳"说始，拉开了固本培元派的帷幕；再到吴澄的"外损致虚"说、汪绂的"补必兼泻"说，不断扩大着固本培元派的内涵和外延。其后，众多的新安世医家族链加入这一阵容，并在各自的临床实践中不断丰富和发展温补培元之诊疗纲要，逐渐形成以固本培元为学术主张，以温养气血、培补脾肾元气为治法，临床善用人参、白术、黄芪或合干姜、附子共用的庞大医家团体。固本培元派从起源到壮大再到多元化的发展，历经400余年，不仅给徽州地区的众多医家以深刻启发，而且其学术思想逐渐传到江浙一带，亦给江浙医家以启迪。

中国古代哲学是中国优秀传统文化的重要组成部分。哲学是关于自然、社会和思维中具有普遍规律的科学，任何一门科学的发展都离不开哲学的指导。新安医学固本培元派发展壮大的原因有二：一是宋明部分医家不明虚实，不辨寒热，用药过于寒凉，"专事苦寒以伐真阳"，迭经失治误治，遂成危候重候，需以固本培元之法才能起沉疴痼疾；二是受到徽派朴学思想的影响，注意训诂考据，从中医经典中阐发新的学说。新安程朱理学历经400余年的发展、演变，逐渐凋零、没落。众多理学人物不敢稍越朱子之学雷池一步，对一字一义斤斤计较，却毫无新的思想创新，使得程朱理学支离破碎。徽州人士方回、程大位、金瑶、吴元满

等人有感于此，遂开徽派朴学（又称训诂考据学）之先河，求真务实，注重考据，清代中期江永、戴震、汪绂等人力矫宋明学术之弊，以"求是"为宗旨，解经从文字入手，以音韵通训诂，以训诂通义理，使徽派朴学焕然一新。清末民国时期，时局动荡，西方自然科学涌入中国，对中国人的思想产生翻天覆地的转变，徽派朴学因之渐渐衰落。梁启超给予徽派朴学极高的评价，称其为中国四大学术思潮之一："凡'时代'皆非有'思潮'，有思潮之时代，必文化昂进之时代也。其在我国自秦之后，确能成为时代之思潮者，则汉之经学，隋唐之佛学，宋及明之理学，清之考据学，四者而已。"和其他思潮一样，徽派朴学思想也有一个发展历程，从兴起到鼎盛再至淡出，其中贯穿着固本培元派的起源和壮大，试探析如下：

1. 徽派朴学的兴起，固本培元派的起源

明代中后期，朝纲混乱，奸佞乱命，官宦中人多投身于党争之中，无心读书治学，阉党与东林党之争为明代灭亡负有主要责任。众多杰出学者对社会的重大变革进行了反思，对理学末流束书不观、侈谈义理、空疏误国的学风给予否定。以徽州人方回、吴元满等人为首开始治学不空谈，考据有理，开创了徽派朴学质朴严谨的治学读书新风气，并将这种注重考证的精神广泛应用到音韵、训诂、哲学、天文、历算和地舆等各个学科。他们实事求是，从经文入手，以追求圣人之道为终极目标，徽派朴学作为独立的学术思想登上历史的舞台。徽派朴学的治学虽以小学为根底，但其善于多方位、多层次、多角度地综合考证，将文字、音韵、训诂、校勘、医理等知识有机地统一起来运用到具体问题的考证中去，一个具有丰富理论支撑的流派自此起源。

在医学上，受尊经复古及正名考据的朴学研究风气影响，中医经典《内经》《难经》《伤寒论》《金匮要略》及《神农本草经》被尊为金科玉律，在清代，"言医必崇《内》《难》，治病必遵仲景"。自金元时期起，刘河间为了纠正宋代《太平惠民和剂局方》滥用香燥之弊，认为"六气皆从火化"，若过用香燥之品，使热势

鸱张，因此用药风格多以寒凉为主。其门人朱丹溪提出"阳常不足，阴常有余"，更是强调滋阴降火之治法，后世医家不解其意，临证妄投寒凉，徒戕害正气，而成新弊。为纠正这一现象，新安医家以经世致用为目的，求真求是，注重考证，深入研究《内》《难》《伤寒》等经典，提出了一系列有价值、有意义的思想学说，拉开了固本培元学术流派的序幕。试探讨汪机"营卫一气"说、孙一奎"动气命门"说、罗周彦"元阴元阳"说如下。

汪机首创"营卫一气"说，并在该理论的基础上提出了"参芪并用"的临床治疗思路。徽派朴学发源于古徽州地区，汪机为徽州祁门人，虽无直接史料证明汪氏受到徽派朴学的影响，但徽州的文风自古自由开放，汪氏《医学原理·自序》述："余幼习举子业，寄名邑庠。"因此作为儒生的汪氏受到新思潮的冲击自是理所当然。汪氏的学说力求经世致用，为扭转执用寒凉、力避温补的时弊，乃作《营卫论》一篇，尽管全文不足2000字，但其中已透露出汪氏对营卫、阴阳、气血的独特理解，以及对参芪气血双补的临证感悟。汪氏极其崇尚中医经典，常从《内经》中阐发医理。《灵枢·营卫生会》曰："人受气于谷，谷入于胃，其清者为营，浊者为卫，营在脉中，卫在脉外……阴阳相贯，如环无端。"汪氏深谙此理，并以日月关系为例阐述营卫之间的关系，"分而言之，日为阳，月为阴。合而言之，月虽阴，而不禀日之阳，则不能光照而运作矣……故曰阴中有阳，阳中有阴，阴阳同一气也"，认为营卫同源，两者相互依存，"卫气营气皆为一气，两者相对而言，卫气属阳，营气属阴"。对于朱丹溪"阴常不足，阳常有余"的思想，汪氏引用《素问·痹论》中"荣者水谷之精气也，和调于五脏，洒陈于六腑……卫者水谷之悍气也，其气慓疾滑利，不能入于脉也"一段加以解释，阳有余是针对卫气而言，因此卫常有余，无待于补。营气相对卫气而言属阴，各种疾病都有可能伤及阴气，故营常不足，必待于补。但是营非纯阴，营气之中兼有气血，也可以分阴、阳，补营具有补气补血的双重价值，从而将朱丹溪滋阴说引向补营气，补营即是固本培元。在治疗中，汪氏多用人参、黄芪，认为"参芪补气，亦补营之气，补营之气即补营也，补营即补阴"，参芪气温，可以补气（营中之气）；参芪味甘，甘能生血（营中之血），因此参芪有补气补血的多重疗效，这些都是新思潮经世致用的体现。至此，固本培元派的雏形基本出现。

固本培元派承上启下的医家当为孙一奎，"动气命门"说是其一生学术理论和临床实践的精华。孙氏为汪机学生，亦是新安地区杰出儒生，孙氏将周敦颐的太极图说引申到医学领域，并加以演绎，说明人体生命形成的四个过程。《医旨绪余》曰："盖人体以气化而成形者，即阴阳而言之。夫二五真精，结合而凝……名曰动气，又曰元气。"气化的根本在于元气，元气"动"的一面就是肾间动气，为生命活动的根本动力；元气"静"的一面，则化为两肾。孙氏强调"动"的因素，故又将元气称为"动气"。《难经》认为"左者为肾，右者为命门"，孙氏通过仔细考证，认真推论，提出异议，动摇了"命门"位置的千古成见。孙氏认为"命门"的位置在两肾俞中间"命门穴"处，"命门"是两肾间动气，是一种生生不息、造化之枢机。孙氏在临证中将疾病产生的原因多责于下元不足，三焦相火衰微，多以扶阳抑阴为治则，以温培下元为主要治法，遣方用药上多用人参、黄芪合附子、肉桂、干姜，阳动则生身，是生命的根本动力。孙氏将固本培元之思路从脾胃元气扩展到命门元气，充实并完善了固本培元之学说，给后世医家以重要启迪，是中医史上一次伟大的创新，这与徽派朴学注意考据的特点息息相关。至此，固本培元派初步形成。

明代中后期另一位具有代表性的固本培元医家当属罗周彦，罗氏将其一生的学术思想和临床经验总结成《医宗粹言》一书，创"元阴元阳"说，首次以元阴元阳细分元气，并具体指导疾病的辨证、立法、遣方、用药。《医宗粹言》开篇即有《元气论》两卷，认为元气乃人之根本，罗氏突破《内经》对元气理论的认识，第一次将元气分为元阴、元阳，并"置先天后天之辨"，先天元气禀承于父母，藏于肾和命门，后天元气起源于"受生之初"，藏于脾胃。先天无形元阴即藏于左肾之肾水，先天无形元阳即藏于右肾命门之命火。后天元气化生营血卫气，后天有形元阴为营血之母，后天有形元阳为卫气之母。《素问·刺法论》云："正气存内，邪不可干。"《素问·举痛论》又云："百病生于气。"罗氏校注认为："元气空虚致生百病。"罗氏在临证中，论治诸病总以先天后天元气之亏虚为根本，以4个基本方临证加减。先天无形元阴不足，宜用补水益元汤；先天无形元阳不足，宜用益火复真汤；后天有形元阴不足，宜用滋阴益元汤；后天有形元阳不足，宜用益元冲和汤。罗氏用药从人参、黄芪、白术、干姜温补培元扩展到用当归、白芍、沙参、麦冬、熟地黄滋阴养元的范畴，使得补益元气方法更加多元化。至此，固本培元派基本形成。

综上可知，固本培元派的起源方式与徽派朴学早期形成的方式相类相从。正是徽派朴学训诂考证实事求是的作风，在医学界掀起波澜，使得新安医学界对河间学派寒凉用法产生怀疑、对经典著作深入考据，固本培元派自此登上了医学史的舞台，并且逐步规范、完善，为新安医家临证拓展了新思路。

2. 徽派朴学的鼎盛，固本培元派的壮大

清代少数民族入关主政，为巩固政权，推行高压的民族政策，在思想上，康雍乾三朝迭兴文字狱，士人们只要对清代政权稍微有所不满，必然招致残酷压迫。在此环境下，徽州士人们在做官之外转移目标，将毕生的精力花费在古代典籍的整理和注释上。梁启超认为："凡是当权者喜欢干涉人民思想的时代，学者的聪明才力，只有全部用去注释古典……雍乾学者专务注释古典，也许是被这种环境所构成的。"一大批学者如江永、戴震、程瑶田、王引之等不仅继承了早期徽派的治学方法和治学成就，而且进行了创新，如戴震提出了"气一元论"，戴震的思想被梁启超称为"八百年来思想界之一大革命"。他们继续扛起复兴汉学的旗帜，大力提倡汉代经学对经典注释、训诂的学习方式，因而徽派朴学在清代中期达到鼎盛。

在这样一种学术思想氛围引领下，一场声势浩大的文献考据运动在徽州地区展开，并向医学文献渗透。徽派朴学治学方法的引进，更重要的是，同时引进了

求真务实的治学精神和谨小慎微的治学理念。朴学家们发挥其娴熟训诂、通达经史、考据精详、引证确切的优势和功底，坚持言必有据，由字以通词、由词以达义的治学途径，为正确地探求医理奠定了扎实的文理考证基础。新安医家在此基础上对一些具体的医学专业问题进行了细致的考证和阐述，并结合自己的临床经验出版了一系列具有固本培元思想的书籍，如吴澄的《不居集》、程文囿的《医述》、吴楚的《医验录》、汪文琦的《杂症会心录》以及汪绂的《医林纂要探源》等，这些著述扩大了固本培元的外延，从温补培阳到滋阴理阴，再到寓补于泻，众多新安医家提出了许多具有创新性的学说，这些学说冲破既有的固本培元派的藩篱，使得固本培元的内容不断被丰富。清代中晚期，固本培元派渐入成熟，其中最有名的当属"外损致虚"说和"补必兼泻"说，试论述如下：

"外损致虚"说为后世治疗虚损疾病提供了新思路，也扩大了固本培元派的运用范围。世医认为虚损之证，为内伤疾病独有，但吴澄追本溯源提出："虚损一症，不独内伤，而外感者亦有之矣。"世医拘泥于内伤和久虚成损，专用滋阴降火治法，更虚其所虚，损其所损。吴氏将六淫、痰、积、食、郁、失血、酒伤、外虫等外因所伤，日久不愈而致虚劳，皆归于外损，"缠绵日久，渐及内伤，变成外损"。提出治疗虚损之要在于脾胃，"而所赖以无恐者胃气也"。吴氏在《不居集》中云："古方理脾胃，多胃中之阳，而不及脾中之阴。"认为"脾虚有阴阳之分"，并且"虚损健脾勿忘脾阴"，强调理脾阴在虚损疾病中具有重要的意义。吴氏理脾阴以平补为贵，善用扁豆、山药、莲子肉等"忠厚和平"之品，所谓"虽曰理脾，其实健胃；虽曰补阴，其实扶阳"，关键在于"中土安和，天地位育"，则虚损易愈。根据外损疾病的特点，吴氏提出"解托""补托"二法，创制了专治"外损"方剂13首。感受外邪后因素体正气不足而不能疏散者，当用"解托"之法，以和解托邪为主，有柴陈解托汤、和中解托汤、清里解托汤等6首方剂，解托之间总以培护元气为主，"元气一旺，轻轻和解，外邪必渐渐托出，不争而自退矣"，其善用温补培元之法可见一斑。素体正气不足感受时邪而不能祛邪外出者，宜用

"补托"之法，以扶正托邪为主，有益营内托散、助卫内托散、双补内托散等7首方剂，"回护元气"，使得"补者自补，托者自托，散者自散"。新安医学固本培元思想不仅运用在内伤疾病中，并且运用到外损疾病中，在重视下元阳气同时也注意顾护脾胃阴液。自此，固本培元派日臻完善。

继吴氏"外损致虚"说之后，清代中后期，汪绂作为一代儒林大家、朴学代表人物，博学多才，著述等身，虽不是专职医家，但著有《医林纂要探源》，引经据典，治学严谨，提出了"补必兼泻"说。早在《黄帝内经》时代，先贤医家就对五脏苦欲和五味补泻的原理颇有研究，汪氏认为每一味药都具有补这一脏而泻另一脏，或泻这一脏而补另一脏的作用，不存在纯补纯泻的药物，"补此即以泻彼，泻此即以补彼也"。因此立法制方必须注意补必兼泻的调剂之意。疾病病情多不是单一存在，且易于传变，病情多是虚实夹杂，徒以补法，或虚不受补，或导致邪势鸱张，但若在大队补益药物中加入少许泻实药物，往往有利于补药发挥作用，达到较好的临床疗效。至此，固本培元派正式形成一个完整的流派体系。

综合而言，固本培元派的壮大和徽派朴学的鼎盛是密不可分的，二者在地域上同根同底，在时间上相辅相成。正是一群既擅长考据又富有思想、既注重朴学又注重哲学的大学者，求信求真、求"十分之见"的朴学精神感染了一群求知问道的新安医家，这些医家们善于归纳整理，长于科学推断，对经典进行深入研读，并且结合其他文献综合研究，旁通互证，使得固本培元学说的内涵更加丰富，固本培元派更加科学、完备，进而影响了一大批新安医家乃至各地医家。

3. 徽派朴学的淡出，固本培元派的继承

徽派朴学在清代末期逐渐衰弱，作为考据学而言，后期越显烦琐僵化，"繁弥千言，始晓一形一声之故"，后继学者只注重文字语言现象的微观观察，把音训考辨作为学问归宿的取向，缺乏一种宏大的理论眼光，学术完全脱离了实际生活，眼光狭隘，思想闭塞，排挤了一切进步思想的发展。再加上西方殖民者的入侵，

社会矛盾、民族矛盾日益尖锐，更多的有识之士将眼光投向社会，迫切要求改变脱离社会现实而昧于时务的学风，极力提倡经世致用的思路，以挽救社会危机。

作为徽州地区庞大的医家群体，固本培元医家声望高、社会影响大，仍有许多医家不断加入这一阵营。以新安医学王氏内科为主要代表，《王仲奇医案》中黄芪使用频率之高是其用药特色之一；王乐匋先生善用附子振中阳治疗外感热病，擅以"术附合以银翘"扶脾胃阳气救治麻疹逆证。历代医家虽然对固本培元学说有不同见解，但是一直根据自己的临床实践对其进行修订和诠释。

徽派朴学渐渐衰亡，其影响越来越小，此时期对固本培元派的影响不大。新中国成立后，在经世致用理念的引导下，固本培元派医家对秦汉以来医籍整理考证，提出各种新的认识，并通过自己的临床诊疗积极践行这些理论。此时期，固本培元派著书立说仍以整理经典著作为基础，以自己临证经验为指导，对固本培元学说进一步补充完善，固本培元派一直在继承中薪火相传。

4. 结语

徽派朴学和固本培元派都起源于古徽州地区，徽派朴学贯穿固本培元派形成发展的整个过程，固本培元派受到了徽派朴学的深刻影响。徽派朴学从兴起到鼎盛的时间，与固本培元派的"营卫一气"说、"动气命门"说、"元阴元阳"说、"外损致虚"说、"补必兼泻"说具有高度一致性，固本培元派正是在医学古籍的充分考证、注释中，并加以临床实践下，不断地完善着自己的理论体系，在发展中继承，在继承中继续发掘其内涵，这些都与徽派朴学求是求真的理念休戚相关。新安医学固本培元学说正是为扭转时弊，纠正世医滥用苦寒、攻伐正气的现象而提出的，这与徽派朴学经世致用的目的密不可分。

十五、新安固本培元派扶阳理论与临床应用研究

　　固本培元派是新安医学中学术阵容强大、历史悠久、特色鲜明的分支学派，明代初中期以汪机众多的弟子门生为主体，此后明清众多的新安世医名家均宗其法，形成了以培固脾肾元气为治法，临床善用人参、白术、黄芪或合用干姜、附子"以行参芪之功"的学术特色，其中所蕴含的扶阳喻义也十分突出，现述如下：

1. 新安固本培元派的扶阳理论与实践

　　固本培元派开山之祖汪机，从《内经》"阳生阴长"的理论出发，提出"营中有卫，营兼血气"、补气即补阴的"营卫一气"说和人参、黄芪通过补气补阳而补血补阴的"参芪双补"说，认为"火与元气不容两立"，扶阳之意十分明显；临证除重用、善用人参、黄芪外，还加肉桂、附子以助阳，如《石山医案》治阳虚寒凝之痛经，投人参、黄芪、当归、白术，加肉桂、附子以治其寒。汪机的关门弟子、族侄汪宦著《证治要略》，强调惜元气、重根本，临证善用人参、黄芪救治气衰诸证，适当配伍肉桂、附子、干姜。歙县吴洋曾受业于汪机，其治疗半身不遂之症，认为"宜用参、附大补为主"。歙西余傅山临证常请教于吴洋，认为治痨瘵"有火则元气虽损犹有根基""无火则元气颓败根基无存"，治产后"须防元气虚脱，宜用大补元气之剂，而急甚者可加附子，以行参芪之功，使气易于复原"。徐春甫和孙一奎是汪机的再传弟子，徐春甫临证善补脾胃元阳，其在《古今医统大全·痼冷门》中指出：脾阳亏损之沉寒痼冷之症，"方用大建中汤加黄芪、白术、附子、肉桂以治之"，继余傅山之后，又重申"阳虚则恶寒，用参芪之类，甚者，

加附子以行参芪之功"，强调痼冷者唯贵乎温补，"养气血之剂佐以姜、桂，甚者加附子，为愈"。孙一奎认为阴阳不等同于水火，将火分为正邪两类，创"动气命门"说、"三焦相火（正火）"说，以动气命门为元气，以三焦为"相火之用""元气之别使"，否认肝肾相火（贼火）论，认为疾病的发生多由命门元气不足，三焦相火衰微，釜底有水无火，不能自然蒸化导致，病变在上表现为气不上纳，在中表现为水谷不化，在下表现为清浊不分，临证更擅以人参、黄芪合用附子、肉桂、干姜等益气温阳以调治内伤杂病，纳肉桂、附子以温补肾阳。其《孙文垣医案》载一"下消阴阳两虚案"，以金匮肾气丸变通，用桂、附大补下元，使气充盛，不终剂而愈。孙氏分析道："病由下元不足，无气升腾于上，故渴而多饮，以饮多、小便亦多矣。今大补下元，使阳气充盛，熏蒸于上，口自不干，譬之釜盖，釜虽有水，若底下无火，则水苶不得上升，釜盖干而不润，必釜底有火，则釜中水气升腾，熏蒸于上，才湿润不干也。"又其《赤水玄珠·胀满门》载用壮原汤治下焦虚寒、中满肿胀，重用人参、白术而稍佐肉桂、附子、干姜；《赤水玄珠·水肿门》治疗脾阳虚衰之阴水，推荐以肉桂、干姜为主药的补方；其治湿善温补肾阳以蒸腾湿气，多用附子、炮姜、肉桂、益智仁等补火助阳，温阳暖肾，使下元火盛，湿气得以蒸发；治疗风寒湿痹，突出温补肾元，主以人参、附子。继孙一奎之后，新安籍医家罗周彦首创"元阴元阳论"，立先天无形元阳虚损方、先天有形元阳虚损方等，皆以人参、黄芪、当归、白术为主，适当配伍肉桂、附子、干姜等以应变加减，称其人参、附子、白术、黄芪等组方药物"皆甘温大补阳气之圣药也"。又有歙县程从周，秉承李东垣"火与元气不两立，一胜则一负"的观点，外感内伤均注重顾护元气，外感初起如妄用苦寒，阳证转阴，必须急用干姜、附子挽救危逆，善用人参、黄芪、当归、白术、茯苓与干姜、附子合方起死回生，其《程茂先医案》温补而效者约占1/3，如载"汪明德令政"感寒案，发散、清热、化滞、攻下俱无效，反增狂躁，欲卧冷地，口渴妄言，心烦面赤，"前医以为热极"，程氏据脉断曰："此伏阴证也，非参、附不可挽回。"

清代新安固本培元派医家均宗"参芪术佐姜附"的用药方法，而温补扶阳之意更为明显，吴楚、郑重光、方肇权、汪文绮、程钟龄、程杏轩、陈鸿猷等就是典型的代表。吴楚所治多为久病不愈的疑难之证或前医误治生变之情，喜用、善用重剂人参、黄芪并肉桂、附子、干姜，方以补中益气汤、六君子汤、理中丸为主，挽救众多危证。其《医验录》载有"岩镇方翁"患伤寒案，屡用发散药而大汗不止，身热如燔灼，彻昼夜不寐，狂躁非常，谵言妄语，脸若涂朱，口唇焦紫干燥，"群以为是大热之证，议欲用石膏竹叶汤"，吴楚诊其脉浮大无伦，按之豁如，唇虽焦紫干燥，而舌是灰黑之色，从而断为"中阴证"，急宜驱阴回阳之法，方用八味地黄丸加人参治之。吴氏对附子、肉桂等温阳药的应用也独具匠心，有夏日用附子、肉桂、干姜治疗阴证伤寒的记载，打破了"夏月不可用热药"的禁忌。再如以补中益气加炮姜、肉桂治愈胃肠下垂、弛缓无力、二便不通，以肉桂为君治疗奔豚气而效，以肉桂配黄连治愈一常患舌疮者，以附子配黄连治疗眩晕，以肉桂为君治疗呕吐。

　　郑重光力倡阳气之说，认为阳为阴主，治疗主张温阳益火，其《素圃医案》指出："万物体阴而用阳，二气屈阴而伸阳，圣人贱阴而贵阳。人之身，阳不尽不死，阴不胜不病。"治病皆取效于人参、黄芪、肉桂、附子。如其治一时疫伤寒患者，前医用败毒散而热不退，反致身发稠密赤斑、狂乱谵语，郑重光"作时疫阴斑亡阳危证"，主以真武汤、理中汤合剂，重用人参、附子，五日而阳回斑散。《素圃医案》专捡疑似难辨之症汇成，共辑187案，其中用温补者达152案，多以干姜、附子获效。

　　方肇权历寒证居多，亦善辨证运用温补，著有《方氏脉证正宗》，"是书案中多用桂、附、姜、吴（茱萸）"。如其治泄泻案，因久泻肾虚，在改正六味地黄汤（去泽泻易车前子）基础上，加肉豆蔻、诃子、五味子固涩止泻，用少量附子温肾助阳。

　　汪文绮临证用药扶阳抑阴，善用人参、黄芪、肉桂、附子甘温培补，如其治产后呕吐不休，为肾阳无根，内真寒而外假热，以附子理中汤等引火归原。

程钟龄治大虚之人，"有用参数斤而愈者，有用附子二三斤者"，坚守不移；治阴寒重证虽久用肉桂、附子、人参、鹿茸，不嫌其重，不嫌其燥。其《医学心悟·火字解》将火分为虚实、子贼，概括火证治法为"发、清、攻、制、达、滋、温、引"，子火用温、引之治含有扶阳之意。

程杏轩对孙一奎之壮原汤的立方之旨理解颇为深刻，其在《杏轩医案》"次郎脾肾阳虚，伏寒凝涩，重用温补而瘥"案中云："仿生生子壮原汤加吴茱萸、葫芦巴、肉果、巴戟天，附子增至三钱……予平生治阴证，用温药，未有若斯至多，而效验亦无如此之迟者。"其对于内伤外感均注重温补之治，常用人参、白术，或配附子，或配熟地黄，或附子与熟地黄同配。陈鸿猷《管见医案》记载一气虚外感、产后发热案，前医以清凉之法误治新产发热，以致元气大虚，浮阳越于外，陈氏用十全大补汤加附子温补气血而转危为安。

近现代新安医家程门雪、王乐匋虽不属固本培元派，但扶阳之法也多有运用。程门雪早年在临床上，根据患者大多来自劳苦民众的特点，力主用药迅猛，以仲景方药大剂出入，如少阴虚寒用四逆汤、白通汤，附子累计用量1斤许（约597g），治愈不少危重急症。王乐匋在诊治外感热病时，遇"温邪内陷，肾阳不振者""湿重于热，阳被湿困者""热逼入营，中阳闭郁者""中阳不振，不能托邪者"，善于运用附子。在诊治麻疹逆证不拘泥于"麻为阳毒""麻喜清凉"之成说，主张寒温同用，提出"救疹逆，术附合以银翘"；其认为，"透、清、养"三字是针对一般顺证而言，若为逆证，患者素体虚寒，中阳式微，麻毒无力外达，此时应敢于打破常法，以辛凉透表合温补内托同用，一以逐邪，一以扶脾胃之阳气，所谓"拨乱以反正"。

归纳起来，汪机及其后继者均善用人参、白术、黄芪培补脾元，明显蕴含有扶阳之意。相对而言，徐春甫偏重于脾阳，孙一奎以后虽仍以脾阳为主，脾肾并重，但重心开始偏向肾阳。在用药方面，徐春甫偏重白术，孙一奎常配附子、干姜，程从周善用人参、附子，吴楚、郑重光配伍又加肉桂，方肇权配伍又加吴茱萸，汪文绮喜人参、黄芪、肉桂、附子并举，程钟龄擅用附子等破格投剂，程杏轩则附子与熟地黄同配，陈鸿猷常用附子、肉桂。附子在新安医案中使用颇广，现代有学者采用数据挖掘方法，分析了 13 位"固本培元"新安医家的 12 部医籍中的 678 条医案，发现其核心组方是陈夏六君子汤合四逆汤加味，而附子是使用频次最多的药物之一。新安医家常用附子治疗疟疾、痹痛、鼓胀、难产、白带腥臭及外科疾患等；还常利用肉桂补火助阳、散寒止痛、温经通脉，主要用于治疗寒邪入侵所致的胸膈胀痛、腹痛、呕吐、泄泻等证，也用于治疗寒疝作痛、癥瘕、积聚、奔豚等病证。

2. 新安固本培元派对扶阳派的间接影响

新安固本培元派和扶阳派的治疗思想均源自《内经》"阳生阴长"理论和张仲景学说。扶阳派又名火神派，形成于清代末期，以郑钦安为开山宗师，推崇阳气，以善用附子、姜（生姜、干姜、炮姜）、桂（肉桂、桂枝）等辛热药物著称。但郑钦安绝非最早善用附子的医家，医圣张仲景可谓是善用附子第一人，经方用药多有大辛大热、力专效宏的特点，而历代前贤中善用附子者也较多，新安固本培元派的实践更是一个有力的明证。早在明代初中期汪机、徐春甫、孙一奎、余傅山等就倡导"以附子行参芪之功"，清代早期吴楚、郑重光、方肇权等更被公认是扶阳名家。可以推论，包括新安医家在内的历代前贤应用附子的长期经验积累，影响和启发了扶阳派的诞生。

除了《伤寒论》外，以张景岳为代表的江南温补派也对扶阳派产生了重要影响。而早期以汪机众多的弟子门生们为主体的新安固本培元派，对稍后的赵献可、张景岳、缪希雍、李中梓等江浙温补派医家产生了直接的影响。新安固本培元思想在后世张景岳、赵献可、李中梓等温补大家的学术著作中常有类似的描述，如晚于汪机近百年的张景岳在《类经·经络类·营卫三焦》中对"营卫一气"的描述，言"虽卫主气而在外，然亦何尝无血。营主血而在内，然亦何尝无气。故营中未必无卫，卫中未必无营，但行于内者便谓之营，行于外者便谓之卫，此人身交感之道，分之则二，合之则一而已"，实与汪机"营中有卫，营兼血气"之说类似；《景岳全书·传忠录·论治篇》"甘温有益寒无补"之言，实与汪机力主参芪白术甘温培元同出一辙；其《本草正》称附子"善助参芪成功，尤赞术地建效""气虚甚者，非姜附之佐必不能追散失之元阳"，皆与余傅山、徐春甫所言"附子以行参芪之功"理无二致；其《杂病谟·肿胀》所言"人中百病难疗者莫出于水也""温补即所以气化"，则可以看作是对孙一奎"肿满多因火衰"而以壮原汤治疗"火衰肿满"的最好注释；《类经》和《景岳全书》有关元气先天、后天的认识和元阴、元阳的划分等，与罗周彦《医宗粹言》如出一辙。孙一奎、赵献可、张介宾虽均为阐发太极和命门学说的核心人物，然孙一奎"动气命门"说的问世至少要早于赵、张二人30～40年。张景岳的"阳常不足、阴本无余"说、赵献可的"命门相火"说、李中梓的"先后天根本"说等皆可视为新安早期固本培元派之余绪。江浙温补学派无论是重视脾胃的观点，还是对肾命学说的深入探讨，也无论是以元阴元阳阐述人体阴阳平衡的机制，还是提出注重阳气的学术见解，均深深打上了新安医学的烙印。另一方面，明清寓居江浙行医的新安医家甚多，如张柏、罗周彦、程从周、吴楚、郑重光、程正通、方肇权，他们既属新安医家也可归属江浙温补派医家；而且吸取了新安医学精华的明代江浙温补派，对后世（由清以至于今）新安医家同样也产生了直接影响，如程杏轩受张景岳影响，对于内伤外感均注重温补之治，所用温补之方如附子理阴煎、附子理中汤、左归丸（饮）、右归丸（饮）、八味丸、参附汤、生生子壮原汤，大多引自《景岳全书·新方八阵》。从形式逻辑角度来看，新安固本培元派与江浙温补派是交叉相容关系。其实在明清时期，新安医家与江浙医家同属于江南这一个"大家庭"，汲取了江南温补派理论精髓的扶阳派，其重视阳气的思想是受到新安医家扶阳之治的影响的。

3. 新安固本培元派与扶阳派的区别

扶阳派虽然多受江南温补派和新安固本培元派的影响，但新安固本培元派以培固脾肾先后天元气为根本，以培补后天脾胃元气为切入点，从阴阳而言，元气虽以阳为主，然治疗上扶阳益阴有所兼顾，用药特点上以人参、白术、黄芪为主，以肉桂、附子、干姜为配伍，养阴之剂亦多配用不遗，用附子的目的在于"行参芪之功"；而扶阳派以"阳主阴从"为理论核心，以擅用附子为突出特点，两者的区别十分明显。

固本培元派开创者汪机私淑朱丹溪，其"营卫论""参芪双补"说本义是完善朱丹溪滋阴说而回避温补，认为用人参、黄芪的目的，是通过补阳补气达到补阴补血的效果，而且组方用药还常配伍当归、白芍、麦冬、生地黄之类养阴补血之品辅佐之。徐春甫则认为，"温中要兼温血""官桂、当归为温血之上药""人年四十以后，阴气弱者，脉不洪大，应可用温暖……未登四十之人，不可轻服，有误用之，反耗其阴"，阴阳气血兼顾，有独到发明。孙一奎治疗肾消虽主张温阳益气，但并不否定肾阴虚的存在，"壮水之主，以制阳光"亦是其常用之法。如《赤水玄珠·十一卷·消瘅门》以肾气丸、地黄丸"益火之源，以消阴翳"治疗下消，但其强调益气温阳不妄用燥热，使蒸腾气化出于自然，则肿胀可消而正气无损。而罗周彦元阴元阳论，更是将温补脾肾阳气扩展到滋阴益元。清代程敬通固本培元、补益心肾善于酸甘化阴，阴中求阳；程杏轩用附子注重与熟地黄配伍。总之，新安医家强调"扶阳益阴，气血双补"，针对肾阳虚时不仅常用附子、肉桂温肾阳，也加入滋阴养血之剂，甚至采用鹿角、紫河车等血肉有情之品填精益髓、顾护阴精，在加强补肾阳的同时又能增强阴血的生成，使得"阳生阴长，生化无穷"。其区别见表1。

表1　新安固本培元派与扶阳派的区别

派别	理论核心	治疗对象	作用部位	用药特色
新安固本培元派	固本培元（扶阳益阴）	元气（元气以阳为主）	脾肾（从脾入治）	人参、白术、黄芪为主，肉桂、附子、干姜为配
扶阳派	阳主阴从	阳气	肾	善用附子

4. 结语

中医各家学派的学术主张，往往是根据当时的社会环境、医疗现状并针对时弊而提出的，扶阳派同样是在补偏救弊的过程中形成的。自清代乾隆时期叶天士始，时方轻灵成为一种时尚，后世崇尚阴柔，泥于轻灵，又出现时方派恣用寒凉的流弊，"世人畏附子、干姜，不啻砒毒"，扶阳之治正是为了扭转时弊而提出来的。其实，任何一派都不可能穷尽真理，更不可能垄断真理，其治法用药风格各有相宜，其适宜病证都是分层级的，有非常适宜、有比较适宜、有可用可不用等病情证情，不可拘泥。以扶阳派为例，"善用附子者莫过于四川医生"，蜀地医家用乌附动辄数两，如今火神派医家常将附子用至100g，而且四川人视附子为常用食品，啖附子如芋栗。推究其因有三：一是四川盆地湿气重、日照时间短，甚至终年不见日照，阴湿寒冷之证多见；二是近现代乌头、附子多为人工栽培种植品，品质下降，温热药力大减；三是经过久煮的附子，乌头碱类毒性成分含量甚微，所存成分以强壮心力、增加热能为主。扶阳派出奇制胜，有其适宜的人群和病证，有其可取之处。而新安固本培元派经过长时间的临床实践，理论上更加成熟，适应证更广，不良反应相对较小。

中医学术流派很多，从主干到各分支，均各有特色，各有短长。仅就新安医学而言，除了固本培元派外，其分支学术流派还有平正轻简派、养阴清润派、时方轻灵派等，以及众多的世医家族学术链。如新安王氏内科，王仲奇临证经方、时方并举，唯求一效，无门户之见；王任之、王乐匋临证注重扶阳护阴治法，既重视扶阳又重视存津液，常于阳中求阴、阴中求阳。又如程门雪后期用药包括用附子，重视药性监制，侧重"扶阳以益阴"，更配伍益阴之品。随着时空变迁，五运六气的不断变化，人类的疾病谱也在不断地发生变化，治法用药风格也不可能一成不变。对于各家学派，我们在临床上应持不迷信、不盲从的态度，不拘泥于一家一派一法，不要被习惯性思维束缚，具体病情具体分析、综合考虑，制订最佳的治疗方案，才能取得良好的效果。

十六、新安医家诊法发明

望、闻、问、切四诊是中医诊断的基本功，其中脉诊、舌诊为中医所独有，尤其脉诊历史悠久，春秋战国时期重切脉就曾与用针、用药一起构成三大医学流派。中医诊疾辨证强调四诊合参，但并不等于说四诊并重、面面俱到。"能合色脉，可以万全""察色按脉"作为中医的两大看家本领，在诊察疾病中作用相对较大，尤其切脉在把握生命指征上作用更为突出。扁鹊"人虢之诊，望齐侯之色"，张仲景也"叹其才秀也"。受其影响，新安医家尤为注重"察色按脉"功夫，在望诊、脉诊运用上做出了突出的贡献。

1. 察色诊舌，望而知之学问深

中医"看病"的最高境界和水平就是"望而知之谓之神"。望诊从整体到局部，内容极其丰富，其中重点在望神、望面色和舌诊，而新安医学正是在望气色和舌诊这两大重点领域有重大的发明和推进。

（1）相气色，发明"望色十法"

望诊气色理论源自《黄帝内经》，《素问》提出了"五色微诊，可以目察"的观点和"五脏之气""精明五色"的概念，这里"五色"并非单纯指青、赤、黄、白、黑五色，更有价值的是指疾病反映在面部的色泽变化即"气色"，所以《灵枢·五色》还提出"相气"方法，以审察气色的浮沉、泽夭、抟散、上下。清代新安太医吴谦在《医宗金鉴·四诊心法要诀》中，解释了"五色"的诊断意义：

"沉浊晦暗，内久而重；浮泽而明，外新而轻；其病不甚，半泽半明。云散易治，抟聚难攻。""此以五色晦明聚散，别久、重、新、轻之病，易治、难治之诊法也。"晚清新安医家汪宏历余年之心力编著《望诊遵经》，上卷39论阐述了望诊的基础知识，人体正常生理的气色表现以及病理状态下的气色主病等；下卷62论阐述了望眼鼻口唇齿、耳眉须发、腹背手足，以及望汗、血、痰、便等的诊断意义。该书是中国医学史上第一部望诊专著，曹炳章在《中国医学大成》中评介曰："全书提纲挈纲，叙述分明，虽西医诊断学的详博，亦未有过于是者，非经实验，曷克臻此。"书中还首次提出"相气十法"，即浮沉、清浊、微甚、散抟、泽夭，分别用以判断疾病的表里、阴阳、虚实、新久、轻重，以及依据气色初后变化推断病情的变化规律。"盖十法者，辨其色之气也；五色者，辨其气之色也。"今改名为"望色十法"，被编入现代高等中医药院校《中医诊断学》教材中。由于五色偏指色调，而"气"作为光泽明亮度与饱和度的反映，在望色诊中更有价值和意义，所以汪宏强调，各部位的五色主病都必须与"相气十法"结合，才能既掌握疾病的基本病理，又能掌握患者的整体状态和病情的阴阳、表里、虚实、新久、轻重和预后。各部望诊十法和五色合参，病情昭然若揭。《相气十法提纲》篇明确指出："大凡望诊，先分部位，后观气色，欲识五色之精微，当知十法之纲领。"由新安医家系统归纳总结望诊内容，发明"相气十法"，且作为五色望诊的纲领与"五色主病"合参，绝不是历史的偶然，而是历代新安医家精于望诊实践的客观反映，是新安医学长期细致地察色"看病"催生出来的硕果。

（2）辨舌象，诊断"必验于舌"

望诊中的舌诊是与古老的脉诊并重的中医特色诊法，虽起源于殷商甲骨文之"贞疾舌"，形成于金元时期伤寒热病舌苔异常的辨证，但真正在诊断上发挥出不可或缺的作用，则与清代早期叶天士创立温病学独立体系息息相关。"古歙叶天士"在创建温病卫气营血辨证新法的同时，创建了温病舌诊辨证。其《温热论》

条文共 37 条，其中舌诊有 16 条之多，舌诊辨证有 44 种。他强调温病诊治"必验之于舌"，卫气分病变主要从舌苔观察，营血分病变则重辨舌质，随着卫气营血不同阶段的病变，舌质表现为舌尖红－舌质红－舌红绛－舌紫绛，舌苔表现为薄白而干－苔干或干燥－少苔或无苔，由此提出了外感温病舌象演变的基本特征和理法方药。"舌苔白而薄者，外感风寒也"，宜辛散；"白干薄者，肺液伤也"，邪在卫分，"苦重之药当禁，宜用甘寒轻剂可也"；舌苔白厚而干燥，"舌心干，四边色红，中心或黄或白者，此非血分也，乃上焦气热烁津"，气分之证，当"急用凉膈散""慎勿用血药"；绛舌作为邪入营血的标志性特征，是叶天士首先提出来的。《温热论》论绛舌条文有 4 条，阐述最为具体：若"初传绛色中兼黄白色，此气分之邪未尽也，泄卫透营，两和可也""色绛而中心干者，乃心胃火燔，劫烁津液，即黄连、石膏亦可加大""其热传营，舌色必绛"，若苔少而干或无苔为热陷心包，"纯绛鲜泽者，包络受病也"，治当清营泄热，透热转气，药用"如犀角、玄参、羚羊角等物"；热传血分，"舌色必紫而暗"或"紫而干晦"。再有瘀热搏结于血分，"舌色必紫而暗，扪之潮湿，当加入散血之品，如琥珀、丹参、桃仁、丹皮等""若紫而肿大者，乃酒毒冲心；紫而干晦者，肾肝色泛也，难治"。又"舌色绛而上有黏腻似苔非苔者，中挟秽浊之气，急加芳香逐之。舌绛欲伸出口，而抵齿难伸者，痰阻舌根，有内风也；舌绛而光亮，胃阴亡也，急用甘凉濡润之品。若舌绛而干燥者，火邪动营，凉血清火为要。舌绛而有碎点、白黄者，当生疳也；大红点者，热毒乘心也，用黄连、金汁。其有虽绛而不鲜，干枯而萎者，肾阴涸也，急以阿胶、鸡子黄、地黄、天门冬等救之，缓则恐涸极而无救也"。舌苔黏腻也是叶天士最先提出的概念，他在补充《黄帝内经》"脾瘅"的舌苔时提到"舌上白苔黏腻，吐出浊厚涎沫，口必甜味也，为脾瘅病"。江南水乡湿邪特重，《温热论》舌诊辨湿条文有 6 条，内容精详。湿邪为病，多患脾胃，"舌苔不燥，自觉闷极者，属脾湿盛也""舌胀大不能出口者，此脾湿胃热，郁极化风，而毒延口也，用大黄磨入当用剂内，则舌胀自消矣"，舌苔黄浊无根，湿热痰浊互结、中气已虚，"舌或黄或浊，须要有地之黄，若光滑者，乃无形湿热中有虚象""白苔绛底者，湿遏热伏也"，当先泄湿透热。作为立法用药的主要依据，舌诊从此开辟了外感湿温病的研究门径。叶天士还特别提到，舌苔颜色是运用苦泻等法的重要指征，凡大腹或满或胀若痛，"亦要验之于舌，或黄甚，或如沉香色，或如灰黄色，或老黄色，或中有断纹者，皆当下之"；舌呈黑苔有虚实寒热之分，薄黑而滑者当温补肾阳，薄黑而干者急以清心火、滋肾水，燥而中心厚者以咸苦"急下存阴"。

叶天士对舌象预后与救治的论述也十分精当，《温热论》有条谈及预后吉凶及危重证候的救治，除舌紫、舌绛、苔黑预后多有不良外，如"舌白如粉而滑，四边舌色紫绛者，温疫病初入膜原，未归胃腑，急急透解，莫待传陷而入，为险恶之病"，传变极速，治不及时很快恶化；又脾瘅病舌上苔如碱者，"当急急开泄，否则闭结中焦，不能从膜原达出矣"；又舌黑"若见短缩，此肾气竭也，为难治，若救之，加人参、五味子勉希万一"。其辨舌之法极其精详，涉及舌形（肿胀、裂纹、芒刺）、舌态（强硬、短缩、痿软）、舌色（红绛紫黑等）、舌质（厚薄润燥）、苔色（白黄灰黑等）、苔质（厚、薄、润、燥、滑，黏腻、无苔等）、色泽荣枯诸多方面。根据舌象辨邪正盛衰、病邪性质、病势轻重、病位浅深、审病因病机、察津液存亡、测预后转归，辨析证候、控制传变、确定治则、指导用药，无论在理论上还是在实践上都极大地丰富和发展了中医舌诊的内容，被后世奉为准绳。我国现存的第一部舌诊专著是元代的《敖氏伤寒金镜录》，书中附有 12 幅舌象图。而叶天士的舌诊"真经"虽没有烦琐的推理，也没有绘制舌图，但却在诊断中实实在在地发挥出了重要作用。

除了辨舌外，叶天士还补充发明了验齿、辨斑疹、辨白㾦等温病望诊之法。验齿就是诊察牙齿的荣枯、老嫩、松紧和牙龈情况，来判断疾病的浅深、热邪的轻重、津液的存亡。"斑疹皆是邪气外露之象"，也是热邪深入营血的标志。叶天士辨斑疹强调"宜见而不宜多见"，所谓"宜见"是指斑疹外发稀疏，提示邪热外透，预后良好；所谓"不宜见多"是指斑疹过于稠密，说明热毒渐入营血，提示病情深重，预后不佳。并提出了"斑色红者属胃热，紫者热极，黑者胃烂"的辨证要点。而凡有白㾦发出，即说明有湿热为患，观察白㾦可辨别病邪性质和津气盛衰程度。察舌、验齿、辨斑疹、辨白㾦，叶天士的一系列发明独具匠心，辨证、立法、用药简明实用，理、法、方、药均能从中找到相应的依据，系统地归纳和揭示了温热病的舌象及其演变规律，对现今中医临床和科研仍有重要的指导作用，尤其对传染病的诊治有重大的现实意义和研究价值。

温病尤其是传染病，津液是判断邪入营分病情轻重和预后转归的关键指征，叶天士在辨别气血病机的基础上，抓住燥与湿这对矛盾，从舌象干湿润燥去测知津液之存亡，建立了舌诊燥湿诊法。如《温热论》曰："其有舌独中心绛干者，此为胃热心营受灼也，当于清胃方中，加入清心之品，否则延及于尖，为津干火盛也。舌尖绛独干，此心火上炎，用导赤散泻其腑。"并提出津液燥湿变化不但因于邪气的性质，也与机体的体质和原有疾病相关，由此也奠定了舌诊在内伤杂病中的应用基础。但舌诊运用真正从外感扩展到内伤，确立舌与脏腑、气血、津液之间的关系，建立舌的脏腑分部说，这一学术转化是在清代末期完成的。《望诊遵经》已有望舌诊法及牙齿望法之系统论述，以其形容、气色、苔垢、津液、部位为舌诊大纲。清末民初，中医舌诊汲取西医营养，从而得到了补充和提高，被作为中西医汇通之典范。新安医学家程门雪擅长以察舌苔辨治温病夹湿，如苔黄腻或边尖红绛则温重，唯用苦寒化湿清热，如黄白腻苔则应配合厚朴、橘红等燥湿，如老黄苔则可用"陷胸、承气"等法。新安王氏医学对温病舌诊也有比较准确的把握和灵活的运用，如王任之认为，"遇到黑苔就要注意舌质是润还是干""只要舌质润滑，就要考虑是阴证黑苔"；再如王乐匋治温病强调护阴，但凡使用滋阴药都要验舌，如舌红少津者则用之无疑，若舌苔或滑或腻，反映体内有湿浊，一般避用。通过新安医家的创用和发明，今日舌诊早已成为临床常用、医案必书的诊断方法，广泛运用于外感和内伤杂病的诊断辨证之中。

2. 凭脉辨证，四诊合参重脉诊

作为中医诊断的代名词，"把脉""号脉"向为医家所倚重。新安医家于脉诊尤为重视，据《新安医籍考》记载，自唐代至民国初新安医籍中诊法类有40部，脉学专著占38部，新安医案也每称脉案，讨论脉诊的医著则远远不止于此，诊治上更以脉为要。

（1）脉为医之关键

早在宋代，张扩就十分注重学习太素之脉，其弟张挥"议论有据，切脉精审，为徽州医师之冠"。明代程瑶、程玠兄弟著《太素脉诀》，程玠又著《松崖医径》《脉法指明》，创"以脉统证"的诊疗模式图，指出："治病之要，不过切脉、辨证、处治三者而已，三者之中，又以切脉为先。苟切脉有差，则临证施治未免有实实虚虚之患。"汪机精于切脉，其《石山医案》多结合脉象辨证，往往舍证求脉、凭脉断病，补订《脉诀刊误》且附《矫世惑脉论》。余傅山、汪宦、吴洋、汪双泉、黄刚诸人给门人弟子讲学，其《论医荟萃》作为我国第一部医学讲学实录，内容包含有脉法，论述脉象，剖析脉理，阐述伤寒六脉分证与外感病传变，颇有见地。余傅山堂弟余午亭著《诸证析疑》，书中除一证注见于他书外，均写有"脉法"。徐春甫强调四诊合参而尤重脉诊，在《古今医统大全·翼医通考》中首加按语"望闻问切订"，特别指出："殊不知四者之要，则又在乎切之之功也，其望其闻其问之三者，先以得其病情之端，而后总切脉于寸口，确乎知始病之源。"并在全书"凡例"中指出："医道以脉为先，苟不明脉，则无以别证。"全书除卷二《内经要旨》列有脉候篇外，又于卷四单列《内经脉候》一卷，明确指出："脉为医之关键，医不查脉则无以别证，证不别则无以措治。医唯明脉则诚良医，诊候不明则为庸妄。"卷八至卷九十二临床各科辨治内容，每病证均设有病机、脉候、治法、方药诸项，实质上是以"脉候"来代表诊断辨证，并提出按脉对证调治。孙一奎亦极为重视脉诊，其《孙文垣医案》涉及病种众多，几乎每案均详查脉象，分析病机、判断证候、论治处方，无不以六部脉象为依据。明代吴正伦认为，治病必须脉、症、治、方四者相承，脉明才能识症，症明才能论治，治法明才能议方，所著《脉症治方》指出"治病必以脉为先，脉不明则无由识症，而阴阳寒热也无从辨"。程从周善用人参、附子起死回生，无不凭脉用药，其《程茂先医案》强调"要在审脉，参详斟酌而辨之"。程仑凭脉确定治法用药，其《程原仲医案》每案均以脉象作为辨证之关键；孙文胤《丹台玉案》以论脉见长，强调诊脉须观胃气；吴士龙切脉针灸，投之奇中。

　　清代吴楚认为，治病用药"辨脉为尤要矣"，所著《医验录》常以脉为判，指出"凡治病，须得病情，欲得病情，必须审脉"，强调"凡医用药，须先认证，认证须先审脉。审脉明，斯认证真；认证真，期用药当"。程敬通精于诊察，《程正通医案》辨证立法多取决于脉象，往往根据脉象变化制定治疗法则。吴谦撰《医宗金鉴》，其中《四诊心法要诀》所确定的寸口六部脉脏腑配位，符合生物全息现象，至今仍被高等中医药院校《中医诊断学》教材采用。金硕祢强调脉诊的应用价值，著《脉症方治存式》辨治诸病，选方遣药"只从脉上讨分晓"。郑重光强调"治病必以脉为准"，其《素圃医案》"凭脉者十之八九"，实则案均据脉诊断、凭脉用药。汪文绮著《脉学注释汇参证治》，以脉统证、脉证相参，并注释《濒湖脉学》。罗浩著有《诊家索隐》《医经余论》，否定假脉之说，认为脉证相应，针对"执方医病，脉之形象全然不知"之时弊，强调诊病应"以脉为本，脉证合参"。余之隽《脉理会参》注重识脉辨证，以浮沉迟数为纲。方肇权著《脉证正宗》，其"医案之中凭脉者十之八九""临证处方皆凭脉用药"，指出学医"先从脉理，次察病源，脉理得，症辨焉。然后立方治疗，何难观之"，以亲身体验循循诱导后学。汪廷元《赤崖医案》、陈鸿猷《管见医案》等辨证精微之处，也常体现于脉诊上。清末梅江村著《脉镜须知》，指出："证必有脉，脉者脏腑、经络、虚实、寒热所由分也，察脉辨证而立方焉。"新安医家普遍精于脉诊，认为脉诊是衡量医生水平的标志，通过脉诊把握基本证情是习医者的基本功，诚为医家治病之纲领。

（2）温补重脉诊

明清时期，以汪机、孙一奎为先导的一批新安医家，临证善用温补之法，凭脉辨证，据脉用药，温补均以脉为准，如《石山医案》《孙文垣医案》《程茂先医案》《医验录》《素圃医案》《赤崖医案》等，都记载有前医治而不效之案，究其因乃不知脉、不识病。《程茂先医案》记有服寒凉太过而致中寒者，有阴躁之极而反似阳狂者，温补重脉尤有心得，如一伤寒案，"阳证阴脉"，姜、桂合辛热表散而愈；一感寒案，狂躁妄言，欲卧冷地，口渴面赤，"前医以为热极"，程茂先据"脉渐沉微，按之散乱"而断为伏阴证，"非参、附不可拘回"。曾治多例类似休克者，如"冷汗淋漓，身冷如铁，浑身紫斑，六脉全无"等，指出"六脉不拘，浮、沉、迟、数之中，但重取无力，或重按全无者，即有伏阴之症"，若"其脉沉细迟微，急以通脉四逆倍加人参、附子"。《医验录》指出"滥用苦寒"主要在于"不能辨证"，而"不能辨证者，由于不能辨脉也"，强调"唯有辨脉至精，方能临证无骑墙之见，用药无相左之虞"。并进一步分析说"若脉沉而且迟、细而且软者，知其证为纯阴无阳也；若浮大满指，按之如丝者，知其证为阴极似阳也"。沉、细、迟、涩乃阴寒之脉，"其症却烦躁作渴，面赤身热，若以此为热证而清之则毙矣，唯补之温之"。如载一伤寒案，屡予发散而大汗不止，身热如燔灼，彻昼夜不寐，狂躁谵言，脸若涂朱，口唇焦紫，"群以为是大热之证，议欲用石膏竹叶汤"，吴楚诊其脉浮大无伦，按之豁如，唇虽焦紫干燥，而舌色灰黑，断为"中阴证"，急予驱阴回阳之法；若误为火证而以寒凉则立毙，若听其汗出不休亦将毙。其伤寒、杂病诸案大剂温补，无一不是凭脉用药，"从来证之疑似难决者，于脉决之"。《素圃医案》载一伤寒案，发热头痛，少腹背皆痛，但"脉沉细而紧"，郑重光谓"此阳证阴脉，法当难治，应以脉为主"，唯主温经；又一女得时疫伤寒，用败毒散而热不退，延至六七日，身发稠密赤斑，狂乱谵语，似属阳明热证，但"其脉细如丝而紧弦，口干而不渴""以脉为主，作时疫阴斑亡阳危证"，主以"真武理中"、重用人参、附子，五日而阳回斑散。方肇权温补亦善凭脉辨证，《脉证正宗》

载案"因历寒症居多，皆凭脉用药，多用桂、附、姜、吴茱萸"。罗浩调补脾胃根据脉象特点来选用刚剂或柔剂，其《医经余论》曰："大抵脉之浮洪而硬，或细数不静，皆津液内伤，忌用刚剂，唯脉缓不涩，急细弱无力，乃阳气衰弱可用补阳法也。"可谓经验之谈。新安医家临床阅历丰富，体会到大寒似热、大虚似实，妄投寒凉、下咽则毙，须仔细体验脉象的蛛丝马迹，是否需要温补均以脉为准。

（3）辨顺逆、辨证情总切于脉

呼吸、脉搏和血压是人体的三大"生命指针"，危重病症时尤显突出，故素有"命脉"之称。以脉诊来把握脉搏和血压，通过轻取、重按来判断疾病轻重缓急和病证属性，是中医的一大发明。新安医家深谙此道，诊脉辨证首辨顺逆，常常通过脉象推断预后转归。如徐春甫强调辨顺逆、辨证情须"总切脉于寸口"，在《宅仁医会会录》中指出："脉为元气之苗，死生吉凶之先见。"他认为，脉证相符无论虚实寒热皆为顺证，即便邪气尚盛也预后尚好，脉证不符则正虚邪盛，正虚衰败而预后不良。《古今医统大全·内经脉候》曰："阳病得阴脉，阴病得阳脉，皆死。"还附有"死脉总类"，列"见真藏脉"之种种不治之候，表面上似乎惊世骇俗，仔细深思则令人无惑。明代张柏也长于脉理，《张柏医案》认为"诊脉断疾生死深浅辄有奇验"。清代程敬通精于脉法、善察微象，往往舍证从脉而推知预后；余之隽认为"脉贵有神"，强调"脉忌无根"，汪廷元也常从脉入手判断疾病的预后。

（4）推崇张仲景平脉辨证

脉诊难辨难知，不如辨证易识，往往有医家避难趋易，只言辨证不言辨脉，满口方书、执方医病者也大有人在。新安医家强调必须精研脉理，推崇张仲景平脉辨证。所谓平脉辨证，就是切脉识脉，辨脉判别证候，据脉分析病情。明代徐春甫在《内经脉候》中，执简驭繁地列出"脉法部位表里虚实主病提纲"，以两手六部脉浮而无力、浮而有力、沉而无力、沉而有力来确定表虚主病、表实主病、里虚主病、里实主病等。《宅仁医会会录》强调："病之表里虚实，非脉不能知，如内伤外感见证，俱为发热头痛，若非脉之左右浮沉是谁，将治内耶，抑治外耶？"并在《古今医统大全·脾胃门》脉候中提出按脉对证调治：脾胃脉弦而紧者，是木邪刑土，脾胃有积，或痛或胀，宜保和丸中加柴胡、川芎、地骨皮之类，制肝木也；洪大者胃中有火，治宜泻黄散、承气汤之类；滑大者是痰饮，宜二陈橘半枳术丸之类，气不利上急者可吐；涩者是气血两虚，宜八珍汤或异功散加当归、生地黄之类。清代金硕祢也崇尚平脉辨证，其《脉症方治存式》曰："仲景之为医也，为天下后世法，法在辨、平二脉而先定之，然后设六经，使万病归宗于二脉，而证审焉。"方肇权更明确地提出，平脉辨证关键是要善于抓住浮、沉、迟、数、有力、无力等明确无误的脉象，其《脉症正宗》"唯以呼吸迟数为脉中提纲"。

（5）脉证无有不应

医界又有"舍脉从证"之说，视为诊家活法，新安医家颇不以为然。针对"病脉有不相应"之词，清代罗浩认为"脉证并无不应之理"，所谓舍脉从证只是权宜之事，乃医家执脉以求病、脉证不能互参所致，不可执为定论，其《医经余论》指出："盖诊脉必参之以证者则可，谓证不以脉为主者则不可也。"脉象与症状均是疾病的真实表现和客观反映，脉证不符，看似脉"假"，实则医家未能认真辨析，忽视了脉象表现的特殊性。在不同的病理状态下，尽管脉体相似但脉气有异，其差别在几微之间。譬如虚实真假、阴阳格拒时脉证不符，诊察脉象应"由形象而求其神气"，在细微之处把握其中分别，进而分析脉证产生的机制，切不可孤立猜测脉证真假，盲目从舍，从而失去关键的辨证线索。金硕祢《脉症方治存式》也指出方书诸家"无脉之证如无情者虚诞之辞""有证无脉之方传之后人，无怪乎多离而少合"。脉象是脏腑气血功能活动和生命内在本质规律的反映，人体各个器官、系统的生理病理变化与脉象之间具有一定的对应关系。当然，疾病千万，症情复杂，脉象复杂，脉证有常也有变，疾病传变期间脉象不可能都是完全同步的，但不同步、不相应只是暂时的，关键是要详细观察脉的形气，脉证合参。以脉为本，脉证合参，实乃诊病要领。

（6）脉诊不失古法

除独取寸口诊脉外，古代还有《黄帝内经》全身遍诊的三部九候法，人迎（喉傍颈动脉）、寸口（两手桡动脉）参诊法和张仲景人迎、寸口、趺阳（胫前动脉）遍诊法，徐春甫、罗浩等医家都强调，诊脉要"不失古法"。如《古今医统大全》内伤门、咽喉门、关格候及《外科理例》《幼幼汇集·积滞门》中一些病证的脉论，不仅仅局限于"气口脉"，也往往会论及人迎脉帮助诊断；而在伤寒门、疸证门、呕吐哕门、嗳气证、水肿门、膈噎门、翻胃门、惊悸门、消渴门、疝气门和《妇科心镜》各卷，其"脉候"等项论述中还保留有趺阳脉的诊候内容。尤其内伤门中，借李东垣之言介绍了人迎寸口参诊法辨内外伤的方法，即"人迎脉大于气口为外伤，气口脉大于人迎为内伤"。汪廷元《赤崖医案》载津血枯涸将绝危候案，趺阳脉幸未绝，胃气尚存，仍可救治。至今新安"张一帖"第14世传人、国医大师李济仁临床还往往诊额动脉以观发热，察趺阳脉以指导糖尿病等的诊治，又有诊人迎、看期门搏动的应用。

脉是判断表里虚实的依据，平脉辨证，审脉求本，在证情复杂的情况下，必须以脉作为辨证的主要依据。名老中医都有这样的经验体会，深感疑难杂病按照脉为第一依据的方法进行辨证论治至关重要。新安医学重视脉学实践，以脉为本，以脉为主，以脉为重，以脉为先，以脉为判，以脉为准，以脉统证，平脉辨证，凭脉用药，形成了"温补重脉诊""辨顺逆、辨证情总切于脉""推崇张仲景平脉辨证""脉证无有不应"及"古诊法的运用"等独特的学术经验，至今对临床诊治尤其是危重证候的辨治仍有重要的参考价值。

新安医学鼎盛于明清时期，而明清时期四诊中以脉诊和舌诊的发展尤为突出，其中新安医家贡献尤大。他们的足迹遍及大江南北，既引进新思想又传播新安学术，诊疗上达到了当时医学的最高水准，为中医诊断学注入了源头活水。

十七、新安医家治法创新

中医治法除了"医门八法"外，各家各派由于对中医理论的理解不同，诊疗特长、研究方向、思维方式等也存在差异，在长期临床实践中还创造性地提出了很多各具特色的治疗方法，形成了丰富繁盛的治法体系。具有非凡创新精神的新安医家也不例外，不仅提出了一系列富有科学价值的创新学说，而且还逐渐形成了特色鲜明的创新治法，这些创新治法与创新学说相辅相成。通过对代表性新安临床医著的考察和梳理可知，除了公认的"固本培元"治法外，尚有"调理脾胃""养阴护阴""准《伤寒》法"等特色治法，一直传承沿用至今。

1. 王道在调补，详分脾胃阴阳

新安"调理脾胃"治法，源自李东垣《脾胃论》。李东垣为金元四家之一，元明时期以"能持东垣者谓之王道"，然四家中唯他归属易水学派，主温补而不主寒凉，后世往往将李东垣补土派与朱丹溪滋阴派对立起来。元末以至于明清，李东垣学说渐受冷落，而朱丹溪学说多受追捧。但新安医家汪机能熔两家于一炉，且本质上更推崇李东垣，注重培护脾胃元气，认为"内因之症，多属脾胃虚弱"，脾胃不足，百病易生，以人参、黄芪为"补脾胃之圣药"，每每用以救治寒凉伤身、胃气不存之症，其《石山医案》治案甚多，如主以"参芪"甘温助脾治脾瘅，人参、白术为君治疗肠胃虚寒痢疾等，又善用丸膏护胃，强调"胃虚非汤药所宜"，众弟子门生均宗其治。《论医汇粹》载，汪机高足吴洋"生平治病以补中气为本"，认为"中气尤水也，水不足则舟不行"，治胃气虚必重用"参芪"以防作泻，又认为痰饮系脾弱不行、脾湿不流，壅滞中焦、水谷津液停滞，治之只补中气，久之自消；余傅山常请教于吴洋，认为"脾胃为脏腑之主，兼统四脏五腑"，提出了"寒邪入里，统归脾胃"的见解，强调"中寒者，中于脏腑也，胃气大虚，寒邪直入脏腑""中寒只属脾胃，专于温中，不多变易"，认定脾胃后天为根本所系，治杂病最忌毁伤。余午亭师从堂兄余傅山，著《诸证析疑》，认为土为万物之母，气血赖之以生，临证重视正气，顾护脾胃，善调气机。汪机再传弟子徐春甫私淑李东垣，诊疗上立足于脾胃元气，其《古今医统大全》认为"百病皆脾胃衰而生，主虚则客邪不退"，胃气虚则"主气不能行药力"。如分析"诸湿肿满，皆属脾土"，形象地比喻说"积饮留饮伤脾，若土之于雨中则为泥矣""若泥土之得和风暖日，水湿去而阳化，自然万物生长"；再如痰饮为病，认为乃太阴湿土，脾弱而不能营运，气道壅滞，中焦不能腐谷，"遂停滞为痰、为饮，变则为寒、为热、为喘、为嗽、为呕吐、为反胃、为肿满、为眩晕、为风痫、为嗳气、为吞酸嘈杂、为嗝噎、为怔忡、为疼痛之类"；又如淋证，指出水道通调虽有赖肺金清肃，"然肺金又藉脾土健旺"，其治脾胃虚弱每以人参、白术甘温为君，专精而效速。各科杂症亦多从脾论治，如以补中宫为大法治疗脾虚不能制水而致水肿，久久补脾胃、滋化源以治倦怠，以大建中汤加黄芪、白术、附子、肉桂温补脾肾以治沉寒痼冷之症。临证善用白术、茯苓、人参、黄芪，或直以脾胃论治，或先调护脾胃、未渐先防，或愈后补土复元、善后防变，不急于求速效而沉疴痼疾反能逐渐效验。徐春甫以自制"王道之方"起家，以重用、倍用白术创制大健脾养胃丸取效而引以为豪，又曾改张元素枳术丸为易于消化的"汤滴小丸"，且善用秘传六和丸滋补脾肾，视为益老扶羸、增进饮食之"第一平和之剂"，其《评秘济世三十六方》理脾胃之治方达8首，所编《养生余录》186首食疗养生方中，脾胃治方69首、占37%，形成调理脾胃的临床用药风格。他还以"东垣论五脏六腑皆主于脾胃"为依据，提出肝、心、肺、肾皆需脾胃化生营养，皆有脾胃之气、脾胃之病，脾胃虚则俱病，皆可从脾胃调治，第一次明确提出"五脏之脾胃病"的概念和"补肾滋阴要识养脾之助""调理脾胃以安和五脏"的治疗思路。不难发现，这一时期"调理脾胃"与培固脾胃元气实质上是结合在一起的，与同期"固本培元"相比，只不过认识的角度和层面不同而已。新安"固本培元"和"调理脾胃"两法一源双流，初期同为一体，同体同构、难以割分。

汪机再传弟子孙一奎，也认为"治虚损之证，吃紧处工夫只在保护脾胃为上"，《孙文垣医案》中就多次记载以白芍为君治疗胃脘疼痛的病案，又治痿证强调关键在于"胃厚脾充，四肢健运"。新安医家善用健脾化湿法，孙一奎也不例外，医案中痞满、泄泻、黄疸及带下案，将汪机"参芪用法"与薛己"温补下元法"有机结合，温阳药与补气药同用，共奏温阳益气、健脾化湿之功；同时还强调慎用苦寒，防其攻伐脾胃，损伤机体阳气。但他以温补下元为重，固本培元从脾胃元气扩展到命门元气，由此向偏重肾阳方向发展。从此，"调理脾胃"与"固本培元"分道扬镳，前者限于从脾胃论治但可安和五脏六腑、四肢百骸，后者则脾肾并治但需从脾胃入手，各有侧重。

明代罗周彦著《医宗粹言》，首分元阴、元阳，辨析先后天元气，诸病论治虽以先天元气亏虚为根本，但以脾胃谷气生化弥补为要领，即使先天不足也需要补脾胃以助其生化，所谓"先天元阴元阳，全赖中气滋培而施生化也"。无论是固先天之本还是培后天之元，均需从脾胃途径入手。从治疗角度来说，"固本培元"仍以培补脾胃元气更有现实意义。所以"固本培元"和"调理脾胃"两法之间藕断丝连，"剪不断，理还乱"。罗周彦首倡元阴元阳论，虽未冲破"固本培元"的藩篱，但"后天元阴不足"之治却充实了"调理脾胃"的内容，拓展了"调理脾胃"空间。《医宗粹言》指出："脾胃之谷气实根于先天无形之阴阳，而更为化生乎后天有形之气血。"又云："肾命之真阴元阳不足，固不能为十二经气血以立天根，脾胃之谷气不充，更不能为肾命之真阴元阳以续命。"并且继《古今医统大全》之后，再次申明"胃气弱则百病生，脾阴足则万邪息，调和脾胃为医中之王道"的观点，显然内涵更深一层。清代初期吴楚承祖辈吴正伦、吴崑等温补治术，治重脾胃，甘温之治运用自如，其《医验录》载案共98例，运用甘温补中而验者十之七八，如投人参、白术温补脾胃治愈脾虚腹胀吐涎、不能进食之顽症，以六君子汤治愈脾虚哮喘、脾虚腹胀，还曾以一剂扶脾抑肝之剂救愈康熙帝74岁祖母食郁证。不仅内伤杂病从脾着眼，外感时病也常补益胃气以达表邪，如载伤寒身痛腹胀、温散消导不应一案，嘱先食粥开胃气，再投益胃缓下之剂，病除复嘱每日食粥而渐愈。吴楚私淑李东垣而不拘于李东垣，认为《脾胃论》"详于治脾，略于治胃，详于升脾，略于降胃"，尚有不足，为顾护胃气主降之性，他又提出"脾胃分治"说，指出若无脾阳下陷之证，甘温补脾之治则不宜用升提，"不必非用升、柴不可"，以免有碍胃降，其用补中益气法的18案中，仅4案用了升麻、柴胡，且剂量亦轻。脾升胃降，脾胃分治，至此"调理脾胃"明显不同于"固本培元"脾胃不分、脾胃元气合论的含义。

清代中期吴澄是脾胃病虚证调治大家，著《不居集》专论虚损，认为虚损之证脾胃是关键，然"古方理脾胃，多偏胃中之阳，而不及脾中之阴""多以参、芪、术、草培补中宫"，而虚损之人多为阴火所烁，脾阴易伤，脾阴一虚，脾气不濡，胃气乃厚，而致如消谷善饥等胃火证，故治虚损应以理脾阴为要法，并提出脾虚当分阴阳、"虚损健脾勿忘脾阴"的观点，指出理脾阴以平补为贵，要用扁豆、山药、莲子肉等"忠厚和平"之品，所谓"虽曰理脾，其实健胃；虽曰补阴，其实扶阳"，关键在于"中土安和"，则虚损易愈。理脾阴说系统地提出了脾阴虚的辨治方案和理法方药，既丰富了虚损病的辨治又开创了治脾阴的大法脉络，与李东垣脾胃学说相得益彰而实补其未备，由此脾阴理论作为脾胃学说的一个分支逐渐成熟，"调理脾胃"之治更加全面完善。

罗周彦和吴澄的脾阴不足论治，对新安后学产生了一定影响。清代江之兰在《医津一筏·治病必求其本》中，第一句就说："脾喜燥，伤于寒湿则不能消磨水谷，宜术附以温燥之。然脾阴不足而谷亦不化，又不可以温燥为治。"清代罗浩认为补脾不能一味使用刚剂，除"白术、二陈"等扶土之品外，只要辨证准确，"熟地、麦冬亦培土之药"，其《医经余论》指出："脾与胃两脏之中又各有阴阳偏盛之别，胃为燥土，有时为水湿所伤则阳气不振；脾为湿土，有时为燥火所烁则精液大伤，治法又不可拘泥矣。""况脾之湿每赖胃阳以运之，胃之燥又借脾阴以和之，是两者有相需之用。"并提出治脾与治胃的不同方法，《续脾胃论》篇曰："治脾以燥药升之，治胃以润药降之。"现代研究表明，滋补脾阴确具有润养五脏、扶助正气、提高机体抗病能力的作用。

脾分阴阳，胃也可分阴阳。早于罗浩、江之兰的新安医家叶天士，对李东垣护胃阳又有所发挥，认为"食谷不化，胃火衰也""胃中阳伤，法当温阳"，倡导"通补胃阳"，仅其《临证指南医案·呕吐》属胃阳虚及相关医案即有20则，常用附子、干姜、吴茱萸、半夏、益智仁、茯苓、人参等辛温通阳，对张仲景"参、草、枣"护胃阳亦颇有体会。清初以后外感温病盛行，温病火热伤阴、消耗津液，且感染后常致食欲不振，缠绵日久者愈重，醒脾开胃可谓当务之急，但若仍治以补土升阳，不啻火上加油。作为温病大家，叶天士提出"治疫必重养阴"、用药"忌刚用柔"，多选生地黄、芦根、梨汁等品养阴制火，"急救胃阴"。与叶天士同时代的程敬通，治温病后期亦多用甘味之品，如以麦冬养胃、谷芽醒胃、甘草和胃、红枣益胃、米汤润胃，可谓异曲同工。存养胃阴不仅用于温病，更适用于"杂病虚劳"，叶天士明确指出："胃为阳明之土，非阴柔不肯协和。"强调治胃不可温燥，"脾阳不虚，胃有燥火"，病后伤及肺胃津液，不宜苦降或苦寒下夺，其治燥热伤阴之证以张仲景麦门冬汤之意化裁用药，用麦冬、石斛、沙参、玉竹、桑叶、蔗汁等甘平护胃，"所谓胃宜降则和者，非用辛开苦降，亦非苦寒下夺以损胃气，不过甘平或甘凉濡润，以养胃阴，则津液来复，使之通降而已矣"。叶天士的甘平甘凉、濡润滋阴用药，与吴澄以扁豆、山药、莲子肉等理脾阴的大法脉络有很大的区别，彻底改变了以往"治脾统治胃"的局面。以胃阴辨治为核心，继吴楚之后叶天士再次提出"脾胃分治"说，指出："太阴湿土，得阳始运，阳明燥土，得阴自安，以脾喜刚燥，胃喜柔润也。仲景急下存津，其治在胃；东垣大升阳气，其治在脾。""纳食主胃，运化主脾，脾宜升则健，胃宜降则和。"治脾切记脾主升、喜燥，治宜温补升阳燥湿；治胃牢记胃喜润以下降为顺，治宜清润通降。

现代运用方剂计量学方法，分析《临证指南医案》脾胃分治的用药特色，结果脾经用药频率 1.94 经次 / 方，胃经 0.91 经次 / 方，脾胃两经 1.43 经次 / 方，脾经指数 0.68，胃经指数 0.32，脾胃分治指数 0.67，胃阴用药频率 0.28 药次 / 方，胃阳 0.57 药次 / 方，与其他 13 位医家对比，表明叶天士既重治脾又重调胃，不唯养阴亦善养阳，用药上脾胃分治而无偏颇。又据统计，其脾胃门 29 例医案，单治胃 14 例，脾胃共论 7 例，单纯从脾论治 4 例，定位不明 4 例，又显示其侧重于胃。其"胃以喜为补"的观点，成为后世调护脾胃和日常养生的准则，而"脾喜刚燥，胃喜柔润"的观点，现已成为唯医脾胃学界公认的基本理论。叶天士以"中宫脾胃之司，其权最重""有生之后唯以脾胃为根本，资生之本生化之源"，首倡胃阴虚说，创立了养胃阴的理论和治法，脾胃分而论治，见解精细深刻，弥补了李东垣《脾胃论》之不足，拓宽了从脾胃论治的临床思路，丰富和完善了中医脾胃理论，新安"调理脾胃"之治达到了前所未有的高度，也明显从"固本培元"的束缚中分离出来。

"调理脾胃"向为新安医家所重视，历代各家各派、各科各证之运用不胜枚举。如清代卢云乘《伤寒医验》，方药重顾护脾胃；程国彭治噎膈"用启膈散开关，更佐以四君子汤调理脾胃"；方肇权《脉症正宗》改正前人之方，如改正十枣汤就缘于"过于勇猛，而虚弱之元神脾胃何以当之"，加黄芪、白术、半夏以旺脾胃而消痰饮；项天瑞著《同寿录》，强调"先天薄而滋培充实，则后天亦足弥其缺；后天失调则渐至耗散，先天亦难持其优""延年藉后天之培"，即通过滋培元本可以弥补先天（基因因素）的缺陷，说明先天缺陷通过培补是可以改变的；汪廷元重视脾胃气血的调养，其《赤崖医案》有食疗法治疗邪热熏灼、血枯涸将绝危候案；陈鸿猷《管见医案》载有脾弱不能推送药饵之小儿外感案，强调以顾护脾胃为重；唐竹轩《舟山医案》载有中焦脾胃虚弱之恶阻案，要求处处顾护脾胃为先。及至当代，新安王氏医学世家多主健脾化湿之治，如王仲奇擅调脾胃，认为"久病胃薄，以顾后天为急务"，治疗胃病更要求刻刻顾护胃气，《王仲奇医案》屡用茯苓健脾祛湿，并多配以其他调治脾胃及清脑诸品；王任之善健脾化湿治痾，认为"人以胃气为本，而治痢尤要"，喜选炒陈六神曲、鸡内金、莱菔缨等和胃健脾，病程久者乃"体元累耗之过"，则以温阳运脾为法，治用附子、益智仁、白术、山药等温补脾肾；王乐匋认为，治湿温当于中焦求之，湿之伤人伤脾胃之阳者十之八九，伤脾胃之阴者十居一二，应有所识辨。

新安"调理脾胃"与"固本培元"治法虽同出一源，同样体现了扶养脾胃之意、顾护中州之旨，但在发展进化中各有侧重，逐渐有了截然不同的区别。脾胃为后天之本，脾失健运，气血生化无源，水湿运化无力，又可生湿酿痰，致生百病。内伤杂病最多虚实夹杂，时时顾及脾胃至关重要。而大病、久病、重病愈后或放化疗，脾胃损伤首当其冲。"调理脾胃"与针对病因、病理治疗相配伍，确有正邪兼顾、扶正祛邪的作用，对于任何疾病、任何阶段，无论从吸收代谢来看还是增加自愈能力来看，都具有无可取代的作用，对增强和调节免疫功能具有十分重要的意义，的确可以称得上是"医中之王道"。见表2。

表2 新安"调补脾胃"与"固本培元"治法的区别治则

治则	对象	具体方法	用药
调理脾胃	脾胃	脾升胃降、脾胃分治、调补兼施、斡旋中州、安和五脏、从脾胃论治，脾胃各分阴阳、理脾阴、养胃阴尤有特色	健脾胃、理脾阴、养胃阴用药各有不同
固本培元	脾肾	脾胃元气、一体不分、单纯温补、脾肾兼治，温补脾肾、脾胃为途径，培补脾肾元阳之气、扶阳以益阴、佐阴以求阳	以"参、术、芪或合姜、附、桂"为特点

2. 养阴重润护，理脾养胃清肺

新安"养阴护阴"治法导源于朱丹溪滋阴说。明初不少新安医家曾整理、编纂过朱丹溪著作，如程充重订《丹溪心法》5卷，汪机采录戴元礼笔记的朱丹溪医论医案编成《推求师意》，方广著《丹溪心法附余》24卷，江时途撰《丹溪发明》5卷，对传播朱丹溪学说都起到一定的推动作用。其中方广尤崇朱丹溪之学，认为"得医道之全者，丹溪一人；发丹溪之蕴者，《心法》一书"，并在治疗温热病时阐发养阴清热之说，指出温热病乃是外感内伤触动郁火而发，治宜清热养阴，疾病初起表里俱热，宜用凉膈散、双解散等清泻解表以存阴，热盛则应以承气汤、大柴胡汤之类苦寒泄热，急下以坚阴。后世温病学家不断发挥清热养阴之意，方广的主张可视作温病重视顾护阴津之发端。

"养阴护阴"又与"固本培元"有着千丝万缕的联系。朱丹溪所谓"阳有余阴不足"之论，借日月以喻人之禀赋，以说明人体阳强阴柔的本性，启发了固本培元派从阴中求阳论治疾病，尤其是兼顾脾肾阴虚的探索。固本培元派首倡者汪机私淑朱丹溪，有所谓参芪补气补阴之双补说，其组方用药常配伍白芍、麦冬、生地黄等养阴药，又其补气化湿，往往同时配伍清润之品，以防伤脾胃之阴。其再传弟子孙一奎则认为，疾病多由下元不足引起，临证主张温阳益气，但并不否定肾阴虚的存在，如治肾消"壮水之主，以制阳光"是其常用之法；另一位再传弟子徐春甫，虽私淑李东垣、力荐《脾胃论》，但也吸收朱丹溪学说，明确申明"脾阴常不足""脾阴虚"等概念和"脾阴足而万邪息"等观点。而明代罗周彦和清代吴澄，则是两位着力从后天脾阴不足阐述滋阴补元的新安医家。罗周彦先天元阴不足治以补水益元汤、后天元阴不足治以滋阴益元汤的设定，对新安养阴治法的形成产生了一定影响。吴澄"理脾阴"说详细论述了脾阴的生理、病理、临床表现及治疗大法，认为："虚损之人为阴火所灼，津液不足，筋脉皮骨皆无所养，而精神亦见羸弱，百症从生焉。"提出虚损健脾勿忘脾阴，治虚损应以理脾阴为要法。处方用药时时顾及脾阴，常选用扁豆、山药、人参、莲子肉等濡润之品，又脾阴不足多兼肺肾阴虚，"精不足者补之以味"，故常配海参、燕窝等血肉有情之品，以填补真阴、"补阴扶阳"，由此创制了中和理阴汤、补脾阴正方、理脾益营汤等9个效方。"理脾阴"说创造性地将脾阴虚引入虚损证治，与罗周彦后天元阴之治不谋而合。其后有罗浩"熟地、麦冬培土"之治，江之兰"脾阴不足不可温燥为治"之认识。新安固本培元派治脾关注脾阴、治肾关注肾阴，认为滋阴求阳也至关重要。

明清温病流行，外感温病热邪耗伤、消灼阴津，而阴津的存亡关系到疾病的转归，新安医家在积极探索瘟疫防治的实践中，更是不断地创新运用"养阴护阴"之治。清代叶天士治温病以保津液为要，明确指出"热邪不燥胃津，必耗肾液"，强调治疫必重养阴、用药"忌刚用柔"，宜选生地黄、玄参、芦根、天花粉、阿胶、鸡子黄等清热生津养液之品，透邪以制火。热入营血、斑紫舌绛宜急投地黄等凉血育阴，营阴既伤则养阴生津在所必需；阴伤不能濡养而发生筋脉挛急者，则予白芍等酸甘化阴；又"夏暑发自阳明，急以甘寒养津而急救胃阴"。热邪炽盛则清泄阳热，邪热尚轻则滋阴养液，余热未清则甘寒彻热，清热养阴并行不悖，救阴于枯竭、存阴于危亡、养阴于虚少。顾护津液、保存胃阴并不局限于外感，叶天士认为胃喜柔润，得阴自安，"非阴柔不肯协和"，养胃生津更适用于"杂病虚劳"，故论治上突出一个"润"字，主张用濡润养胃法治疗燥热伤阴之证，宜用北沙参、麦冬、石斛、山药、玉竹、蔗汁等"甘平或甘凉濡润之品"。如胃液素衰，肝风旋动，治宜用石决明、阿胶等养胃汁以息风等。在朱丹溪"阴不足论"的启示，叶天士率先发明胃阴虚之说，提出清养胃阴、甘凉濡润、扶土抑木、培土生金、育阴止血诸法，系统地创立了养胃阴的治法体系，而与吴澄养脾阴相辅相成，共同弥补了李东垣《脾胃论》之不足。许豫和擅长儿科，所著《小儿诸热辨》指出："予治小儿热病……汗后热不退，阴气先绝，邪热独留，不急养阴，即成惊搐。"其治热病首在存阴，时时注意顾护津液，常以六味地黄丸加减，"壮水之主以制阳光"。清代自乾隆年间起白喉多次大流行，时医非辛温发散即苦寒降泻，夭枉者不可胜数，郑氏喉科郑梅涧、郑枢扶父子，倡阴亏之说、立养阴之法，认为水虚则金不润而燥，白喉一症乃感受燥邪、耗伤肺阴、热毒熏蒸于咽喉而作，论治上"总以养阴兼辛凉而散为主"，创制养阴清肺汤，并与吹喉药灵活施用，挽救了无数白喉患者的生命。郑氏父子认为，白喉最忌发汗散表及苦寒，耗阴之品不可妄用。为防伤阴耗液，《重楼玉钥》列出"喉间起白所切忌药味"13味，麻黄、防风、羌活、荆芥等过度发表，"误用则咽哑不可救"，山豆根、黄芩、射干过度苦寒，"妄用则喑哑"，此与叶天士温病"忌汗"有异曲同工之妙。清代后期余国珮著《医理》一书，提出"燥湿为纲"辨证说，实则侧重于论燥邪致病，治外感"伏邪宁多用救阴"，治内伤持"欲作长明灯，须识添油法"之论，重养阴润燥之治，力倡"养液柔肝"之法，还认为"治风先治血，血行风自灭"当易为"治风先养血，血充风自灭"，外感内伤、临床各科多以体软滑润、多汁多油之品用治，创立有解燥汤、清金解燥汤、安本解燥汤、助液汤、泽生汤、甘雨汤等方，其《婺源余先生医案》用药不过百余味，其中沙参出现频率高达86%之多，其次为芦根、麦冬、梨汁等。俞世球认为"古人先天足，今人先天不足，古人阳常有余，今人阴常不足，所以今人之病当以养阴为主"，今时温热、暑温时病较多，"春温则切忌发汗以劫其津"，强调养阴护津的重要性。

近现代新安医家对温病刻刻顾护阴津的治法，做了进一步的深入探讨和运用。程门雪十分推崇叶天士"救阴不在血，而在精和汗"的论断，常付诸实践，指导遣方用药，临床能熔经方、时方于一炉，善用复方多法治疗热病和疑难杂症，温病较少单用或重用苦寒药，以免用之不当而劫液伤阴。他对温病常用的几味苦寒药做了分析，认为黄连阿胶汤治疗余热未清，主药不是黄连而是阿胶，重点在于滋补阴血。王乐匋于温病学深有研究，阐发吴鞠通护阴与化湿之治，强调慎用苦寒之药以免劫阴，指明柳宝诒治温之精要在于养阴与泄热，赞同王孟英、柳宝诒等温病大家"保阴为第一要义""步步顾其阴液"的思想，认为阳盛阴虚为伏温发病之机，处理外感病不可忽视顾护阴津阳气，治温则重在护阴，温病处理得当与不当、预后之良恶，常以津液之存亡为准则。同时认为温病虽然忌汗，却又必须借汗以出路，辛凉透邪之法足以适用。当温邪伤及肝肾之阴时，他以复脉汤为主方，务在急救肝肾之阴。他对叶派力倡的"滋水涵木"法甚为推崇，临床上十分娴熟地运用"滋肾柔肝"法治疗各种内科杂症，如眩晕、头痛、癫痫、多发性抽动病、脏躁、月经不调等，收到颇为满意的效果。对心脑系病证多采用"条达木郁""培补肝肾"法，认为附子、桂枝等气味浓重、辛热刚燥，既耗液伤津又助阳化风，使阴血更亏；其治胸痹力主培补肝肾，常用干地黄、生白芍、夜交藤三味，阴亏耗者加麦冬、沙参、五味子、太子参，兼血分亏虚者加当归身、鸡血藤，以加强补阴之效。王乐匋用思极巧，临床选用药物既考虑疗效，又注意克服药物的毒副作用，如心脑系病证常需用虫类药入络搜邪，为了克服其耗伤阴液及易致动血的副作用，常反佐干地黄以预护之，既发挥了应有的疗效，又有效地减低了毒副作用。

新安医家由滋阴扶阳出发，从脾阴虚论到胃阴虚论，由肺阴耗伤说到燥邪致病说，尤其以清代叶天士、郑氏喉科、余国珮为代表，立论以养阴护津为要务，以顾养阴液为治则，对温病证治做出了较大贡献。养阴润燥也是瘟疫扶正的体现，从养胃阴到养阴清肺再到内外各科均重养阴润燥，有代表性医家、医著，有学说支持，有特色治法用药，俨然形成新安养阴清润派，而与新安固本培元派相反相成。其中南园、西园郑氏喉科世医一脉传承，至今已历15代，其"养阴清肺说"影响深远，其后相继问世的50余种白喉专著，多宗阴虚肺燥病机说和养阴清肺而忌表之治法，养阴清肺汤治疗白喉被奉为圭臬，形成养阴清肺派，亦所谓派中有派也。

3. 杂病准《伤寒》，温病不废《伤寒》

东汉张仲景有感伤寒之"莫救"而著《伤寒杂病论》，经晋代王叔和整理编次为《伤寒论》，后世多有视其为外感专著者，以为六经辨证只适于外感病，甚则以张仲景为"伤寒专家"，所谓"外感法仲景，内伤法东垣，湿热法河间，杂病法丹溪"。新安医家遵张仲景之说，强调《伤寒论》不仅针对伤寒，凡病诊疗上仍遵"《伤寒》法度"。明代程玠《松崖医径·伤寒集》将伤寒六经辨证简化归类，提出"杂病准《伤寒》治法"的论断，指出："人病不止于伤寒，而特立伤寒一法，凡有病而治之，皆当准此以为绳度也。"认为六经辨证同样适用于内伤杂病的诊疗。

余傅山在《论医汇粹》中，强调要意会张仲景少阴证用麻黄附子细辛汤以附子温中、"阴经多用附子理中汤、四逆汤、通脉四逆汤"之旨意，明确提出"三阴寒证"系"内伤兼外感"。孙一奎也认为"仲景不徒以伤寒擅名"，其《孙文垣医案》多载用张仲景法，如诊合阴盛格阳证治血痢案，小建中汤治痰积滞肠之湿热痢案，小陷胸汤主治肝胆实火之胁痛案。尤其方有执重次条文编著《伤寒论条辨》，认为《伤寒论》"不啻伤寒而已""非谓论伤寒之一病也"，即使外感六淫其传变也有发为杂病者，无论何病皆可以六经为纲，"六经岂独伤寒之一病为然哉，病病皆然矣"，强调了六经辨证论治的普适性。清代辨证论治派伤寒大家柯韵伯（浙江人），虽反对"错简重订"说，但在六经辨证适用性上却承袭了方有执的观点，认为张仲景六经"为百病立法""非专为伤寒一症立法"，主张"伤寒杂病，治无二理"，实际上也是对"杂病准《伤寒》治法""病病皆然"的进一步阐发，以至于后世有误认为"柯琴最早提出六经为百病立法"者。

继明代以后，清代新安医学家步程玠、方有执等后尘，进一步阐发《伤寒论》方法的普适性。汪昂著《医方集解》，分21门、收方865首，特别注重对经方的选录，虽张仲景方仅157首，但21门一门一法，大多数门类都将其作为首选，认为"方之祖始于仲景，后人触类扩而充之，不可计殚，然皆不能越仲景之范围"，实际上从方剂角度印证了"百病皆法《伤寒》"之义。程知著《伤寒经注》，更明确地诘问："《太阳篇》中麻黄、桂枝诸汤，为即病之伤寒设也，青龙、越婢诸汤亦为即病之伤寒设乎？《阳明篇》中葛根、吴茱萸诸汤，为即病之伤寒设也，白虎、承气诸汤，亦为即病之伤寒设乎？《少阳篇》中小柴胡汤加桂枝、干姜者，为即病之伤寒设也，其加大黄、芒硝者，亦为即病之伤寒设乎？《三阴篇》中附子、四逆诸汤为即病之伤寒设也，其或用黄连、黄芩诸汤，或用承气、白虎诸汤，亦为即病之伤寒设乎？"程应旄著《伤寒论后条辨》，指出张仲景"是设六经以赅尽众病"，六经辨证不是教人"医伤寒"而是教人"辨伤寒""非单单教人从伤寒上去辨，乃教人合杂病上去辨"，对"杂病准《伤寒》治法"做了更有力的推荐。

卢云乘撰《伤寒医验》，伤寒辨证以人体表里实在形骸分作三阴三阳六部，实与方有执"六经层次"说殊途同归，论治上表里虚实各有所治。"古歙叶天士"虽为温病大家，然于张仲景学说深有研究，内伤杂证尤能洞见病源，其《临证指南医案》有苓桂术甘汤治疗脾胃阳虚案、瓜蒌薤白半夏汤合瓜蒌薤白桂枝汤治疗肝气犯胃案等，尤其运用张仲景泻心法，颇具匠心卓识，其中明确提到用张仲景泻心法或泻心汤，或虽未明言但用药完全相同或仅一二味之差者计65案，涉证达10余种，广泛地运用于湿热、暑湿、痰热阻痹之众多病证，诸如呕吐、下利、痞、胃脘痛、疟疾、噎膈反胃、脾瘅、肢厥、神识如蒙等，拓展了泻心法的运用范围。现代新安医学家程门雪评曰："天士用方遍采诸家之长，而于仲师圣法用之尤熟。""于仲师之学极有根底。"吴人驹著《医宗承启》，明确指出张仲景并非仅仅是"伤寒"专家，《伤寒论》讨论了大量内伤杂病的证治，"诸变证咸属之内伤"，只不过"起因于伤寒"而已，且伤寒诸证也多有原内伤之病因感寒邪诱发而成者，"若专以伤寒为治，不过发表温中二三方足矣，何用多为？须知此外，皆属内伤"，认为《伤寒论》精髓不在于伤寒、杂病之分，而在于用其方法对"目前现在"的证候进行辨证论治。的确，《伤寒论》虽失杂病之名，但诸多误治变证实际属于杂病，伤寒表证已罢、邪已入里，则外感、杂病并无多大差异，书中许多方证如苓桂术甘汤证、茯苓甘草汤证、五苓散证、小青龙汤证、黄连汤证、五泻心汤证、吴茱萸汤证、真武汤证、当归四逆汤证、白头翁汤证等，都是杂病中常见的证候，而大多数方剂都是治疗杂病的常用方。而且，现代运用《伤寒论》经方如桂枝汤、白虎汤、大承气汤、小柴胡汤、四逆汤、真武汤、炙甘草汤、小青龙汤治杂病，也举不胜举。程玠、方有执、程应旄、吴人驹等新安医家的阐发，对后世应用经方治疗杂病有着巨大的启示作用。

"伤寒宗仲景，热病崇河间"，自宋元起温热病就开始脱离伤寒藩篱，但明清新安医家却大多守循"温病不越伤寒"之绳墨，认为《伤寒论》所论为广义伤寒，温病属于伤寒体系。方有执就提出了"乱伤寒"和"杂伤寒"的概念，将温病归为杂伤寒。明清瘟疫流行，"江南卑湿之地，湿易化热，故湿热病极多而伤寒少"（《石山医案》），至清代叶天士创立温病学独立体系，此后出现了长达200余年的"寒温之争"。其实叶天士本人并未因噎废食，外感风寒表证也多宗张仲景之法，善用六经辨证论治，如《临证指南医案》载选五苓散治太阳蓄水案，又有湿热蒙蔽心包案，治法遵循《伤寒论》"湿家大忌发散"，强调湿温治疗"禁汗"，其"温邪忌汗"实源自张仲景。近现代新安医家中，王少峰、王仲奇、程门雪、王乐匋、程道南等均学贯寒温，倡导寒温统一。王少峰认为，《伤寒论》"善治伤寒者必善治温病"，太阳病已寓温病于其间，所著《伤寒从新》分正伤寒为"述古"、类伤寒为"新法"，以折中伤寒诸家。程门雪先师从新安伤寒名家汪石莲，后从孟河温病名家丁甘仁，一生崇奉张仲景和叶天士，在热病方药处治时常合两家之方同用，"复方多法"，如合小柴胡汤、栀子豉汤疏解以治发热、胸闷、口苦，葛根芩连汤合桑菊饮、银翘散治高热便泻，既清阳明经热又辛凉解表透热，合用益元散、甘露消毒丹清热利湿、渗湿于热下等。新安王氏医学主张寒温并举同用，如王仲奇年轻时以擅治温热病和蛊胀而名噪乡里，迁沪后所治以杂病居多，张仲景之法常用而不废。再如王乐匋早年行医乡里，善用张仲景方而屡获殊效，被誉为"王伤寒"，后由"阳明为成温之薮"入手研治伤寒，临床擅用伤寒方法治温病，提出"白虎不适用于邪已入胃之证"的论点，指出"阳明为成温之薮"不可能概括温病的全过程，以张仲景之书对治温具有一定的指导意义则可，以治温之法尽在张仲景书中则不可。针对叶天士"温邪忌汗"之说，王乐匋认为温病必须借汗以出路，辛凉透邪之法足以适应；又湿热合邪之证苦寒之剂不必忌，湿邪常以小便为出路，淡渗一法亦不必忌。他认为"伤寒"和"温病"根叶相连，张仲景、叶天士治温之法都不能说已做到尽善尽美。现代新安医家程道南，治外感热病也善将伤寒、温病辨证方法有机结合起来，如以淡渗宣化、芳香化浊为大法治疗湿温证，以"宣畅气机，清热化湿"，辄有效验。从"温病属伤寒"进化到"寒温根叶相连"，学术思想上虽然发生了很大的变化，但临证擅用《伤寒论》治法则从未发生过改变。

新安医学研究《伤寒论》的专著多达 50 余部，均能结合当时实际而融外感与内伤、伤寒与温病于一体；"新安医案三百家"，治内伤杂症均能宗张仲景之说、用张仲景方而获验，治外感均能合伤寒、温病法并用，临床"准《伤寒》法"之实践可谓鲜明独到。

新安医家在特定的时代、地域和文化背景下，以中医经典理论和新安医学创新学说为依据，在长期临床实践中各有侧重、多有发挥，逐渐形成了"固本培元"和"调理脾胃""养阴护阴""准《伤寒》法"等特色治法，丰富和发展了中医治法体系。随着时空变迁，五运六气的变化，人类的疾病谱也在不断地发生变化，具体治法不可能一成不变，我们在临床上应持不迷信、不盲从的态度，不拘泥于一家一派一法，不为习惯性思维所束缚，具体病情具体分析、综合考虑，通过长期临床实践的体验，不断提高自己的诊疗水平，逐渐形成自己的特色治法。

十八、新安医家化湿法研究

化湿法的形成历史悠久，应用广泛，为众多医家所重视。发源于古徽州的新安医学，始于宋元，盛于明清，流传至今。在中国传统医学中，其区域优势明显，流派色彩浓厚，学术成就突出，医家辈出，医著宏富，学术创新，影响深远。其对湿病的认识、化湿法的运用既融会贯通又各具特色。兹述如下：

1. 汪机擅用参芪，益气升阳健脾化湿

汪机是新安医学流派的先驱者，明史列其为当世四大医家之一。汪机力倡补气，尤其擅用参芪，主要运用益气升阳健脾法，以之为化湿大法治疗湿病，并承丹溪滋阴说，化湿的同时配伍清润之品，以防伤脾胃之阴。汪机在《石山医案·营卫论》中引用《内经》之言："经曰，阴不足者，补之以味，参、芪味甘，甘能生血。非补阴而何？又曰，阳不足者，温之以气，参、芪气温，又能补阳。故仲景曰，气虚血弱，以人参补之。可见参、芪不唯补阳，而亦补阴。""东垣曰血脱益气，仲景曰阳生阴长，义本诸此。世谓参、芪补阳不补阴，特未之考耳。"可见，汪机用参、芪不仅是为了补气，也考虑到补阴，这是汪机用参、芪的独特之处。汪机在《营卫论》中强调补营气已兼气血阴阳，也就是人身的元气，又根据营气由脾胃水谷之精所化生，随即强调了营气与脾胃的关系，他认为"诸病亦多生脾胃"，参芪则为"补脾胃之圣药"。正常水液的平衡主要是由肺、脾、肾、三焦、膀胱之气化共同完成的，其中脾是根本。如《素问·至真要大论》云："诸湿肿满，皆属于脾。"脾为湿土，最易被湿邪所困，脾气不升，脾阳不振。出现胸

膈满闷、脘痞腹胀、食欲减退、便溏不爽、脉濡细等症状。无论外湿病、内湿病，其病变部位多以脾为中心，脾虚运化水湿无力而生湿，脾的运化有赖于阳气的温煦气化，因此运用参、芪为君益气升阳健脾，不失为一显效的化湿大法。在学术上，汪机宗东垣、丹溪两家学说。其父汪渭曾言："东垣主于升阳补气，丹溪主于滋阴降火，若阴虚阳亢，当合东垣、丹溪两法治之。"这一补气、滋阴融合运用的思想，对汪机影响较深，他的补营学说即是这一思想的很好体现。因此汪氏在补气时多配伍麦冬、白芍等清润之品，从而防止化湿的同时伤及脾胃之阴，其代表方剂为参苓白术散的加减化裁。下面就从《石山医案·月经不调》中选择 1 例具体论述。

"一妇经行，泻三日，然后行。诊其脉，皆濡弱。曰：此脾虚也。脾属血属湿，经水将动，脾血已先流注血海，然后下流为经。脾血既亏，则虚而不能运行其湿。故作参苓白术散，每服二钱，一日米饮调下二三次，月余经行不泻矣。"每遇经行前后或正值经期，大便溏薄或清稀如水，日解数次，经净渐止者为"经行泄泻"，又称"经来而泻"。汪氏认为病因脾虚，脾为气血生化之源，属血，脾为湿土，喜燥恶湿，每于月经将至，脾所化生的血液先入血海，然后下流为经血，则脾血亏虚。脾主运化，脾虚则运化功能失职，湿不化，下渗大肠而为泄泻。本病多虚，素体脾虚，经行时气血下注血海，脾虚益甚。运化失职，湿浊不化，下走大肠，则经行泄泻。汪氏选用参苓白术散，"每服二钱，一日米饮调下二三次，月余经行不泻矣"。方中人参、白术、茯苓益气健脾渗湿为君药，与扁豆、薏苡仁等配伍，补中气，助脾运，渗湿浊，恢复脾胃受纳与健运之职，则诸症皆除。参苓白术散原方水煎服或作散剂，每服 6g，枣汤调下，大枣在《神农本草经》中载为补中益气、养血安神、缓和药性之品，助补益脾气。汪氏选用米饮调下可能为仿大枣之意。汪机运用参、芪等加减配伍，补气健脾治疗湿病，疗效显著。在临床上治疗淋证、胸痹、痞满等病，属气血虚弱、脾虚不运而湿邪留滞时，多以潞党参代人参，加炙黄芪为君药，益气升阳，再根据具体证型予以加减，每获奇效，实为汪机经验之明证。

2. 孙一奎温阳益气健脾化湿，阳中求阴，慎用苦寒

孙一奎是祁门汪机的再传弟子，学术上有所继承，亦善用人参、黄芪益气。他兼取汪机、薛己的益气、温补思想，对汪机的参芪用法甚为推崇。其曾患虚损，遭时医以滋阴降火而误，鉴于"守滋阴降火之说纵至脾胃泄泻、痞胀、浮肿、痰喘气逆、恶心、声哑，虽死无恨。予目击如斯而死者何下数十百人"，故"不得不揭石山之书痛言而极论之"。将《石山医案·辨明医杂著忌用参芪论》录于《赤水玄珠》。孙一奎临证喜用参芪，医案里很多治验都用了参芪，一老人患湿热发黄症，亦在清利湿药中加人参等而愈。孙氏既得汪机之学，又推崇薛己治病必求真阴真阳之本说，故每于《赤水玄珠》病证条下引薛己之说阐明之。孙氏将疾病的原因大多归责于下元不足，真元在命门，命门属阳的一面为"肾间动气"，阳动则生身，为生命之根本动力，在处理阴阳失调的具体手段上，强调"扶阳抑阴"，即使是阴阳两虚的病证，也以温阳补气为先，仿"阳生阴长"之意。在治疗湿病的化湿法运用中也必偏重温补法蒸腾湿气，如孙一奎指出鼓胀必小便不利，小便不利是"下元虚寒"引起，"非温补下元则小便何能独利"？主张治胀满应"温补下元，使火气盛，湿气蒸发，胃中温暖，谷食易化则满可宽"。孙一奎强调阳气的作用，以"动则生身"为宗旨，一方面表现在喜用温补之法，另一方面表现在慎用苦寒之味。孙一奎很少用苦寒药，对于湿热食积酿成湿热发黄症，主张以健脾为重，以保和丸为主，入备急丸下之，指出若用寒药下之，则"损脾土而益其疾也"。孙一奎强调慎用寒凉，不仅是重视阳气，且考虑苦寒之品必直接攻伐脾胃，这也是对东垣脾胃内伤学说的发挥。

孙一奎尤擅治疗各种湿邪所致痹证，其化湿的独到之处得以充分体现。"嘉善之妓李双，号素琴。体虽肥……六脉大而无力，手足肢节肿痛，两胯亦痛，不能起止。肌肉消其半，日仅进粥二碗，月汛两月一行，甚少。予曰：此行痹也。以

人参、白术、薏苡仁各三钱，当归、枸杞、杜仲、龟板、苍耳子各二钱，晚蚕沙、秦艽、防风各一钱。大附子、甘草、桂枝、黄柏各五分，十帖而痛止肿消。改用归芍六君子，加薏苡仁、丹参、红花、石斛、紫荆皮，三十帖而痊愈。"(《孙文垣医案·卷一》)。《灵枢·百病始生》曰："风雨寒热，不得虚邪，不能独伤人。卒然逢疾风暴雨而不病者，盖无虚，故邪不能独伤人。"《素问·评热病论》曰："邪之所凑，其气必虚。"对于痹证而言，"其气必虚"主要指卫气虚。脾为卫之主，肾为卫之根，卫气虽源于脾胃，而实根于肾阳。临床见肾阳不足、命门火衰者最易患风寒湿痹。临床常见以肢体关节疼痛、遇寒加重、得热痛减、舌质淡、苔白滑、脉沉细为特征。孙一奎予人参、白术、薏苡仁、当归、枸杞子、杜仲、龟板、大附子及归芍六君子等大补肾元、温壮肾阳，兼以散寒除湿；另以晚蚕沙、薏苡仁等健脾化湿行气；以丹参、红花等活血行血，寓有"治风先治血，血行风自灭"之意；并于方中加少量反佐药，可以制约诸般热药之燥性，以防耗伤阴血。孙一奎用药中有创新，喜用二陈汤，擅用活血药及常用药对。例如威灵仙、苍术药对，威灵仙补肝肾、强筋骨、祛风湿、利水消肿，苍术健脾化湿、祛风散寒，两药合用，具有补肝肾、强筋骨、利水消肿的作用，多用于风湿痹证之肿胀、疼痛。这些特点对发掘整理中医药学及指导临床有一定意义。

3. 王意庵化湿攻下巧妙结合，独树一帜

王意庵，明嘉靖年间安徽祁门人，世居徽州，医术精湛。明代温补治法盛行，众多医家在运用化湿法的同时都重视脾胃，善于温补。处于同一时代的王意庵却独树一帜，他将化湿法与其擅长的下法巧妙结合。王意庵遵循仲景绳墨，所选方药，也多来自《伤寒论》，且根据实际情况或径用原方，或加减化裁。意庵运用化湿法，能根据不同的症情，制订各种治疗方案，确定药物剂量、服用方法，从而获得佳效。例如，《意庵医案》中所述："进士郑伟直，山东人，乃妻久痢，百治不止，危笃，棺陈于堂。余视之，舌焦而燥，盖涩塞之过。以大黄、黄连、芍药，

大剂通之，一下而愈。"百治不愈，是治而不当；舌焦而燥，为涩塞留寇；湿热内蕴，痢久液枯。病虽危笃，然不下不足以救阴，以大黄苦寒荡涤内蕴，黄连苦燥直折湿热，芍药酸甘化阴缓急，大剂一下一收，邪去阴存，久痢随之而止。清热化湿的同时配伍攻下剂，取得很好的疗效。

王意庵还极其注重精神疗法与化湿法的结合，可谓独具一格。意庵临证，谙熟心理之学，注重精神疗法，屡起沉疴顽疾，恒收事半功倍之效。因湿性黏滞，易阻气机，气不行则湿不化，使其病程缠绵难愈。意庵治疗久病缠绵不愈的患者常于化湿的同时辅以精神疗法，以言语安慰疏导病患。如一妇痛丧爱子，情志抑郁，思虑伤脾。胃脘疼痛久久不愈，头晕，夜寐欠安，难以入睡，口黏，耳鸣耳聋，眼花，便秘。王意庵以健脾化湿、理气和胃之方药予以施治，每予以精神疏导，尽心探望，终见疗效。此足见精神疗法之神妙。意庵尚有用精神疗法治愈气郁案、昏晕案等，于此不赘。

4. 汪昂首提"暑必兼湿""治暑必兼利湿"

汪昂，清代医家，字讱庵，安徽休宁人。先攻举子业，于经史百家均有深入研究，后弃儒业，潜心研究医著，虽未业医，然于医学造诣高深。其医学著述竟脍炙人口，著有《素问灵枢类纂约注》《本草备要》《医方集解》《汤头歌诀》《经络歌诀》等，均有很大学术影响，至今仍为初学者所乐用。汪昂首先确立"暑"与"热"的区分在于有无兼湿，明确提出"暑必兼湿"是暑邪为患的基本特点，如《本草备要·草部·香薷》曰："暑必兼湿，治暑必兼利湿，若无湿，但为干热，非暑也。"而《医方集解·清暑之剂第十一·缩脾饮》也强调："暑必兼湿，而湿属脾土，暑湿合邪，脾胃病矣，故治暑必先祛湿。"《医方集解·清暑之剂第十一·消暑丸》："长夏炎蒸，湿土司令，故暑必兼湿。"清楚地阐明了暑与热的不同性质，同时又确定了伤暑的基本证候，提出"治暑必兼利湿"的治法原则与注意事项。香薷饮"治一切感冒暑气，皮肤蒸热，头痛头重，自汗肢倦，或烦渴，或吐泻"，这一证候特征正是"暑必兼湿"论之前提；"烦，渴，吐利等"都是暑湿伤及心、肺、脾所致，其他有余之象都是这个基本证候转变而成。《医方集解》推荐 10 首清暑之剂，皆以"治暑必兼利湿"为指导原则。而汪昂亦指出，消暑化湿之药的使用应根据兼湿多少、伤气伤津之轻重为辨证根据。

化湿法是温病学家在继承《黄帝内经》的学术思想并结合古人临床经验的基础上发展起来的。上述新安医家从不同角度对化湿法各有发挥，有一定的师承性，但各具特色，丰富多彩。虽然这些医家并未形成一派，然而在明末清初之际，对当时化湿法的发展与应用是有重要影响与贡献的。迄今为止，对新安医家化湿法研究尚有不足之处。有关新安医家化湿法理论的文献整理、临床应用研究多散见于诸医家著作或期刊中，尚未进行系统整理，还不曾有全面系统论述新安医家应用化湿法治疗疾病的专著。此外，在实验研究方面，目前尚未开展新安医学方面的实验研究，无稳定公认的模型。对化湿法及方剂的现代作用机制研究较少，对方剂配伍规律及物质基础研究匮乏。在临床研究上，分析探讨新安医家化湿法的特点规律在中医学理论与临床中具有重要价值与意义，有助于进一步提高化湿法的临床合理应用价值和学术水平。

十九、新安医家对中风病的认识

中风是以猝然昏仆，不省人事，伴有口眼喝斜、语言不利、半身不遂为主症的病证，有起病急骤、证见多端、变化迅速的特点。新安医家对中风的认识，议论独到，学术创新，卓有见识，成就突出，现综述如下：

1. 汪机认为气虚为主，气不生血

汪机（1463—1540），字省之，又号"石山居士"，世称汪石山，安徽祁门人。汪机生于明代中期，正是丹溪学说盛行之时，他在继承朱丹溪学术思想的同时，对朱丹溪的"阳有余阴不足"之说做了新的阐述。在《石山医案·营卫论》中，汪机对当时一些医家偏执丹溪滋阴之说，过用苦寒，损伤人体元气的治法提出质疑："何世人昧此，多以阴常不足之说横在胸中，凡百诸病，一切主于阴虚，而于甘温助阳之药一毫不敢轻用，岂理也哉？"这清楚地表明，汪机的目的，是要对当时盛行的滥用滋阴的风气进行纠偏，并提出他的甘温补气助阳主张，宣扬他的补气观，并创"营气论"。汪机以"营气论"为基础，认为中风病因以气虚为主，气不生血。《石山医案·身麻》中论述："一妇或时遍身麻木，则懵不省人事，良久乃苏。医作风治，用乌药顺气散，有用小续命汤，病益甚。邀余诊之，脉皆浮濡缓弱。曰：此气虚也。麻者，气馁行迟，不能接续也。如人久坐膝屈，气道不利，故伸足起立而麻木是也。心之所以养者血，所藏者神。气运不利，血亦罕来，由心失所养而昏懵也。遂用参、芪各二钱，归身、茯苓、门冬各一钱，黄芩、陈皮各七分，甘草五分，煎服而愈。"汪机认为中风身麻，不省人事乃由气虚所致，而气虚又会导致"气运不利，血亦罕来"。所以其治法上倡导补气，尤其擅用参芪。在《石山医案·营气论》中汪机引用《内经》之言："经曰，阴不足者，补之以味，参、芪味甘，甘能生血，非补阴而何？又曰，阳不足者，温之以气，参、芪气温，又能补阳。故仲景曰，气虚血弱，以人参补之。可见参、芪不唯补阳，而亦补阴。"可见，汪机用参、芪不仅仅为了补气，更考虑到补阴血的方面，这是汪氏的独到之处。因此，汪机在中风的治法上提倡治以补气为主，兼以补血养阴。

2. 孙一奎提出"血病、痰病为本，外邪为标"

孙一奎（1522—1619），字文垣，号东宿，别号生生子，安徽休宁人。孙一奎是汪机的再传弟子，丹溪为其宗师，他不但学术上继承了丹溪之学，推崇"痰火"理论，即认为中风"盖湿生痰，痰生热，热生风"，并且在此基础上提出了"血病、痰病为本，外邪为标"。孙一奎在《赤水玄珠》中指出："人身之血，内行于脉络，而外克于皮毛，渗透肌肉，滋养筋骨，故百体平和，运动无碍。若气滞，气逆则血逆，得热则瘀浊，得寒则凝泣，衰耗则顺行不周，渗透不遍，而外邪易侵矣。津液者，血之余，行乎脉外，流通一身，如天之清露。若血浊气滞，凝聚而为痰，痰乃津液之变，遍身上下，无处不到，津液生于脾胃，水谷所成，浊则为痰，故痰生于脾土也。是以古人论中风、偏枯、麻木等证，以血虚、瘀血、痰饮为言，是论其致病之源。至其得病，则必有所感触，或因风，或因寒，或因湿，或因七情，或因劳役、房劳、汗出，因感风寒湿气，遂成此病。此血病、痰病为本，而外邪为标。"根据病因，孙一奎提出了"治痰先顺气，治风先活血"的治疗原则，治法"以养血除风，顺气化痰为主"。在《孙文垣医案》中，也将上述理论充分运用和发挥，如治疗"潘见所公半身不遂"的案例中，所述"予始观面色赤，口微呙向右，唇麻，手足弹挶，已成瘫痪。诊其脉左弦大，右滑大"，依次选用乌药顺气散；二陈汤加全蝎、僵蚕、天麻、黄芩、石菖蒲、红花、秦艽；归芍六君子汤，加红花、钩藤、天麻、竹沥、姜汁；天麻丸兼服全鹿丸。并且最后指出："先为疏通经络，活血调气，然后以补剂收功。惟经络疏通，宿痰磨去，新痰不生，何疾不瘳。此类中风之法也。"

3. 吴崑认为清浊倒置，逆从不顺

吴崑（1552—1620），字山普，号鹤皋山人，安徽歙县人。吴崑在《医方考·中风门第一》"稀涎散"条，以气机升降理论为基础，释中风病机为"清阳在上，浊阴在下，则天冠地履无暴仆也。若浊邪风涌而上，而清阳失位而倒置矣，故令人暴仆"。吴崑认为清浊倒置，逆从不顺是中风仆倒的基本病机，故治法应先"吐其涎沫""白矾之味咸苦，咸能软顽痰，苦能吐涎沫。皂角之味辛咸，辛能利气窍，咸能去污垢"。在《素问吴注》"阴阳应象大论篇"中，又加以诠释，吴注："清气在上，浊气在下，则阴阳得位，无灾害也。反做，倒置也。逆从，不顺也。"

4. 汪昂认为"真气先虚"，首创治风三法

汪昂（1615—1699），字讱庵，晚年里人尊称为"浒湾老人"。汪昂之《医方解集》虽仿吴崑《医方考》之体例，但又博引众家之言，加入自己的见解和思考。全书分21门，将治疗中风的方剂归入祛风之剂中，在此门概述中，汪昂写道："然必其人真气先虚，营卫空疏，然后外邪乘虚而入。"可见，汪昂认为，因"真气先虚"，后"外邪乘虚而入"，才导致中风。祛风之剂中，正方共22首，其中治疗中风的方剂有小续命汤等共13首。在大秦艽汤正方之后，汪昂除了引用刘宗厚和喻嘉言所言，更加入自己的见解，昂按："治风有解表、攻里、行中道三法，内外证俱有者，先解表而后攻里是也。若愈风解表而风药太多，三化攻里而全用承气，则非中证所宜也。"汪昂认为愈风汤主要用于解表，三化汤主要用于攻里，大秦艽汤用于行中道。在方论中又述："气能生血，故用白术、茯苓、甘草补气以壮中枢，脾运湿除，则乎足健矣。"此方体现了行中道之法。

5. 叶天士倡导"阳化内风"之说

叶天士（1667—1746）名桂，号香岩，祖籍安徽歙县，生于江苏吴县。叶天

士继承了前人关于中风非外中风邪之论，并结合自己的临床经验，倡导"阳化内风"之说，在内风病机认识和辨治方面发展了前人学说。叶天士认为，凡能导致肝失条达之性，柔和之体的因素，均可导致"身中阳气变动"，而最终导致内风形成。通观叶天士医案，可知其对内风病机的认识，大致可分为以下几种：①水不涵木，阴虚风动。《临证指南医案·中风》治龚姓案云："肾虚液少，肝风内动，为病偏枯，非外来之邪。"药用"制首乌、生地、杞子、伏神、明天麻、菊花、川斛"。②五志过极，风从内生。叶天士认为五志过极可扰动身之阳气而致风从内生。《叶天士晚年方案真本》治章姓案云："形壮脉弦，肢麻，胸背气不和，头巅忽然刺痛，是情志内郁，气热烦蒸，肝胆木火变动，炼金袭巅。"药用"人参、茯苓、真半曲、木瓜、刺蒺藜、新会皮"。可见五志过极，情志内郁，可生内风。③阳明气虚，肝胃不和。《临证指南医案·中风》治某案云："阳明虚，内风动，右肢麻痹，痰多眩晕。"此证型的患者，在临床上多表现为肢体的麻痹，头痛眩晕、纳呆等。叶天士治疗多以"理阳明"，息内风为主，药用"天麻、钩藤、半夏、茯苓、广皮"。④阴阳两虚，虚风内动。《临证指南医案·中风》张姓案云："中风以后，肢麻言謇，足不能行。是肝肾精血残惫，虚风动络。下寒，二便艰阻。"药用"苁蓉、枸杞、当归、柏子仁、牛膝、巴戟、川斛、小茴。"⑤痰火阻络，痰热生风。《临证指南医案·中风》叶姓案云："初春肝风内动，眩晕跌仆，左肢偏痿，舌络不和，呼吸不爽。痰火上蒙，根本下衰。先宜清上痰火。"药用"羚羊角、茯苓、橘红、桂枝、半夏、郁金、竹沥、姜汁。"

　　中风源始于《内经》，自张仲景第一次正式提出中风病名后，历代医家进行了潜心研究。上述新安医家从不同的认识角度进行了发挥和创新，别出心裁，卓有见识。对中风的病因病机、证治方药的认识和发展具有重要价值和临床指导意义。到目前为止，新安医家对于中风病的研究尚有不足之处，有关新安医家对中风病认识的文献整理、临床应用研究多散见于诸医家著作中，还不曾有全面汇集新安医家关于治疗中风的专著。分析研究新安医家对中风病的认识，探讨不同医家的病因病机和证治方药，有利于中医学基础理论的完善和在临床应用方面指导价值的实现。

二十、汪昂《医方集解》的学术特点

　　《医方集解》是由新安医家汪昂（1615—1694）所著。全书分21门，收正方377首，附方488首（包括有方无名者30首）。书末附"急救良方"22首，"以应仓卒"；再附"勿药元诠""以知谨疾摄生之要"。该书博引众家之言，融会作者的见解和思考，具有阐述详细，层次分明，适用广泛，编撰严谨等学术特点。《中国医籍通考》谓："是书既出，遂为后世方剂学之圭臬。"

1. 阐述详细，便于学习

　　《医方集解》对各方剂进行详细阐述，有利于中医基础知识的学习和普及。①阐释较罕见病名。如禹功散治疗寒湿水疝，汪昂解释为"囊如水晶，阴汗不觉，谓之水疝"。又如苍耳散治疗风热鼻渊，"鼻流浊涕不止曰鼻渊"。②阐述疾病分类。如在琥珀散中，汪昂对淋证的分类进行阐述："气淋便涩余沥，血淋尿血而痛，膏淋便出如膏，砂淋精结成石，劳淋遇劳即发，冷淋寒战后溲。"③阐述方名来源。如二陈汤："陈皮、半夏，贵其陈久，则无燥散之患，故名二陈"；又如五积散："本方能散寒积、食积、气积、血积、痰积，故名五积"。④阐述常见药对。如在大承气汤中，汪昂引入陶节庵所曰："去实热用大黄，无枳实不通；温经用附子，无干姜不热；发表用麻黄，无葱白不发；吐痰用瓜蒂，无淡豉不涌；竹沥无姜汁不能行经络，蜜导无皂角不能通秘结。"又如活络丹中所述："乳香活血，能去风伸筋；没药能散瘀血，生新血。二药并能消肿止痛，故每相须而行。"⑤答疑解惑。如瓜蒂散中述："或问：何谓木郁？曰：厥阴、少阳属木，于令为春，乃人身生发之气也。食者，阴物也；脾胃者，坤土也。饮食填塞太阴，则土盛而反侮木，生气不得上升而木郁矣。吐去上焦有形之物，则木得条达，而遂其升生之性矣。"

2. 层次分明，举一反三

汪昂先于诸门之首，概述本类方剂的功用、主治病证、病因病机之大略，使知受病有缘由，治疗有规则。在正方中，首先标明方剂的功用、出处，其次列出主治症状和病机，然后写明药物的组成、剂量，方剂的服用方法、药物的归经、方解，最后指出该方的派生方或同名方、类似方，层次分明，整合清晰，一目了然。汪昂在小建中汤的附方黄芪建中汤中，先引用《内经》"无阳则阴无以生"来解释方中用补气药人参、黄芪的原因，即阳中求阴。又举一反三，指出"补血汤黄芪、五倍子、当归而云补血，即此义"。

3. 博引众言，兼有己见

汪昂"会集众说，由博返约"，荟萃历代名家之精议，博引众言，颇具特色。如在阐释黄连解毒汤的附方三黄泻心汤中，引入诸位医家的观点加以论述。其引寇宗奭"以苦泻其热，就以苦补其心，盖一举两得之"之论，分析方中药物药性；引吴鹤皋"治病必求其本，阳毒上攻出血，则热为本，血为标，能去其热，则血不治而自归经矣"之论，强调治病求本；援引李士材"古人用大黄治虚劳吐血，意甚深微。盖浊阴不降，则清阳不化，瘀血不化，则新血不生也"之论，指出大黄具有去瘀血之特效；引杨仁斋"血遇热则宣流，故止血多用凉药。然亦有气虚挟寒，营气虚散，血亦错行，所谓阳虚阴必走是已，法当温中，使血自归经，宜理中汤加木香，七气汤加川芎，或甘草干姜汤，甚效"，强调应辨证论治，明确病因，遣药组方。此外，汪昂指出，此乃伤寒外感移热而吐衄，故用三黄寒泄之剂，若虚寒内伤吐衄而误服此，则杀人矣。汪昂进一步充实方论，强调用方禁忌，使成方内容趋于完备。

在汇集众家之言的基础上，汪昂也阐述其独特见解。如补肺阿胶散，"昂按：清热降气，泻之即所以补之也，若专一于补，适以助火而益嗽也"。汪昂认为方中马兜铃、牛蒡子、杏仁等清热降气之药实为"泻之即所以补之"。又如在大承气汤中，汪昂引入了"先补后下"之特例，强调治疗气虚之人，应先补气，否则"苟不先补完胃气之伤，而遽行承气，宁免后患乎"？

4. 编撰严谨，敢于质疑

汪昂学识渊博，博览群书，在历代众方中精筛细选，足见其编撰该书的严谨态度。如牛黄丸中，汪氏指出："牛黄丸之方颇多，互有异同，然大要在于搜风化痰，宁心通窍，多用冰、麝、牛、雄、金、珠、犀、珀。若中脏者宜之，如中腑中血脉者，反能引风入骨。此方药味颇简，故姑录之，以概其余也。"既说明众牛黄丸之同、方剂适应证和禁忌证，更点明其"药味颇简"，所以收录至此。又如，在赤石脂禹余粮汤中，汪昂态度严谨地将各医家对仲景之方的理解进行客观评价，其赞扬成无己对该方的贡献，称"其功非小"，反驳王肯堂、吴鹤皋"便脓血者，固多属热"的观点，并通过列举仲景白头翁汤等3方所用黄芩、黄连、黄柏治协热利，来反证该方是"治下焦虚寒下利者"，对"传经为热邪"一说提出质疑。最后，汪昂强调后人应虚心深造，不应"轻议古人"。汪昂在《医方集解》中对诸多观点提出质疑。如：在四逆散中，汪昂就程郊倩"直中寒邪，传经热邪二说"提出质疑："况仲景书中说传经者有矣，并无直中字面，何所据而以寒热分之？"又如：汪昂虽在升阳散火汤中引入陶节庵的同名方剂，却也提出质疑："此病非升散之证，方中仅柴胡一味，难尽升散之名，而节庵以此名方何欤？"表明其对方剂命名的怀疑和不解。

5. 方简而精，适用广泛

汪昂在《医方集解》的"凡例"中明确指出"兹集药过二十味以上者，概不选录"，体现其所选方剂药味简而精的特点。而"本集所载，皆正中和平，诸书所共取，人世所常用之方"，又体现所选方剂应用的广泛性和普及性。

6. 辨证论治，三因制宜

辨证论治是中医诊治疾病的基本原则，在《医方集解》中也得到充分体现。如在柴胡去半夏加瓜蒌根汤中，汪昂指出："太阳小便不利而渴，宜五苓。阳明大便不利而渴，宜调胃承气。大柴胡已利而渴，宜白虎汤。少阳寒热往来而渴，宜此方。"即通过对大小便的利与不利，以及是否口渴等不同症状来选择不同方剂。此外，三因制宜原则在全书中也得到充分体现：①因时制宜：汪昂在清肺饮中指出："若春时伤风咳嗽，鼻流清涕，宜清解，加防风、薄荷、紫苏、炒芩；夏多火热，宜清降，加桑皮、麦冬、黄芩、知母、石膏；秋多湿热，宜清热利湿，加苍术、桑皮、防风。"②因地制宜：在地黄饮子中，汪昂指出："盖西北风气刚劲，虚人感之，名'真中风'，可用风药下药。南方卑湿，质弱气虚，虽有中证，而实不同，名'类中风'，宜兼补养为治。"③因人制宜：如在经产之剂中，汪昂论及："妇人之病，与男子同，唯行经、妊娠则不可以例治，故取胎、产、经、带数方，以备采用。"

总之，《医方集解》选方精简，方论全面，博引众长，见解独特，思路创新，体系完备，深受后世之推崇。正如《医方集解·凡例》中所言："是用裒合诸家，会集众说，由博返约，用便搜求，实从前未有之书，亦医林不可不有之书也。"

二十一、《丹台玉案》养生学术思想

　　《丹台玉案》系明末医家孙文胤汇辑成编。孙文胤，字对薇、薇甫，号在公，自称尊生主人，新安休宁县人。据《中国医籍考》《贩书偶记》《中国医学史》记载，孙氏尚著有《寒捷径书》《医经经方两家指诀》，惜已亡佚。《丹台玉案》是一本综合性中医著作，篇幅虽短而言之有物，语言虽简而内涵深厚。是书涵盖内外妇儿、医理病理、临床论治。全书6卷，卷一为医理综合，首先阐述先天脉镜；其次阐述调摄养生专款；最后部分为灵兰秘典，绘有各脏腑图形，论述补泻温凉、八风虚实等。卷二至卷六，主要介绍内、外、妇、儿各科临床诸证之理法方药。《丹台玉案》虽非养生学专著，但是养生理念贯穿全书，兼之医理学养深厚，论述养生独有见地，故该书的养生学内容颇值得研究和借鉴。该书的养生学思想集中体现于首卷"调摄养生"专目，共计16款，名曰：却妄、远色、贵达、调息、除烦、节食、慎劳、酌饮、惩忿、守口、防感、去疑、破拘、寡交、自贵、能断。此外，卷之五"妇人科"列有怀孕药忌、怀孕食忌；卷之六"小儿科"列有初诞法，护胎法等，亦论述了相关的养生思想。笔者试就《丹台玉案》中的养生学术思想做一初步探讨。

1. 首重调神，神形合一

　　中医理论讲究神重于形。《丹台玉案》："人得天地之气以成形，形者气之所犹以寓者也，气者形之所犹于充者也。二者固相为用，而亦有轻重之差焉。形病气不病，虽赢瘦而无害；气病形不病，虽肥壮而可忧。是形在所轻，而气在所重也。人能安养天和，使五脏之气，均得其平，则何病之有。唯内伤七情外感六气，而五脏之气病矣。"在形神二者之中，孙文胤尤为重视调养神志。《丹台玉案·卷一·调摄养生》16款中，调养神志占9条，包括却妄、贵达、除烦、惩忿、去疑、破拘、寡交、自贵、能断。首论却妄："彼妄想者，名为客尘。而我真神，原不妄行。悠忽八极，神飞杳冥。真元几何，堪此淫骋。"懂得修身养性的人，可以做到无有妄念，心神清明。而不知远离妄念的人，心地浊乱而随境驰骋不息，故耗竭精神，伤及真元。论贵达，是言情志达观的重要性，达观之人，可以放下烦恼，乐观处世，不但有利于自己的养生却病，而且也有利于人与人之间的和谐相处，从而有利于群体健康。论除烦与论惩忿，点明肝木的条达需要调节情绪，累积涵养，如果背道而驰，不加克制，则易于发怒，怒火伤肝，过并伤肺。论去疑、论破拘、论能断，则是告诫世人应戒除多疑、拘束、迷茫3种不良情绪，做到心怀坦荡、洒脱圆融、智慧决断，指出不良情绪对人体易造成消耗，劝人远离各种负面情绪而走向正面情绪。论寡交与论自贵，皆是劝导世人慎独自重，提高修养。

《素问·阴阳应象大论》云"怒伤肝""喜伤心""思伤脾""忧伤肺""恐伤肾"；《素问·移精变气论》曰："得神者昌，失神者亡。"皆言神志的重要性。所谓"形与神俱"，就是指形神合一，则形神互为所用，形体健壮，精力充沛，形体与精神相互协调发展，机体呈健康长寿的良性状态，这时阴阳和调，正气内存，脏腑功能协调，各司其职，气血运行和畅，即所谓"阴平阳秘，精神乃治"。情志失常则往往会导致气机失调，气血运行不畅，乃至损伤脏腑，扰乱阴阳，最后甚至"阴阳离决，精气乃绝"。所以神志的状态对于人体内部正气的强弱有着很强的调节作用。《素问·上古天真论》云："恬恢虚无，真气从之，精神内守，病安从来。"指出精神摄养可以防病健体，但是并未提及具体方法。《丹台玉案》详列"调摄养生"16款，条分缕析，展开论述，并且在篇末言明："以上数款，不假药石，其用较药石犹精；无事饵术，其功视饵术更捷。所谓一帖清凉，二竖立瘥，抱疴者洵宜置之榻左，永为箴砭焉。""调摄养生"16款是对《素问·上古天真论》的补充和扩展。

2. 未病先防，防重于治

《素问·四气调神大论》曰："是故圣人不治已病治未病，不治已乱治未乱……夫病已成而后药之，乱已成而后治之，譬犹渴而穿井，斗而铸锥，不亦晚乎！"强调未病先防，防微杜渐，尽量避免疾病的发生、发展。《丹台玉案》亦注重疾病的预防。如《卷之二·伤寒门》加味香苏饮方后寄言："若以为小疾而不治，日久则风入于肺，必成咳嗽，即费调理矣。"又如《卷之二·中风门》论述中风的发病原因："唯其不戒暴怒，不节淫欲，或饥不暇于食，或寒不暇于衣，或嗜酒而好色，或勤劳而忘身，或当风而沐浴，或大汗而行房，或畏热而露卧，或冒雨而奔驰。以致真元耗亡气血消尽，大经细络，积虚弥年。平时无甚痛苦，而不知荣卫皆空，徒存躯壳……一旦为贼风所袭，如剧冠操刃，直入无人之境，势若破竹，不移时而皆溃。"在《丹台玉案》中，孙文胤或详或略地论述了多种疾病的病因、发病诱因、养生宜忌等相关内容，教导人们养生却病。

3. 远色慎劳，积精全神

《丹台玉案》首卷"调摄养生"中提及"远色"与"慎劳"，强调清心寡欲以颐养精神。除卷一外，该书其余各卷亦有多处提及色欲易致劳伤，如《卷之四·痨瘵门》云："劳力以行房则伤精……更失于检束而不避风寒，恃其强壮而纵欲曲蘖，则精神与血俱伤，而真元斫削，风寒曲蘖交次，而虚火易炽，病根日深。病已不可拔，犹不知戒，而肆情逞欲，则心肝肺肾损矣。"《卷之五·腰痛门》："惟房劳不节竭其真精，则肾脏空虚，而腰斯雄健，斫丧真元，遗其病于暮年也。"孙文胤指出："人身二气，唯休乃逸。"告诫世人应克制欲望，舍欲方能全神，即古人所言"养心莫善于寡欲"。

4. 调息守口，节制饮食

卷一中16款"调摄养生"专目中论调息、论节食、论酌饮与论守口，都是关于如何调摄人体与外界升降出入的论述。"节食"与"酌饮"都是强调节制饮食来调摄养生，预防疾病。孙文胤指出，"过饱脾怯，食多胃浮""溺则精挠，湎则神索"。如《卷之四·霍乱门》病因所论："盖由平日过伤饮食，多劳多气，一感臭秽，清气混淆，于是阴阳不调畅，水火不升降，中气溃乱，而病斯剧矣。""调息"与"守口"则是指出人体气息升降出入调摄的基础知识和基本原则。如文中所言，调息实指"炼炁归神"，要做到"守口"方能"抱寂凝真"，而"守口"是指"古人有训，守口如瓶。匪第蓄德，亦以尊生。多言耗气，谩语摇心"。孙文胤认为这对于气息的保养调摄以及养生防病都颇有益处。

5. 论述翔实，便于实践

《丹台玉案》还介绍了一些方便实用的养生方法。比如《卷之五·妇人科》，列有怀孕药忌，怀孕食忌；《卷之六·小儿科》列有初诞法、护胎法等。《卷之六·小儿科·护胎法》："小儿初生，肌肤未实，宜用旧絮护其背，不可太暖，更宜频见风日，则血气刚强，肌肉致密。若藏于重帏密室，或厚衣过暖，则筋骨软脆，不任风寒，多易致病。衣服当随寒热加减，但令背暖为佳，亦勿令出汗，恐表虚风邪易伤。乳哺不宜过饱，若宿滞不化，用消乳丸治之。陈氏所谓忍三分寒，吃七分饱，频揉肚，少洗澡，要肚暖头凉，皆至论也。须令乳母预慎七情六淫、厚味炙煿，则汁清宁，儿不致病。保婴之法，未病则调治乳母，既病则审治婴儿，亦必兼治其母为善。"论述了小儿初生的护养之法、注意事项和护养不当可能引起的后果，便于操作，而且特别指出小儿的健康与乳母的健康密切相关，乳母不但需要注意饮食宜忌，而且需要注意精神修养，"则（乳）汁清宁，儿不致病"。因此，治疗婴幼儿疾病，不但需要审治婴儿本身，而且应当同时审治、调理婴儿的乳母。

简而言之，《丹台玉案》的养生学术思想强调神志的摄养，重视修身养性对于调摄身体的积极作用，重视疾病的未病先防，又善于在实践之中具体运用。

二十二、《孙文垣医案》治痹特色

孙一奎（1522—1619），字文垣，号东宿，别号生生子，安徽休宁人。孙氏师从黄古潭先生，为汪机的再传弟子，著有《赤水玄珠》30 卷、《医旨绪余》2 卷、《孙文垣医案》5 卷。其中《孙文垣医案》（又称《孙氏医案》按行医地点分为《三吴治验》2 卷、《新都治验》2 卷、《宜兴治验》1 卷），其论理详尽，辨证入微，详于脉证，巧于用药，见解独特，疗效卓著，是临证实践的典范，后世医家多所选录，仅清代魏之琇《续名医类案》中，几乎收载其案总数之半，可见其医案对后世影响之大。纵观《孙文垣医案》，有关痹证治疗计有 10 案，试就孙一奎治疗痹证特色做一探讨。

1. 汇通医理，学宗《内经》

孙一奎命其著曰《赤水玄珠》者，盖取"黄帝求道，多方索之不得，而象罔得之于赤水"之意，见其崇尚经典，穷研医理，兹举"吴江孙行人痛风"一案，即可见其汇通医理、效于临床之一斑。

吴江孙质庵老先生行人，时患痛风，两手自肩髃及曲池，以至手梢、两足膝及跟尻，肿痛更甚，痛处热，饮食少，请告南还，而伏褥者三年……诊其脉，皆弦细而数，面青肌瘦，大小腿肉皆削。予与言：此病得之禀气弱，下虚多内，以伤其阴也。在燕地又多寒，经云："气主煦之，血主濡之。"今阴血虚，则筋失养，故营不营于中；气为寒束，百骸拘挛，故卫不卫于外。营卫不行，故肢节肿而痛，痛而热，病名"周痹"是也。治当养血舒筋，疏湿润燥，使经络通畅，则肿痛消退，而痛止矣。痛止，即以大补阴血之剂实其下元，则腿肉复生。稍愈之后，愿加珍重，年余始可出户。行人闻而喜曰："果如公言，是起白骨而肉之也。吾即未药，病似半去，惟公命剂。"余先以五加皮、苍术、黄柏、苍耳子、当归、红花、薏苡仁、羌活、防风、秦艽、紫荆皮，服之二十剂而筋渐舒，肿渐消，痛减大半。更以生地、龟板、牛膝、苍术、黄柏、晚蚕沙、苍耳子、薏苡仁、海桐皮、当归、秦艽，三十剂而肿痛全减，行人公益喜。予曰："病加于小愈，公下元虚惫，非岁月不能充实。古谓难足而易败者，阴也。须痛戒酒色，自培根本，斯饮药有效，而沉疴可除。据公六脉轻清流利，官必腰金，愿葆真以俟之，万勿自轻，来春气和，可北上也。"乃以仙茅为君，枸杞子、牛膝、鹿角胶、虎骨、人参为臣，熟地黄、黄柏、晚蚕沙、茯苓、苍耳子为佐，桂心、秦艽、泽泻为使。蜜丸服，百日腿肉长完，精神复旧。

按：《素问·痹论篇》云："风、寒、湿三气杂至，合而为痹，其风胜者为行痹，寒胜者为痛痹，湿胜者为著痹。"《素问》首开痹证成病之因，被后世医家奉为圭臬，多从祛风、散寒、除湿论治。本案患者手足四肢皆肿痛，以致伏褥3年，若单从祛风、散寒、除湿以治，势必邪气未尽而正气被戕。孙一奎诊断其为"周痹"，道出其本为"禀气虚弱，下虚多内，以伤其阴"，其标为"气为寒束"，以致营卫不能周行，不通则痛也。《灵枢·周痹》曰："此内不在藏，而外未发于皮，独居分肉之间，真气不能周也。"

2. 临证贵脉，凭脉辨证

张仲景《伤寒论》将"脉证并治"列于六经辨证之首，云"观其脉证，知犯何逆，随证治之"，可见脉诊在临床上的重要性。孙一奎《新都治验》中所治"族侄孙君实周痹"一案，可谓凭脉辨证之典范。

族侄孙君实，壮年患遍身筋骨疼痛，肢节肿痛。其痛急，状如虎啮，大小便、起止非三五人不能扶，诸痛处热如火燎，食饮不入，呻吟床褥，已经二候。有以疏风之剂投者，不应；又以乳香、没药活血止痛之剂投者，亦不应。延余诊治，六脉浮紧而数。予曰：此周痹也。势甚恶，俗名"白虎历节风"，乃湿热所致。丹溪云："肿属湿，热属火，火性速，故痛暴猛若此。"以生地、红花、酒芩、酒连、黄柏、秦艽、防风、羌活、独活、海桐皮、威灵仙、甘草，四剂而痛减大半。再加赤芍药、当归、苍耳子、薏苡仁，减去独活、秦艽，又八剂痊愈。

按：患者遍身筋骨疼痛，痛处肿热，状如虎啮，前医用疏风、活血止痛等剂不应，孙一奎凭脉浮紧而数，断为湿热所致之周痹，运用羌活、独活、秦艽、防风以胜其湿，稍佐生地黄、当归、赤芍、红花以和其气血，黄芩、黄连、黄柏以清其热。方药主次分明，深合理法，4 剂痛减大半，又 8 剂而痊愈。

3. 治从痰瘀，力主二陈

孙一奎临证治痹，多从痰瘀论治，喜用二陈化裁。观其治疗痹证之案，十有四案皆用二陈，其余亦有从二陈化裁之治。考其用二陈所治之痹，症状多是肢节肿痛，或痛处发热、口渴烦躁，脉必见滑，或滑数、浮滑、洪滑，皆是痰湿痹阻经络所致之象。然痰湿痹阻经络，日久无有不兼瘀者，故多用二陈汤加当归、红花、威灵仙等药治疗。兹举《三吴治验》"姚老夫人右手疼"一案，可见痰湿瘀热之痹，选用二陈入治，其效之显。

大京兆姚画老夫人，年几七十，右手疼不能上头。医者皆以风治，不效，益加口渴烦躁。请予诊之，右手脉浮滑，左平。予谓：此湿痰生热，热生风也。治宜化痰清热，兼流动经络可瘳也。二陈汤加威灵仙、酒芩、白僵蚕、秦艽，四剂而病去如脱。

按：二陈汤功善化痰，兼有理气和中之效和健脾之功。《医旨绪余·论痰为津液脾湿》指出："盖半夏燥脾湿，陈皮利肺气，茯苓入手太阴，利水下行，甘草调和诸性，入脾为使，三味皆燥湿刚悍之剂，使水行、气下、湿去、土燥，痰斯珍矣，脾斯健矣。"此案中患者手臂疼痛无法上举，前延诸医，皆囿于"伤于风者，上先受之"之论，俱从风治，不效而益加口渴烦躁。孙一奎指出，治风之羌活、独活、防风等药，皆辛温，用治风痹，其效自显，由痰湿生热所致之痹，用之则如同火上浇油，徒伤其阴，致令口渴烦躁。孙一奎诊断其为"痰湿生热，热生风"，不与外风来袭同治，用二陈汤加味，收效明显。

4. 有方有法，屡用达药

临证治病，病史已详，审证既确，则理法方药随之。其中审证求因、推求病理、拟定治法为医者思维之过程，是指导选方用药的关键因素，而对疾病起最终作用的则是选方与用药。孙一奎审病辨证明确，选方用药精准，汤丸丹散，运用自如。观其治痹之案，选用二陈汤、四妙丸化裁，间用李东垣舒筋汤，且喜选用五加皮、苍耳子之类。《新都治验》中"程方塘风瘫痪"一案，足见其临证治痹，有方复有法。

程方塘翁，年六十四。平素喜补畏攻，诸医迎合，过服补剂，全身筋骨疼痛，遍延诸医，百治不瘳，腿肉尽消，卧床褥不能起者三年……特为先驱逐经络中凝滞，然后健脾消痰，俾新痰不生，气血日长，最后以补剂收功。以新取威灵仙一斤，装新竹筒中，入烧酒二斤，塞筒口，刮去外青皮，重汤煮三柱官香为度，取出威灵仙，晒干为末，用竹沥打糊为丸，梧桐子大，每早晚酒送下一钱，一日服二次。五日后大便泻出稠黏痰积半桶，肿痛消去大半，再用四妙丸化裁，加龟板、红花、五加皮、苍耳子等药煎服，健脾消痰，强健筋骨，使其气血日长。服汤剂二十日，改服前丸药三日，如此间服，病情日见好转，最后以强筋壮骨之剂丸服，兼服丹溪保和丸，以收全功。

按：齐·褚澄《褚氏遗书》有云："博涉知病，多诊识脉，屡用达药。"孙氏审证明确、精于脉诊、屡用达药，可谓三者兼备矣。中药品种众多，选用对证之药，是治疗疾病的关键。历代本草虽记载了每味药的性味功效，然运用之微妙、技巧，唯临证屡用，反复考求，方能知药之性情，把握运用之法，用之多能取验，堪为"达药"。孙一奎治痹，化痰多用二陈汤为主方，祛湿则用四妙丸化裁，祛风选羌活、独活、防风、秦艽、白僵蚕，通络用威灵仙、红花，壮筋骨则多用五加皮，和血用当归、芍药，止下肢痹痛用海桐皮，且喜加苍耳子一味于所用方中，拓宽了苍耳子的治疗范围。

5. 善调情志，医贵守神

历代医家治病，皆重视情志在发病与治病过程中的重要性。《素问·汤液醪醴论》有云："精神不进，志意不治，故病不可愈"，医者在处方用药的同时，还应注重疏导患者的情志。《三吴治验》治"崔百原公右手足痛"一案，体现了孙氏不仅精于辨证论治，亦擅长调理情志。

崔百原公者，河南人也……予至，视其色苍，其神固，性多躁急。诊其脉，左弦数，右滑数。时当仲秋，予曰：此湿痰风热为痹也……随与二陈汤加……饮之数日，手足之痛稍减，而胁痛如旧……因嘱其慎怒，内观以需药力。公曰：内观何为主？予曰：正心。公曰：儒以正心为修身先务，每苦功夫无下手处。予曰：正之为义，一止而已，止于一，则静定而万念不生，宋儒所谓主静。又曰：看喜怒哀乐未发以前，作何气象。释氏之止观，老子之了得一万事毕，皆此义也。孟子所谓有事勿正、勿忘、勿助长，是其功夫节度也。公曰：吾知止矣。遂上疏请告。予录前方，畀之北归，如法调养半年而病根尽除。

按：崔百原公，身为仕宦，其外虽无劳形之苦，而内实有思想之患，心神不得休养，治此又岂能独赖汤药？告之当"知止"，古人云"养心莫善于寡欲"，故劝其修身养性，内观静养，将情志疏导与药物治疗双管齐下。

6. 结语

痹证虽非危急之证，然治不得法，足以致人痿废。自《内经》开三气致痹之论，后世医家多奉为圭臬，其治亦多从风、寒、湿入手，或祛邪，或扶正，种种不一。或守《千金方》《外台秘要》所列治痹之方，以治众痹，或仅执一独活寄生汤化裁，间杂全蝎、蜈蚣等虫药，以祛风通络。孙一奎虽学承汪机，力主"固本培元"之温补。而观其治痹之案，从痰、湿、热论治者居多，又不囿于温补，有是证，即选是方，用是药而有是效，可谓深得治痹之旨。

二十三、汪机"营卫一气"说的内涵

汪机生于明代中期（1463—1539），出生于世医之家，精通《黄帝内经》《本草纲目》《伤寒论》《脉经》、运气学说等，以及临床各科，如针灸、外科、推拿等，几乎是医览全科，并且还能"肆力医家诸书，参以《周易》及先儒《性理奥论》而融会于一"，在其行医四十余载中，勤于著述，先后编写抄录了十多种医书。他首创"营卫一气"说，并在其理论基础上提出"参芪双补"说的临床应用，提倡固本培元的温补思想，成为新安医学固本培元派的领头人，其学术思想影响后世诸多医家，其已知门人有陈桷、程镳、周臣、许忠、汪副护、黄古潭等，而黄古潭还培养了名医孙一奎，孙一奎创动气命门学说，承袭并延展了汪机的"温补培元"思想。

1. "营卫一气"说提出背景

金元时期，河间学派为了纠偏南宋滥用《太平惠民和剂局方》香燥之流弊，力倡寒凉用药，而有传承关系的朱丹溪更是作《局方发挥》一卷，着重指出常以《太平惠民和剂局方》温补、辛香燥热之剂治病的流弊，并提出滋阴降火说，阐述"阳有余阴不足论"和"相火论"，强调保护阴精为摄生之本，影响甚广，如此反致后世某些医家胶于滋阴降火，临证时"专事苦寒以伐真阳"，又形成了执于寒凉力避温阳的时弊，因此导致诸多误治之证。汪机为努力扭转此弊，作《营卫论》，创"营卫一气"说，并提倡参芪二药气血双补、益气补血养阴的特性。实际上，朱丹溪本人虽然提出寒凉滋阴之法，力避温阳辛燥，但他临证时却是随证处方，灵机变化的，也并非胶于滋阴降火，有诸多医案可以证明，只是时医不明，愚解愚用。

汪机本人对于朱丹溪的学术思想有一定的继承，非常推崇丹溪之徒戴思恭编纂的《推求师意》一书，对丹溪的"滋阴""顾阴"的医学思想相当认可，但他同时也受到李东垣的影响，因此他尽其所能融合两家的医学观点，以新颖的"营卫一气"说做到了两边的权衡。《营卫论》一文是附于汪机《石山医案》的篇首，全文不足两千言，但其中已经透露出汪机对营卫、阴阳、气血的独特理解，以及对参芪气血双补的临证感悟。从《营卫论》一文的整体结构来看，文章中的论点叙述皆以丹溪的言论作为发起点，同时也可发现其论点并未推翻丹溪的观点，而是竭力维护，并且完善其阴阳观，认为丹溪的阴阳观是"阳常有余，阴常不足"，乃"立论垂戒于后也，非论治阴虚之病也"，同时别出心裁地创出"营卫一气"说来解释"阳常有余"和"阴常不足"的真实指代。

2."营卫一气"说的具体内容

"营卫一气"是根据汪机《营卫论》中提到的"阴阳同一气""阴阳一太极"而概括出来的，但汪机所创的"营卫一气"说中对于营卫的认识，却不仅仅只有"营卫一气"这个特点，还涉及营卫各自与阴阳气血的关系和营卫各自本身的特性。以下将分三点，详细分析汪机《营卫论》中所展现出的"营卫一气"说的营卫观。

（1）卫常有余，无待于补

《营卫论》中提到丹溪所言"人禀日之阳为身之阳而日不亏，人禀天之阳为身之阳则阳常有余"，且"若果阳虚，则暴绝死矣"，可见此阳是人的天生禀赋，生来即有，死而即无，从不言虚，只言存亡。汪机通过《黄帝内经》中对卫气慓疾不受诸邪的描述认为此为阳常有余之象，并且以朱子"天之阳气，健行不息，故阁得地在中间，一息或停，地即陷矣"之说来解释丹溪的阳虚即暴绝之意，所以阳无待于补、亦无益于补。因此，汪机认为"常有余且无需补"的阳即卫阳（卫气）。

（2）营常不足，必待于补

丹溪的观点认为"（人）禀月之阴为身之阴而月常缺"，且人常"营营于物，役役于事"，易伤筋骨神意，"凡此数伤，皆伤阴也"，以此垂戒后人注重修身养性，勿过损伤。不过丹溪"拳拳于补阴"，除了由于阴易伤之外，还因为阴阳互存的关系，认为阳依附于阴，阴气若虚，则阳气无所依附，即会暴绝。因此，补阴对于"阳常有余"也有相当重要的作用。不过，此处的"阳"即是上文所指的"卫阳"，而"阴"则指的是与卫阳相对的"营阴"。这一点，汪机的"营卫一气"说做了非常详细的说明。汪机认为天地万物，阴阳两者为同一气，阴中有阳，阳中有阴，以天之日月解释之，日为阳，月为阴，同在大气之中，月禀日之阳得以光照运行，但月有圆缺，故此大气有亏有盈。因此，卫气营气皆为一气，两者相对而言，卫气属阳，营气属阴，营阴不禀卫之阳则无法营昼夜利关节，且"营气者，水谷之精气，入于脉内，与息数呼吸应"，因此"阴气（即相对于卫阳的营气）不能无盈虚，不能不待于补也"，所以丹溪强调的"阴常不足，必待于补"，即是"营常不足，必待于补"，而所谓的"人身之虚皆阴虚"，实为营虚，营中含有阴阳气血。还有，既然"阳常有余，无待于补"，那"何方书尚有补阳之说"，且丹溪为何又说"气虚不补，何由而行"呢？针对此问，汪机又以营卫之论解释说，"阳有余者，指卫气，卫气固无待于补"（见上文分析），但"营之气，亦谓之阳"（此处"营之气"应指营中气血之气，非与卫气相对之营气），此气或虚或盈，所以才有补阳补气之说，实则补营中之气，即营中之阳。

（3）补营需气血双补

《营卫论》的第一段中，汪机以丹溪治产后阴虚一案来说明丹溪临证之时并非专主于血，依旧会根据气血两者的盛衰来决定补气补血的多少，并非见阴虚只补血。可见，此处产后阴虚应称为"营虚"更为恰当。因此，所谓"补阴"，应分为"补营"和"补营之血"两种含义，倘若临床时"补阴"只考虑到"补营之血"，就违背了阴阳互根、气能生血之理，而要做到恰到好处的"补阴"，则应该是"补营"，即气血皆补。营中自有阴阳，即营中之气血，实则营气非为纯阴，况且孤阴不长，营气营运于脏腑之内定有阳相助。而关于营中之气血，汪机认为"血之于气，异名而同类"，即气血本一物，只是在人体各经中此一物之内气血两者所占比例有多有少，营之气即营之血，营之血即营之气，两者本一物，有所分，有所不分，即"营中亦自有阴阳（气血）焉"。故汪机提出"丹溪以补阴为主，固为补营；东垣以补气为主，亦补营也，以营皆气血而然也"。

总结汪机"营卫一气"说的营卫阴阳气血的观点，归纳起来即为以下五点：①营气、卫气同属一气，两者相对互为阴阳，卫气属阳，营气属阴，朱丹溪所谓的"阳常有余，阴常不足"中的阴阳指的正是营卫；②营阴需禀卫阳而营昼夜利关节，但营气之中还可再分阴阳，即营之气为阳、营之血为阴；③营气之中兼有气血，气血本一物，异名而同类，人体各经分受，只是各有气血多少之别；④"阳常有余，无待于补"，即说卫气为"天之阳气，健运不息"，无有盈虚，常言补阳补气，实则补营之阳、营之气；⑤"阴常不足"所指的是营常不足，此处补阴实为补营，包含补营之阴（血）和营之阳（气）。

3. "营卫一气"说的临床应用

《营卫论》一文，既提出了"营卫一气"说，又相应地衍生了"参芪双补"说，这两者是理论与临床的关系，也就是说"参芪双补"说是"营卫一气"说的临床应用上的体现。

（1）倡用参芪的背景

作为执于寒凉力避温阳的滋阴风气的始端，朱丹溪本人临证时却并非如此执拗，在《辨〈明医杂著·忌用参芪论〉》一文中，汪机指出："丹溪立法立言，活泼泼地，何尝滞于一隅？于此固曰血病忌用参、芪，于他章则又曰虚火可补，参、术、生甘草之类，又曰火急甚者，兼泻兼缓，参、术亦可。"可见丹溪临证时用药机转灵活，并非"治火废人参而不用"。汪机本人自认为私淑朱丹溪，曾编集丹溪之徒戴思恭的《推求师意》，对丹溪医学思想了解甚深，但他同时又受其父汪渭的影响，比较推崇李东垣，集各家之所长，融会贯通。

汪机门人程廷彝的《病用参芪论》一文中提到，求诊于汪机的患者多已"遍试诸医，历尝诸药，非发散太过，则降泄之多，非伤于刚燥，则损于柔润，胃气之存有几希矣"，因此及至汪机诊治此类患者时，则"不得不用参、芪以救其胃气"，可见汪机善用参芪与其所诊治病患有很大关系，这也造就了他对使用参芪的深刻感悟。

（2）参芪具备"补营"之功

参芪的气血双补即可"补营"，补人身之虚，这一点汪机从三个方面推论：①参芪可补气，准确的指补营之气，即为补营；②参芪味甘，甘能生血，生血即是补阴，正好对应"阴不足者，补之以味"，补的正是营之阴（血）；③参芪气温，可补阳，即所谓"阳不足者，温之以气"，此处补阳即是补气，即补营之阳，仍为补营。合而言之，参芪可补营中气血，即为气血双补，所以汪机又说"东垣曰血脱益气，仲景曰阳生阴长，义本诸此"。

临证之时，汪机善用参芪，且使用频率相当高，在《石山医案》的119例病案中，用参芪之剂有82例，占68.9%；在《名医类案》所收录的196例石山验案里，以参芪为剂有125例，占63.8%。但汪机并非专以参芪为治，实际上针对不同个体采取诸多灵活加减，正如《石山居士传》中转述汪机的说法："人参虽温，杂于酸苦甘寒群队之中，夺于众势，非惟不能为害，而反为之用矣。"

4."营卫一气"说所体现的阴阳气血观

（1）"以阳为本"的阴阳观

"以阳为本"是中医阴阳理论中的一大特点，阳气在阴阳之间处于主导的地位，因为阳气运动才可展现阴阳变化的状态，即所谓"太极动则生两仪"，其中动者即是阳气之动。一年四季中的春生、夏长、秋收、冬藏，指的正是阳气的生长化收藏。而人体的阴阳偏颇都是通过阳气的变化来判断的，如阴分不足之人，表现出来的是虚热之象（五心烦热、面有潮红、出汗等），这些现象都是阳气的表现，医者通过观察阳之变而知阴分的情况。

因此，汪机继承了"以阳为本"的思想，可由以下三点分析得出：①《营卫论》中解释阴阳时提道："天地万物，阴阳两者为同一气，阴中有阳，阳中有阴，以天之日月解释之，日为阳，月为阴，同在大气之中，月禀日之阳得以光照运行。"可见在自然界之中，阳处于重要地位。②在汪机的营卫观里，卫气就如同丹溪所言的天之阳或日之阳，此阳周于全身，如同天绕地、日环月一般，无有盈亏，无待于补，而营气则是或盈或缺，所谓"阳常有余，阴常不足"是也。此观点本身就体现了阳气在生命表现中处于持久强大的一面，而阴气却时缺时满，由此可见，在生命常态下，阳气主导性强于阴气，"倘若此阳虚弱，则暴绝死矣"。可见，阳气对于人命存亡的重要性。③营卫相对而言，营属阴，卫属阳，但营兼气血阴阳，汪机以"补营"完善了丹溪气血皆补的"补阴"，同时从营卫的角度扩大了阳气的范围，营卫之中，卫气属阳，营之气亦属阳，所以阳气的范围更广。另外，由丹溪治产后阴虚一案时，根据气血两者的盛衰来决定补气补血的多少可以看出，在阴分缺失的病态下，补阴乃气血并补，即补阴依旧需借助阳气之力方可得以补全。

（2）"以气为先"的气血观

"以气为先"的气血观实质上与"以阳为本"的阴阳观同理。所谓依世间造化之理，"气惟阳能生阴，而阴不能生阳"（程廷彝《病用参芪论》)，因此，参芪体现在补营（补阴）方面的功效，一方面在于其味甘补血，另一方面更在于参芪的益气之功，通过养护阳气以帮助阴血的生长。也就是说，血虚之时需考虑补气以生血摄血，因为阳生可助阴长。上文提及的丹溪治产后阴虚一案，便是此理。因此，从理论到临床，所谓"气为血之帅""气能生血""气能摄血""气能行血"都是体现"以气为先"的气血观。

5."营卫一气"说的理论思想渊源

（1）"营卫一气"说的营卫认识渊源

汪机认为阴阳同一气，阴中有阳，阳中有阴，阴阳互根，所谓"阴阳一太极"，而卫气为阳，营气为阴，因此卫气与营气即是同一气。其实从《黄帝内经》中营卫的生成来说，营卫也可以说是同一气，《灵枢·卷四·营卫生会第十八》曰："人受气于谷，谷入于胃，以传肺，五脏六腑，皆以受气。其清者为营，浊者为卫。营在脉中，卫在脉外，营周不休，五十而复大会。阴阳相贯，如环无端。"《灵枢·卷八·五味第五十六》言："谷始入于胃，其精微者，先出于胃之两焦，以溉五脏，别出两行于营卫之道。"由此两段《内经》的原文可以看出，营卫皆是由水谷精微转化而来，两者的化源一致，因此"同一气"的概念存在，而且从水谷精微转化成营卫二者这样的过程，类似于太极生两仪的衍变。所以说，汪机的"营卫一气"的观点是可以在《内经》中找到依据的。另外，李东垣在其《内外伤辨惑论·辨阴证阳证》中言："夫元气、谷气、荣气、卫气、生发诸阳之气，此数者，皆饮食入胃，上行胃气之异名，其实一也。"如此看来，荣卫之气实为一气，此观点亦迎合汪机"营卫一气"的观点，或许存在对汪机"营卫一气"观点的直接影响，亦未可知。

（2）"营卫一气"说的易学思想渊源

易与医的关系在中医的发展历史上一直存有争议，但还是有很大一部分中医学家认为习医必须知易。张其成在《易学与中医》一书中详细叙述了医易同源、医易会通的历史，并分析了医易之间相同的思维模式，以说明易与医之间密切的联系。还有学者认为，《周易》中乾坤的阴阳关系是以乾为主导的，并且《内经》承袭了这样的阴阳主次关系，也就是说《周易》以乾坤二卦为众卦之首，并以乾卦作为首卦，就已经凸显了乾阳的主导地位，并且《黄帝内经》继承这一思想，展现出"以阳为本"的生命观，如《素问·生气通天论》中所述："阳气者，若天与日，失其所则折寿而不彰，是故天运当以日光明。"另外，《易经》作为儒道两家皆修的一门学问，在中医史上，无论是医道同修还是先儒后医的医家们，对易学必定是修习颇深，因此有不少医家将易理发挥到中医理论当中以指导临床。

对汪机的医学思想影响颇深的朱丹溪和李东垣两位医家，早期也都是习儒出身。而汪机本就为习儒出身，必然对易理熟稔于心，李镜山在《石山居士传略》中写道："弃去科举浮文，肆力医家诸书，参以《周易》及先儒《性理奥论》而融会于一，皆余医所未闻也。"可见汪机善于以易学思想融于医理之中，这一点在其《营卫论》中有明显表现，如文中在论述"阳气有余，无益于补""若果阳虚，则暴绝死矣"之时，就以朱熹"天之阳气，健行不息，故阁得地在中间，一息或停，地即陷矣"的观点作为支持，后又说"天之阳气，包括宇宙之外，即《易》所谓'天行健'"，可见汪机的阴阳观已深受易学的影响。而汪机所言的阳气也正是营卫之气中的卫气，此观点也正是其营卫理论的一大特色。

6. 结语

综上，可以清晰地了解汪机的"营卫一气"说的具体内涵，但另外也还有值得深思的地方。从汪机《营卫论》撰写目的来看，他所创立的"营卫一气"说和相应的"参芪双补"说是为了解决当时滥用补阴寒凉药的不良风气，提醒医家不可见阴虚血虚则一味地使用补阴的寒凉药而伤及脾胃阳气。其实，如果不从营卫的角度，而仅从阴阳气血的特点关系方面，也可以说明阴虚血虚只用寒凉的补阴药的不恰当之处。但或许是由于当时那个时代医学氛围的关系，若仅从阴阳气血的角度讲，未必让人信服，故汪机转而从营卫角度去理解阴阳气血的关系，让人耳目一新。但如今，再回头综合起来看，也正是因为汪机如此创新的观点，让后人对营卫又有了不一样的理解。汪机对营卫的认识在中医营卫学说的发展历史上具有独特性，与《黄帝内经》原始的营卫学说有相异之处，这需要更进一步的分析和比较研究。

二十四、吴崑《医方考》学术特色

《医方考》的成书颇有意味。吴崑早年在其师余午亭的鼓励下，游学各地，求教有道之人，留下"七十二师"的美名。然而所见"贱工什九，良工什一"，有感于他们"弗明方之旨与方之证，及诸药升降浮沉、寒热温平、良毒之性，与夫宣、通、补、泻、轻、重、滑、涩、燥、湿，反正类从之理，而徒执方以疗病"，危害颇大。于是吴氏"取古昔良医之方七百余首，揆之于经，酌以心见，订之于证，发其微义"（《医方考》自序），编为《医方考》6 卷。足见其拳拳济人之心。该书于 1584 年刊行于世，时年吴崑 33 岁。通过仔细研读《医方考》，认为该书具有如下编纂特点与学术特色。

1.《医方考》的编纂特点

（1）病证分类，索方便捷

纵观方剂学的历史，自《黄帝内经》载 13 方以来，有关方剂的著述甚多，载方数量日益庞大，合理归类便成为难题。《医方考》沿袭了《五十二病方》《伤寒论》《太平圣惠方》《普济方》等著作按病证分类的方法，全书共分 72 门，病证之间相互独立，自成一体。这种分类方法的益处是按病索方，比较便捷；同时，同病证下的方剂又可相互比较，便于理解区别。

（2）选方广泛，收方精良

吴崑为了引导医者由浅入深，执简驭繁，便精修医学，专于方书，采用由博返约、去芜存菁的方法，从浩瀚的方书中，精选有价值的方剂，编辑成《医方考》。全书正文共779条，其中可以被认同为方剂的内容共655条，含内服方602条、取吐方13条、外治方40条，除去重复，实载方剂540条。书中收方不过540首，除少数方剂为作者自创新方外，绝大多数采自历代方书。纵览这些方剂，上自战国时期，下迄明代，中历晋、唐、宋、元，其间诸多医籍文献要方均有选入。如《内经》鸡矢醴散、《伤寒论》麻黄汤、《千金要方》独活寄生汤、《外台秘要》黄连解毒汤、《太平惠民和剂局方》藿香正气散、《圣济总录》槐花散、《小儿药证直诀》六味地黄丸、《济生方》归脾汤、《妇人良方大全》导痰汤、《内外伤辨惑论》当归补血汤、《脾胃论》补中益气汤、《卫生宝鉴》大羌活汤、《摄生众妙方》定喘汤、《医学入门》固经丸等，涉及医学著作逾30部。此外，书中还收载民间单方、验方共有16首之多，如"伤寒门"中"阴毒熏法"、"腰痛门"中"猪腰青盐杜仲方"、"妇人门"中"醋炭熏鼻法"、"脚气门"中"椒汤洗法"等，皆是民间治法。

（3）结构完整，注解翔实

全书从临床实用着眼。72门前设小叙，提示本门要点、病名所出。例如气门叙曰："气、血，人身之二仪也。气为主而血为配，故曰气化即物生，气变即物易，气盛即物壮，气弱即物衰，气正即物和，气乱即物病，气绝即物死，是气之当养也明矣。一或失治，则衰且乱，病且死，故考五方以治气。"之后载方剂，每方基本包含方剂名称、药物组成、使用方法、适用证候、方证分析及注意事项等内容。其中，方证分析，又称为"方解"，是全书最精彩的部分。从内容角度看，吴氏通过对方剂主证的病因病机和方剂配伍功用的分析，从而阐释该方能对主治病证起到良好疗效的原理，使读者易于理解全方的作用、便于记忆方中药物组成结构及其针对性，从而在临床应用时可以根据患者的病因、症状、病情变化，乃至性别、年龄、体质、所在地域、时令季节的差异进行相应的加减变化，以期取得更为显著、迅捷的疗效。理、法、方、药，思路清晰。正如吴崑在《医方考》自序中所言："盖以考其方药，考其见证，考其名义，考其事迹，考其变通，考其得失，考其所以然之故。"从论述方式上看，或引经据典，或转引师说，或抒发己验，拟《汉志》的古制，条理清楚，不乱章法，易学易记，言简意赅，词意明爽，受到后世医家赞赏，并多予引录。

（4）内容丰富，兼收并蓄

书中除载方剂之外，也有不少其他内容。例如磁石、葛花、葛根、人参、黄芪、白术、甘草考等64条，属于对药物的分析；又有针灸方法5条，水疗法2条，熏蒸法、阴毒熏法各1条，外熨法1条，按摩法1条，火醋熏鼻法1条；亦存在"取牙不犯手方""明目六事方""目疾者戒沐头宜濯足""疝无治法"4条不是治疗方法的内容。有学者认为该书命名为《医方考》，自当以收载方剂为务，而作者却并未宗于此一原则，是吴崑的失误。但从另一个角度看，作者著书的目的在于"启人之昧，晓人致达"，只要是有利于患者健康的方法，都可为我所用，将《医方考》之"医方"理解为"医者之方法"，未尝不可。与此同时，此举也充分展示了吴崑深厚的学术功底与丰富的临床经验。

2.《医方考》的学术特色

（1）精通百家，法宗《内经》《难经》

纵观全书，不难发现，吴崑论方，旁征博引，将张仲景、孙思邈、褚澄、朱丹溪、刘河间、张从正、李东垣、余午亭等医家之见解融会其中。对于《内经》与《难经》之医学思想，吴崑甚是推崇，领悟亦颇深。据笔者统计，书中援引经语的方论占总数的20%以上，而对于整体观念、阴阳五行、藏象经络、治则治法等理论的应用则贯穿全书。此外，吴崑纵横正史、野史、笔记小说、易学、数术、运气，从宏观角度审视医学现象，将《易经》《尚论》《史记》《北齐书》《魏志》《南唐史》《太平御览》《泊宅编》《遁斋闻览》《内则》《医说》《医余》等书的内容充实其中，并时常将医理与天地之道、用兵之术等联系起来，增添了文章雅趣，体现了文化底蕴。

（2）直抒己见，多所创新

吴崑尊古而不泥古，直言不讳，尽抒己见，从而形成自己独特的医学理论体系。例如在论及小儿痘疹时，吴崑云："钱氏谓独有肾脏无证，此大不然，若腰痛喜寐，则肾之证矣。五脏之证尽显者，其痘必多；但显一二证者，其痘必少。魏氏以痘本于淫火，其言高出前古，虽其主方近于执一，然录古人一十四方，则示人以变通也可知矣。今世之医，率以是短之，使诸子者并作于九原，崑遇魏氏则北面而师之，遇钱、陈则肩随而已。所以然者，二子之资不及魏也。"大胆评价前医，择其善者而从之，针对"其不善者"提出自己的观点，亦为吴崑一大特色。

（3）三因制宜，辨证论治

吴崑讲究辨证论治，尤重三因制宜。"人以天地之气生"，人的生理活动、病理变化必然受到诸如时令气候节律、地域环境等因素的影响，而人与人之间亦存在性别、年龄、体质等差异，因而吴氏论医，始终讲究三因制宜。例如"虚损痨瘵门"补肾丸有论："夏加五味者，扶其不胜之金；冬加干姜者，壮其无光之火。"以求"无伐天和"，可谓因时制宜。又如"湿门"叙曰："东南卑下之区，十病九湿。"熟识地域环境的特点，从而辨证施治，可谓因地制宜。吴崑医人，善于辨证，尤其注重虚实的辨证，多次在方论的最后提示医家仔细判断，以免犯虚虚实实之误。例如"中风门"三化汤中有云："此方惟实者可用，虚者勿妄与之；若实者不用，则又失乎通达之权，是当大寇而亡九伐之法矣，非安内之道也。"指出实者可用且必用，但虚者不宜。又如"秘结门"玄明粉散中嘱："此攻下之剂也，宜量人之虚实而用之。"体现出因人制宜的思想。

（4）防治并重，内外兼施

吴崐在自序篇首便云："上医治未病，方无尚也，垂经论焉。经论，医之奥者。中医治已病，于是乎始有方。"可见其对于"未病先防"的理解与追求。吴氏依据临床实际，论述了某些病患的预防之法。例如"瘟疫门"中设有"辟瘟法"，称："凡觉天行时气，恐其相染，须日饮雄黄酒一厄，仍以雄黄豆许用棉裹之，塞鼻，男左女右用之，或用大蒜塞鼻，或阿魏塞，皆良。"又在"疟门"设有"五神丸塞鼻法"，称："凡遇患疟之人，于疟发之日侵晨，用绵包裹塞于鼻中，男左女右用之……此法主之神良。"在"眼疾门"中对预防眼疾提出"明目六事"，即"损读书，减思虑，专内观，简外事，且起晚，夜早眠"，并提倡"一戒一宜"："戒沐头"，防止因洗头使风湿袭首而损目；"宜濯足"，可引头目热邪下行。

本书的又一特色是其内服、外用兼施之举。对于不同的疾病，吴崐对于治法、剂型及方剂的选择每有判断，以期达到简便而高效的结果。例如对于"自汗，大便秘者"，认为用蜜煎导法治疗更佳，"若以下药与之，则益亡其液矣"。书中也多次提到针灸之法，虽不属于方剂学内容，但作为一种外治法，配合方剂内服，是吴崐"针药并用"思想的体现，临床也取得良好效果。对于同一种疾病，吴崐在治疗时也会考虑内服、外治并举，临床显示，其效果明显优于只用一种方法。例如"脱肛门"既有丹溪脱肛方、举肛丸供作内服之方，又有收肛散用为外治之剂；"鼻疾门"治疗鼻息肉，既有辛夷散、苍耳散内服之方，又有瓜蒂散搐鼻法。

（5）医仁术，寻真理

吴崐明确反对陈藏器"人肉治瘵疾"之论、割股疗疾之举，在"虚损劳瘵门""股肉"一条中论云："同类固不可食，亏体岂曰事亲，且俞、扁、淳、华，上世神良之医也，未闻用人肉以治疾，而闵损、曾参之孝，亦未尝割股，所以来要名之行者，藏器其作之矣。"又在"气门""死人枕天灵盖败龟板红铅说"一条中云："近世术家有导取红铅者，使童女内服壮阳泄阴之药，外用异术以取之，往往致瘵，是杀人而疗人也，岂同仁之德耶！"现在看来，不仅体现出其高尚的医德，还具有一定的进步意义。吴崑身怀抱负，时常哀叹世人之举："呜呼！藏器一言，举世割股。丹溪一出，众口滋阴。《衍义》片词，柴胡未弃，更不求其证脉而可否之。此之谓侏儒观场，随众喧喝尔，求其真知则未也。""今世人一遇五劳羸瘦，用滋阴而不愈，则坐以待毙。呜呼！术岂止于此耶？"

3. 小结

承上所述，《医方考》一书，开方论专书之先河，对后世影响深远。《医宗金鉴》在《删补名医方论》序言中提出"方论始于成无己，近代则有吴崑、李中梓、柯琴、汪昂诸家"，足见吴崑在方剂学发展史上的地位。清末著名学者杨惺吾先生在其所著《日本访书志》(1880)赞吴崑为"医家之巨擘"。虽然后世医家亦提出书中一些不足之处，诸如"每证不过数方，嫌于方少；一方而二三见，又觉解多；如五积散、逍遥散皆不入选，不无阙略""吴氏但一家之言，其于致远钩深，或未彻尽"之类，亦难掩其耀眼的光芒。吴崑以其深厚的文化底蕴和高尚的医学精神，成为著名的新安医家，值得后人学习。

二十五、《素问吴注》对《黄帝内经》的研究与发挥

　　吴崑，字山甫，别号鹤皋，安徽歙县人，是明代晚期卓有成就的医学家，"十大新安医家"之一。吴氏出身书香门第，饱读诗书，而后拜师学技，游历行医，理论与临床均造诣深厚，曾有《黄帝内经素问吴注》《医方考》《脉语》《针方六集》《十三科证治》《参黄论》《砭焫考》《药纂》医书八种刊行于世，其中《黄帝内经素问吴注》可谓其最具代表性的著述之一。

　　吴崑自小研习经典，受益颇深，并多有领悟，然而"隋有全元起，唐有王冰，宋有林亿，尝崛起而训是经，是庶几昧爽之启明哉，待旦者较然睹矣。独其为象，小明则彰，大明则隐，谓之揭日月而行未也"，于是"居常暑度有熊，日求其旨而讨论之，不揣管陋，释以一得之言"（《素问吴注》自序），在 43 岁时著成《黄帝内经素问吴注》。该书又名《素问注》《素问吴注》《内经吴注》，以通行的王冰二十四卷本为底本，采用按篇分段逐句注释的方式对《黄帝内经素问》进行全文注解，是《素问》注释史上的一部经典之作。《安徽通志艺文考稿》评价其"批郤导窾，深入显出，治《内经》者，皆当读之"。然而遗憾的是，由于"多改经文，亦觉嫌于轻擅"等历史评价，现代学者对它鲜有研究，其价值或被低估。通过对《素问吴注》逐字逐句地研读，以及与王冰、张介宾、汪昂等《黄帝内经》注本的比较研究，笔者认为，《素问吴注》在整理经文、训释经义、阐发经理三方面成就显著，对于《内经》学的发展做出重要贡献。（本研究选用的《素问吴注》底本为安徽科学技术出版社 1995 年版的《新安医籍丛刊·医经类·内经素问吴注》，文中不再标注。）

1. 整理经文，自有章法

吴崑治学严谨，据实创新，《素问吴注》出校语 151 处（包括 4 处对篇名的修改），通过删衍繁（27 处）、辨阙文（10 处）、移错简（19 处）、纠讹文（56 处）等途径对经文进行整理，使得经文语句通顺，旨意晓畅。在这其中，除吸收新校正本、《读素问钞》等前人校改成果外，不乏吴崑创新之见，不少校改已得到后世医家的广泛认可。例如：《素问·脉要精微论》："岐伯曰：反四时者，有余为精，不足为消。"之前，并无所问，与全书君臣有问有答体式不相符。吴崑依据所答补充其问："脉反四时，阴阳不相应奈何？"出校语云："此十三字旧无，崑僭补者。"使得经文完整充实，值得肯定。《素问·厥论》王冰本作"太阳厥逆，僵仆、呕血、善衄，治主病者"一句，吴崑认为"呕血"二字"义不相蒙"，故去之。诸多医家对此认同，张琦亦疑其为衍文。临床上太阳病而呕血确乎少见，吴崑之删说明他不唯深研经义，临证经验亦颇丰富，方能做如此取舍。

吴崑对《素问》原文的改动，历来饱受争议，然客观分析，其校改态度严谨，有本可据，功底深厚，自有章法，绝非"轻擅"。其一，吴崑改动经文之处均出校语，以别原文，使读者一目了然。并且绝大多数校语中都使用了"僭"字，如"僭改此""僭补此"等，该字原指超越本分，实为自谦之辞，足见吴崑谦虚谨慎的学术态度。其二，通过对比，吴注本确有 261 处经文与王冰本存在差异，而吴崑并未出校语说明。不少专家认为此系版本不同所致，并非吴崑擅自改动，而且其中 80 处，现已找到依据。例如：《素问·生气通天论》王冰本作"是故谨和五味，骨正筋柔，气血以流，腠理以密，如是则骨气以精"，吴注本中"骨气"作"气骨"，而元至元五年胡氏古林书堂刻本（简称胡本）与明嘉靖间赵康王朱厚煜居敬堂刊本（简称赵本）并作"气骨"。《素问·阴阳别论》王冰本作"二阳俱搏，其病温，死不治，不过十日死"，吴注本中"病温"作"气滥"，而明嘉靖间金溪吴悌校刊本（简称吴本）、涵芬楼影印明正统道藏书（简称藏本）亦为"气滥"。

2.训释经义，深入浅出

《素问》文辞古奥，语句艰深，要做到达古通今，必须借助训诂这一桥梁。吴注主要运用了同义相训、界说释义、描述释义等义训形式，对《素问》中的字词做了深入浅出的解释，其中对医学词语的训释，成就最为突出。例如：《素问·汤液醪醴论》："开鬼门，洁净府。"吴注："腠理谓之鬼门，膀胱谓之净府。开鬼门，发汗也；洁净府，渗利小便也。"通俗易懂，又简洁明晰。《素问·平人气象论》："病心脉来，喘喘连属，其中微曲，曰心病。"吴注："喘喘连属，言脉来如喘人之息，急促之状也。其中微曲，则不能如循琅玕之滑利矣。"同篇下文："死肾脉来，发如夺索，辟辟如弹石，曰肾死。"吴注："夺索，两人争夺其索，引长而坚劲也。"准确透彻，又形象生动。《素问·腹中论》："病名曰伏梁。"吴注："伏梁，言如潜伏之桥梁，为患深着之名。此与《难经》论伏梁不同，彼为心积，是脏之阴气也；此为聚脓血，是阳毒也。"结合考辨，明了而深刻。

除了义训外，吴崑还通过声训探寻上古音义之间的联系，尤其是对通假字的辨识，可见功力。如：《素问·上古天真论》"发鬓颁白""筋骨解堕"。吴注：颁，斑同；解，懈同；堕，惰同。《素问·脉要精微论》："厥成为巅疾。"吴注：巅，癫同，古通用。《素问·腹中论》："肓之原在脐下。"吴注：原，源也。《素问·大奇论》："肺之雍，喘而两胁满。"吴注：雍，壅同，气滞而不流也。

3.阐发经理，切实精妙

《素问》经文中所包含的医理，是其精华之所在。吴崑对《素问》的医理做了深入的揭示，并适时地阐发个人的医学思想，其中对于阴阳、藏象、病机、治则治法等内容的诠释多有创见。

（1）阐发阴阳理论

对于高深玄奥的哲学思想，吴崑始终遵循"善言天者，必有验于人"的旨意，通过观照人体生命的生理、病理变化，去体悟天地自然的普遍规律，深入浅出，而又充满生机。例如：《素问·阴阳应象大论》："故清阳为天，浊阴为地，地气上为云，天气下为雨，雨出地气，云出天气。"吴注："清阳为天，浊阴为地，言阴阳得位也。由是云行雨施，品物流形，地气上升而为云，天气下降而为雨。出，通也。雨出而通地气，云出而通天气也。以人喻之，饮入于胃，游溢精气，上输于脾，脾气散精，上归于肺，上焦开发，若雾露焉，是地气上为云也。肺行降下之令，通调水道，下输膀胱，水精四布，是天气下为雨也。膀胱者，州都之官，津液藏焉，气化则能出，是雨出地气也。上焦如雾，其氤氲者，心肺和而呵出之，是云出天气也。此六句者，见阴阳清浊不可失位而倒置，顺之则天地位而万物育，逆之则下飧泄而上膜胀矣。"相比于前人之注，吴崑将自然界的阴阳升降出入的运动变化与人体精气输布的生命现象紧密结合起来，视角独特，描述生动，堪为经典。该注亦被汪昂的《素问灵枢类纂约注》直接引用。

（2）阐发藏象理论

吴崑自幼习经，而后游学行医，理论与临床俱佳，在对藏象理论阐发的过程中，提出了许多独创之见，不仅充实了藏象学说，对于医疗实践亦具有重要的指导意义。吴崑论藏象，顺经文而发挥，似无所偏重，然而细细推敲，不难发现，其受到金元医学大家李东垣"脾胃论"的影响甚深，论及脾胃时，着墨颇多。吴氏将脾胃的特性概括为"具坤静之德，而有乾健之运"（《素问·太阴阳明论》），并尊其为"五脏之母"，认为："脾为坤土，有母道焉。五脏皆受气于脾而后治，若胃气不调于脾，则诸脉皆失其母，无以受气。"（《素问·经脉别论》）"母气犹存，五虚可回也。"（《素问·玉机真脏论》）"母气大坏，即使九候虽调，犹死也。"（《素问·决死生论》）"土称坤元，万物之母，治之或后，则百骸失养，故无问标本，皆先治之。"（《素问·标本病传论》）因而在解释"欲知其始，先建其母"时，吴崑富有创见地将"母"释为应时胃气也，既合乎医理，又切合临床，具有重要的理论与实用价值。

除了对脾胃的论述外，吴崑论及其他脏腑亦有精彩之语。例如诠释"三焦者，决渎之官，水道出焉"（《素问·灵兰秘典论》）时，曰："上焦不治，水溢高原；中焦不治，水停中脘；下焦不治，水蓄膀胱。故三焦气治，则为开决沟渎之官，水道无泛溢停蓄之患矣。"分别从上焦、中焦、下焦的功能异常之征，形象揭示三焦气化行水之功，备受后世医家推崇，张介宾"上焦不治，则水泛高原；中焦不治，则水留中脘；下焦不治，则水乱二便"之解便源自于此。再如《素问·灵兰秘典论》："膻中者，臣使之官，喜乐出焉。"吴注："两乳之间名曰膻中，主化气而承治节，宣神明者也，是行君相之令，故曰臣使。然膻中气化，则阳气舒而令人喜乐；气不化，则阳气不舒而令人悲愁，是为喜乐之所从出也。"明确指出"膻中"气化作用对情志的影响。而在解释《素问·四气调神大论》"云雾不精，则上应白露不下"时，吴注："人身膻中之气犹云雾也。膻中气化，则通调水道，下输膀胱；若膻中之气不化，则不能通调水道下输膀胱，而失降下之令，犹之白露不降矣。"进一步阐释了膻中之气通调水道的生理功能，张介宾等诸多医家均认同此注。

（3）阐发病机理论

在深厚的理论功底与扎实的临床实践的支撑下，吴崑在阐发病机时，能够融会阴阳、五行、精气、藏象、经络诸论，而又切合临床，详尽周到，从容不迫。例如：《素问·咳论》："久咳不已，则三焦受之，三焦咳状，咳而腹满，不欲食饮。此皆聚于胃，关于肺，使人多涕唾而面浮肿气逆也。"吴注："三焦皆元气之所充周，久咳不已，则伤元气，故三焦受邪而令咳，且腹满不欲食饮。三焦火衰不足以生胃土也。胃土既虚，则三焦虚邪皆聚于胃，所谓万物归乎土也。肺为脏腑之华盖，诸脏腑有病，无不熏蒸之，所谓肺朝百脉也，故曰关于肺，言关系于肺也。胃虚则土不能制五液，故令多涕唾。肺衰则金不能施降下，故令浮肿气逆也。"此解为后世治慢性咳嗽从肺胃入手奠定了理论基础。《素问·至真要大论》:"诸厥固泄,皆属于下。"吴注:"厥有阴阳二证,阳气衰于下则为寒厥,阴气衰于下则为热厥;热厥足下热,寒厥则从五趾至膝下寒。固,禁固,溲便不通也。泄,溲便泄出不禁也。下,谓肾也。肾居五脏下,兼水火之司,水曰阴精,火曰命门。阴精衰,则火独治而有热厥;命门衰,则水独治而有寒厥。肾主开窍于二阴,肾家水衰火实则为固,火衰水实则为泄。"吴崑从肾论治厥、固、泄之证,对临床具有重要的指导意义。

(4)阐发治则治法

吴崑治疗疾病,既能牢牢把握治疗原则,又能灵活运用多种治疗方法,从其对于《内经》治疗理论的阐发就可见一斑。例如《素问·六元正纪大论》:"木郁达之,火郁发之,土郁夺之,金郁泄之,水郁折之。"吴释曰:"木火土金水,即肝心脾肺肾。郁,怫也。怫其常性,则气失其和。治之者,宜顺其性而利导之。木性喜条达,则升之令其条达;火性喜发越,则散之令其发越;土性喜疏通,则夺之令其疏通;金性喜清利,则泄之令其清利;水性喜就下,则折之令其就下,而无冲逆也。"利用五行之性,清晰地阐明了顺势利导治疗郁证的原则。又如《素问·异法方宜论》中央者……治宜"导引按跷"之法,吴注:"导引,运行经气,不使留滞为病也。手摩谓之按,足蹑谓之跷,所以揉扰筋节,宣通阳气也。"又如《素问·调经论》:"病在筋,燔针动刺其下,及与急者。病在骨,焠针药熨。"吴论:"上文言燔针者,内针之后,以火燔之暖耳,不必赤也。此言焠针者,用火先赤其针而后刺,不但暖也,此治寒痹之在骨者也。药熨者,以药之辛热者熨其处也。筋骨病有浅深之殊,故古人治法亦因以异。"若无丰富的治疗经验,绝不可能对导引、按跷、燔针、焠针等临床不常使用的治疗方法描述得如此准确精当,实为难得。

此外,吴崑还十分重视情志疗法的作用。例如:《素问·移精变气论》吴氏题解曰:"移易精神,变化脏气,如悲胜怒,恐胜喜,怒胜思,喜胜悲,思胜恐,导引营卫,皆其事也。"对于"余闻古之治病,惟其移精变气,可祝由而已"一句,吴注曰:"凡人用情失中,五志偏僻,则精神并于一脏,为亢为害,而疾生矣。如怒则气上,恐则气下,喜则气缓,悲则气耗,思则气结,是为气病而生诸疾。古人治者,明见其情,为之祝说病由。言志有所偏,则气有所病,治以所胜,和以所生,移易精神,变化脏气,导引营卫,归之平调而已。"吴崑不仅明确了通过祝由之法移精变气的治疗原理,还将情志相胜理论引入进来,延展了"移精变气"的内容。

4. 小结

治学原本就是一个继承与创新、传统与现代相交替和承继的过程。《内经》的研究,在与时俱进的历程中,不应忘却前人的成就与思路对于我们的激励与启发。有鉴于此,我们在系统研究新安医学的同时,重点关注的是新安医家吴崑对于《内经》的研究与贡献。毋庸讳言,吴崑校改、诠释经文并非完美无瑕。例如《素问·金匮真言论》中"触五脏",吴崑改为"触于五脏",不免有强古就今之弊。又如《素问·阴阳应象大论》中吴崑用膀胱、心肺功能诠释"雨出地气,云出天气",从阴阳清浊各得其位立论,而对于阴阳交感互藏之理却未能尽述。然而,通过深入研读,不难发现,吴崑博览群书,立足临床,整理经文功底深厚,自有章法,训释经义深入浅出,明白晓畅,阐发经理切实精妙,多有创见,绝不可言"轻擅",对研究《内经》具有积极的借鉴意义和参考价值,值得进一步探索与发现,而吴崑求真务实、至精至诚的医学精神亦激励着吾辈不断踏实前行。

下篇

新安王氏内科研究

"新安王氏内科"简介

新安江流域的古徽州地区,北倚风光秀丽的黄山山脉,新安江水自西向东横贯其中,域内山奇水秀,人杰地灵,古往今来,文风昌盛,名贤辈出。发源于此地的新安医学,文化底蕴深厚,地域特色明显,学术成就突出,历史影响深远,为中医药学传承发展做出了重要贡献,自古就有"天下名医出在新安"之说。徽州更是程朱理学的发源地,是宋代理学家二程、朱熹的故里,故新安医家信奉儒学,习医行事"一以儒理为权衡",同时又能融儒、释、道于一体。历代医家在传承的基础上又多能提出自己新的见解,名医云集、学派纷呈却又都能和谐融通,使得学术精华代代相传、生生不息。

歙县"新安王氏内科"又称"富堨王氏内科",起源于1820年,其始祖为新安歙县王学健(名履中)。王履中受业于清嘉道年间的冯塘名医程有功先生,子王心如、孙王养涵(又字漾醋)得其所传。王养涵传子王仲奇,王仲奇光大家学,为徽郡名医,传医术于三弟王殿人、四弟王季翔、七弟王弋真、子王樾亭、女王蕙娱、女王燕娱、侄王任之等,再传王宏毅、王宏殷。王季翔传子王乐匋,至今相传第七代王又闻、王睿等,历经近200年,名播海内外。见图1。

程有功,字思敏,安徽歙县冯塘人,生活于清嘉庆、道光年间。其人医道精邃,擅治杂病、虚劳,名噪一时。曾"著书数十卷,皆毁于兵燹",遗有《冯塘医案》两卷传世,是书首载医论,于医理多所阐发;次录病案,用药平和轻灵,受族人程杏轩推重。有弟子王学健、叶馨谷,传其术,亦有声名。

王学健，名履中，清嘉庆、道光年间歙县富竭（王家宅）人，为"新安王氏内科"始祖。自幼聪颖好学，勤奋刻苦，立志岐黄，师从歙县冯塘名医程有功，长于杂病及虚劳病治疗，晚清重臣张之洞、左宗棠常约其治病，《歙县志》称履中公治医"名著江浙皖赣间"。《王氏家乘志略》载："据《歙县志》载，冯塘程思敏医术精湛，名重一时，门弟子受业者数十人，履中公最为先生所赏识，立雪程门，代应诊务有年。"其子心如，孙王谟，得其所传，治业有成。

王养涵（1859—1904），名谟，又字漾酤，号猥斋及芦溪隐医，履中公之孙。幼颖慧，初攻儒学，因乡试两次不遂，乃弃举子业，研习经史子集，受家风熏陶，于医学用功尤勤，医术精进，医名卓著。民国方志学家许承尧先生所撰《歙县志·王漾酤》载称："研习经史子集，独精于医，声名益著，远近求医者皆归之，称'新安王氏医学'。"后其子仲奇、殿人、季翔、弋真四弟兄传承衣钵，创新发展家学理论之精髓，使"新安王氏医学"声名远播。

王仲奇（1881—1945），名金杰，晚年号懒翁。其幼承家学并博采众长，其学远宗仲景，近效程杏轩，旁及叶天士、吴鞠通、王孟英诸家，对李东垣、王好古、朱丹溪、徐灵胎之学，用功甚勤，而于乡先辈吴谦服膺尤深。注重脏腑经络学说，每以追本求源，辨证立方，论理引经据典，熔医验于一炉；遣药则经方时方并用，博采兼灵通，处方立案，字斟句酌，一丝不苟。医案书法精良，曾受到黄宾虹称赞。擅治内伤杂病而驰誉沪上，与寓沪名医丁甘仁并称"丁王"，被收入《海上名人传》，成为当时中国名医之一，为近代新安医家之巨擘。著名学者胡适先生言："唐代神医孙思邈尝说胆欲大而心欲小，今日科学家所用方法有大胆地假设、小心地求证之说，即是此意。仲奇先生家世业医，我曾观察他的技术，有合于此者。"业传弟殿人、子樾亭、女蕙娱和燕娱、侄任之等。平昔诊务繁忙，无暇著述，所遗医案由后人整理成《王仲奇医案》出版。

王殿人（1888—1931），名金华，王谟之三子。遵父教诲，学习医学，16岁因父殁而转从二兄王仲奇继续攻岐黄。悬壶于歙县县城，医名渐著，后寓杭州行医数年。在歙县以治时邪为多，在杭州以调理内伤为著，灵活通变，且医德仁善，对贫苦病患施诊赠药，不计酬劳，深受群众爱戴。著名画家黄宾虹先生评价其云："谒然其容，医道活人，世业克隆，新安望族，武林寓公，宇量高雅，器范可风。"有子任之继其业。

王季翔（1890—1941），王谟之四子。幼时从源溪金安伯修习古文，兼工书法，因其聪慧好学，博闻强记，为从医打下了深厚基础。早年行医于屯溪，后迁旌德。除继承家学外，于叶天士、徐灵胎两家用功最勤，尝以《兰台轨范》诸方化裁治内伤，卓有成效，又善于运用叶天士调冲和络法以治妇人经带胎产，每建奇功。且文笔犀利，宣传抗日，抨击汉奸卖国行径，在泾县、旌德、绩溪一带群众心中，不但是名医，还被称为"文化人"。时乡里所谓"文化人"，乃指有底蕴、有思想、学养深厚而受人尊敬之人。

王弋真行医于浙江湖州。1929年受吴兴中医界委派，与当地名医许佩斋、宋鞠舫等代表，三次赴京沪请愿，要求国民党政府取消"废止旧医案"。

王樾亭（1905—1962），王谟之孙，王仲奇长子。1922年从父学医，翌年随父迁居上海，侍诊于侧。民国16年（1927）学成后，自立诊所，并定期参加王仲奇所设之"畸庐施诊所"义务施诊，期间任上海徽宁医院医务主任。抗日战争爆发后返歙施诊，20世纪40年代被推选为歙县中医师公会候补理事，抗战胜利后曾一度返沪执诊，未几回歙。新中国成立之初，当选歙县医联会候补常委。1956年应聘至安徽省血吸虫病医院（后改称芜湖行政督察专员公署医院）工作，直至逝世，期间任中医组组长、中医科主任。论医上本《内》《难》，近则借鉴新安医家及叶天士学说颇多。临证擅长内科及时感杂症，对内伤杂病如肺痨、鼓胀以及妇人病的治疗颇有心得。一生忙于诊务，未暇著述，留有医案。子宏毅、宏殷均继承父业。

王任之（1916—1988），名广仁，取"仁以为己任"之意，当代新安医学的领军人物，曾任安徽省卫生厅副厅长兼中医研究所所长、卫生部医学委员会委员等职。秉承家学，博览广涉，独辟蹊径，与时俱进，病证合参，中西融汇，毕生追求"药廉效速"，以高尚的医德和精湛的医术享誉江淮。黄宾虹曾赞其曰："家学渊源其来有自，传于冯塘程氏，洎其高曾堂构而增光大之，是黄山灵秀所钟也。"早年与巴金、臧克家、卞之琳等作家以书会友，过从甚密；上海鲁迅纪念馆设"王任之专柜"用以收藏其捐赠的鲁迅著作珍贵版本及书信。从20世纪50年代开始，积极倡导开展新安医学的整理和研究，主持点校《医述》《杏轩医案》等古籍，整理出版《王仲奇医案》。其学术思想与临床经验已由后人整理成《王任之医案》正式出版，并被收录于《中国百年百名中医临床家丛书——王任之》一书中。

王乐匋（1921—1998），全国首批享受国务院政府特殊津贴专家、首批老中医药专家学术经验继承工作指导老师、获国际医学教育基金会林宗杨医学教育家奖，任安徽新安医学研究会会长，是国内新安医学研究和温病学科的带头人之一。从事医、教、研工作50余年，秉家学医风，融古汇今，治学严谨，医文兼通，擅长行、草、篆书，精于画竹，书法界评其书法"甚富书卷气，作品处处能入古，常常出新意，形成自家风貌"。广搜博取，深研精究，主编《新安医籍考》《新安医籍丛刊》《续医述》等书，创制治疗心悸的"心肌尔康"和治疗中风的"脑络欣通"等专方，临床疗效显著。其学术思想与临床经验被收集整理成《中国现代百名中医临床家丛书——王乐匋》，并作为近现代著名中医学家入选《中华中医昆仑》。

王宏毅（1939—），中医主任医师。从事中医临床工作40多年，先后在绩溪县人民医院、安徽中医药大学、黄山市新安医学研究所、黄山市中医医院、黄山市人民医院从事中医临床工作。继承新安王氏医学的学术经验，擅长治疗常见病、多发病、疑难病以及肿瘤，疗效显著，享有盛誉。参加编写《王仲奇医案》《王任之医案》《中国百年百名中医临床家丛书——王任之》等。

"新安王氏内科"父子相袭、兄弟相授、祖孙相承，每一代传人都在传承的基础上有所创新，临证各擅其长，既有师承影响，又有自己的探索；诊断重脉诊，审证重求因，立法重温补，用药倡轻灵，做到传承"新安王氏内科"之衣钵，创新发展家学理论之精髓，善取诸家之长，自成一家之论。2013 年"新安王氏内科流派传承工作室"被遴选为首批全国中医学术流派传承工作室建设项目，2019 年进入第二轮建设。2017 年新安王氏医学入选安徽省省级非物质文化遗产代表性项目名录，进一步推动和促进新安王氏内科传承与发展。

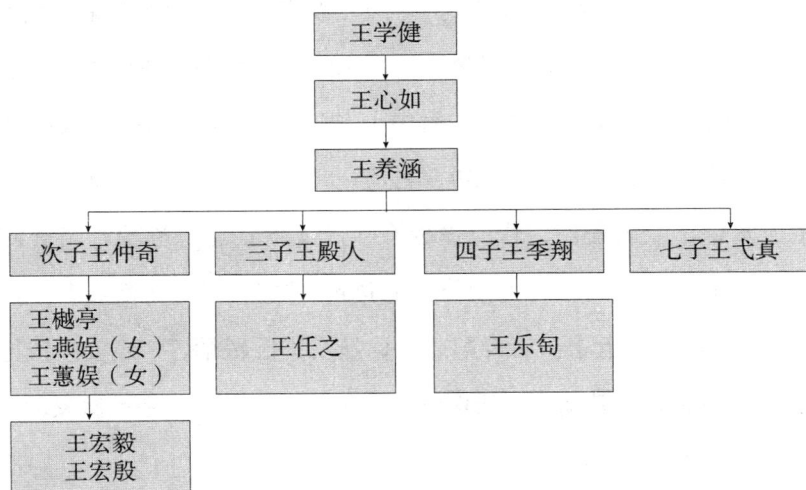

图 1 "新安王氏内科"传承关系图

一、新安王氏三医家学术与经验的研究

新安（徽州）位于安徽最南面，包括歙县、休宁、绩溪、黟县、祁门以及江西婺源县。这一地带，西晋时为新安郡，以祁门县西有新安山而得名。新安为商贾之乡，又为"东南邹鲁"，素称"文献之邦，礼仪之邦"。新安为"朱子阙里、儒风独茂"，传统的儒家思想深深地影响着这一方文化之土，儒家倡导"不为良相，则为良医""为人子者不可不知医"。宋元以降，徽州的教育事业兴盛，徽商的繁荣及刻版业的发达，给新安医学发展带来绝好的机遇，成就了大批新安医学名家。王氏业医，始于曾祖王学健（履中），据《王氏家乘志略》载："履中公尝学医于冯塘程思敏先生，先生讳有功，名重一时。门弟子受业者数十人，履中公最为先生所赏识，立雪程门，代应诊务有年。"《歙县志》称他"名著江浙皖赣间"。由履中公传心如公，再传养涵公。至养涵公医名更著，《歙县志》载称："幼承家学，专精医术，远近求医者皆归之，称新安王氏医学。""新安王氏医学"又称"富堨王氏内科"。现就新安王氏医学家族链传承、三位代表性医家的现代研究及其治学风格、学术与经验综述如下。

1. 新安王氏医学家族链传承

家族传承、医学世家、代代因袭是新安医学一个显著的特征。新安医学注重师承、家传，崇尚医德，追求德艺双馨，形成了一些学有所传、业有所精的医学世家。据新安医著的序跋、艺文志、地方志等资料统计，从宋至清末，世医家传3代以上至15代乃至30多代的家传名医"家族链"有50多家，记载名医250余人，其中还有相当一部分医家家族链有待进一步梳理厘清。在范围不大的新安地区，出现了如此众多的世医家族链，链长有达30多代，这是医史上少见的现象。较著名的如歙县的"新安王氏内科""澄塘吴氏医学""黄氏妇科""江氏妇科""正口妇科""西园南园郑氏喉科""蜀口曹氏外科""野鸡坞外科""吴山铺伤科""富堨内科""江村儿科"，休宁的"舟山唐氏内科""西门桥儿科""梅林江氏妇科"，黟县的"三都李氏内科"等。

歙县的新安王氏内科始于王学健（履中），他受业于清嘉道年间名医程敏之，子王心如、孙王养涵得其所传，王养涵传子王仲奇，王仲奇光大家学，为徽郡名医，名噪沪、浙、皖、赣。仲奇传医术于三弟王殿人、四弟王季翔、七弟王弋真，子王樾亭，女王蕙娱、王燕娱，侄王任之等。王季翔传子王乐匋。至今相传6代，名医辈出，经久不衰。

2. 对新安王氏三医家的现代研究

被许承尧称誉的"新安王氏医学"的"新安王氏内科"，以治疗内科杂病及虚劳病等见长。其开山祖王学健随冯塘程有功学医，程氏著《冯塘医案》，治疗重视调补脾肾，用药多轻灵，因而王氏家族在治疗上多以调补脾肾见长。其曾孙王仲奇在民国时以擅长调理驰誉沪上；王乐匋治疗杂病时亦多注重脾肾，用药多守常达变，不一味进补，常施以调和气血之法，使气机通畅，以通为补。

（1）关于王仲奇的研究

黄兆强等撰写的《皖歙著名医家及其对祖国医学之贡献》中，择要介绍了近代名医王仲奇的生平、师承和对中医学之贡献。王仲奇（1881—1945），名金杰，晚号懒翁，皖歙近代名医，为新安王氏医学世家之第四代传人。王仲奇先生治学严谨，既幼承庭训，又广征博采，学贯中西，自成一家。处方以轻灵取胜，医术精湛，医德高尚，毕生行医40余年，擅治内、妇科杂病，早年以治温病称于乡里，治愈过无数疑难危重患者。

任光荣系统研究了《王仲奇医案》，并就其辨治中风病的经验做初步探讨。王仲奇先生对中风病的辨治在理论和实践上均有所建树，他对中风病病因病机的发挥，颇多创见，较为全面，同时也丰富了中医的脑病学说。治疗上重视对中风先兆症状的早期处治，见微知著，治未病以杜其渐；发病之后，能见机知变，随证为治，强调顾护脾胃、肾气，邪正兼顾，在预防复发、促进康复方面积累了丰富经验。处方用药平稳精炼，而极少用猛烈、贵重之品，取效于"平淡之中"。其治疗中风诸案较为系统地反映了他辨治中风病的独到认识和丰富经验。学习和整理这些经验，对于进一步提高中风病的疗效具有重要意义。

任何对王仲奇先生治疗湿温及肿胀的学术经验进行了初步总结。湿温之邪，表里兼受，漫布三焦，其势弥漫，蕴蒸气分的时间最长，或从阳化热，或以阴变寒，病程不仅缠绵，病势亦多变化。王氏治湿温，用芳香轻清宣化法，使邪从上下分泄；用淡渗运脾分解法，使邪从三焦分解；用清热解肌逐秽法，使邪从表里分解。随机应用，处方用药轻灵达变，切合临床，取得了很好的疗效。其次脾气不健，胃气亦不和顺，肝木侮之，致气机郁结、湿痰中阻；或肺苦气逆，三焦决渎不行而水湿泛滥。王氏治肿胀，用运脾化湿、疏木和胃之法，清补兼施，从本原着手，使气水两畅，血和正复，转机而胀满除。

唐雅琴对《王仲奇医案》中不寐证的诊治特色进行了研究，指出王氏对不寐证的病机认识有独到之处。王氏认为，心脑相因，肝肾同源，精亏神耗气衰，关乎心脑肾肝。临床识证，除以阴阳为先外，尤其重视精、气、神三者的互生互化，强调肾虚髓弱、精亏气耗、气逆阳越、神明失守所致的心肾失交，是不寐证的基本病机，其中主要与心、脑、肝、肾四脏有关。治疗上王氏注重宁心、和肝、实肾，用药多以重介甘酸，并强调病分标本先后，重视预防摄护，对我们临床有很好的指导作用。任何通过选择《王仲奇医案》所遗医案中膏、丸、散方，酌予阐发。指出仲奇议膏方，每多救弊补偏，病异其因，人殊其体，投剂遣药，极宜详审，或清上实下，或调其逆从，或理劳和伤，或温之以气、补之以味，或养营镇心、清脑宁神，或通其经隧、调其奇恒。其制丸剂，意在扶正除疾。药用有宜丸剂，丸者缓也，不能速效，舒缓而治之也。仲奇制丸剂，其特点有三：非王道之方、平和之药，乃补养之中必兼疏理，除痰扶正；用药纯正，因病立方，非蛮补而无病给药，非驳杂而乱章法；用蜜只用蜜，用饴只用饴，不相类杂，修合制法，一目了然。仲奇选散末酌盈剂虚，选散末剂或入药煎服，或单独应用冲服。凡用散末者，有三种情况：一是药价较贵重，避免浪费，便于药物被患者吸收，充分发挥药效；二是治外症用末药；三是视内伤杂病病情需要而用之。

（2）关于王任之的研究

王宏毅等撰写的由中国中医药出版社出版的《中国百年百名中医临床家丛书——王任之》，对当代新安名医王任之先生的主要学术成就及治疗经验进行了阐述，介绍了王任之先生在内科、妇科、骨科几个方面的治疗经验及成就，特别是对肝炎、肾炎、前列腺炎、骨质增生的治疗，独善其长。王任之先生对中医现代化、中西医结合等的认识和观点，论理深刻，发人深省。全书所展示的王任之的事迹和精神，足可启迪后学，激人奋发，其宝贵的临床经验，对临床有重要指导价值。

王宏毅等所著的由安徽科技出版社出版的《王任之医案》，是从搜集到的王任之一生各个时期治病处方、病历中整理出来的一部医案，重点放在20世纪50年代后期到80年代，共收638案，分为39门。从医案中可以看出王任之秉承家学，师承伯父，业师王仲奇，并在继承前人基础上，广泛借鉴别人的经验，逐步走出前人的轨迹，而形成自己的一些效方和验方。周海虹对王任之先生处方用药特色进行了初步总结，认为主要表现在以下几个方面：一是擅用成方，立创新意。先生一生精勤不倦，博览医书，上至《内经》《伤寒论》，旁及历代医学名家之著，下则草药、单验方都有涉猎，并能撷采众长，融合己见，对成方选用、加减、变通等积有丰富经验，不仅对成方加以灵活运用，还结合多年临床经验，不断提高组方用药的针对性及整体性，并逐渐形成一些相对固定的经验基础方。二是病证结合，中西相参。王任之先生认为，临床应根据中西医对病证的不同认识，把辨证用药与辨病用药结合起来，取长补短，才能提高疗效。他常在遵循治病求本和辨证论治原则并确立相应治法的基础上，参考西医学的物理检查和生化检查以及现代药理研究成果，对异常指标选用一些具有针对性作用的药物。三是通权达变，轻重相宜。先生认为，用药应主次分明，剂量适当，轻能取效者决不过剂，否则易使药过病所，损伤正气。其用药虽以轻灵见长，但并非拘执不变，而是务求切合病情，随证变通，时或也委以重剂，使药专力宏而收效。四是注重配伍，巧用对药。先生组方既紧扣病机，又精于配伍。方中除用性能功效相似的药物合用而起协同作用外，还常用一些在药性功效等方面相反的药物。如寒凉药与温热药、升浮药与沉降药、刚燥药与柔润药、补药与泻药相伍，而起"相反相成"作用。此外，王任之先生还善于使用对药，如常用杏仁与白前宣降肺气，化痰止咳，用治咳嗽痰多。

王润整理王任之先生治疗慢性肾炎经验时，指出其主要特色在于，一是以脾虚邪恋为证治之关键。慢性肾炎急性发作，自属本虚标实之证，而慢性肾炎迁延不愈，亦不唯于虚，所以王任之先生认为蛋白尿为精微下渗，若单用补剂不祛邪，效果也难理想，应以脾困气虚与热毒湿浊并治为主要环节。前者选用党参、山药、黄精（或黄芪）、楮实子，后者选用鱼腥草、石韦与土茯苓，成为临床实用的基本药组。二是通阳以退水肿。水肿是肾炎的主症之一，其机制在于湿盛则阳微，施治必须重视气化，化浊消肿，勿忘通阳。先生临证每选用白术、茯苓、桂枝与天仙藤等。三是凉血安络以止血尿。慢性肾炎镜下血尿是最引人注目的症状，且持续时间较长，反复出现。先生每随症选用侧柏叶、地榆、仙鹤草、卷柏、大蓟、小蓟等凉血安络以止血，而无留瘀之弊。四是平肝潜阳以降压。慢性肾炎出现高血压，往往是肝阳浮越的表现，与急性肾炎高血压属肝胆湿热不无区别，持续高血压与疾病预后直接相关，而降压勿忘平肝，不唯利水，因为水肿消退而血压仍有不降之可能。先生临证，常选用牡蛎、珍珠母、钩藤、牛膝、夏枯草、豨莶草等与猪苓、泽泻相伍为用。五是解毒降浊以除氮。肾炎后期，肾功能减退，氮质滞留，出现尿毒症，中医认为主要是脾肾阴阳失调，浊阴壅滞，上逆清窍。先生主张选加淡附片、生大黄与紫金锭，以降浊除氮。

张克华等对王任之先生治疗肝病的经验进行了总结。在对肝病病机的认识上，先生注意从阶段性的角度去分析，把握阶段性的转化规律，这种辨证方法，较之目前临床上只把肝病分成若干型，而对于它们之间有什么关系、如何进行转化、有什么规律等都不很清楚的辨证方法，显然是一个进步。在肝病的治疗上，先生确立阶段性治疗原则，时常以锁与钥匙的关系做比拟，来强调辨证施治的重要性，并积极采用辨证辨病相结合、以证审病、中西合参的方法，不受传统的认识所约束，大胆创新，因而能够处理各种不同特点的肝病，取得满意疗效。在立方遣药方面，先生能融传统治法、民间经验、现代药研资料为一体，善用古方但不为所泥，对于民间经验和药研资料也并不盲目接受，而是通过自己的临床实践，反复验证和筛选，因此选方不以罕见邀功，用药不以量重取胜，力求至精至专，有的放矢，体现出辨证深得要领、立法吻合病机、方药切中病情的特点。

（3）关于王乐匋的研究

任何对王乐匋教授学术经验进行了总结研究。一是王乐匋教授开拓了新安医学研究。20 世纪 60 年代至 70 年代初，王乐匋教授即开始着手系统研究徽州的医学文献，并率先从地理文化和历史沿革角度提出"新安医学"的研究命题。二是深究伤寒与温病学说。王乐匋教授崇尚伤寒学说，于继承中求发展，认为阳厥与闭证常随，阳厥为脱证先兆；治疗上寒温并重、寒温并用。三是精研临床辨治用药。尤在附子的应用上有独特的经验和风格：①温邪内陷、肾阳不振者用附子。王乐匋教授对于温邪内陷、伤及真阴而阳气不振、无以托邪外出的病例，在加减回阳急救汤中果敢地运用附子，以助阳气，温经托邪，使邪气得药力一涌而出，转危为安。②湿重于热，阳被湿困者用附子。王乐匋教授治疗此证，每多避开常法，而以附子为主，参以芳香化浊之剂，以振阳气，则可湿开而热透，收效甚捷。③热逼入营，中阳闭郁者用附子。热邪入营，病情多深重，王乐匋教授于临证中，视其邪机变化而施治。如中阳闭郁，邪热逼入营分，以致邪气欲达不达者，则采取寒温并用，妙用附子，温其中阳，促营热外达，给邪以出路。④中阳不振，不能托邪者用附子。治疗体虚中阳不运、感召外邪之病，初起最难着手，不比壮实之体，发表攻里、祛邪除病较之容易。治此类病证，王乐匋教授首重起手开局，防变于未然，可收到预期之效。

王氏医家从医家小传、专病论治、诊余漫话及年谱四部分，系统地总结了王乐匋先生的临床经验，介绍了其从医过程，特别是重点介绍先生最擅长治疗的病种及其独特经验、用药和用方特点，带有浓浓的时代色彩。王乐匋教授在临床上注重一些既多见又难治的病证，强调整体观念和辨证论治，善调脏腑，善通经络，追本穷源，扶正祛邪，以条达木郁为常法；药性专长，求辨证切合病情；医患相得，促正气以抗病邪。

吴毅彪整理了王乐匋教授诊治胸痹证的临床经验，主要表现在以下几方面：①心气不充，气机着滞，治以益心气而和络；②痰浊夹瘀，阻滞心脉，治以涤痰和络；③心阳不充、气机滞郁，治以温通心阳而和络。其常用治法与药物也有独特之处：①开痹：半夏、薤白、瓜蒌、降香；②和络：红花、丹参、川芎、鸡血藤、乳香、没药、五灵脂、桂枝、三七；③涤痰：半夏、胆南星、川贝母、天竺黄、竹茹；④开窍：石菖蒲、郁金；⑤安神：龙齿、磁石、酸枣仁、柏子仁、莲子心、五味子、夜交藤、淮小麦；⑥疏肝：延胡索、川楝子、青橘叶、香附、柴胡、青皮、陈皮、广郁金；⑦温心阳：红参、附片、肉桂；⑧益心气：吉林参、太子参、炙甘草；⑨补心阴：干地黄、当归身、白芍、麦冬、夜交藤。此外，心动过速用玉竹、苦参、山萸肉；心动过缓用桂枝、麝香；高血脂用山楂、昆布、海藻；脑动脉供血不足用葛根。

任何介绍了王乐匋教授辨治前列腺炎及前列腺增生症的经验。一是祛瘀通闭与益气扶正。慢性前列腺炎或前列腺增生病，如在病机上气滞与气虚并存，不仅有小便瘀闭、点滴艰涩、小腹胀、阴茎时痛且坠等症状，同时还有短气懒言、心悸乏力倦怠、舌质淡、脉濡弱等症状。王乐匋教授认为："此症虚在整体，滞在局部。整体虚，是因久病体弱，心脾两虚，气血生化之源不足，肾气亦亏；局部滞，是气滞血瘀，清浊相干，水道瘀塞。治疗宜祛瘀通闭与益气扶正并举，局部与整体统筹。"二是清利湿热与滋肾育阴。湿热蕴结，易于伤阴；肾阴亏虚而相火偏亢易造成湿热逗留。临床上，此类病证，多互为因果，迁延难愈。王乐匋教授针对湿热蕴结与阴虚火亢这一对矛盾，拟用既可滋少阴之源，又可清下焦湿热之剂，切合湿热伤肾的病机特点。三是气化宣通与固肾益气。渗利过当或反复发作、延久不愈的慢性前列腺炎，有肾气亏虚而又湿热下注、膀胱气化不利的病例，属正虚邪实。王乐匋教授认为："治疗此证，单用补涩，仅闭其邪而病愈甚，因有湿热下注，所以不可独用气化宣通之药，亦不可只用固肾益气之品。否则，难免有千虑之一失。"四是温阳补肾与养阴滋肾。湿热蕴结下焦，易于伤及肾阴，临床上常见阴虚兼有湿热的情况，也有阴损及阳的病变导致气阴两虚。王乐匋教授对这一类前列腺病证，首先辨明阴阳偏损的程度而随机选药组方，治阳顾阴、治阴顾阳，而达阴阳调和之目的。

吴南民介绍了王乐匋教授用瓜蒌薤白半夏汤异病同治的经验。瓜蒌薤白半夏汤出自《金匮要略》，原方由瓜蒌、薤白、半夏、白酒四味组成，是张仲景用以主治痰饮壅盛、闭阻胸阳、阴乘阳位所致"胸痹不得卧，心痛彻背"证的专方。王乐匋教授在学习前人经验的基础上，遵循"异病同治"的原则，取该方通阳散结、豁痰宽胸的作用，古方新用，以本方为基础方，不仅用于胸痹，还用于胃脘痛、郁证、胸部外伤等病证。吴南民等在随师临证中，对王乐匋教授运用滋肾柔肝法深有体会。滋肾柔肝或称其为滋水涵木，是基于脏腑相关，阴阳消长的理论而制订的调整机体阴阳的常用方法。王乐匋教授常十分娴熟地运用此法，治疗眩晕、头痛、癫痫、耳鸣、胃脘痛、脏躁、月经不调等多种病证，以生白芍、干地黄、夜交藤等组成基本药对，并针对肝之"体阴而用阳"的特性，随证配伍。凡证见舌红少苔、脉弦、心烦不寐，或伴有筋脉抽搐失柔、自觉目珠发胀等，而辨证属于肝肾阴虚、风木不柔者，常运用此法而收到颇为满意的效果。

吴毅彪总结了王乐匋教授运用条达木郁法治疗各种内科杂症的经验。王乐匋教授于临床十分注重调整人体气机之顺逆，善用条达木郁一法。此法以"木郁达之"为立论依据，可涵盖疏肝、清肝、柔肝及暖肝诸法。王乐匋教授认为，运用条达木郁法应该取法轻灵，它与理脾不同，倘若不兼脾气郁滞，则一般用药不要过分刚燥，否则反易致耗液，而过犹不及；若病涉两歧，既见气滞胀闷，又有津液不足之象，王乐匋教授常喜用魏氏一贯煎法，以益其阴，复加理气药以"吹嘘"之；倘阳气不足，或寒客下焦，则于条达木郁的同时从阳化气，而采用温肝法，以温通肝经之寒滞。王乐匋教授在临床上以条达木郁法治疗疾病的范围极其广泛，选方用药也很灵活，视病情所需，或主用本法，或于他法之中掺入本法，或取其义小其制，加一二味理气之品，而使整个方剂灵动不滞。

二、新安王氏内科脾胃病医案组方用药规律及数据挖掘研究

脾胃病主要包括胃痛、痞满、呕吐、呃逆、腹痛等病证，西医学可包括功能性消化不良、慢性胃炎、消化性溃疡等疾病，主要通过根除幽门螺杆菌疗法、促胃动力、抑酸、保护胃黏膜、治疗胆汁反流等方法治疗，疗程较长。中医药治疗脾胃病具有一定特色。新安王氏内科作为新安医学的分支之一，在学术上善取诸家之长，自成一家之论；临证上各擅其长，既有师承的影响，又有自己的探索，广收博采，颇有家族风格。现以王仲奇、王任之、王乐匋等的医案为切入点，运用统计学方法，挖掘新安王氏内科脾胃病的组方用药规律，给临床提供参考。

1. 资料与方法

（1）资料

人工检索《王仲奇医案》《王任之医案》《王乐匋》以及知网中收集到的王氏内科治疗脾胃病的医案为研究内容。纳入标准：①王氏四位医家的医案；②中药汤剂处方药物组成完整；③首诊、二诊以及三诊处方；④医案重复者，只取其一。要注意排除以下医案：①首诊主诉不是以脾胃症状为主者；②没有完整药物组成；③含有中成药及外用药处方。④医案错缺。共收集到 201 案，401 张处方。

（2）方法

参照全国高等中医药院校"十二五"规划教材《中药学》和《中药大辞典》对中药名进行规范化处理，防止异名同药，并将乳没、六一散等拆成单味药，录

入 Excel 软件建立脾胃病方药数据库。①描述性分析：应用 Excel2007，对每味药按性、味、归经和功效进行频数统计；②聚类分析：应用 SPSS17.0，将使用频数 >44 的药物作为变量，采用系统聚类法进行 R 型聚类，变量的距离测量采用 *Pearson* 相关系数；③关联规则分析：运用 IBM SPSS Modeler 14.1，将使用频数 >44 的药物用 Apriori 算法进行分析，设定最小支持度为 20%，最小置信度为 70%，将使用频数 >44 的药物之间进行关联规则分析。分析探讨王氏内科治疗脾胃病的方药规律。

2. 研究结果

（1）频数统计

①中药频数频率统计

纳入的 201 例脾胃病医案中，用药频数 4946 次，用药 290 味，用药频数 >44 的中药有 30 味，功效以健脾、化湿、行气为主。见表 3。

表 3　新安王氏内科脾胃病常用药物（频数 >44）

中药名	频数	频率 /%	中药名	频数	频率 /%	中药名	频数	频率 /%
茯苓	201	4.07	吴茱萸	80	1.62	白芍	60	1.21
半夏	190	3.84	黄连	78	1.58	鸡内金	58	1.17
枳壳	181	3.66	旋覆花	78	1.58	青皮	57	1.15
佩兰	135	2.73	陈皮	77	1.56	香附	55	1.11
白术	119	2.41	佛手	69	1.40	杏仁	54	1.09
瓜蒌	117	2.37	益智仁	68	1.38	补骨脂	51	1.03
肉豆蔻	92	1.86	厚朴	68	1.38	延胡索	47	0.95
六神曲	90	1.82	沉香	67	1.36	藿香	45	0.91
豆蔻	88	1.78	五灵脂	67	1.36	大麦	45	0.91

②药物性、味

药性主要以温、平、寒为主；药味主要以甘、苦、辛为主。见表4。

表4 新安王氏内科脾胃病常用药物性味

药性	频率/%	药味	频率/%
温	27.72	甘	28.88
平	22.81	苦	26.91
寒	21.75	辛	23.41
微寒	12.98	酸	5.47
微温	7.72	涩	5.03
凉	4.91	咸	4.60
热	1.40	微苦	2.63
大寒	0.70	淡	1.97
大热	0.70	微甘	0.66
—	—	微辛	0.44

③药物归经

以入肝经的药物最多，其次为归肺、胃、脾经，频率依次为19.41%、15.75%、15.47%、15.05%，累计频率已达65.68%。见图2。

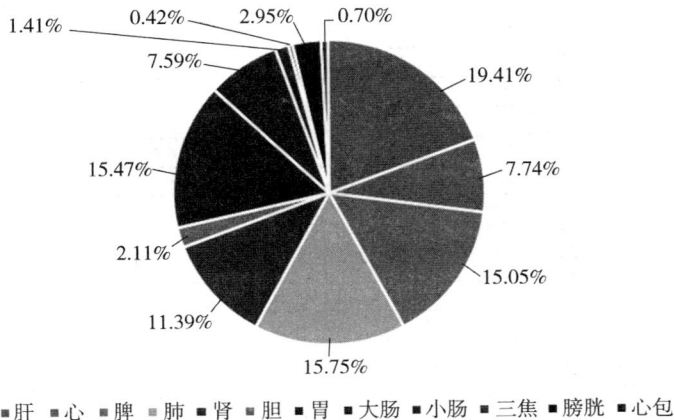

■肝 ■心 ■脾 ■肺 ■肾 ■胆 ■胃 ■大肠 ■小肠 ■三焦 ■膀胱 ■心包
图2 新安王氏脾胃病用药的归经情况

（2）聚类分析

将30味常用药物进行聚类分析，得出聚类树状图，并得到以下8个聚类组：Ⅰ类：半夏、豆蔻、藿香、佩兰、肉豆蔻、六神曲为化湿醒脾药；Ⅱ类：益智仁、砂仁、沉香、补骨脂为温补脾肾药；Ⅲ类：陈皮、延胡索、佛手为理气化湿药；Ⅳ类：旋覆花、厚朴、薤白、杏仁为降气化痰药；Ⅴ类：白术、五灵脂为补气活血药；Ⅵ类：吴茱萸、青皮为疏肝理气药；Ⅶ类：枳壳、白芍、川楝子、黄连、瓜蒌为疏肝泄热药；Ⅷ类：茯苓、大麦、鸡内金、香附为理气健脾消食药。见图3。

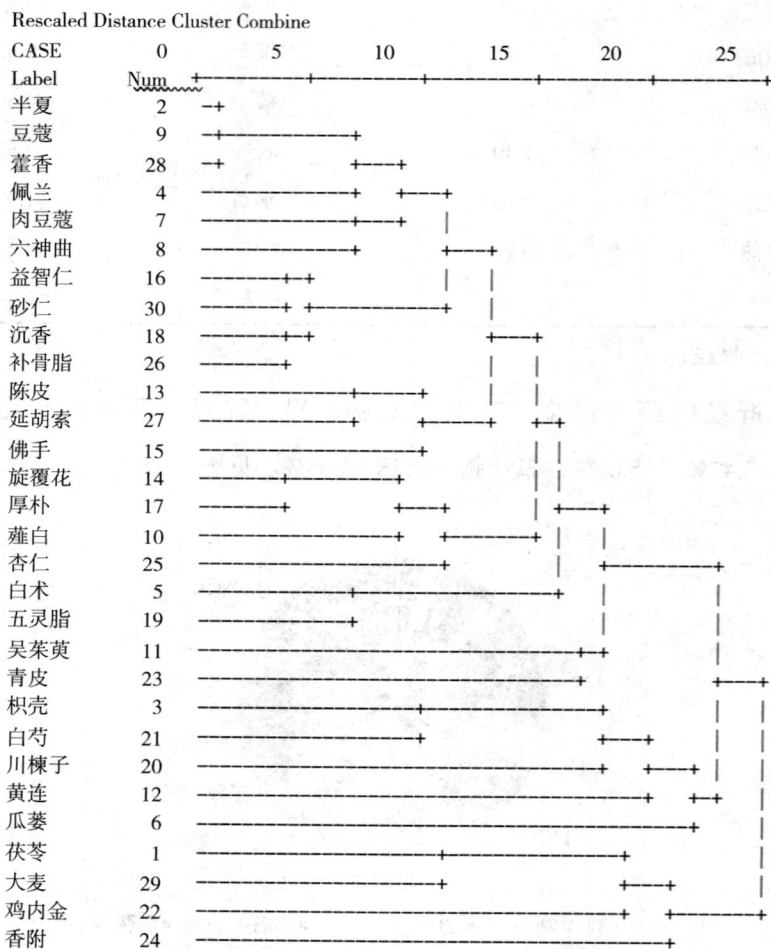

图3 新安王氏内科脾胃病常用药物聚类分析

（3）常用药物的关联规则分析

运用关联规则中 Apriori 算法挖掘处方中的药物 X 出现与药物 Y 出现的关联关系强弱（X → Y）。其中支持度是药物 X 与药物 Y 在所有方剂中同时出现的概率；置信度是指在出现药物 X 的处方中药物 Y 同时出现的概率，用于衡量关联规则的可信程度；提升度是指在同时含有 X 药物、Y 药物的处方与不含 X 却含有 Y 的概率之比，是用来衡量数据是否有效的标准，其中 lift>1，表示关联规则有效。共挖掘出 9 种有效的关联规则。药物之间主要以相须、相使关系配伍组合，其中枳壳、瓜蒌与半夏相伍置信度最高，枳壳与半夏相伍支持度最高。见表 5。

表 5　新安王氏内科脾胃病常用药物关联规则分析

关联规则	支持度	置信度	提升度
枳壳、瓜蒌→半夏	0.237374	0.979167	2.040789
瓜蒌→半夏	0.285354	0.965812	2.012955
半夏、瓜蒌→枳壳	0.237374	0.831858	1.819978
瓜蒌→枳壳	0.242424	0.820513	1.795155
瓜蒌→半夏、枳壳	0.237374	0.803419	2.466309
佩兰→茯苓	0.25	0.733333	1.444776
半夏、枳壳→瓜蒌	0.237374	0.728682	2.466309
白术→茯苓	0.214646	0.714286	1.407249
枳壳→半夏	0.325758	0.712707	1.485432

3. 讨论

新安医学作为我国明清时期地域医学的"瑰宝"，有着鲜明的地域风格特色，而新安王氏内科作为新安医学的一个分支流传至今，有着明显的家族传承风格。采用数据挖掘技术中的频数分析及关联规则总结分析王氏治疗脾胃病的潜在规律，对传承新安王氏内科有着重要意义，对指导临床也有重要借鉴意义。

中药频数分析结果显示，新安王氏内科治疗脾胃病的处方中以茯苓、半夏、枳壳、佩兰等30味中药居多，这些药多具有化湿、行气的功能，脾胃居中焦，气机升降不行而纳运失司，日久可致湿邪留恋，内生之湿邪又可困阻脾胃，阻遏其升降形成恶性循环，临证时王氏化湿浊、益脾气、理中气，使气行湿化，中焦气机升降复常，符合脾胃为气机升降之枢纽，"脾为太阴湿土，喜燥恶润"的生理特性，又如吴鞠通所言："治中焦如权，非平不安。"按四气、五味、归经进行统计分析，药性以温、平、寒居多，药味以辛、甘、苦居多，以辛温、苦寒、甘温系为常用，其中辛温多与苦寒相伍，辛者能行气血，理气助脾升清；辛者多温，温则温中散寒。苦能降能泄，泻胃火，降上逆之胃气，助胃气通降；苦者能燥，燥脾之水湿，苦辛合用，一降一升，一寒一温，一阴一阳，一者开散升浮，一者通降沉降，共奏气机调和之功，湿浊一化则脾胃得健；甘温之品能温补脾胃。归经则以肝、脾、胃、肺经为主，可见王氏注重"肝脾同治"，常用左金丸疏肝泄热。至于归肺经，其原因有二：其一，每味中药的归经有多条；其二，王氏注重全身气机通畅，常选用肃降肺气之品，如杏仁、枇杷叶等，可见肺胃同治亦为一法，又《黄帝内经》言："诸气膹郁，皆属于肺。"肺气的调畅影响着全身的气机通畅。《临证指南医案·虚劳》曰："人身左升属肝，右降属肺，当两和气血使升降得宜。"中间脾胃升降有序，肝肺气机协调，则一身气机通畅。

聚类结果显示，Ⅰ类、Ⅲ类为化湿醒脾药，且多为芳香之品，善疏畅气机，宣化湿浊，醒脾助运；Ⅱ类为温补脾肾之品，以补脾为主，脾健则中焦弗病；Ⅲ类、Ⅵ类为疏肝行气之品，且为芳香之品，芳香药性能疏肝理气，同时又应脾胃升降之态，更可化湿燥脾适脾所喜；Ⅳ类为降气化痰药，多入肺、胃经，肺主一身之气，气行则湿化，化痰亦可助气机调畅；Ⅶ类为疏肝泄热之品；Ⅷ类为健脾消食之品，大麦、鸡内金消食，茯苓健脾，又加香附疏肝理气；Ⅴ类为补气活血药，这些药皆针对脾失运化、肝气犯胃、病久及肾等病机。可以看出，王氏临证之时，通过醒脾、补脾、化湿、消食、行气、疏肝等多种途径使脾得以健运。

关联分析结果显示，中药与中药间的关联规则较好，置信度 >0.7、支持度 >0.2、提升度 >1 的组合共有 9 组，共有 6 组药对，药对之间主要以相须、相使关系配伍组合。白术甘苦温，入脾胃经，功善健脾、化湿，东垣言其"去诸经中湿而理脾胃"，茯苓淡渗利水、健脾之功不凡，《医学启源》云其"除湿……和中益气为主"，两药相伍，相得益彰，使补气健脾之效倍，化湿之力增；佩兰芳香化湿，茯苓健脾渗湿，两药相配健脾以助化湿，化湿又促脾运；枳壳辛苦酸寒，能理气宽中，《主治秘诀》言其"破心下坚痞，利胸中气，化痰，消食"；半夏辛温，燥湿化痰，《药性论》言其"消痰涎，开胃健脾，止呕吐，去胸中痰满，下肺气，主咳结"；瓜蒌宽胸理气，《药性切用》云："古名栝蒌，甘苦性寒，入肺、胃而消痰解热，荡涤胸中垢腻。"瓜蒌、枳壳、半夏相伍，集化痰、理气为一体，促进脾运。可见王氏此 6 组药对，皆是针对祛除实邪之困遏，恢复健运功能，即为健运脾胃之法。

综上，可见王氏临证治疗脾胃病时，健运脾胃为核心，醒脾为要，善用瓜蒌、半夏、枳壳相伍化痰理气，茯苓、白术益气健脾，藿香、佩兰、砂仁芳香化湿运脾。而脾胃居中焦，乃气机升降之枢纽；肺主宣发肃降，涵盖气机升降诸方面；肝主疏泄，调畅全身气机。肝、肺与脾胃的关系密切，脾胃病常由肝病传脾，或肺胃气机不疏，因此王氏常用辛苦之品，辛苦相合，共同完成气机疏通、宣发及排泄、降浊的全过程，调整机体阴阳失衡。王氏在治疗脾胃病时，健运脾胃为核心，以醒脾为要，湿邪得化，升降有度，清浊可分，脾胃得以运化，又辅以辛苦之品调畅气机，气机得复，中焦弗病。

三、基于数据挖掘分析新安王氏内科诊治肝胆系病证用药规律

中医肝病是指各种外感、内伤等致病因素引发肝脏功能失调导致的疾病，主要包括胁痛、黄疸、积聚、鼓胀等病证，西医学包括各种肝炎、脂肪肝、肝硬化、胆囊炎、胆囊息肉、胆囊结石等，目前临床治疗多以综合性治疗为主，包括消炎、抗病毒、保肝、降酶、调节免疫等。新安王氏内科是新安医学代表性流派之一，绵延近两百年，至今已相传七代，均潜心岐黄之术，名医辈出，在学术上善取诸家之长，在临证上各擅其长，治验丰富，享誉医坛。通过收集王氏内科王仲奇、王任之、王乐匋等近现代代表性医家的经验效案，运用数据挖掘技术，探析新安王氏辨治肝胆系病证的组方用药和配伍规律，有助于传承流派学术经验及指导临床肝胆系病证的诊疗。

1. 资料和方法

（1）资料来源

本次研究所获取的医案均选自《王仲奇医案》《王任之医案》以及王乐匋教授等门诊的纸质医案资料。

（2）纳入标准

①所有医案均符合中医肝胆系病证诊断标准，具体内容参照全国高等中医药院校"十二五"规划教材《中医内科学》；②仅收录首诊及二诊效案处方；③仅采

用中药汤剂治疗并有完整方药组成。医案由双人校验，以保证数据的真实性和准确度。

（3）排除标准

①医案记录不全或有残缺；②主诉不符合肝胆系病证临床表现的医案；②医案包含中成药、西药、手术、针灸治疗。共筛选出有效处方 374 首。

（4）药物规范

①根据《中药大辞典》对处方中的中药名称和性味归经进行统一规范。如金钗、铁皮斛统一为石斛，云苓统一为茯苓等。②数据库中药以方或药对形式出现，如六一散、煅龙牡、焦三仙等，录入过程中拆分成单味药。③数据库中药物以不同部位入药者，如天花粉、瓜蒌仁、瓜蒌子等，录入时予以分开。④数据库中同一药物的不同炮制品，录入过程中也应予以区分，如生麻黄、炙麻黄等。

（5）统计学方法

将符合纳入标准的药物录入 office 2010 中，建立"王氏内科医案中肝胆系病－证－药信息数据库"。运用 Excel 软件分析每味药物及同类性、味、归经出现的频次，运用 IBM SPSS Modeler14.1 统计软件中的 Apriori 算法进行药物关联规则分析，运用 SPSS22.0 软件进行药物聚类分析，提取相似程度较大的数据。

2. 结果

（1）频数统计分析

①用药频次统计：374 首处方中共包含 350 味中药，用药频数 4800 次，其中丹参、郁金、枸杞子、五灵脂、茯苓、石斛等药物使用的频次最高，用药频数 ≥

40 次的中药有 33 味药物，功效以活血、理气、滋阴、渗湿、潜阳等为主。见表 6。

表 6　王氏内科治疗肝胆疾病药物频数（n ≥ 40）统计表

编号	中药	频数（频率%）	编号	中药	频数（频率%）
1	丹参	110（29.41）	18	枳壳	58（15.51）
2	郁金	94（25.13）	19	豨莶草	56（14.97）
3	枸杞子	92（24.60）	20	远志	52（13.90）
4	五灵脂	91（24.33）	21	佩兰	51（13.64）
5	茯苓	90（24.06）	22	青皮	50（13.37）
6	石斛	85（22.72）	23	茵陈	50（13.37）
7	女贞子	80（21.39）	24	龙齿	49（13.10）
8	当归	79（21.12）	25	白芍	48（12.83）
9	蒺藜	76（20.32）	26	鹿衔草	45（12.03）
10	厚朴	75（20.05）	27	蒲公英	44（11.76）
11	茯神	74（19.79）	28	菊花	44（11.76）
12	仙鹤草	73（19.52）	29	天麻	43（11.50）
13	牡蛎	72（19.25）	30	牛膝	41（10.96）
14	鳖甲	68（18.18）	31	甘草	40（10.70）
15	半夏	62（16.58）	32	鸡血藤	40（10.70）
16	青黛	61（16.31）	33	秦艽	40（10.70）
17	明矾	59（15.78）			

根据 2012 年版陈蔚文主编的《中药学》教材，将表 7 中药物按功效分类。见表 7。

表 7　高频药物分类表

类别	药物
活血化瘀药	丹参、郁金、牛膝、鸡血藤
补阴药	枸杞子、石斛、女贞子、鳖甲
清热药	青黛、蒲公英、菊花
利水渗湿药	茯苓、茯神、茵陈
平肝息风药	蒺藜、牡蛎、天麻
祛风湿药	豨莶草、鹿衔草、秦艽
理气药	枳壳、青皮
止血药	五灵脂、仙鹤草
补血药	当归、白芍
化湿药	厚朴、佩兰
安神药	远志、龙齿
补气药	甘草
化痰药	半夏
杀虫止痒药	明矾

②性、味、归经频次统计：对 374 首处方中所有中药进行性、味及归经频数统计，总共涉及八种药性、八种药味，归属十一经，药性分布中寒凉性药物比例相对高于温热性药物，对药味统计，苦、甘、辛三种药味的药物所占比例较大。药物归经主要为肝、肺、脾、胃、肾、心，累计频率达 85.16%。见表 8、表 9。

表 8　王氏内科治疗肝胆疾病药物性味频数分析统计表

药性	频数（n）	频率（%）	药味	频数（n）	频率（%）
寒	127	30.60	苦	159	29.07
温	114	27.46	甘	150	27.42
平	70	16.87	辛	125	22.85

药性	频数（n）	频率（%）	药味	频数（n）	频率（%）
微寒	51	12.29	咸	39	7.12
微温	24	5.78	酸	27	4.93
凉	22	5.30	涩	21	3.84
热	6	1.44	微苦	16	2.93
大寒	1	0.24	淡	10	1.82

表9　王氏内科治疗肝胆疾病药物归经频数分析统计表

归经	频数（n）	频率（%）	归经	频数（n）	频率（%）
肝	192	23.16	大肠	49	5.91
肺	122	14.71	膀胱	32	3.86
脾	111	13.39	胆	21	2.53
胃	105	12.67	小肠	13	1.57
肾	100	12.06	心包	8	0.97
心	76	9.17			

③药物组合频次统计：按照药物组合频次出现高低进行排序，常见的药物组合有：丹参、五灵脂、郁金，丹参、鳖甲，明矾、青黛，蒺藜、石斛，石斛、茯神，枸杞子、女贞子，蒺藜、茯神，龙齿、茯神等。见表10。

表10　王氏内科治疗肝胆疾病药物组合频数（n ≥ 35）分析统计表

编号	药物组合	频次（频率%）	编号	药物组合	频次（频率%）
1	丹参、五灵脂	73（19.52）	7	石斛、茯神	53（14.17）
2	丹参、郁金	71（18.98）	8	枸杞子、女贞子	51（13.64）
3	五灵脂、郁金	69（18.45）	9	蒺藜、茯神	48（12.83）
4	丹参、鳖甲	57（15.24）	10	龙齿、茯神	46（12.30）
5	明矾、青黛	57（15.24）	11	丹参、仙鹤草	45（12.03）
6	蒺藜、石斛	53（14.17）	12	牡蛎、石斛	43（11.50）

编号	药物组合	频次（频率%）	编号	药物组合	频次（频率%）
13	枸杞子、青黛	40（10.70）	24	牡蛎、茯神	37（9.90）
14	枸杞子、明矾	40（10.70）	25	仙鹤草、青黛	36（9.63）
15	鳖甲、郁金	40（10.70）	26	当归、五灵脂	35（9.36）
16	女贞子、丹参	39（10.43）	27	丹参、红花	35（9.36）
17	鳖甲、仙鹤草	39（10.43）	28	女贞子、五灵脂	35（9.36）
18	半夏、茯苓	39（10.43）	29	枸杞子、丹参	35（9.36）
19	远志、茯神	39（10.43）	30	石斛、龙齿	35（9.36）
20	仙鹤草、白及	37（9.90）	31	豨莶草、鹿衔草	35（9.36）
21	当归、丹参	37（9.90）	32	石斛、菊花	35（9.36）
22	蒺藜、天麻	37（9.90）	33	远志、石斛	35（9.36）
23	五灵脂、鳖甲	37（9.90）			

（2）关联规则分析

运用 Apriori 算法对药物进行关联规则分析，可挖掘处方中两种药物之间的强弱关系。其中支持度是药物 A 与药物 B 在所有方剂中同时出现的概率；置信度是指在出现药物 A 的处方中药物 B 同时出现的概率，用于衡量关联规则的可信程度。将药物置信度设定为 0.8，其中置信度为 1 的是明矾、枸杞子和青黛，青黛、枸杞子和明矾，即表明处方中若有明矾和枸杞子时，必定会有青黛；同理处方中出现青黛、枸杞子时，必会出现明矾。见表 11，图 4。

表 11　王氏内科常用药物关联规则分析

后项	前项	支持度（%）	置信度（%）
青黛	明矾、枸杞子	10.64	100.00
明矾	青黛、枸杞子	10.64	100.00
丹参	鳖甲、郁金	10.64	97.50

后项	前项	支持度（%）	置信度（%）
仙鹤草	白及	10.11	97.37
青黛	明矾	15.69	96.61
茯神	龙齿	12.77	95.83
明矾	青黛	15.96	95.00
丹参	鳖甲、仙鹤草	10.37	92.31
蒺藜	天麻	11.44	86.05
丹参	郁金、五灵脂	18.35	85.51
五灵脂	女贞子、丹参	10.37	84.62
丹参	鳖甲	18.09	83.82
五灵脂	郁金、丹参	18.88	83.10
郁金	五灵脂、丹参	19.41	80.82
丹参	五灵脂	24.20	80.22
鳖甲	仙鹤草、丹参	11.97	80.00

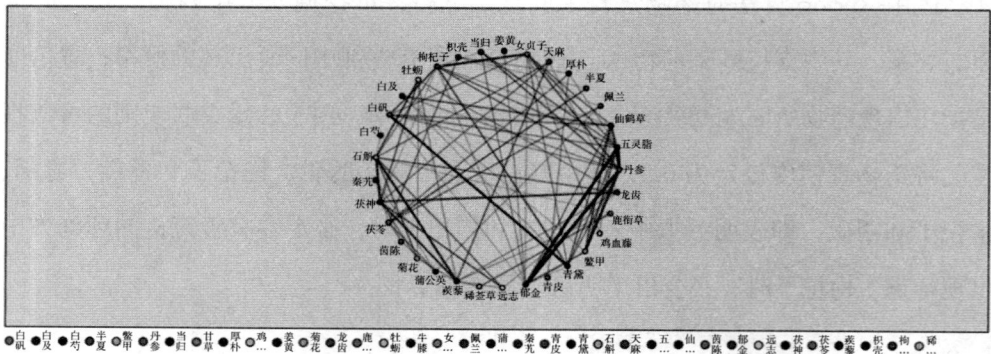

图4 药物关联网络图

（3）聚类分析

根据系统聚类分析可以得到聚类树形图，可以显示聚类过程中每一步合并及被合并的两项之间的距离以及观测量或变量加入一类的聚类水平，跟踪聚类过程；

由于接近的两类先聚为一类，因此可以通过聚类过程仔细地查看哪些观测量更接近。见图 5，表 12。

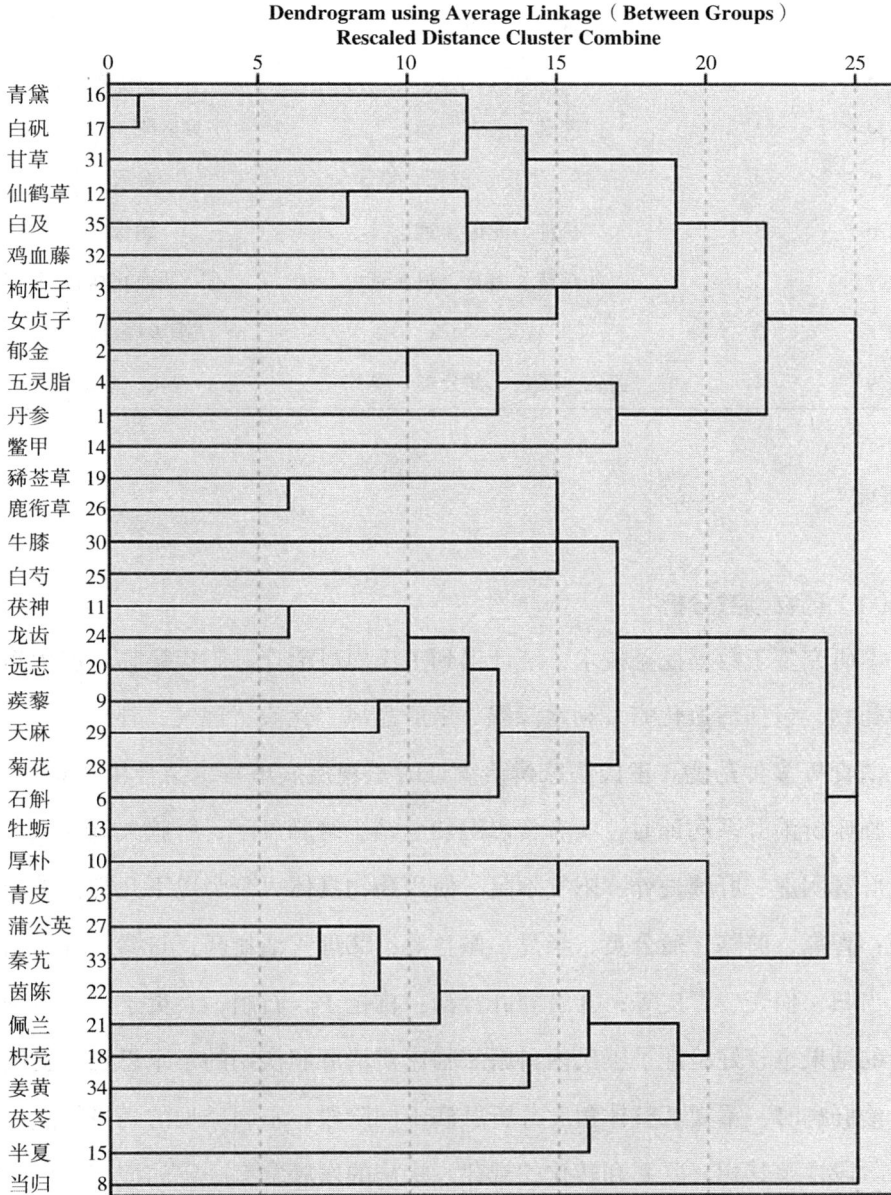

Dendrogram using Average Linkage（Between Groups）
Rescaled Distance Cluster Combine

图 5　前 35 味中药聚类树形图

表 12　前 35 味中药聚类分析组合体

聚类	成员数	药物	主要功效
C1	3	丹参、郁金、五灵脂	活血化瘀，行气解郁
C2	2	枸杞子、女贞子	滋养肝肾，养阴涵木
C3	2	茯苓、半夏	健脾渗湿；化痰
C4	3	蒺藜、天麻、菊花	平抑肝阳，解郁，明目
C5	4	厚朴、青皮、枳壳、姜黄	疏肝理气
C6	3	茯神、龙齿、远志	镇惊安神
C7	3	仙鹤草、白及、鸡血藤	活血止血化瘀
C8	2	青黛、明矾	泻火燥湿，利胆
C9	4	茵陈、佩兰、蒲公英、秦艽	退黄，利湿清热

3. 讨论

（1）药物频数分析

　　本研究基于数据挖掘技术，统计得到王氏内科治疗肝胆疾病临床使用频次较多的药物，包括活血化瘀、利水渗湿、平肝息风、化痰、理气、补气、滋阴、清热、消食等多种药物。王氏医家辨治病证时重视疾病虚实，结合用药频次分析，王氏临床辨治肝系病证时，实者常以湿热蕴结、络脉瘀阻、肝脾失调为主，虚者多见肝肾阴虚、肝脾失养、阳气不足。使用药物具体可分为以下几类：①清利湿热药：青黛、茵陈、蒲公英、半夏、佩兰等；②理气活血药：丹参、五灵脂、郁金、当归、枳壳、青皮等；③滋养肝肾药：枸杞子、石斛、女贞子等。药物频数分析的结果也较好验证了王氏内科医家临床辨治肝胆疾病的学术思想。王氏医家在诊治肝病时，重视从整体角度分析肝病不同阶段、不同类型的病机特点，注意把握阶段性及其相互联系和转化的规律。疾病的发展常有一定的演变性，以慢性乙型病毒性肝炎为例，病毒感染人体后可沿着潜伏状态→急性发病→慢性发病→

肝纤维化→肝硬化→肝癌这一过程发展。王任之根据肝病患者临床表现提出肝病的发展有不同的阶段，是一个由浅入深、由邪实而正虚的逐步演变过程，大致可分为湿热蕴结、气滞血瘀、肝肾阴虚、阳虚水聚四个阶段，主要见于肝病的初期、早中期、中后期和晚期，每一个阶段的病机特性不同，临床选方用药亦不同。王氏虽指出肝病的阶段性应从整体角度分析把握不同的病机特点，但每个阶段既有区别又有联系，有时可同时见之，临床应不拘泥于此，需谨守病机，各司其法。

（2）药物四气、五味及归经分析

对于药物药性综合分析，王氏医家治疗肝胆系病证选用药物药性以寒、温为主。肝为风木之脏，喜条达恶抑郁，常因疏泄太过无力制约而成亢阳，或情志不舒郁而化火等，可用寒药以清之；另肝疏泄失常，气机阻滞、血停瘀阻或久病入络等，均可用温药以通之。通过表2可知，王氏医案中寒凉药物的比例要多于温热药物，从分析病案来看，可能与临床接触晚期肝病阳虚水聚阶段患者比例较少有一定关系。五味之中，苦、甘、辛三味所占比例较大。叶天士《临证指南医案》中云："辛以散邪，佐微苦以降气为治……以苦通降其逆，辛通其痹。"辛能散能行，多为风药之味，与肝同气相求、同类相召，入肝经调畅气机，升发阳气，又助肝胆之用，解肝郁、调气机、散郁火等，可助肝胆的正常生理功能恢复；苦能泄能燥，可燥中焦之湿，降肝胆上逆之气，常与寒药合用取苦寒燥湿之用，与辛药配伍防止辛散太过；结合寒温之品，也符合王氏临床擅用和法中"辛开苦降"之法治疗肝胃不和、湿热互结、寒热错杂之慢性肝病之痞证，达到辛以散结、苦以降气的功效，斡旋中焦气机，恢复脏腑功能。甘味之品能补益脾土以防肝木来乘，缓肝刚强之性以舒气机阻滞之痛，且能调和诸药，如《内经》所言："肝苦急，急食甘以缓之。"

按药物归经来看，归肝经药物最多，直达病所，其次为肺、脾二经。《素问·刺禁论》云："肝生于左，肺藏于右。"肝气主升，应于东方；肺气主降，应于西方。两脏气机一升一降，相辅相成，共同维持全身气机的升降运动。若肝升发太过或疏泄不及，均可影响到气机失常，进而影响肺的正常宣发肃降，故在治疗肝病的同时，还需时刻注意调畅肺脏的气机升降。《金匮要略》中"见肝之病，知肝传脾，当先实脾"，从五行生克制化理论阐述了肝病与脾胃病在临床的紧密关联，且王任之指出，临床不少肝胆病患病情缠绵难愈，一个很重要的原因就是患者常兼有脾胃不调或脾胃虚弱的内在因素，故随时注意采用肝病先调理中焦脾胃的治法，使脾胃健旺之后，化生后天气血，既可抵御肝木的克犯，又可提高正气，抗病促邪外出。

（3）关联规则及聚类分析

通过关联规则分析得到常用药对包括丹参、五灵脂、郁金；石斛、蒺藜、茯神；女贞子、枸杞子；明矾、枸杞子、青黛；鳖甲、郁金、丹参；白及、仙鹤草；龙齿、茯神；天麻、蒺藜等。功效多为活血化瘀、平肝潜阳、理气、滋阴、解郁等，且药物之间的配伍多为相须相使之用。丹参味苦，性微寒，归心、肝经，功擅活血止痛，祛瘀生新，尤擅调经水，前人有"丹参功同四物之说"，黄元御《玉楸药解》中载："丹参，入足厥阴肝经，调经安胎，磨坚破滞，一切痈疽、痂癞、瘿瘤、疥癣皆良，癥瘕崩漏兼医。"五灵脂味苦、甘，性温，入肝、脾，主入肝经血分，擅化瘀止血，又擅活血止痛；郁金味辛、苦，性寒，归肝、胆、心经，为血分之气药，行气，凉心热，解肝郁。三药相和，活血化瘀散结之力增，重调畅气机，从医案分析，尤多用于肝硬化、肝脏肿大病患。现代药理研究表明，丹参有保肝及促进肝细胞再生、抗缺氧、抗炎、抗菌及抗肿瘤等作用。石斛味甘，性微寒，质滋润，归胃、肾二经，甘寒养阴而清虚热，养阴而退虚弱，《神农本草经》载其"补五脏虚劳羸瘦，强阴，久服厚肠胃"；蒺藜味苦、辛，性平，专入肝经，功擅平抑上逆之亢阳，疏肝之郁，祛风明目。两药相伍，对于肝病中肝肾阴虚而致肝阳上亢者，共奏滋阴平肝之效。现代药理研究表明，石斛有增强机体免疫力、抗衰老、抗肿瘤及抗血小板聚集等作用。从王氏常用药物组合分析,多为增强某一功效相须配伍使用,重视脏腑生理、病理上密切的关系,顺肝性,适肝用,调肝体。

当置信度设置为 1 时,出现青黛、明矾和枸杞子这一组合,说明这三味药在治疗某一疾病时常同时运用,其中青黛和明矾合为黛矾散,功擅清热燥湿、凉血解毒,现代常常将其用于肝胆疾病的治疗,认为黛矾散对病毒性肝炎、胆道疾患、妊娠等引起的胆汁淤积有较好疗效,方中青黛入肝经,擅清热凉血定惊,《本草备要》载其"泻肝,散五脏郁火",现代药理研究结果表明,其具有一定的保肝、抗肿瘤、抗菌、提高免疫力等作用。白矾,又名明矾、枯矾,《雷公药性解》谓其"归肺肝二经",有解毒杀虫,祛湿退黄之功;《本草经疏》载白矾"治黄疸",现代药理研究结果表明,其对乙肝表面抗原有抑制作用,又可利胆降血脂,对肝硬化引起的黄疸及阻塞性黄疸有明显疗效。王任之先生认为当患者纠絮浊试验阳性时,常常选用黛矾散治疗,效果颇佳。枸杞子味甘性平,入肝、肾二经,为滋补肝肾之佳品,《本草经疏》言其"为肝肾真阴不足,劳乏内热补益之要药"。肝胆系病证常迁延日久,耗伤阴血,且青黛、明矾均为苦寒之品,佐枸杞子以补益阴血,提高正气,以防病患出现"神不使"的状态。

通过聚类分析挖掘数据中隐藏的信息,聚类树形图结果显示,C8 和 C9 类为清利湿热、泻火除痰利胆之品,湿热之邪侵袭肝胆,若热甚则耗伤肝阴,若湿甚寒化可伤脾肾之阳,湿热交结,难分难舍,王氏多选用轻清淡渗之品,如佩兰、蒲公英等,达"通阳不在温,而在利小便"之意;C1、C5 和 C7 类均为理气活血之品,对于气滞血瘀之证,王氏医家多以《金匮要略》"肝着"证为指导,运用叶天士辛温通络、辛泄宣瘀等法治疗,选取轻巧灵动之品,如丹参;C2、C4 和 C6 类多为滋养肝肾之品,肝为刚脏,体阴而用阳,久病耗伤阴血,虚热内生,一则可扰乱心神,一则亢阳上升无制,临床除用滋养肝肾之品,随症酌加平肝潜阳、镇惊安神之品;C3 类茯苓、半夏均入脾经,可健脾燥湿化痰,健运中焦,可取

"不治已病治未病"之意。

综上可知，王氏医家临证辨治肝系疾病时，宗《黄帝内经》、仲景之法，旁参各家之说，紧密联系脏腑之间关系，注重区分疾病虚实，实者以湿热蕴结、络脉瘀阻、肝脾失调为主，虚者以肝肾阴虚、肝脾失养、阳气不足为主，并抓住肝病不同发展阶段的不同矛盾，结合临床治验处方用药，常有较好疗效。通过数据挖掘探究医家临证处方潜在的组方和用药规律，为现代分析整合中医学大数据提供了一种行之有效的方法，常可在名老中医学术的传承上发挥重要的作用。然中医学辨证思维与计算机的语言不可等同，应切合实际，结合名老中医的学术思想，进行比较分析，更好地为临床服务。

四、新安王氏内科辨治哮喘病的特色与思路

新安王氏医学在内科的诸多病证中均有深刻的认识和独具特色的临证经验，其中对于哮喘病的治疗思路和用药风格，颇具特色，临证时考虑哮喘的不同阶段，突破重点，又照顾全面。

1. 辨治思路

（1）重视标本并从

《景岳全书》描述哮喘发病的特点为"遇寒即发，或遇劳即发"。肺卫不固，外邪易侵，肺开窍于鼻，外合皮毛，且天气通于肺，若肺卫不固，复加"外有非时之感"，则邪从外侵，先兆为打喷嚏、流涕，继则肺失宣肃发为咳嗽频作、气喘及喉中水鸡声等。若哮喘反复发作，寒痰伤及脾肾之阳，热痰灼伤肺肾之阴，则可从实转虚，在平时表现为肺、脾、肾等脏气虚弱之候。肺虚不能主气，气不化津，则痰浊内蕴，肃降无权，并因卫外不固，而更易受外邪的侵袭诱发；脾虚不能化水谷为精微，上输养肺，反而积湿生痰，上贮于肺，则影响肺气的升降；肾虚精气亏乏，摄纳失常，则阳虚水泛为痰，或阴虚虚火灼津成痰，上干于肺，加重肺气之升降失常。三脏之间相互影响。新安王氏医家在治疗哮喘时，以"发时治标，平时治本"为基本原则。发时攻邪治标，祛痰利气。寒痰治以温化宣肺；热痰治以清化肃肺；寒热错杂者，当温清并施；表证明显者兼以解表；属风痰患者又当祛风涤痰。反复日久，正虚邪实者，又当兼顾，不单纯拘泥于祛邪。若发

生喘脱危候，当急予扶正救脱。平时以扶正固本为治疗原则，阳气虚者应予温补，阴虚者则予滋养，分别采取补肺、健脾、益肾等法。

（2）重视宣降相因

肺主宣发肃降，外合皮毛。肺主宣发是指肺具有向外宣泄和向上布散的作用；肺主肃降是指肺具有向内收敛和向下通降的作用。前者升而散之，后者沉而敛之，是相反相成的两个过程，是两种性质不同的气的运动形式，又是有机的整体。生理状态下，二者相互依存、相互配合、相互促进，又相互制约，在相互对立中求统一，是肺气功能正常的保证。外邪侵袭，外感风寒或风热之邪，失于表散，邪蕴于肺，壅阻肺气，气不布津，聚液生痰，或是肝火上炎，耗伤肺阴，肺失肃降，或是急慢性疾患影响于肺，致肺气受阻，气津失布，津凝痰生，痰浊内蕴，上阻肺气，肃降失常，则致喘咳气逆；若肾阳衰弱，肾不主水，水邪上犯，干肺凌心，肺气上逆，心阳不振，亦可致喘。新安王氏医家在治疗哮喘时，注重宣降相因，常以炙麻黄、细辛宣发肺气，配苏子、半夏降气平喘，恢复肺的宣降之能，利于疾病的康复。

（3）重视散收结合

新安王氏医家常将疏散外邪药与敛阴固正药配合应用。在使用辛散药时，为避免耗散太过，往往配以少量收敛之品，散收结合。如麻黄、细辛配五味子。麻黄、细辛辛温升散，发散风寒，温肺化饮，善治肺中寒饮之疾；然久病咳喘，肺气多虚，加之温散之品又有耗气伤阴之弊，故配用五味子益气敛阴，散收结合，开阖并施，既无辛燥耗气伤阴之弊，又无酸收敛肺恋邪之虞。

2. 用药特色

新安王氏医家在治疗哮喘病时善用对药，每获佳效，主要有：鹅管石、紫石英、佛耳草；茯苓、半夏、橘红；干姜、细辛；麻黄、杏仁；葶苈子、桑白皮等。

（1）鹅管石、紫石英、佛耳草

鹅管石，味甘，性温。补肺，用于肺痨咳嗽气喘、吐血等症。《宣明论方》云："治一切劳，咳嗽壅滞，胸膈痞满。"紫石英，味甘，性温；归心、肺、肾经。温肾助阳，镇心安神，温肺平喘，用于肺寒气逆、痰多咳喘等症。《神农本草经》云："主心腹咳逆邪气。"新安王氏内科每遇虚喘属寒者，多选鹅管石，与紫石英配合成为药对，一取紫石英性味甘温补益，一取其温肾纳气之功，可与鹅管石相须，补肾纳气、温肾平喘。佛耳草，味甘，性平。止咳平喘，降血压，祛风湿，用于感冒咳嗽、支气管炎、哮喘等病证。《药类法象》云："治寒嗽及痰，除肺中寒，大升肺气。"《神农本草经》云："大温肺气，止寒嗽，散痰气，解风寒寒热，亦止泄泻。"新安王氏医家每遇呼吸系统疾病出现痰浊量多致咳致嗽致喘之际，多选此药。新安王氏医家常以此三药相配伍，宣肺祛痰，补肾纳气，温肾平喘，可谓肺肾兼顾。

（2）茯苓、半夏、橘红

茯苓，味甘、淡，性平；归心、肺、脾、肾经。善渗泄水湿，使湿无所聚，痰无由生。半夏，归脾、胃、肺经。燥湿化痰，降逆止呕，消痞散结，用于痰多咳喘等症。《药性论》云："消痰涎，开胃健脾，止呕吐，去胸中痰满，下肺气，主咳结。"橘红，散寒，燥湿，利气，消痰，既能燥湿化痰，又能温化寒痰，且辛行苦泄而能宣肺止咳，为治痰之要药。新安王氏医家对于脾虚不能运化水湿，停聚化生痰饮之湿痰咳嗽症，常三者同用。

（3）干姜、细辛

干姜，辛、热；归脾、胃、肾、心、肺经。温中散寒，回阳通脉，燥湿消痰，用于脘腹冷痛，呕吐泄泻，肢冷脉微，痰饮喘咳。《本草纲目》云："主胸满咳逆上气。"细辛，辛散温通，外能发散风寒，内能温肺化饮，常与散寒宣肺、温化痰饮药同用，以主治风寒咳喘或寒饮咳喘。新安王氏医家每遇肺寒因冷所致之哮喘者多用。另外，体质虚寒，阳气不足所致之哮喘，亦多用之，常在宣肺平喘、补肾纳气之中，配伍二药，以温肺化饮，温养散寒，俾寒饮得以温化，则肺气得以宣肃，脾气得以健运，肾气得以摄纳。

（4）麻黄、杏仁

麻黄，既能宣肺，又能发散，为发汗散寒，宣肺平喘之要药。新安王氏医家常选用炙麻黄，以收平喘的效果。杏仁，性微温，入肺经，宣肺平喘，历来被医家重视。新安王氏医家常取三拗汤之意，将二者合用，视哮喘发作轻重缓急，或为治疗主方，或配合他药，以增强宣肺平喘之功。

（5）葶苈子、桑白皮

葶苈子，味辛、苦，性大寒；归肺、膀胱经。泻肺平喘，行水消肿，用于痰涎壅肺，喘咳痰多，胸胁胀满，不得平卧等。《开宝本草》云："疗肺壅上气咳嗽，定喘促，除胸中痰饮。"《药性论》云："利小便，抽肺气上喘息急，止嗽。"桑白皮，味甘，性寒；归肺经。泻肺平喘，利水消肿，用于肺热喘咳，水肿胀满尿少，面目肌肤浮肿。《药性论》云："治肺气喘满，水气浮肿，主伤绝，利水道，消水气，虚劳客热，头痛，内补不足。"《本草纲目》云："泻肺，降气，散血。"《本草经疏》云："肺虚无火，因寒袭之而发咳嗽者勿服。"新安王氏医家常以此二药相配伍以增强泻肺平喘之功。新安王氏医家以桑白皮炙用，宣肺平喘，且不易伤及正气，如遇因痰致喘，痰涎较盛者，则以此二味为对药，宣肺涤痰，泻肺平喘。

此外，巧妙运用虫类药，也是新安王氏医家治疗哮喘的一大特色，常以僵蚕配伍地龙。僵蚕功长化痰，地龙效专平喘，二药合用，有的放矢，直中病机，每获良效。

3. 验案赏析

案 1 患者，女。1928 年 10 月 21 日初诊。

咳嗽、哮闭、喘急，呼吸紧迫，喉间有水鸡声，卧难安枕，脉濡弦。痰沫壅逆，肺布叶举，姑以温药和之。遣方如下：

麻黄（泡去上沫炙），杏仁（去皮尖），茯苓，淡干姜，甘草（前二味同炒），紫菀（蒸），桑白皮（炙），牛蒡子（炒），制川朴，马兜铃（炙），法半夏，莱菔子（炒），射干。7 剂。

1928 年 10 月 28 日二诊：咳嗽、哮闭、喘急见好，呼吸较畅，卧得安枕，脉濡滑而弦。肺恶寒，仍以温药和之。遣方如下：

麻黄（泡去上沫炙），杏仁（去皮尖），射干，制川朴，马兜铃（炙），牛蒡子（炙），紫菀，款冬花（炙），百部（蒸），玉苏子，白前，莱菔子。7 剂。

按：王仲奇先生以寒痰壅肺立论，选以通散之剂，遵仲景之意，"病痰饮者当以温药和之"，姑以射干麻黄汤合二陈汤。《金匮要略》有云："咳而上气，喉中水鸡声，射干麻黄汤主之。"麻黄宣肺散寒，射干开结消痰，生姜散寒行水，半夏降逆化饮，紫菀温润除痰，下气止咳。二陈汤，散收相合，标本兼顾，燥湿理气祛已生之痰，健脾渗湿杜生痰之源。加制川朴、莱菔子化痰理气。共奏燥湿化痰、理气和中之功。

案 2 患儿，男，11 岁。1980 年 10 月 27 日初诊。

有哮喘病史 10 年，一般多于夏秋之交发作，今年则自 6 月以来发作不已，咳嗽胸闷、喉间痰鸣，卧需高枕，咳甚欲呕，食亦呕出，脉濡弦。姑以宣豁。遣方如下：

煅鹅管石，射干，杏仁，白前，玉苏子，甜葶苈（炒），淡干姜，北五味子，紫菀，百部（蒸），款冬花（炙），佛耳草（布包），干地龙。7 剂。

1980年11月3日二诊：咳喘见平，唯夜卧时或有喘息，稍有痰鸣，脉濡弦。守原方加减。上方去淡干姜、北五味子、干地龙，加法半夏、陈皮、生薏苡仁。7剂。

按： 患者肺气不宣，痰浊阻滞肺窍，有痰则易呕，故采用宣肺豁痰之法。方中止嗽散，宣肺疏风，止咳化痰，温润和平，温而不燥，润而不腻，散寒不助热，解表不伤正。紫菀辛温润肺，苦温下气，补虚调中，消痰止渴，治寒热结气，咳逆上气；白前辛甘微寒，长于下痰止嗽，治肺气盛实之咳嗽。陈皮调中，导滞消痰。甘草炒用气温，补三焦元气而散表寒。北五味子敛肺气、抗过敏；淡干姜温肺止嗽；鹅管石、射干、杏仁降气平喘，缓解胸闷；与玉苏子、炒甜葶苈、干地龙相配，针对哮喘明显时多会灵活选择使用。全方共奏宣肺豁痰、止咳平喘之功。二诊加二陈汤进一步增强豁痰的功效。

案3 患儿，男，7岁。1979年11月22日初诊。

每届冬季，即发喘咳，已近5年，近复咳嗽痰沫，卧则喉息有声，食欲不振，咳甚食亦呕出，脉濡弦。脾为生痰之源，肺为贮痰之器，脾虚水谷酿湿，有妨清肃之令，姑从两太阴论治。遣方如下：

法半夏、化橘红、茯苓、生薏苡仁、玉苏子、甜葶苈（炒）、杏仁（去皮尖、杵）、白前、紫菀、百部（蒸）、款冬花（炙）、佛耳草（布包）。

按： 李中梓《医宗必读》有云："脾为生痰之源，肺为贮痰之器。"脾失健运，湿无以化，湿聚成痰，郁积而成。湿痰为病，犯肺致肺失宣降，则咳嗽痰多；停胃令胃失和降，则恶心呕吐。王任之先生从脾肺二经入手治疗，方用二陈汤合止嗽散。二陈汤，散收相合，标本兼顾，燥湿理气祛已生之痰，健脾渗湿杜生痰之源，共奏燥湿化痰、理气和中之功。方中止嗽散，宣肺疏风、止咳化痰，温润和平，温而不燥，润而不腻，散寒不助热，解表不伤正。紫菀辛温润肺，苦温下气，补虚调中，消痰止渴，治寒热结气，咳逆上气。

案4 患儿，男，10岁。2007年9月8日初诊。

原有慢性支气管哮喘病史，每于入秋之后发作，经西药抗炎抗过敏治疗后可得缓解。此次发作已近3周，咳逆咳痰，气息喘促，汗出偏多。脉微细数，舌尖偏红苔薄白。姑以益气固卫、化痰平喘为法。遣方如下：

黄芪（炙），白术（炒），防风，陈皮，桑白皮（炙），玉苏子，鹅管石，紫石英，佛耳草（布包），法半夏，北五味子，淡干姜，干地龙，紫菀，茯苓。7剂。

按： 患者素体气虚，肺气不足，卫外不固，气逆而上，则咳喘气逆诸症发作。方以玉屏风散合定喘、二陈汤化裁。方中炙黄芪、炒白术、防风，固护卫表、提高免疫力、抗过敏；鹅管石、紫石英，纳气平喘、温助下元，进一步提高机体免疫力；北五味子敛肺气、抗过敏，淡干姜温肺止咳，干地龙平喘；鹅管石、紫石英、佛耳草为地方性用药，多用于治疗气管、支气管的炎症性疾病。全方为基础方，纳气平喘兼有化痰止咳之功。全方以益气固表玉屏风散这一经典方剂为基础方，配伍二陈汤，合多组药对，具有纳气平喘兼有化痰止咳之功，如鹅管石、紫石英、干姜、五味子，桑白皮、佛耳草等，体现新安王氏医家用药善用药对的传承特点。

案5 患儿，男，4岁。2008年5月10日初诊。

2007年发作哮喘，其后感冒即并发哮喘。刻下：精力不足，乏力疲惫，盗汗，饮食、二便尚属正常，舌淡红苔薄白，脉浮。姑以宣肺平喘敛汗为法入治。遣方如下：

桑白皮（炙），佛耳草（布包），射干，麻黄，干地黄，鹅管石（先煎），淡干姜，北五味子，白术（炒），紫菀，茯苓，陈皮，光杏仁，浮小麦。

2008年5月17日二诊：前以宣肺平喘敛汗为法入治，喘已不作，咳逆犹然，痰难咳出，鼻流浊涕，鼻塞，呼吸不利，入夜尤甚，睡眠时汗出偏多。舌淡苔薄白，脉微浮。姑以六君子汤加减，益气健脾、化痰止咳兼宣肺通窍之法。遣方如下：

潞党参，茯苓，白术（炒），法半夏，陈皮，佛耳草（布包），紫菀（炙），光杏仁，淡干姜，北五味子，香白芷，辛夷，苍耳子，生龙骨（先煎），生牡蛎（先煎），浮小麦。7剂。

按：患者自幼形体虚弱，脾失健运，水谷精微难以化生气血津液，脏腑失于充养，故易感受时邪，咳逆咯痰、喘息并作。以射干麻黄汤为基础方，宣肺止咳，化痰平喘。方中炙桑白皮、麻黄、鹅管石、紫菀、杏仁平喘；佛耳草、射干、茯苓、陈皮止咳。脾为生痰之源，肺为贮痰之器，故加炒白术、茯苓、陈皮化痰健脾，治病求本。北五味子、浮小麦，一敛汗，二收敛肺气；干姜配伍射干、麻黄而用，既能温中阳，又能温上焦肺阳，而散寒化饮，不致上逆则咳喘止。素体亏虚，本源不足，肺气亏虚，脾肺两虚，发病时以宣肺平喘为主，平稳时以健脾益气为主，兼以宣肺。故二诊时因症情平稳而攻补兼施。方中以六君子汤治本；佛耳草、紫菀、杏仁、干姜宣肺平喘；白芷、辛夷、苍耳子宣通鼻窍；生龙骨、生牡蛎、浮小麦、北五味子敛汗。

五、新安王氏内科流派论治水肿学术经验撷萃

1. 学术思想

（1）重视肺脾肾

《素问·水热穴论》云："故其本在肾，其末在肺。"《素问·至真要大论》又云："诸湿肿满，皆属于脾。"指出了水肿病的发病与肺、脾、肾有关，而脾为中心环节。《景岳全书·肿胀》云："凡水肿等证，乃肺脾肾三脏相干之病。盖水为至阴，故其本在肾；水化于气，故其标在肺；水唯畏土，故其制在脾。今肺虚则气不化精而化水，脾虚则土不制水而反克，肾虚则水无所主而妄行。"新安王氏医家非常重视肺脾肾在水肿病治疗中的重要地位，常以肺、脾、肾为切入点，尤为提倡运用健脾化湿法。王氏医家重视肺脾肾三脏在水液代谢中的重要地位，认为肺居于上焦，脾居于中焦，肾居于下焦，肺在上，其气宜降；肾在下，其气宜升，脾在中，为气机升降之枢纽。三脏各有所司，升降有序，气机调畅，则水津四布；若脏腑功能失调，肺脾肾气机升降失常，脏腑功能紊乱，则水道不利而发水肿。因此常以肺脾肾为切入点治疗水肿病，长于温阳利水、健脾化湿、宣肺利水等治法。或以温肾壮阳，以达化气行水之功；或以益气健脾，以达运水化湿之功；或以提壶揭盖，以达利水消肿之功。

（2）重视宣泄之法

王氏医家认为，湿邪阻滞，清阳不宣，三焦失其决渎而成水肿。水液的运行，有赖于气的推动，即有赖于脾气的升化转输、肺气的宣降通调、心气的推动和肾气的蒸化开阖。这些脏腑功能正常，则三焦发挥决渎作用，膀胱气化畅行，小便通利，可维持正常的水液代谢。反之，若因外感风寒湿热之邪、水湿浸渍、疮毒浸淫、饮食劳倦、久病体虚等导致上述脏腑功能失调，三焦决渎失司，膀胱气化不利，体内水液潴留，泛滥肌肤，即可发为水肿。《素问·汤液醪醴论》有云："平治于权衡，去菀陈莝……开鬼门，洁净府。"王氏医家从其正虚邪实、本虚标实之病机出发，采取宣泄之法，以期"应机则昌"。

（3）强调"药性专长"

清代医家徐灵胎《神农本草经百种录》有云："凡药性有专长，此在可解不可解之间，虽圣人亦必试验而后知之。"在长期的临床实践中，王氏医家总结出一部分擅长治疗水肿病证的药物，并认为此类药物之功效，非其他药物所能及或替代。诸如川桂枝、茯苓、桑白皮、怀山药、潞党参、黄芪、甘草、泽泻等。另一方面，王氏医家制方，务求切合病情，注意选择具有针对性药物，或以单方掺入复方，或时方、经方并蓄。急慢性肾炎所致水肿，王氏医家善从脾肾论治，认为本病多责之于脾、肾两脏。脾失转输，肾失开阖，膀胱气化失常，导致体内水液潴留，泛滥肌肤。在发病机制上，脾、肾两脏相互联系，如脾之病水肿，久必及肾，导致肾虚而使水肿加重；肾阳虚衰，火不暖土，则脾阳也虚，土不制水，则使水肿更甚。故而每以补肾健脾，利水消肿为治。

2. 临床用药特色

新安王氏医家在治疗水肿病中善用对药，每获佳效，主要有川桂枝与天仙藤，桑白皮与茯苓，以及怀山药、潞党参与黄芪。或通阳活血、化气行水，或健脾行气、利水消肿，或补中益气、消肿解毒。遣方用药，似平淡无奇而治效卓著，屡起沉疴。

（1）川桂枝与天仙藤

川桂枝，味辛、甘，性温；入心、肺、膀胱经。具有发汗解表，温通经脉，通阳化气的功效。《本经疏证》曰："和营、通阳、利水、下气、行气、补中，为桂枝六大功效。"天仙藤，味苦，性温；归肝、脾、肾经。行气活血，通络止痛。桂枝辛甘温以疏络，走四肢及肌表营卫；天仙藤苦温以调气通脉，二药相合，功能通阳活血，化气行水，为王氏医家治脾肾阳虚、肺气失宣所致水肿之常用药对，临床以恶寒、身冷、骨节疼痛等为辨证要点。二药相合，功能通阳活血，化气行水，为王氏医家治肢体水肿之常用药对。

（2）桑白皮与茯苓

茯苓，味甘、淡，性平；归心、肺、脾、肾经。功能利水渗湿，健脾宁心，《本草纲目》谓其"气味淡而渗，其性上行，生津液，开腠理，滋水源而下降，利小便"。桑白皮，味甘，性寒；专入肺经，能降肺气，通调水道而利水消肿，《药品化义》谓之"治皮里膜外水气浮肿及肌肤邪热，浮风燥痒，悉能去之"。茯苓为利水消肿之要药，寒、热、虚、实之水肿均可配伍应用，有研究发现茯苓一味，小剂量可健脾渗湿，中剂量具有利尿理气、宁心定悸之功，大剂量擅于利水消肿；桑白皮亦具有利水消肿之功，主治水肿胀满，尿少，面目肌肤浮肿等症。茯苓长于健脾，桑白皮长于泻肺，二者又同具利水消肿之功效。故而王氏医家常相须为用，共奏健脾行气、利水消肿之效。

（3）怀山药、潞党参、黄芪

王氏医家治疗急慢性肾炎浮肿、蛋白尿等，常用怀山药、潞党参、黄芪等，以收补中益气、健脾利湿、消肿解毒之效。怀山药，味甘，性平；归脾、肺、肾经。功能补脾养胃，生津益肺，补肾涩精，又兼清热之功。《本草纲目》认为山药能"益肾气、健脾胃、止泻痢、化痰涎、润毛皮"。潞党参，味甘，性平；归脾、肺经。补中，益气，生津。《本经逢原》曰："清肺。上党人参，虽无甘温峻补之功，却有甘平清肺之力，亦不似沙参之性寒专泄肺气也。"黄芪，味甘，性微温；归肺、脾、肝、肾经。《本草汇言》曰："补肺健脾，实卫敛汗，驱风运毒之药也。"王氏医家以怀山药、潞党参、黄芪三者合用，共奏补中益气，温肾健脾，利湿消肿之功，遣方用药，似平淡无奇而治效卓著。

3. 验案举隅

（1）王仲奇水肿案

某男，6月6日初诊。湿着气阻，清阳失其展舒，三焦决渎不行，肿自上而下，已及遍身，阴器亦肿，喉间殊欠爽适，卧起则浮于上，坐立则坠于下，脉弦。速以宣化、分利。

麻黄（泡去沫炙）1.8g，川桂枝6g，茯苓15g，北细辛1.2g，五加皮15g，洗腹皮15g，白蔻壳4.5g，佩兰9g，制川朴4.5g，陈皮6g，陈姜衣1.8g，路路通（去刺）6枚。

二诊：水气壅逆，窜注皮肤络膜之间，气化不行，下为跗肿大腹，上为喘呼不得卧，且咳唾血膜，阴囊光肿，病深且恶，概可想见。姑拟宣泄一法，应机则昌。

麻黄（泡去沫炙），北细辛，制川朴，甜葶苈（隔纸炒），马兜铃（炙），射干，杏仁（去皮尖），桑白皮（炙），木防己，川桂枝，野茯苓，法半夏，牛蒡子（白芥子同杵），冬瓜皮，陈大麦秆。

三诊：肺居膈上，乃三焦气化总司。跗浮、足麻而兼见喉痛，喜呻吟，讵非肺气失利之据乎？

茯苓皮，冬瓜皮，大力子（炒），生薏苡仁，桑白皮（炙），白前，杏仁（去皮尖），射干，橘红衣，川萆薢，通草。

按： 王氏医家善用宣泄之法治疗水肿。该例患者属于湿邪阻滞，清阳不宣，三焦失其决渎，故成水肿。王仲奇先生认为："肺居膈上，乃三焦气化总司。跗浮、足麻而兼见喉痛，喜呻吟，讵非肺气失利之据乎？"故而采取宣泄之法，以期"应机则昌"。麻黄与桂枝均能治水气证，麻黄重在渗利，桂枝重在温化、气化；麻黄性猛重在祛邪，桂枝性缓兼通兼补。茯苓、洗腹皮、陈皮、陈姜衣，实为五皮饮加减化裁，功能行气化湿，利水消肿，用治全身水肿、胸腹胀满、小便不利等症。路路通行气利水宽中；五加皮祛风湿，可治水肿诸疾；北细辛，既可佐麻黄治喉间殊欠爽适，又可助陈姜衣化饮之功；佩兰为芳香化湿之要药；白蔻壳功能化湿畅中、清利湿热；制川朴，与陈皮同用，可除湿满。二诊、三诊，继续守原法加减。

（2）王任之水肿案

某男，27 岁。1980 年 6 月 7 日初诊。

1965 年有急性肾炎病史，1970 年又曾发作，近来肢、指微浮，尿常规检查有微量蛋白，脉濡弦。姑从脾、肾论治。用药：

潞党参 10g，怀山药 10g，黄芪 10g，楮实子 10g，鱼腥草 12g，石韦 10g，白茅根 15g，陈赤豆 15g，生白术 6g，茯苓 10g，川桂枝 4.5g，天仙藤 6g，土茯苓 15g。

二诊：1980 年 6 月 21 日，肢、指微浮已不明显，尿常规检查蛋白转阴。守原方加减。上方减川桂枝、天仙藤，加平地木 30g，半枝莲 15g。

按： 王氏医家善从脾、肾论治急慢性肾炎所致水肿。本病多责之于脾、肾两脏，脾失转输，肾失开阖，膀胱气化失常，导致体内水液潴留，泛滥肌肤。在发病机制上，脾、肾两脏相互联系，如脾之病水肿，久必及肾，导致肾虚而使水肿加重；肾阳虚衰，火不暖土，则脾阳也虚，土不制水，则使水肿更甚。故而王任之先生每以补肾健脾、利水消肿为治。潞党参、怀山药、黄芪，为王氏医家常用药对，治疗急慢性肾炎浮肿、蛋白尿等，以收益气健脾、利湿消肿之效；川桂枝、天仙藤，通阳活血，化气行水，用治肢体水肿；楮实子、陈赤豆，既有补肾强筋骨之效，又可利尿消肿；白茅根配鱼腥草利尿通淋，配伍石韦，兼可凉血；生白术、茯苓，补气健脾，利水渗湿；土茯苓利湿，化浊，解毒。综观全方，标本同治，处方精当，故二诊时诸症均见明显减轻。再守原方出入，以固其效。

（3）王乐匋水肿案

某女，19 岁，公交车售票员。1971 年 4 月 6 日初诊。

患者咳嗽气逆，目窠及面部下肢均肿，其肿势颇盛，夜卧不安，面色晦滞，而血压不高，尿检有红白细胞及蛋白，有时红细胞多至（+++），蛋白亦常在（++），舌苔白腻，脉沉细。此水气壅逆，肺气不能肃降，而脾肾之阳受困，益使水气泛滥横溢也，拟麻附五皮饮出入。处方：

净麻黄 6g，熟附片 10g（先煎），青皮 6g，陈皮 6g，淡姜衣 4g，川椒目 4g，带皮茯苓 18g，大腹皮 10g，炒怀牛膝 12g，冬瓜皮 15g，莱菔子 10g，陈葫芦瓢 15g，6 剂。

1971 年 4 月 12 日二诊：患者浮肿见退，气急渐平，前方去莱菔子，加五加皮 10g、汉防己 10g，6 剂。

1971 年 4 月 18 日三诊：患者浮肿续有减退，犹然咳嗽气逆，舌苔亦退，脉仍沉细。乃予原方嘱续服 6 剂，以观进退。

1971 年 4 月 24 日四诊：患者肿势仍甚，诸症大体如前，因思患者尚系在急性期，何妨一用攻逐，以挫其势，能得水气一退，然后予以健脾肾而利气之法。在麻附五皮饮基础上酌加攻逐。处方：

炙麻黄 6g，熟附片 10g（先煎），淡姜衣 4g，汉防己 10g，五加皮 10g，煨甘遂 6g，炒黑丑 6g，大腹皮 10g，陈葫芦瓢 15g，带皮茯苓 18g，陈赤豆 30g，4 剂。

1971 年 4 月 28 日五诊：上方服后，肿势十退六七，于是上方再加川桂枝 6g，嘱再服 4 剂。

1971 年 5 月 6 日六诊：肿势十退八九，乃从原第一方加桂枝 6g、生白术 10g，接服 10 剂，浮肿基本消退，尿检亦基本正常，乃予参苓白术散以巩固疗效。

按：此为三焦失职，水泛为肿之症。主水者肾，制水者脾，肺为水之上源。若肾命气化不及，脾胃运输无权，肺气宣降失常，三脏同病，津凝为水，停于体表，遂成水肿。上气喘满知为肺气宣降失调，舌淡苔白知为肾命气化不及，中焦为津气升降之轴，上下齐病中焦鲜有无恙。故而王乐匋先生采用麻附五皮饮加减化裁，以宣上温下，三焦并调。净麻黄宣发上焦，肺卫宣通，则水从汗泄，肺气肃降，则水道通调，此宣上法；熟附片温暖下元，助肾命阳气，阳气旺盛，则水津四布，五经并行，此温下法；淡姜衣温胃散水，青皮和陈皮醒脾化湿，令中原有主，则水有所制，此调中法；大腹皮、带皮茯苓淡渗利水，通调水道，是于调理三脏功能以外，祛除已停积水；大腹皮、青皮和陈皮醒脾利气，于流通津液以外，未忘行气；川椒目利水消肿，祛痰平喘；怀牛膝、冬瓜皮、陈葫芦瓢，祛湿利尿通淋；莱菔子降气化痰。诸药合用，体现三焦同治，宣上温下，津气并调之法。

新安王氏医家常以肺脾肾为切入点，重视三脏在水肿病治疗中的重要地位；治法上，常予宣泄之法，以期"应机则昌"；用药务求切合病情，或以单方掺入复方，或时方、经方并蓄，强调"药性专长"，并善用药对，每获佳效。

六、新安王氏内科流派辨治月经病经验探析

新安王氏内科医家善于治疗各科疑难杂症，以其精湛的医术享誉江淮，其中对于月经病的辨治也独具特色。

1. 病因病机观

月经病是指月经的周期、经量、色泽、质地的异常以及伴随着月经周期出现的明显不适症状。早在战国时期，《五十二病方》中就有关于"女子月事"的记载，而"月经"之名最早记载于《脉经》，其还提出了"居经""避年"之月经的特殊生理现象。关于月经病的描述最先见于《内经》，《素问·上古天真论》写道：女子"二七而天癸至……太冲脉盛，月事以时下"，直到"七七……天癸竭，地道不通"，认为女子月经的出现与闭经的早晚、生育能力的具备与丧失，都离不开天癸和冲任的调和。张仲景《金匮要略》有"妇人之病，因虚、积冷……故变病百出"一说，在病机的变化上，注重"结气、虚、积冷"。隋代巢元方等编著的《诸病源候论》中说："是人体虚劳，而受于冷也……或客于经络，或入于腹内……得风冷，则气血冷涩，不能自媚于肌肤也……则脾胃弱，不消饮食也……则令脏冷，致使无儿……则血涩壅，亦令经水不利。"认为月经病发生的原因有三：一是风冷，二是惊忧，三是劳伤。

新安王氏内科医家在先贤理法的基础之上，结合自身的临床实践，认为导致妇科月经疾病的病因大体包括血热内扰，火热助行；或阴虚内热，不能镇守；或气虚不摄，阳不统阴；或瘀血内蕴，迫血先下；或冲任虚损，迫血妄行；或瘀滞

内阻，血不循经；或情志不遂，肝郁气滞；或饮食失宜；或劳倦过度。其病机总属于脏腑功能失常，气血不和，间接或直接损伤冲任督带和胞宫、胞脉、胞络，以及肾－天癸－冲脉－胞宫轴失调。治疗上强调固本培元，以期达到调和脏腑气血的治病必求于本的目的，并注重药后患者的情绪疏导。

2. 诊治特色

（1）从脑辨治，宁心安神

《素问·脉要精微论》曰："头者精明之府。"《灵枢·邪客》曰："心者，五脏六腑之大主也，精神之所舍也。"《素问·灵兰秘典论》曰："心者，君主之官也，神明出焉。"指出心主司神明。《医学衷中参西录·论中医之理多包括西医之理沟通中西原非难事》曰："盖神明之体藏于脑，神明之用发于心也。"故脑心统摄五脏六腑，共主神明。十二经脉上连于脑，下络五脏六腑，所以脑心是一个经脉相连、气血相通、神明贯通的有机整体。新安医家汪昂在《本草备要》提出"人之记性皆在脑中"的观点。新安王氏医家在秉承先贤的理论基础之上又有所发挥，提出"脑为髓海，精神所舍，宗脉所聚""脑者，精神之主也""心、肾精神皆荟萃于脑"。王仲奇先生云："胞脉属心，又通于脑。"认为心的精血可以滋养脑窍。脑主神，心主血脉，脑心以脉相连，气血相通，脑心一体，以神为用，以血为养，主导气血运行，共司血液循环。而妇女的月经又与气血的正常运行有着密不可分的关系，如果忧思烦劳，过度耗费脑力，则会心血虚弱而气血运行不畅最后导致月经失调诸疾，如崩漏失血过多而"头眩目珠胀"，是因"冲海通脑海故也"。因此新安王氏医家往往强调心脑同归一治，主张养心安脑宁神。临证中常运用牡蛎、龙齿等咸寒质重之品重镇安神，醒脑开窍。

（2）固本培元，兼顾气血

《医宗必读》云："善为医者，必责根本，而本有先天、后天之辨。先天之本在肾，肾应北方之水，水为天一之源；后天之本在脾，脾为中宫之土，土为万物之母。"中医认为脾胃为气血生化之源，是脏腑功能的物质基础。以汪机为代表的新安医家主要以参芪补养气血，后有弟子祁门汪宦，再传弟子孙一奎、徐春甫等，被后世尊称为"固本培元"派。所谓固本培元，即固先天之本，培后天元气，也就是说培补脾肾元阳之气，擅用人参、白术、黄芪或合姜、附、桂气血双补、阴阳并调。《景岳全书·杂证谟》云："五脏之伤，穷极必肾。"其意思是指病初多起于心、肝、脾、肺，日久则累及于肾，又有"脾为中州之官……必五路俱病"之说，可见，五脏之中脾肾最为重要，故《景岳全书·妇人规》曰："调经之要，贵在补脾胃以资血之源，养肾气以安血之室。"而自然界六淫、人的七情，皆会损伤脾肾，生化之源受伤，则出现月经先后无定期、食欲不振、神疲倦怠等症状，甚至统摄无权出现崩漏淋沥不止等。因此新安王氏医学重视顾护脾胃与肾气，固本培元是重要特色。王氏医家常在固本培元的基础方上加减化裁，扶正祛邪，在临证中常运用补益肾气的药物，如杜仲、续断、桑寄生等。

（3）疏肝调营，尤重情志

女子月经病同样与肝有着非常紧密的关系。叶天士在《临证指南医案》中云："凡女子以肝为先天，肝阴不足，相火上燔莫制，根本先亏也，急养肝肾之阴，不失延久之计。"一方面肝的疏泄功能直接影响气机的调畅，只有气机调畅，才能充分发挥心主血脉，肺助心行血，脾统摄血液和肝藏血、调节血量的作用，从而保证气血的正常运行。所以，肝的疏泄功能正常，肝气条达舒畅，既不抑郁，也不亢奋，则气机畅达，气血调和、运行正常。若肝失疏泄导致气机不调，则必定会影响气血的正常运行。

新安王氏医家特别重视肝与月经疾患的关系，尤其是患者有弦数脉时，常常以清肝调营为法治之。临证中常运用石决明与龟板相配为用，石决明为凉肝清肝之要药，龟板咸寒，滋阴潜阳，滋补肝肾之阴以固冲任，二者相配，清肝之中又有收涩之效，常用其治疗肝热型崩漏疾患。

同时，新安王氏医家对于患者药后情志的调节尤其重视。笔者跟诊于王氏内科，每当有患者因工作压力或生活琐事而情志不舒时，王氏医家除在方中加入一些疏肝解郁的药物外，还会进行言语劝解，以舒缓心情，使药物能够发挥更好的功效。

3. 验案赏析

（1）王仲奇辨治月经病案

杜某，1932年8月7日初诊。

经事超前，数月来经色紫黑，将行之际掌跖灼热，头眩胸闷，腰酸肢麻，脉弦。治以调营可也。遣方如下：

石决明（煅先煎）20g，粉丹皮（炒）2.5g，丹参10g，茺蔚子（炒）10g，全当归10g，杭白芍（炒）10g，黄芩（酒炒）6g，白蒺藜15g，续断（炒）10g，桑寄生19g，海桐皮15g，乌贼骨（炙黄）15g，红月季花2朵。7剂，每天1剂，分早、中、晚3次服用。

8月12日二诊：经事已净，热亦获愈，唯营热肝亢，耳鸣目花，腰酸肢麻，带频色黄，胸闷心烦善怒。仍以清肝调营可也。遣方如下：

石决明（煅先煎）20g，生牡蛎（煅先煎）15g，丹参10g，茺蔚子（炒）10g，白芍（炒）10g，白蒺藜15g，甘菊花2.5g，金钗斛10g，当归身（蒸）10g，续断（炒）10g，茯苓15g，绿萼梅4g，红月季花2朵。7剂。

按：本案患者月经"将行之际掌跖灼热，头眩胸闷，脉弦"为阴虚阳亢之症，王仲奇先生以清肝调营论治。肝储藏血液，主疏泄调畅气机，体阴而用阳，肝疏泄正常，气机调畅，血运畅达，其藏血的功能才可保障；若疏泄失常，则藏血功能随之异常，而致营血不和。方中石决明咸寒清热，质重潜阳，专入肝经，有平肝阳、清肝热之功，为凉肝、镇肝之要药。粉丹皮清热凉血、活血化瘀；炒茺蔚子辛散苦泄，入血分，活血行瘀，行中有补；全当归补血活血；杭白芍柔肝养血，黄芩酒炒取其活血化瘀之效；白蒺藜入肝经，平肝解郁，祛风明目。续断、桑寄生补肝肾强筋骨，海桐皮祛风湿利关节（因患者有腰酸肢麻的症状）；乌贼骨入肝经血分，红月季花活血调经、疏肝解郁。二诊亦获效，但带频色黄，故在原方基础上加入健脾化湿之药，茯苓健脾化湿，绿萼梅疏肝解郁、醒脾、理气和中；甘菊花退肝火，也可改善女性经前不适；金钗斛取其滋阴清热的功效。

（2）王乐匋辨治月经病案

钟某，女，成人。1991 年 9 月 18 日初诊。

经至如崩，崩止之后，则经事淋沥不绝，夜寐惊悸，舌红少苔，脉弦细。血生于心，而藏统之职司于肝脾，肝脾两伤，无所统摄，以致经事紊乱而呈如漏如崩状。拟归脾意治之。遣方如下：

太子参 15g，煅龙齿 20g（先下），煅牡蛎 20g（先下），干地黄 18g，炒蒲黄 10g（包），夜交藤 30g，藕节炭 15g，生白芍 10g，炒茜根 6g，炙甘草 6g，茯神 12g，砂仁 4g（后下），橘络 10g，田三七末 6g（分吞）。7 剂，每天 1 剂，分早、中、晚 3 次服用。

10 月 2 日二诊：经行已住，但食少纳呆，夜寐多梦不酣，尚无心悸荡漾之状，舌质淡而紫气明显，脉濡软。治当调固冲任，参以理脾和胃之剂，以当归补血汤化裁。处方：

炒潞党参 15g，茯神 12g，炙黄芪 18g，砂仁 4g（后下），归身 8g，旱莲草 15g，炒白芍 10g，藕节 15g，炙甘草 6g，北五味子 6g，炙乌贼骨 12g，炒谷芽、炒麦芽各 10g，煅龙骨、煅牡蛎各 20g（先下），青橘叶 10g。7 剂。

10 月 19 日三诊：前从当归补血汤扩充，证药相安，但夜寐犹然多梦，脉舌如前，治本原意。遣方如下：

潞党参 18g，磁石 20g（先下），黄芪 20g，茯神 12g，归身 10g，砂仁 4g（后下），炒白芍 10g，杜仲 10g，广木香 6g，桑寄生 10g，炙甘草 6g，炒谷芽 10g，炒麦芽 10g，煅龙齿 20g（先下），青橘叶 10g。7 剂，每天 1 剂，分早、中、晚 3 次服用。

按： 本案为阴虚脾弱之质，经行乳胀而舌有紫气，此为肝气郁结之象；时有大便溏泻，此为脾气虚弱之象。故治以柔肝达木，益心气而健脾。胞脉属心，又通于脑，心的精血可以滋养脑窍，心肾的精血均荟萃于脑，脑的功能发生障碍，则气血也会失去调和。方中潞党参补益气血；煅龙齿、煅牡蛎镇惊安神兼止血；干地黄归心、肝、肾经，滋阴清热，凉血补血；夜交藤、茯神醒脑安神；藕节炭、炒茜根、炒蒲黄取其止血之效；生白芍归肝肾经，养血柔肝；炙甘草益心气之虚而宁心安神；橘络、田三七粉和畅心络，以理气宽胸、活血通络。纵观全方可以看出王乐匋老先生以补心、清脑为主，运用了较多主入心经的药物，二诊即已见效。二诊、三诊在原方基础上做了简要加减，适当加入了一些补气补血的药物，如炙黄芪、当归身等。

（3）王任之辨治月经病案

郭某，女，21 岁。1981 年 10 月 24 日初诊。

经行紊乱已有年余，汛期常超前而缠绵日多，甚至 20 天方净，而经净后 3～5 天又复至，少腹右侧疼痛，脉濡弦。以固摄奇经为治。遣方如下：

炙柴胡 4.5g，当归炭 10g，茯苓 10g，炒焦白芍 6g，熟地炭 15g，炒怀牛膝炭 10g，炒地榆 10g，炒蒲黄 6g，炒茜根 6g，炒阿胶珠 10g，炙乌贼骨 10g，赤石脂 6g，炒五灵脂 10g。7 剂，每天 1 剂，分早、中、晚 3 次服用。

10 月 31 日二诊：今日经血已净，劳累后少腹右侧仍痛，脉濡弦。守原方加减。遣方如下：

炙柴胡 4.5g，当归炭 10g，茯苓 10g，炒焦白芍 6g，熟地炭 15g，炒怀牛膝炭

10g，炒地榆 10g，炒蒲黄 6g，炒茜根 6g，侧柏叶炭 10g，炙乌贼骨 10g，赤石脂 6g，紫石英 10g，紫河车 10g，炒五灵脂 10g。7 剂。

11 月 7 日三诊：症状如前，守上方加减。遣方如下：

熟地炭 10g，当归炭 10g，炒焦白芍 6g，紫河车 10g，赤石脂 6g，炒地榆 10g，炒茜根 6g，炙乌贼骨 10g，绵黄芪 10g，肥玉竹 10g，煨川楝子 4.5g，炒五灵脂 10g，大蓟、小蓟各 12g。7 剂。

11 月 21 日四诊：本月经行七日即净，劳累后右少腹隐痛已微，胃脘难受、头昏思呕亦平，脉濡弦。证药相合，仍守原意。遣方如下：

熟地黄 12g，炒怀牛膝 10g，炒当归炭 10g，炒焦白芍 6g，炙柴胡 4.5g，赤石脂 6g，炒地榆 10g，炒茜根 6g，炒蒲黄 6g，炙乌贼骨 10g，制乳香 4.5g，炒五灵脂 9g，陈阿胶 10g（另炖、冲）。7 剂。

按：肝为藏血之脏，性喜条达而主疏泄，体阴而用阳。若七情郁结，肝失条达，或阴血暗耗，或生化之源不足，肝体失养，皆可使肝气横逆。脏腑是奇经气血的源泉，故病在奇经，而治在脏腑。王任之先生常从肝肾入手以治奇经。此案患者肝气疏泄失常而致经净后 3～5 天又复至，方中炙柴胡、当归炭、茯苓、炒焦白芍取逍遥散之意，柴胡疏肝解郁，又有当归、白芍养血柔肝，尤其当归之芳香可以行气，味甘可以缓急止痛，茯苓健脾祛湿，使运化有权，气血有源，以期达到固本培元的目的。熟地炭归肝肾经，补血滋阴，益精填髓。炒怀牛膝炭逐瘀通经，补肝肾强筋骨，引血下行。炒地榆、炒蒲黄、炒茜根取其止血之功效。炒阿胶珠、炙乌贼骨为血肉有情之品，认为介类有情之品质重潜阳，胶类沉伏补下焦，且多用气味秽浊之品为引导，以求同气相求。炒五灵脂、赤石脂取其活血止血止痛之功。二诊在原方基础上减阿胶珠，加入侧柏叶炭凉血止血止痛；紫石英、紫河车甘温，温肾助阳，补肾益精，养血益气。三诊在二诊方药的基础上减炙柴胡、茯苓、炒怀牛膝炭、炒蒲黄、侧柏叶炭、紫石英，加绵黄芪补气健脾；肥玉竹养阴润燥；煨川楝子苦寒降泄，能清肝火，泄郁热，行气止痛；大蓟、小蓟取其凉血止血之功效。四诊诸症均已减轻，在原方基础上减茯苓、熟地炭，加入熟地黄补血滋肝肾之阴，益精填髓；制乳香活血行气，通经止痛。四诊均是在原方基础之上加减，仍守大法，疗效显著，此大法气血兼顾，脾肾并治，立法全面，考量周到细腻。

七、新安王氏内科论治便秘特色

便秘是消化系统常见病、多发病，同时也是多种疾病的伴随症状。新安王氏内科认为，饮食不节、情志失调、外邪犯胃、脏腑不和、功能失调、禀赋不足等引起热结、气滞、寒凝、气血阴阳亏虚致肠道传导失司是便秘的主要病因病机。便秘的基本病变在于大肠传导失司，与肺、脾、胃、肝、肾等脏腑的功能失调有关，同时临证需明晰虚实寒热及气血阴阳之别。胃热过盛，津液耗伤，则肠失濡润；脾气不足，运化无力，则积滞日久成燥屎干结；脾肺气虚，推动无力，大肠传送失司；肝气郁结，气机壅滞，或气郁化火伤津，腑失通利；肾阴不足，则肠道失润；肾阳不足，则阴寒凝结，津液不通，皆可影响大肠传导功能。便秘由多种原因引起，不外虚实两大类，总由大肠传导失职而成。其病位在大肠，又常与肺、脾、胃、肝、肾等脏腑有关。治疗应以通降和润下为主，但不可单纯泻下，应针对不同病因采取相应治法。实秘为邪滞肠胃、壅塞不通所致，故以祛邪为主，予以清热、温散、通导之法，使邪去腑通；虚秘为肠失濡润滋养加之推动无力而致，故以扶正为先，予以益气温阳、滋阴养血之法。润下法适用于"无水舟停"之肠燥便秘，但是在应用中应考虑患者多有津血不足存在，可配以益气或养血之品。另外，年老体虚，便秘较甚，服药不应之患者，不可单纯依赖药物，应从多方面调治。

1. 辨治特色

（1）疏肝理气，通腑以畅机

王氏医家认为，便秘无论虚实寒热，都存在腑气不通这一病机，故临证多配伍疏通腑气之品，如制香附、炙柴胡、陈枳壳、制川朴、花槟榔、莱菔子、炒枳实等药。香附、柴胡尤宜于肝郁日久，气机阻滞，波及肠腑之便秘；枳壳、槟榔、莱菔子、枳实等为理气通腑常用之品，可使脾升胃降，气机畅达，肠腑通畅。

（2）滋阴养血，润肠以通便

临床上，因阴血不足，肠腑失濡而导致的虚秘较为常见，针对此证，王氏医家临证多选用干地黄、油当归、玄参、火麻仁、决明子、全瓜蒌、桃仁、杏仁、柏子仁等药，该类药物大多富含油脂。中药药理研究表明，植物性油脂一方面有直接润滑肠道的作用，同时所含脂肪油进入碱性环境的肠道能够分解生成脂肪酸，具有缓和的刺激肠道的作用，促进肠液分泌和肠道蠕动，从而达到润肠通便的目的。地黄、当归、玄参之类，乃滋阴养血之佳品，对于阴血亏虚之便秘，适当配伍使用，每获良效。

（3）益气和胃，健脾以助运

临证所遇便秘患者，多兼有脾胃虚弱、纳运不和的病机特点，王氏医家深谙此理，临证多配伍选用潞党参、炒白术、炙甘草、云茯苓、焦山楂、焦建曲、鸡内金、炒谷芽、炒麦芽、沉香曲等健脾和胃助运之品。脾胃不和，运化失司，则易引起饮食积滞，加之胃肠蠕动功能减弱，则发生便秘，故临证选用体现四君子汤的参、术、苓、草以健脾益气而助运化，山楂、建曲、麦芽、谷芽、沉香曲、鸡内金等药能够消食和胃，佐助健脾益气之功以助运化之力，同时能够增强胃肠蠕动，加快大便排出。

2. 验案赏析

案1 某女，57岁。七月初八日初诊。

阳明之气以下行为顺，通降失常，腑气壅滞，大便数日一解，尚不能畅，肠间乍鸣，胸脘腑梗塞，不食不饥，动或眩晕，脉弦，通阳明气可也。遣方如下：

薤白二钱，全瓜蒌三钱，法半夏钱半，枳实皮（炒）钱半，旋覆花（包）二钱，藿香八分，苏梗钱半，佩兰三钱，佛手柑一钱，沉香曲（炒）一钱二分，红花八分，桃仁（去皮尖杵）钱半，杏仁（去皮尖杵）三钱。

7月20日二诊：大便业已畅通，清浊气乱未和，肠间乍鸣，脘闷、嗳逆、头眩、腰酸、背胀，脉小弦。通和腑气，兼容脏络。遣方如下：

法半夏钱半，全瓜蒌三钱，佩兰三钱，佛手柑一钱，白蒺藜三钱，茯苓三钱，续断（炒）二钱，陈六神曲（炒）三钱，旋覆花（布包）二钱，宣木瓜一钱，益智仁一钱，杭白芍（炒）二钱，十大功劳叶二钱。

案 2 某患者，女，42岁，肠胃属腑，传化物而不藏，故其气以下行为顺，肠急失舒，脾约弗运，大便始初非服利导药不下，进则非灌肠不行，以致腹胀痛，食难消受；经常超前，稍有瘀块，腰酸，少腹胀痛，结褵十载，未尝孕育，冲海为病，亦受肠急影响；脉弦涩。守原意以治。遣方如下：

柏子仁（杵）三钱，油当归三钱，锁阳二钱，续断（炒）三钱，陈枳壳（炒）三钱，茺蔚子（炒）二钱，鬼箭羽二钱，佛手柑三钱，五灵脂（炒去砂石）钱半，杏仁（去皮尖杵）二钱，冬葵子钱半，白薇一钱，麻仁丸（分吞）。

按： 王氏医家认为，便秘一病，表现在大肠，而病机又不限于大肠一腑，涉及气血阴阳、虚实寒热、脏腑功能多个方面，所谓"魄门亦为五脏使"，肠腑燥热，津伤便结；肝脾气滞，腑气不通；阴寒内盛，凝滞胃肠；脾肺气虚，传送无力；血液亏虚，肠道失荣；阴津不足，肠失濡润；阳气虚衰，阴寒凝结等均可导致便秘，上述既可单发，也易相兼，辨证时不可忽略，如气郁化火，气血两虚，气虚及阳，以及夹湿、夹痰、夹食、夹瘀等。故临床要慎审其因，详辨其病，权衡轻重主次，灵活变通，做到明晰病因，明确病机，明辨证型，方能准确选方遣药。针对老年便秘患者，真阳亏损，温煦无权，或阴亏血燥，大肠液枯，无力行舟，均易致便秘，且多属于虚证，加之长期不规范治疗和灌肠，"用进废退"，恶性循环而导致顽固性便秘，临床常有虚实互见、寒热错杂者，故既不宜一见老年人便秘就施补虚之品，又不可猛进攻伐之剂，而犯虚虚之戒，变生他证。肾主五液，津液足则大便通畅，房欲过度，精血耗竭，多致秘结，或虚实火热，伏于血中，耗散真阴，津液亏少。年高阴血不充，每患是疾，故古人有胃实脾虚，当用麻仁丸以调之。丹溪所谓古方通大便，皆用降气之品，盖肺气不降，肺与大肠相表里，则大肠传导失司，大便难通，用杏仁、枳壳、沉香是也。又老人、虚人、风人多津液少而秘者，宜药以滑之，多用火麻仁、黑芝麻、柏子仁、桃仁等。如若投以快药利之，津液走，气血耗，虽暂通，而即秘矣，更生他病。

案3 某女，89岁。2010年2月27日初诊。

年高体衰，脾失健运，气机升降受碍、气血生化不足，症见头目眩晕、食欲不振、时得嗳气、大便干结、数日一行，有时需灌肠始解，近日更觉体倦乏力、夜难安寐。脉濡微数，舌淡红苔薄白微腻。治当健运中焦，以疏通气机、化生气血为法。

炙黄芪24g，潞党参12g，炒白术15g，茯苓20g，鸡血藤30g，鸡内金15g，炒谷芽、炒麦芽各20g，陈皮15g，法半夏10g，淡苁蓉10g，油当归10g，夜交藤30g，酸枣仁20g，怀山药20g。

2010年3月13日二诊：水不涵木，脾失健运，阴阳失于调和、气机升降受碍、气血生化不足、肠腑通利欠爽。前以健运中焦、调畅气机、化生气血为法，症情略改善，但仍未爽适。脉濡微数，舌淡红苔薄白微腻。原法当须调整。

干地黄12g，炙黄芪30g，鸡血藤30g，淫羊藿12g，鸡内金15g，炒白术15g，炒谷芽、炒麦芽各20g，陈皮15g，肉苁蓉12g，油当归12g，火麻仁12g，马蹄决明子12g，夜交藤30g，酸枣仁20g，玄参10g，生龙骨、生牡蛎各30g（先煎）。

2010年9月11日三诊：大便干结、数日一行且不畅，食欲不振、体倦乏力、精神委顿。脉细弦微沉，舌质偏红少苔。姑从益气阴、健脾胃、补后天、振脾气入治。

炙黄芪30g，炒白术12g，陈皮15g，鸡内金15g，太子参10g，炒谷芽、炒麦芽各 20g，山楂 15g，炒枳壳 12g，肉苁蓉 12g，油当归 12g，柏子仁 10g，瓜蒌仁 10g，火麻仁 10g，马蹄决明子 12g，炒白芍 40g，炙甘草 10g。

2010 年 9 月 18 日四诊：前方服后，症情改善，原方化裁，以固其效。

炙黄芪 30g，肉苁蓉 12g，油当归 12g，火麻仁 12g，炒白芍 40g，炙甘草 10g，马蹄决明子 12g，干地黄 12g，制川朴 12g，炒陈枳壳 12g，鸡内金 12g，炒白术 12g，太子参 10g，炒谷芽、炒麦芽各 20g，沉香曲 10g。

按：腑气不通，则胃气升降失常；胃气不得正常致气血化生不足、体倦乏力、夜难安寐诸症可见，以"胃不合则卧不安"故也；气机升降受碍，则清浊不得正常，嗳气易作、头晕目眩。王氏医家以疏通腑气为首务，健脾补中，标本兼顾。以健脾补中以生化气血为主入治，症情略减而未已，后续做了调整，以温阳益气、润肠通便为主，取济川煎意化裁，兼以健运中焦之法。年近九旬，脏腑渐衰，"阳气者，静则养神"，体倦乏力、精神委顿，此阳气亏乏之象。阳虚则便秘难行，系阳气亏虚、推运无力所使。考虑患者年事已高，气血阴阳俱虚，故大便或可见干结之象，舌质红而少苔，因此治以温阳通便，兼以补气养血，方可从济川煎合八珍汤加减以调补气血阴阳。年迈之体，气血阴阳俱虚，精神委顿嗜睡、脉来沉细而微弱，此乃阳气亏虚；述以睡时不欲覆被，此乃虚阳浮越之征，愚以为方中酌增温补肾阳之巴戟天、补骨脂，又可酌增"增水行舟"之力，增液汤宜用。

案 4 某女，46 岁。2009 年 4 月 18 日初诊。

大便干结难解，两三日一更衣，腹部胀痛；胃脘嘈杂欠爽。脉弦涩，舌淡红苔薄白。六腑以通为用，以降为顺，姑以通降为法。

薤白 10g，全瓜蒌 10g，法半夏 10g，炒枳实 15g，川厚朴 10g，沉香曲 10g，马蹄决明子 12g，炒白芍 30g，柏子仁 15g，火麻仁 12g，肉苁蓉 12g，油当归 12g，甘松 10g，陈皮 12g。

2009 年 4 月 25 日二诊：药后腹部胀痛及胃脘嘈杂见缓，大便仍干结难解，舌脉同前，再守原方出入。薤白 10g，全瓜蒌 10g，法半夏 10g，炒陈枳壳 15g，川厚朴 10g，火麻仁 15g，肉苁蓉 15g，油当归 12g，柏子仁 15g，马蹄决明子 15g，炒白芍 30g，干地黄 12g，甘松 10g，陈皮 12g。

按： 瓜蒌薤白半夏汤原方意在通阳散结，祛痰宽胸，王氏医家认为其对于腹部胀痛、胃脘嘈杂欠爽诸症亦有裨益。六腑者，"实而不满"，传化水谷之用也，以通为补、以降为顺，取瓜蒌薤白半夏汤之"通"意，兼以润肠通便，佐以理气之品，则药后腹部胀满不舒、胃脘嘈杂欠爽诸症均见缓解，然便秘犹然，故仍以前法为要，稍做加减，去沉香曲，加干地黄，俾增水以行舟；改火麻仁、肉苁蓉、决明子增至 15g，增润肠通便之功效，以解便结难解之疾，以俟消息。

案 5 某女，63 岁。2007 年 8 月 3 日初诊。

习惯性便秘，时逾卅年，大便干结难解、夹少量黏液，常年服用黄连上清片，一周有一解，腹部或肛门有坠胀感；时得嗳气、心中烦躁、夜寐欠安。脉细微涩，舌质偏红苔薄，口干，两足浮肿，午后尤甚。姑以益气阴、润肠道之法，以俟消息。

炒白术 15g，干地黄 12g，炒陈枳壳 12g，鸡血藤 30g，肉苁蓉 12g，油当归 10g，全瓜蒌 10g，桃仁 10g，马蹄决明子 12g，柏子仁 10g，生薏苡仁 30g，赤小豆 20g，火麻仁 10g。

按： 年四十而阴气自半，今六旬之体，津枯肠燥，加之气虚无以推运，故以益气阴、润肠道之法以调阴阳不足之体。本案从脾肾入治，仿济川煎合麻子仁丸意，加以健脾益肾药，白术、薏苡仁健脾助运，地黄益肾养血润肠以治其本，瓜蒌、桃仁、决明子、柏子仁为佐助，增强润滑之功。

总之，新安王氏医家临床治疗便秘注重首辨虚实寒热，并关注患者的年龄、体质和基础疾病，临证治疗多见年老体衰、脾虚失运，阳气不足、温通无力，阴血亏虚、肠道失濡，肠腑积滞、气机失调等证。临床老年人顽固性便秘居多，常以济川煎、增液汤、润肠丸、麻仁丸、六磨汤等方剂配合经验特色用药的化裁运用，每获良效。

八、新安王氏内科辨治不寐经验探析

1. 病因病机观

"不寐"一词首现于《难经·四十六难》"老人卧而不寐",以入睡困难、睡眠不深、睡后易醒、眠时较短等为突出表现。《灵枢·大惑论》:"卫气不得入于阴,常留于阳。留于阳则阳气满,阳气满则阳跷盛;不得入于阴则阴气虚,故目不瞑矣。"《素问·逆调论》有"胃不和则卧不安"之论。在《内经》时代对不寐发病的认识总以"阳不入阴、营卫失和、脏腑失衡"为主。后世张仲景《伤寒杂病论》将不寐分为两类,即外感少阴热化证之"心中烦,不得卧"和内伤虚劳病之"虚烦不得眠"。刘完素《伤寒标本心法荟萃》谈"懊恢烦心,反复颠倒不得眠"乃火热怫郁所致。《辨证录》提到"昼夜不能寐,心甚烦躁"与心肾不交有关。《类证治裁·不寐》认为"思虑伤脾"会导致"经年不寐"的发生。

新安王氏医家融汇前贤之理法,并结合自身实践,认为不寐发病,或忧思伤脾,气血亏虚,心神失养;或暴受惊恐,肝郁化火,扰动神明;或饮食不节,聚痰化热,内扰神明;或久病年高,肝肾亏损,脑髓不充,虚风内动;或起居失常,阳不入阴,心肾不交,神不安宅。其病位在脑,与心、脾、肝、肾关系密切。病机归于脏腑失调,阴阳失交。治疗上强调以补虚泻实、纠正脏腑偏颇为本,不一味堆砌养心安神之品,重视药后的情绪疏导。

2. 辨治经验

不寐病因复杂，涉及脏腑很多，故新安王氏医家遵从辨证审因、治病求本的思想，补其不足，泻其有余，以达到气血调和、阴平阳秘的状态，临证多法兼备，各有侧重，灵活处之。

（1）明证审因，从脑辨证施治

李时珍在《本草纲目》中强调"脑为元神之府"，重视脑的作用，其后新安医家汪昂博采众长，衷中参西，在《本草备要》中提出"人之记性皆在脑中"，拓展了中医脑理论的内涵。新安王氏医家继承前贤，又有所发展，认为"脑为髓海，精神所舍，宗脉所聚""心、肾精神皆荟萃于脑"，将不寐病位归于脑。王仲奇先生认为"胞脉属心，又通于脑"，心之精血可充养脑髓，心脑相关，应互相为用。若神劳事烦，暗耗心血，或营血亏虚，心神失宁，脑筋宗脉欠安而见夜寝不寐，强调心脑同归一治，主张养心安脑宁神。肾藏精，精生髓，肾髓上充于脑以养髓海而安脑神。《灵枢·海论》指出肾虚髓海失养，可见头晕目眩、耳鸣脑转、夜难安寝等症。新安王氏医家在医案中频频提及肾主精生脑，对于年高体虚或房劳过度或先天不足、后天失养者，强调肾脑同归一治，主张补肾填髓安神。

（2）肝肾同治，注意精神调护

《冯氏锦囊秘录》指出："是以壮年肾阴强盛，则睡沉熟而长；老年阴气衰弱，则睡轻而短。"肾虚在年老不寐发病中占有重要地位。肝肾之间，"精血同源"。精血可化气，气又分阴阳，肝肾阴阳之间同源互根又互为制约，维持动态平衡。肾水干涸，肝木失养，肾阴亏虚又累及肝阴，肝肾阴血俱亏，阳无所制，虚风内动，神魂失所，夜难安卧。新安王氏内科认为肝肾精血皆聚于脑以濡养之，若肝肾亏虚则"脑筋宗脉弗能宁静"，不寐易作。临证常以一贯煎加减，补益肝肾，育阴潜阳，并佐以宁心安神之品。肝主情志疏泄，不寐发作，重在情志。王仲奇先生告诫患者本病"以恬愉为务，无恚嗔之心"，治疗重在静养保摄，药物只能延缓病情进展。王乐匋先生嘱咐重症患者务必坚定治愈疾病的信念，建立规律的作息制度。

（3）交通心肾，调节阴阳升降

《灵枢·口问》："阳气尽，阴气盛，则目瞑；阴气尽而阳气盛，则寤矣。"阴阳消长及互相潜藏出入是睡眠的基础。《灵枢·邪客》指出："卫气独卫其外，行于阳，不得入于阴……故目不瞑。"阳不入阴，阴阳失交则会导致不寐。心主火属阳，肾主水属阴，心火下交于肾，以制肾水过寒而助真阳；肾水上济于心，又克心火亢盛而益心阴。若肾水亏虚无力上济心阳，或心阳不足失于温煦肾水，导致阴阳失济不能通达，发为不寐。王仲奇先生称心肾不交为"坎离失济"，即"坎中之阳虽欲上承，离中之阴不肯下交"，以致"阴阳不相交，精神不相守"而出现数夜难眠的病状。新安王氏内科重视交通心肾，常运用交泰丸加减，以期阳升阴降，精神通泰。

（4）重视心脾，不忘痰热扰神

《灵枢·营卫生会》："壮者之气血盛，其肌肉滑，气道通……故昼精而夜瞑。"可见气血充盛是睡眠的关键。脾为后天之本，主化生气血，营养周身，若脾虚失运，则化源匮乏，心神失养，夜难安寝。《素问·逆调论》指出："阳明逆不得从其道，故不得卧也。"饮食不节，或过食肥甘，酗酒无度，或宿食停滞，久积不消，或暴饮暴食，饥饱交互，以致脾胃功能受损，气机不畅，津液不行，壅滞化热，痰热互结，上扰清空而不得寐。此外，脾居中央为气机之枢纽，肾水升腾而心火下交皆赖脾气升发作用的正常发挥。新安王氏内科深谙脾胃在不寐病变中占有举足轻重的作用，临证注重心脾，气血两虚者以归脾汤加减，心脾同治，益气养血；痰热扰神者以黄连温胆汤加减，健脾和胃，清化痰热；且常在方药之中佐以半夏、秫米以调畅中焦，和胃安神。

3. 用药特色

新安王氏内科治疗不寐善用对药，如五味子与麦冬，黄连与竹茹，夜交藤与酸枣仁，磁石与青龙齿，黄连与肉桂，半夏、秫米与夏枯草等。

（1）五味子与麦冬

五味子味甘补益，主归心肾，可滋补心肾之阴而安心神。《医林纂要·药性》称其可"宁神，除烦渴，止吐衄，安梦寐"。麦冬味甘、微苦，性微寒，归肺、胃、心经，质地滋润，长于滋阴清热而除烦安神。新安王氏内科常两药合用滋阴养血，凝神助眠，对顽固性失眠疗效尤佳。

（2）黄连与竹茹

黄连味苦性寒，尤善清中焦湿热。竹茹甘寒清润，可入心经，既清痰热，又可除心烦。《本草述》称其可"除胃烦不眠"。两药相伍见于黄连温胆汤，有效缓解胆火夹痰导致的心烦不寐。

（3）夜交藤与酸枣仁

夜交藤药力平和，入心肝二经，可补心益肝而养血安神。《饮片新参》称其"养肝肾，止虚汗，安神催眠"。酸枣仁酸甘补敛，长于补心肝亏虚之阴血，为养心安神之要药，《名医别录》载其"主烦心不得眠"。两药常相须为用，治疗阴血亏虚以致心神失养的心悸、怔忡、失眠等症。

（4）磁石与青龙齿

磁石咸寒润下，质重沉降，镇坠与补益并行，尤擅镇惊安神，平肝潜阳。青龙齿味甘、涩，性凉，主入心肝经，生用镇惊安神兼可清心除烦，主治心神不宁、失眠多梦、身热心烦等症。新安王氏内科常两药合用取镇惊安神之功，以治不寐重症久治不愈者。

（5）黄连与肉桂

黄连苦寒，苦先入心，可清泻心火。肉桂辛甘大热，为补火助阳之要药，《本草求真》称本品"大补命门相火"。黄连与肉桂相伍取交泰丸之意，寒热并用，水火既济。现代药理研究发现，黄连小檗碱与肉桂醛联合使用可增强镇静催眠作用。新安王氏内科治疗虚烦不寐，证属心火偏亢、肾水过寒、心肾不交者，常二者相须为用。

（6）半夏、秫米与夏枯草

半夏主入脾胃二经，具有燥脾化痰、通降胃气、交通阴阳之功。《本草纲目》载其可除"目不得瞑"。秫米和胃安神，《本草纲目》称其"益阴气而利大肠"。半夏配秫米，是《内经》十三方之一，专为失眠而设。夏枯草具有和阳养阴的功效，《重庆堂笔记》记载"失血后不寐者服之即寐"。新安王氏内科以半夏、秫米及半夏、夏枯草两两相配治疗不寐，和脾胃，调营卫，通阴阳，助安眠。

4. 验案举隅

案 1 某患者，3 月 25 日初诊。

肾虚髓弱，阳浮神驰，宗脉弗静，头脑眩晕，腰俞作酸，小溲夜数，心中难过，夜寐多梦失安，脉濡弦，治以镇摄。辨为不寐肾虚髓亏，脑脉失养之证，治当补肾填髓，宁心安神。拟方：

左牡蛎（煅）三钱，青龙齿（煅）三钱，龟板（炙）八钱，石决明（煅）五钱（前四味先煎），生地黄六钱，潼沙苑三钱，金钗斛三钱，柏子仁（杵）三钱，甘枸杞（炒）二钱，甘菊花钱半，野豆料三钱，冬青子三钱，茯神三钱。

3 月 30 日二诊：夜寐较安，溲数较减，腰俞作酸，头脑昏蒙不清，脉濡数而弦。肾主精生脑，其脉循脊，开窍于二阴。仍以镇摄。拟方：

左牡蛎（煅）三钱，青龙齿（煅）三钱，龟板（炙）八钱，石决明（煅）五钱（前四味先煎），锁阳二钱，菟丝饼三钱，潼沙苑三钱，金钗斛三钱，覆盆子三钱，冬青子三钱，川杜仲（炒）三钱，甘枸杞（炒）二钱。

4月4日三诊：肾亏髓复，作强略强，夜寐较安，溲数已减，腰酸已愈，头目较清，唯四肢乏力，饱食则腹胁胀痛，脉弦。仍守原意，兼调脾胃。拟方：

左牡蛎（煅先煎）三钱，川杜仲（炒）三钱，锁阳三钱，覆盆子三钱，续断（炒）二钱，菟丝饼三钱，潼沙苑三钱，金钗斛三钱，益智仁一钱，广皮白钱半，佩兰三钱，陈六神曲（炒）三钱。

按：肾虚髓减，心神浮越，脑筋宗脉失宁，故心中难过，夜不安寝，头脑眩晕；腰为肾之府，肾精不足，以致腰俞作酸；肾开窍于二阴，肾虚不固，可见小溲频数。药用龟板滋肾填髓治其本，左牡蛎、青龙齿重镇降逆以安心神，石决明潜降空阳，引阳入阴；生地黄、甘枸杞仿一贯煎之意，滋补肝肾以生精血；杜仲、续断补肝肾，强筋骨，治肾虚腰痛之症；潼沙苑、金钗斛、冬青子滋补肾阴，固精缩尿；柏子仁、茯神交通心肾，安神定志。诸药合用共奏补肾填髓，镇摄安神之功。二诊之后诸症均大减，仍守原法。三诊因饱食伤及中焦，又添腹胁胀痛之症，先生酌情添入佩兰、神曲之类健脾化湿，以期肠胃调，安卧可。

案2 某女，8月10日初诊。

营阴不足，心神失宁，宗脉欠静，夜难安寐，山根、眉棱胀痛，时或心悸，动觉气短、口干、掌热，尺脉较弱。辨为不寐营阴亏虚，心神失养之证，治以养营宁心，安神清脑。拟方：

珍珠母12g，玳瑁片12g，煅青龙齿15g，左牡蛎12g（前四味先煎），细生地黄12g，肥玉竹10g，麦冬10g，女贞子10g，北五味子3g，炙远志肉3g，炒酸枣仁24g，野茯神15g，首乌藤12g，夏枯草10g。

8月14日二诊：心悸较宁，仍难入寐，寐后较前见酣，掌热亦轻，唯日来鼻塞咳嗽，眉棱胀痛较甚，脘腹亦痛，则兼夹外因之过。左脉较浮。守原法变通。拟方：

制灵磁石18g，煅青龙齿15g（前两味先煎），野茯神15g，炙远志肉3g，炒酸枣仁24g，夜交藤12g，夏枯草10g，蔓荆子6g，辛夷6g，香白芷6g，白蔻仁3g，炒灵脂10g，煨川楝子5g，炒沉香曲5g。

8月16日三诊：外因已却，诸恙递减，再以养营、宁神、清脑缓调之。

按： 本案患者为女性，多因忧思太过，暗耗阴血以致心失所养，脑筋宗脉失宁，出现夜寐难安、心悸气短等症，阴虚生内热，虚火内扰，则见口干、掌热。因心脑有因，相依为用，治从养营、宁心、清脑之法。投以珍珠母、玳瑁、龙齿、牡蛎等咸寒质重之品重镇安神，兼开脑窍；五味子、麦冬仿生脉散之意，配以生地黄、玉竹可滋养心脉，清热除烦；茯神与远志醒脑开窍，安神益智；夜交藤、酸枣仁配伍养心安神；夏枯草调营卫，和阴阳，是治疗不寐证佳品。诸药合用，已获佳效，二诊寐后见酣，掌热亦轻。因患者感受外邪，治当标本兼顾，守原法变通，酌情加入蔓荆子、辛夷、香白芷等散风寒、宣鼻窍。三诊再守既效之法，收效显著。

案3 某女，62岁。1992年5月9日初诊。

不寐，长期以来借助"安定"方能入眠，且药量逐渐增大，神色委顿，心烦躁，下肢间作抽掣，舌红无苔，脉濡细。辨为不寐肝肾亏虚，心神失养之证，治当滋补肝肾，养心安神。拟方：

夜交藤30g，炙甘草6g，磁石30g（先煎），女贞子10g，生白芍10g，北五味子6g，沙苑子、白蒺藜各12g，旱莲草10g，干地黄18g，茯神12g，青龙齿20g（先煎），酸枣仁10g，火麻仁10g，炒延胡索10g，煨川楝子10g，钩藤10g。

1992年5月16日二诊：药后疗效显，可入睡6小时之久，两下肢抽掣偶作。自觉神清气爽，拟上方加甘枸杞15g。三、四、五、六诊仍以原方出入。患者神色日振而夜能安卧，安眠药基本停用。后因气候渐趋热，停服中药。

8月22日七诊，前方药证相安，两下肢筋脉抽掣已大体未作，但近来夜寐偶有烦躁，略有咳逆，舌红无苔，脉濡细，守原出入。拟方：

夜交藤30g，煨天麻10g，桔梗6g，生白芍10g，青龙齿20g（先煎），甜百合18g，前胡6g，炒延胡索10g，干地黄18g，磁石30g（先煎），生甘草6g，金铃子10g，茯神12g，炒淮小麦30g，鸡血藤30g。

按：本案患者长期服用安眠药，属顽固性失眠，辨证为心、肝、肾三脏之阴俱亏，以肝肾亏虚为本。病程缠绵日久而见神色委顿，头晕目花；肝肾亏虚，风阳内动，以致下肢抽掣间作。全方以滋补肝肾为主，益心宁神为辅。方中夜交藤、生白芍、干地黄是先生滋补肝肾的常用对药，女贞子、旱莲草滋肾阴，白蒺藜壮肾阳，六药合用以治其本；炙甘草、北五味子、酸枣仁、茯神皆酸甘之品，既可养营阴，又可益心神；磁石、钩藤、沙苑子，潜镇息风，潜降肝阳；再以龙齿一味，重镇以安心神。如此肝肾久亏得以滋润，心阴得养，阴阳调和而神安。初诊已获佳效，再诊仍以原方加甘枸杞，巩固疗效。后期因新感外邪以致烦躁又作，故仍守原法，掺入生甘草、桔梗、前胡等祛风散邪，宣肺止咳，即可收效。

案4 某女，39岁。2016年11月20日初诊。

夜寐难安，入睡偏迟，口苦口干且黏，但不欲饮，颜面常年有痤疮；月经周期正常，但量少，夹血块，3天即尽；大便溏薄，当脘痞胀，易泛吐酸水。脉微细弦，舌淡红，苔薄白。辨为不寐湿热内蕴，上扰心神之证，治以清化湿热，宁心安神。拟方：

当归10g，炒黄芩12g，炒黄连10g，炒黄柏10g，蒲公英20g，茯苓20g，泽泻12g，生白术12g，法半夏12g，炒陈枳壳12g，煅瓦楞子15g，甘松10g，青橘叶12g，夏枯草15g。

2016年12月4日二诊：前从湿热内停，气机着滞之候入治，以当归六黄汤化裁，痞胀、泛酸、口苦且干诸症有明显改善。脉微细弦，舌淡红，苔薄白，再守原方出入。拟方：原方去煅瓦楞子、甘松，加夜交藤30g、酸枣仁20g、合欢皮

20g、熟女贞子 15g、旱莲草 15g。

按：湿热上扰清空，则夜寐不安；湿热内停中焦，气机升降失调则见口苦口干且黏，但不欲饮；湿热困脾，脾失健运，大便溏薄，当脘有痞胀之感；郁火上炎颜面，故颜面常年有痤疮。证属湿热内停，脾胃受困，气机着滞。当归六黄汤原意为清虚热，滋阴津，泻虚火，从当归六黄汤化裁，去生地黄、熟地黄、黄芪，加大炒黄芩、炒黄连、炒黄柏剂量，分别至 12g、10g、10g，意在加强清热燥湿以助运化；茯苓、泽泻、生白术健脾以利湿热之邪从小便而出；再配炒陈枳壳、青橘叶，以资行气，气行则津液不聚；夏枯草、法半夏二药引阴入阳，疏肝和胃安神。药证相安相和，二诊诸症均有明显改善，仍守原法变通。前方加合欢皮去煅瓦楞子、甘松以解郁安神，又因湿热之邪易耗伤肝肾真阴，故加二至丸滋补肝肾之阴，再佐茯苓、夜交藤两药，以增强睡眠质量，巩固疗效。

新安王氏内科认为不寐主要由脏腑气血紊乱，阴阳失交所致，临证圆机活法，从脑入手，补肾填髓，养心安脑宁神；肝肾同治，注意精神调护；交通心肾，调节阴阳升降；重视心脾，不忘痰热扰神；善用药对，如五味子与麦冬，黄连与竹茹，黄连与肉桂，夜交藤与酸枣仁，青龙齿与磁石，半夏、秫米与夏枯草等，各有侧重，收效显著。

九、新安王氏内科论治泄泻经验

1. 病因病机及治法方药

新安王氏医家宗《内经》"湿胜则濡泻"之论，据《景岳全书》"泄泻之本，无不由于脾胃"之说，认为泄泻致病之内因与脾虚关系最为密切，外因与湿邪关系最大，强调"脾虚湿胜"为发病之关键。脾虚失运，水谷不化精微，湿浊内生，抑或湿邪困脾，脾失健运，均可致肠道分清泌浊、传导功能失司，遂成泄泻。

泄泻的临证治疗，《证治汇补》云："凡泻皆兼湿，初宜分理中焦，次则分利下焦，继以风药燥湿，久则升举元气。滑脱不禁，然后涩之。其间风胜，兼以解表；寒胜，兼以温中。虚弱补益，食积消导，湿则淡渗，火则清凉，痰则涌吐，陷则升提。随症而用，不拘次序。"新安王氏医家遵先贤之旨，针对上述病机，以健脾化湿为治疗大法，根据患者年龄、体质、饮食、情志及患病季节等不同，配合芳香醒脾、升阳补脾、温阳运脾、养阴润脾、理气调脾及固涩止泻等法，疗效显著。

（1）健脾化湿，注重运脾醒脾

湿为阴邪，易碍气机、伤阳气，阳气不振则气行亦不畅，湿、食皆可内停，唯有振奋脾阳、脾气，方能使气机畅通，湿、食得化。新安王氏医家认为，治泻健脾不宜只补脾气，而贵在运脾和醒脾。临床不仅要注意以行气、利湿、消食之品运脾，还常加入芳香之品以醒脾，从而提振脾阳、脾气。临证多用藿香正气散、藿朴夏苓汤、四苓散、平胃散、参苓白术散、萆薢分清饮、二陈汤等化裁，常选炒枳壳、陈皮、炒青皮、橘红、炒延胡索、石菖蒲等行气运脾，茯苓、泽泻、车前子、猪苓、萆薢、薏苡仁、玉米须等利湿运脾，炒神曲、炒麦芽、炒谷芽、炙鸡内金等消食运脾；佩兰、藿香、苍术、草果、砂仁、白豆蔻等芳香醒脾，制厚朴、法半夏等燥湿醒脾。

（2）健脾止泻，注重升阳举陷

《素问·阴阳应象大论》曰："清气在下，则生飧泄。"是谓脾虚日久，脾不升清或脾气下陷，易致水谷不化，而成泄泻。《医门棒喝》云："升降之机者，在于脾土之健运。"遵《内经》"虚则补之""下者举之"之旨，新安王氏医家认为，治泻贵在升阳举陷，临证多用补中益气汤等化裁治之，常选葛根、黄芪、升麻、柴胡等鼓舞脾胃清阳上行。又因风能胜湿，《医宗必读》曰："如地上潦泽，风之即干"，新安王氏医家善用炙防风等风药，有时亦喜用米炒荷叶等升浮之品，提升清气，清气一升，浊阴乃降。

（3）温中健脾，注重温肾助阳

泄泻总不离乎湿。脾为湿困，日久必致脾阳虚损而温升无力，故治泻温中健脾之法不容忽视。遵《温热论》所言"先安未受邪之地"，新安王氏医家主张脾阳有赖肾阳之温养，故欲温脾阳，必助肾阳。临证多用真人养脏汤、醉香玉屑散、附子理中汤、四神丸等化裁治之，常选草果、吴茱萸、炒小茴香、炮姜炭、白豆蔻、砂仁等温脾，补骨脂、淫羊藿等暖肾，肉豆蔻、公丁香、益智仁、熟附子、乌药温脾暖肾。其中，吴茱萸、公丁香、炒小茴香、熟附子、乌药尚能温阳散寒以止痛，故伴腹痛时常酌情选用。值得注意的是，温药性燥，不可多用久用，当中病即止，以免伤津耗液。同时，久泻之人常可配伍收敛固涩之品，金樱子、赤石脂、禹余粮、罂粟壳、仙鹤草、石榴皮等酌情添之，效果显著。

（4）固护脾阴，注重酸甘化阴

久泻之人必伤阴液，新安王氏医家常于温脾暖肾药物基础之上加入怀山药、白扁豆、石斛等补益脾阴之品，正如《金匮要略》附子粳米汤中之附子与粳米，温润相配，使其温而不燥，润而不滑。临床许多老年患者久泻不止，屡用健运脾胃、芳香化浊、淡渗利湿等法而疗效不佳，脾胃运化功能受损，易致饮食停滞，日久则化热伤阴。故临证时，固护脾阴乃第一要务，留得一分津液，便有一分生机。酸甘化阴之品，不仅能固护脾阴，而且能收敛止泻，常选五味子、木瓜、石榴皮等味酸之品，属标本同治之法。

（5）健运脾气，注重抑肝调气

《素问·玉机真脏论》曰："肝受气于心，传之于脾。"《金匮要略·脏腑经络先后病脉证》云："见肝之病，知肝传脾，当先实脾。"故肝气郁结或肝阳上亢，疏泄失司，久必横逆乘脾导致脾虚。又曰："脾土一虚，肝木乘之。"故肝脾之间相互影响，肝愈旺，脾愈虚。清·叶桂《临证指南医案》所云"阳明胃土已虚，厥阴肝风振动"，亦常为久泻之病机，"培土必先制木""疏肝则脾安"。新安王氏医家临证多用痛泻要方或天麻钩藤饮等化裁治之，常选郁金、柴胡、炒白芍、白蒺藜、川楝子、青橘叶、生石决明、钩藤诸药，可疏肝行气、养血柔肝、平肝潜阳，俾肝气条达，脾气乃健。

2. 验案举隅

案1 金某，戈登路。1939年7月13日初诊。

耄耋大年，精神矍铄，松柏之姿，难能可贵。脉来弦缓而滑，来去悠扬。近日来便溏或泻，肛门时有作坠欲遗之状，此盖得之饮食失和，脾失健运，清阳下陷不举，久则恐耗及肾命元阳耳，亦未可疏忽也。方：

蒸於术3.6g，炒白芍6g，煨肉果3g，制禹余粮9g（先煎），炙黑青防风3g，炒陈六神曲 9g，茯苓 9g，罂粟壳 4.5g，益智仁 2.4g，炒谷芽 12g。

7月17日二诊，高年气虚，脾失健运，清阳不举，日前溏泄，肛间作坠欲遗，今已轻愈，唯清浊分泌未清，气不化津，大便未实，日舌稍觉作干，脉弦缓而滑。仍以升阳健脾，分泌清浊可也。方：

蒸於术 3.6g，炒白芍 6g，益智仁 2.4g，茯苓 9g，煨肉果 2.4g，炙黑青防风 2.4g，炒薏苡仁 9g，罂粟壳 4.5g，宣木瓜 3g，橘红衣 3g，米炒荷叶 9g，金钗斛 6g。

按：患者因饮食失和，脾失健运，清阳下陷不举，遂致肠腑传化功能紊乱，出现便溏或泻，肛门时有作坠欲遗之状。王仲奇先生考虑其年高气虚，恐伤及肾中元阳，方取"真人养脏汤"加减化裁入治。方中炙防风味辛而甘、气温，气味俱薄，浮而升，可升阳气而醒脾，且风又能胜湿，李东垣曾谓"若补脾胃，非此引用不能行"，即引诸药入脾经。药后5日，溏泄、肛间作坠欲有所缓解，唯大便未实，原方稍做调整，加炒薏苡仁、木瓜，与白术、茯苓合用可"利小便以实大便"；时值暑月，加米炒荷叶升发清阳、兼以清暑利湿，以兴脾主运化之功。诸药相伍，一则补脾益肾、利水渗湿以治本，一则升提下陷阳气，以求浊降清升，脾胃调和，诸症自愈。

案2 朱某，男，26岁。1981年4月13日初诊。

自去年5月以来，腹部胀痛，大便失调，或一日二起，或二日一行，便溏而伴有黏液，延缠至今，头昏肢软，时或心慌，脉濡弦。姑以和腑分清，用醉香玉屑意。方：

苍术 6g，制川朴 4g，炒青皮 4.5g，煨草果 4.5g，炙鸡内金 10g，公丁香 2.5g，炒泽泻 10g，车前子 10g（布包），仙鹤草 15g，桔梗 9g，淡吴茱萸 2.5g，炒延胡索 6g，石榴皮 3g。

按：患者系脾胃虚损日久，不能受纳水谷和运化精微，水反为湿，谷反为滞，清浊不分，混杂而下成泄泻。治当温运中州之气机，助化胃中之积滞，疏利下焦之水道。治以醉香玉屑散（由平胃散合丁香、鸡内金、砂仁、泽泻、车前子组成）变通化裁，苍术、制厚朴、炒青皮取"平胃散"之意，消导利湿以治标；草果、丁香、吴茱萸振奋脾阳以治本，又助上药祛已聚之湿邪；炙鸡内金运脾消食，可化胃中停积之物；炒泽泻、车前子可通利水道，以实大便；石榴皮味涩收敛止泻；另加仙鹤草、桔梗，为王任之常用验方"仙桔汤"，对大便溏泄夹有黏液者甚效。标本兼顾，清浊自分，痛泻乃止。

案3 刘某，女，43岁，干部。

素有眩晕症、胆结石、胃脘痛病史。去夏曾做胆结石摘除手术。兹则眩晕时时举发难耐，大便恒溏，或则便泻，日行2～3次，心烦面赤。舌红少苔，脉细弦。此肝亢脾弱之质，风阳时动，脾乏升运。拟予平肝理脾、寒温同用。方：

土炒白芍10g，白蒺藜10g，柴胡8g，炒白术10g，煨天麻10g，煨川楝子10g，炒延胡索10g，台乌药6g，益智仁10g，生石决明24g（先煎），钩藤12g（后下），茯神12g，炙甘草4g，青橘叶10g。7剂。

二诊：上方服后，头眩稍减，大便已成形，日行1次。唯感双目视物不清。上方去柴胡、白术，加青葙子10g、密蒙花6g。此后每当眩晕、便溏复作，则以上方出入而获效机。

按：患者系肝亢脾弱之质，风阳时动，脾乏升运。临床上有眩晕、心烦面赤、舌红、脉弦等肝阳上亢属热的症状；同时又有大便溏泄、脉细等脾阳不升属寒的表现。王乐匋先生常谓："处方用药，当顺应脏腑寒热喜恶之性。"针对肝阳化风上扰之眩晕，兼见脾阳不振而便泻者，治疗应寒热并用，即平肝以凉、理脾以温，"泻肝木"同时兼"温脾土"，予"痛泻要方""天麻钩藤饮"加减。方中炒白芍、白蒺藜、柴胡、川楝子、青橘叶、生石决明、钩藤诸药，其性偏凉以调肝，可养血柔肝、平肝潜阳以息风；炒白术、炒延胡索、乌药、益智仁、炙甘草诸药，其性偏温，重在理脾，可益气健脾、温脾散寒以止泻。药物配伍恰合肝脾二脏寒热喜恶之性，疗效显著。

案 4 叶某之妻，66 岁。2007 年 3 月 17 日初诊。

饮食不洁，大便溏泄，时发时止，甚则日有数次，伴轻度腹痛；小便泡沫偏多，沉淀物呈白色，腰背酸痛。既往有糖尿病、脂肪肝、肾囊肿、骨质增生等病史。脉微弦涩，舌淡红苔薄白。以化湿健脾为法。方：

生薏苡仁、玉米须各 30g，白扁豆、金樱子各 15g，粉草薢、茯苓、炒白术各 12g，石菖蒲、煨肉果、北五味子、泽泻、益智仁各 10g。

药后诸症明显减轻，续服后大便溏泄得以控制，余症皆除。

按： 患者年逾六旬，阳气渐衰，脾失温煦，运化失常，加之误食不洁之物，损伤脾胃，遂致泄泻。脾虚湿胜系本证发生之根本，治当健脾化湿以止泻。患者兼有小便混浊、腰背酸痛诸症，则因年老且久病体弱，肾阳亏虚，下元不固，不能摄纳精微脂液；肾精亏损无以濡养腰府筋脉而成。方中炒白术、生薏苡仁、白扁豆合用，取"参苓白术散"益气健脾、渗湿止泻之意；草薢、石菖蒲同用，取"草薢分清饮"分清化浊之功；配伍茯苓、泽泻、玉米须渗湿利水，肉豆蔻温中涩肠，五味子补肾涩肠，共奏止泻之效；佐以金樱子、益智仁，既能温脾暖肾又可固精涩肠，以治小溲混浊诸症。

泄泻为病，临床上常表里兼有，虚实并存，故不可执一证一方。新安王氏医家圆机活法，同病异治，常在主证主方基础之上，针对兼证灵活化裁治疗，用药轻清灵动，不尚厚重，其中王仲奇、王任之方中单味药剂量多为 2～6g，尤擅于平淡之中取效。

十、新安王氏内科流派论治带下病经验

1. 学术经验

（1）重视奇经论治

新安王氏流派在病机上认为妇科带下病和奇经密切相关，在医案中王氏医家每多提及"从奇经调治"，可见非常重视奇经论治。这里的奇经，主要指冲脉、任脉和带脉。带脉围腰腹一周，不能约束，故而带下。《女科证治约旨》说："若外感六淫，内伤七情，酝酿成病，致带脉纵弛，不能约束诸脉经，于是阴中有物，淋沥下降，绵绵不断，即所谓带下也。"此外，冲任二脉俱起于胞中，冲为血海，为十二经气血汇聚之所，是全身气血运行的要冲。任脉为"阴脉之海"，总任一身之阴精，《四圣心源》曰："带下者，阴精之不藏也……五脏之阴精，皆统于任脉。"王仲奇先生认为带下乃"冲任脉海虚滑，筋骨宗脉失养"。因此王氏医家在病机中重视奇经，根据临证表现不同又分为虚实两端，而施以不同治法，但总以调治奇经为要。

（2）重视健脾化湿

《傅青主女科》说："夫带下俱是湿症。""脾土受伤，湿土之气下陷，是以脾精不守，不能化荣血为经水，反变成白滑之物，由阴门直下。"新安王氏医家在带下病的治疗中非常重视化湿法。其湿之为患，或由居处潮湿而致的外湿，或由脏腑不和而致的内湿，如肝郁气机郁滞，水停为湿；脾虚失于运化，水聚为湿；肾虚失于温化，水泛为湿……湿邪注于奇经，从而导致带下绵绵不止而成带下病。久之化热，或累及他脏，则带有青、黄、赤、白、黑之变。新安王氏医家在治疗中秉承古法，重视化湿为治。在脏腑关系中，脾虚为本，湿邪为标，当首以健脾化湿为法。当然，根据其寒热属性不同可分别加用寒温之品。

（3）重视清肝调营

女子以肝为先天，带下病同样与肝密切相关。一方面，肝主疏泄，通调三焦气机，气行津行，若肝疏泄不及，水津不布，停而为湿，下注奇经；或由肝气郁结，郁而化火，煎熬津液，下迫奇经；或由肝气横逆，脾土受伤，水湿下注，均可导致带下之病。同时，足厥阴肝经亦走行阴部。傅青主的完带汤就是治疗肝郁脾虚的代表方剂，"大补脾胃之气，稍佐以疏肝之品，使风木不闭塞于地中，则地气自升腾于天上，脾气健而湿气消，自无白带之患矣"。方中白芍柔肝缓急，柴胡、荆芥升提开达肝木之气。新安王氏医家亦非常重视带下与肝的关系，尤其是有脉弦数之时，常常从清肝调营为法。《临证指南医案·肝风》谓："肝为风木之脏，因有相火内寄，体阴用阳，其性刚，主动，主升。肝性喜条达而忌抑郁，肝郁始因于情怀不遂、七情失节、五志过极、日久可化热化火，故肝热宜清。"

2.临床用药特色

新安王氏医家在治疗带下病中善用对药，每获良效，主要有：山药、白果、芡实；乌贼骨、白鸡冠花；龙骨、牡蛎；石决明、龟板；杜仲、续断；白蔹、椿樗白皮、败酱草等。

（1）山药、白果、芡实

山药，味甘，性平；归肺、脾、肾经。补脾养肺，固肾益精，补而不腻，香而不燥。历代医家盛赞山药为"理虚之要药"。白果,味甘、苦、涩,性平,具有收涩之功而固下焦。《本草纲目》言能"止白浊",《本草便读》称可"下行湿浊化痰涎"。芡实性味甘、涩,性平;归脾、肾经。有补脾止泻、益肾固精、祛湿止带等功,具有补而不峻、防燥不腻的特点。《本草求真》谓:"山药之补,本有过于芡实,而芡实之涩,更有甚于山药。"白果收涩止带,兼除湿热,傅青主谓其能引药"入任脉之中",使止带之功"更为便捷"。王氏医家深以为然,以此三药相配伍,重在补涩,兼以清利,使肾虚得复,热清湿去,标本同治则带下自愈。

(2)乌贼骨、白鸡冠花

乌贼骨,又名海螵蛸,温涩收敛,有固精止带之功。《本经》曰:"主女子赤白漏下经汁,血闭……"白鸡冠花,清热止血,收敛止带,《本草纲目》云:"治痔漏下血,赤白下痢,崩中,亦白带下,分赤白用。"王氏医家常用乌贼骨、白鸡冠花二药配伍,温中有凉,收中有清。

(3)龙骨、牡蛎

龙骨味甘,性微寒,归心、肝二经;牡蛎味咸,性微寒,归肝、肾二经。二者均有平肝潜阳、收敛固涩之功,龙骨尤善镇静安神,牡蛎长于软坚散结。在带下病中,王氏医家以煅龙骨、煅牡蛎相须为用,起收敛固涩止带之效。

(4)石决明、龟板

石决明,平肝清肝,《医学衷中参西录》记载:"味微咸,性微凉,为凉肝、镇肝之要药。"煅用具有收敛之性。龟板咸寒,滋阴潜阳,滋补肝肾之阴以固冲任,《本经》云"主漏下赤白",《本草纲目》称"其甲以补心、补肾、补血,皆以养阴也"。二者相配,清肝之中又有收涩之效,王氏医家常常将其用在肝热型崩漏、带下病的论治中。

（5）杜仲、续断

杜仲、续断二药，同入肝肾经，补肝肾，强筋骨，二者常相须配伍使用。杜仲甘温，长于补养，有补而不走之特点；续断甘辛苦温，长于活血通络，有补而善走的特点。二药相配，药力倍增，疗效加强，补而不滞。王氏医家在妇科病中常用于调补肝肾，盖取"奇经之脉，隶于肝肾为多"之意。

（6）白蔹、椿樗白皮、败酱草

白蔹，味苦、辛，性微寒，苦寒清泄、辛散消肿，有清火解毒、消肿止痛的作用。椿樗白皮，涩肠燥湿，《本草备要》记载："苦燥湿，寒胜热，涩收敛。入血分而涩血去肺、胃之陈痰。治湿热为病，泄泻久痢，崩带肠风，梦遗便数，有断下之功。"败酱草，味辛、苦，有清热解毒、祛瘀排脓等功效。白蔹、椿樗白皮、败酱草三药相配，王氏医家多将其用于湿热下注型带下者，常见有带下色黄，伴有腥臭味。

3. 验案赏析

案 1 朱某，白克路。7 月 28 日初诊。

冲任脉海虚滑，筋骨宗脉失养，头眩耳鸣，腰脊痛，肢体酸，带下频，气力虚乏，脉濡涩。治以温煦补养。遣方如下：

左牡蛎（煅）9g（先煎），白龙骨（煅）9g（先煎），紫石英（煅）9g（先煎），甘枸杞（炒）6g，淡苁蓉6g，菟丝子9g，沙苑子9g，当归6g（蒸），川杜仲9g，续断（炒）6g，茯神9g，桑螵蛸（炒）6g。

八月初六二诊：头眩稍宁，耳鸣未净，腰脊肢体酸痛，左肋络中难过欠适，带下仍频，脉濡弦涩。脉海虚滑，奇恒为病。仍治以温煦补养。遣方如下：

左牡蛎（煅）9g（先煎），白龙骨（煅）9g（先煎），石决明（煅）12g（先煎），龟板（炙焦黄）15g（先煎），紫石英（煅）9g（先煎），甘枸杞（炒）6g，菟丝子 9g，潼沙苑 9g，川杜仲 9g，续断（炒）6g，金钗斛 6g，鹿角霜 1.5g，桑螵蛸（炒）6g。

按： 王氏医家认为，带下病与冲任密切相关，然分虚实两端。该例患者属于冲任不足之虚证，王仲奇先生认为其病机乃"冲任脉海虚滑，筋骨宗脉失养"。冲任虚亏，失于充养，故见头眩耳鸣、腰脊肢体酸疼、气力虚乏等症；失于固摄，故见带下频仍。治疗上则以温煦补养为法。综观全方，充分体现了这一原则。方中煅龙骨、牡蛎相须为用，收敛固涩；紫石英，其性暖而补，温肾暖宫；因"奇经之脉，隶于肝肾为多"，肝肾不足，八脉空乏，筋骨宗脉失养，故方中以甘枸杞、淡苁蓉、菟丝子、沙苑子、当归等补益肝肾；腰为肾之府，杜仲、续断亦为王氏医家常用药对，同入肝肾二经，补肝肾、强筋骨，相须配伍；茯神宁心安神；加桑螵蛸亦取补肾固涩之意。二诊，加入血肉有情之品龟板、鹿角霜等继续守方调治。

案 2 连某，育仁里。嘉平十一日初诊。

经净未几旋又复来，且不爽适，少腹右旁有形作痛，带频白韧，腿肢酸痛，头目不清，脉弦涩而濡。治以清肝和营，用调经带。遣方如下：

龟板（炙焦黄先煎）15g，石决明（煅先煎）12g，粉丹皮（炒）1.5g，忍冬藤 9g，泽兰 9g，白蒺藜 9g，金钗斛 9g，卷柏（炒）1.5g，地肤子 9g，茯苓 9g，乌贼骨（炙）9g，白鸡冠花 1.5g。

十二月十三日二诊：经行素迟，现已四十余日未至，前期未能畅适，经净未几旋又复来少许。血虚肝亢胃弱，夜不得寐，天曙始寐，食欲不健，带白且韧，业已渐减，脉弦涩。仍以清肝和营，以调奇经。遣方如下：

龟板（炙焦黄先煎）18g，石决明（煅先煎）12g，丹参 6g，泽兰 9g，茺蔚子 6g，金钗斛 6g，忍冬藤 9g，白蒺藜 9g，茯苓 9g，卷柏（炒）3.6g，乌贼骨（炙黄）9g，白鸡冠花 9g。

三诊：带淋已愈，食欲渐强，胃脘舒畅无胀闷运迟之患，唯经事两月不转，

脉濡涩。仍以清肝养营为调理之计。遣方如下:

当归(蒸)6g,白芍(炒)6g,金钗斛6g,茯神9g,甘枸杞(炒)6g,丹参6g,潼沙苑6g,茺蔚子(炒)6g,泽兰9g,橘红衣3g,无花果6g,代代花7朵,茜根(炒)3.6g,乌贼骨(炙黄)9g。

按:肝主疏泄,肝主藏血。肝气过亢,则疏泄无度,经期不定,见"经净未几旋又复来"。肝性喜条达而忌抑郁,肝郁日久可化热化火。脉证合参,王仲奇先生以为该例患者之带下,属于肝火而致,肝火煎熬津液,下迫奇经而致带下频仍。肝木乘于脾胃,受纳运化失司,故而食欲不健。肝体阴而用阳,肝疏泄正常,气机调畅,血运畅达,肝主藏血方能保障;若疏泄失常,则藏血功能随之异常,营血不和,少腹作痛。因此先生认为治疗当清肝和营,调理经带。方中药对石决明、龟板为王氏医家经带之病常用药对,清肝之中又有收涩之效;乌贼骨、白鸡冠花,固精止带;其余药物如粉丹皮,清热凉血,泽兰活血利水,忍冬藤通行经脉而止腹痛。

案3 郭某,女,45岁。1982年2月13日初诊。

带下频已一年左右,色如蛋清,伴臭味;少腹乍痛,腰痛腿酸,容黄面浮,午后足肿,动辄心慌,经事提前一周左右,脉濡数。始从奇经调治。遣方如下:

炒怀山药10g,苏芡实10g,银杏肉(去心)9枚,炒川黄柏4.5g,败酱草12g,白薇6g,椿樗白皮12g,鸡冠花6g,炙金毛脊10g,炒怀牛膝10g,蒸菟丝饼10g,炒续断6g,炙乌贼骨10g。

2月23日二诊:带下见减,秽臭之气减轻,腰痛腿酸好转,面浮足肿减退,唯少腹乍痛如前,脉濡弦。仍守方加减:上方减银杏肉、炒黄柏,加炙乳香、炙没药各4.5g,炒五灵脂10g。

按:新安王氏医家在带下病的治疗中非常重视化湿为法。该例患者带下频仍一年之久,湿邪注于奇经,从而导致带下绵绵不止而成带下病。虽仍从奇经调治,但重在健脾化湿为法。病程日久,脾虚及肾,失于充养可见腰疼腿酸,容黄面浮;

运化水湿不及，则见午后足肿，脉濡为虚为湿。同时，日久湿必化热，故带下伴有臭气、心慌不安、经期提前均为有热。因此，王任之先生健脾补肾化湿清热，标本同治，调治奇经而收效。方中山药、白果、芡实为先生常用药对，取傅青主易黄汤之意，直入奇经，脾肾同补，同时化湿清热；黄柏、败酱草、白蔹、椿樗白皮等亦为先生常用药物，清热化湿；腰为肾之府，金毛脊、怀牛膝、菟丝子、续断补肾暖腰；鸡冠花、乌贼骨为王氏医家常用药对，固精止带。全方标本同治，充分体现了王氏医家治疗特点。二诊时，诸症皆减，少腹疼痛，气血不和，不通则痛，加入乳香、没药、五灵脂调肝和营。

案4 夏某，女，58岁。1982年8月18日初诊。

经绝多年，稍有带下，近两周来带下频，色如黄水，少腹坠胀，头昏乏力，脉濡弦。从奇经调治。遣方如下：

炙柴胡4.5g，全当归10g，茯苓10g，炒白芍6g，怀山药10g，苏芡实10g，银杏肉（去心）9枚，炒黄柏4.5g，败酱草12g，白蔹6g，椿樗白皮12g，鸡冠花6g，炙乌贼骨10g。

按：该患者带下频仍，色如黄水，属于黄带，《妇人大全良方》云："若伤于足太阴脾之经，则其色黄如烂瓜。"脉证合参，脉濡弦，当属肝郁脾虚证。肝气横逆，脾土受伤，水湿下注，郁而化热。方中以柴胡、当归、白芍三药相配，取逍遥散方意，疏肝健脾；并以茯苓淡渗利湿；山药、芡实、白果三药取易黄汤方意，山药、芡实补脾益肾，固涩止带，二药"专补任脉之虚，又能利水"；白果收涩止带，兼除湿热，引药"入任脉之中"。此三药相配伍使肾虚得复，热清湿去。黄柏也是易黄汤中下焦清热燥湿佳品。而白蔹、椿樗白皮、败酱草三药相配，王氏医家多将其用于湿热下注型带下者，清热解毒，燥湿止带；鸡冠花、乌贼骨为王氏医家常用药对，固精止带。全方中取诸方之精华，定会收效。

案5 王某，女，30岁。2014年3月16日初诊。

自2013年8月生产二胎，行剖宫产术后，渐见身体虚弱，体倦乏力，精神疲惫，胸闷喜叹息，偶伴心慌气息短促，汗出偏多，月事正常，带下偏多，腰脊酸楚。脉细微数而弱，舌淡红苔薄。姑从补益气血、固本培元之法入治，兼顾疏肝解郁以畅气机。处方：

干地黄 12g，全当归 10g，炒白芍 10g，炒白术 10g，炙黄芪 30g，熟女贞子 15g，旱莲草 15g，生薏苡仁 30g，鸡血藤 30g，甘枸杞 20g，桑寄生 15g，椿樗白皮 15g，炙白鸡冠花 15g，怀山药 30g，生龙骨、生牡蛎各 30g（先煎），合欢皮 20g，广郁金 12g，绿萼梅 15g，炙甘草 10g。7 剂。

2014 年 3 月 23 日二诊：药后诸症均见明显减轻。唯腰脊仍觉酸楚，时或头晕欲呕，每在疲惫之际易于出现。再守原方出入。原方去广郁金、怀山药，加潞党参 30g，钩藤 12g（后入），淡竹茹 12g，杜仲 15g。7 剂。

按：本案患者为生产后气血不足，奇经不固，导致虚象由生，诸如身体虚弱、体倦乏力、精神疲惫、胸闷喜叹息等，属奇经虚证；无力固摄，而致带下量多。治疗中从温补之法，以补益气血、固本培元入治，兼顾疏肝解郁以畅气机。方中以干地黄、全当归、炒白芍三者滋补肝肾，盖"奇经之脉，隶于肝肾为多"，肝肾不足，则筋脉失养，此外肝体阴而用阳，养肝之体方能和其用，助肝之条达舒畅；炒白术、炙黄芪补益元气；熟女贞子、旱莲草二至补益肝肾，滋阴养血。上述方药主要从奇经调治，以补养为主治其本。然"带下俱是湿症"，脾虚失于运化，水聚为湿，下注于奇经，从而导致带下，因此方中又以白术、怀山药、生薏苡仁等健脾化湿；同时加以椿樗白皮、炙白鸡冠花等王氏医家治疗带下的常用药物，清热化湿，收涩止带。综观全方，标本同治，处方精当，故二诊时诸症均见明显减轻。唯腰脊仍觉酸楚，时或头晕欲呕，每在疲惫之际易于出现，再守原方出入，以固其效。

十一、新安王氏内科流派论治中风经验

1. 关于病因病机

对于中风病病因病机的认识，王氏医家宗《内经》"邪之所凑，其气必虚"之论，强调中风病以精血亏虚为其内因，而中风的病位则定位在脑，脏腑关系中重视肝肾。如王仲奇先生在医案中指出："心、肝、肾精血，皆荟萃于脑，故脑为髓海，宗脉所聚。"如果肝肾精血有亏，则"脑筋宗脉弗能宁静"，于是"目为之眩，耳为之鸣，头为之倾，坐卧行动如坐舟船中"。其在案中对此亦多有阐发，如治滨翁案云："脑者精髓之海，宗脉所聚，肾主精，生脑，肝脉入络脑。肝肾精血有亏，风邪乘虚入中。"田君案云："肾主精髓，脑为髓海，骨乃髓充……肾亏肝亢，阳易升举，血难下输。"精辟地分析了中风的病因病机，对于完善中风病病因病机学说以及脑病学说都有重要意义。

2. 关于治则治法

新安王氏医家代代相传，结合传统医学和西医学的观点，针对上述病机，在治则治法上灵活多变，重视补益肝肾、益气活血、化痰息风、标本同治。

（1）补益肝肾

新安王氏医家认为，肝肾精血不足为中风之本，肝肾精亏，水不涵木，肝阳上越，蒙蔽清窍，由是导致猝昏跌仆、口眼㖞斜、半身不遂诸症。故治疗当中重在固本，以滋补、育阴、涵濡的方法扶持阴分之不足，善用补益肝肾之法。如王仲奇先生治汪作翁喑痱一案，患者"头脑眩晕，记忆善忘，举步趑趄，有上实下虚之状，而语言亦滞涩欠利，脉濡稍弦""《经》旨内夺而厥则为喑痱"，故从肝肾论治，以淡苁蓉、金钗斛、潼沙苑、煅牡蛎、煅龙骨、炙龟板、覆盆子、炙远志、炒怀牛膝、甘枸杞（炒）、金毛脊（炙）、楮实子等为主方，俾精气复，宗脉荣，眩晕安，步履健，言语利，记忆稍强。后以膏方滋填肝肾、潜镇风阳，调理收效。再如王任之先生认为西医诊断的侧索硬化症，其主要临床症状与中医的喑痱相类似，因此在治疗此证型中风时，多从肝肾不足角度论治，常选地黄饮子为基本方加减。如治一例患者，起病已逾一载，始由右侧上、下肢乏力，活动不利，继则延及左侧上、下肢，刻见两手肌肉明显萎缩，右手不能摄筷，左手不能端碗，走路蹒跚难前，蹲下即难站起，近来并觉舌蹇语塞，脉濡弦。王仲奇先生辨证此喑痱之属，从肝肾论治，予地黄饮子化裁。药用：大熟地 12g，制附块 9g，麦冬 9g，金钗斛 10g，淡苁蓉 10g，巴戟天 10g，炙远志肉 6g，石菖蒲 3g，淫羊藿 10g，桑寄生 10g，锁阳 10g，炒续断 6g，鹿衔草 10g。药后，舌蹇语涩、步履蹒跚均有好转，两臂上举较为有力，唯仍难端碗摄筷、蹲下仍难起立，并觉颈项酸痛，脉濡弦。守原方加减，治疗后诸症皆好转。

（2）益气活血

新安王氏医学内科流派在中风病的治疗中，一直把益气活血法作为其重要的治则治法。王氏内科流派认为"气虚、血瘀"是中风发病过程中非常关键的病理环节，"气虚血瘀"是中风病的主要病机特点，气虚为本，血瘀为标。气虚则无力行血而为瘀，瘀血阻滞脑之脉络，上气不足，脑脉气血运行不畅，气血无以濡养，温煦元神，使脑髓失养，神明失用，而致"气虚血瘀"之证。针对这一病机特点，治疗理应益气活血，使气盛而脉络通利。对应现代临床的脑血栓、脑出血，就中医病机而言，王氏内科也多认为"气血交阻，不能濡养筋骨"，在治法上主张"益气活血"。近年来王氏医家对益气活血法及其有效方药脑络欣通展开了深层次的研究，从多角度探讨了其多靶点、多环节的作用机制。脑络欣通，是新安王氏内科代表医家王乐匋针对缺血性脑血管病的临床验方，主要由黄芪、川芎、三七、蜈蚣等组成，可益气活血、息风通络，临床疗效显著。既往的实验研究已经表明，该方能够综合作用于血液流变学、血栓形成相关因素、血管舒缩影响因素、兴奋性氨基酸、NO 及 NOS、细胞因子、自由基损伤、神经细胞凋亡、神经营养因子、信号转导通路、神经干细胞等多个环节，从而达到改善脑血液循环、保护神经元的目的。如王任之先生治疗脑血栓患者，症见左侧手指摄握乏力，左下肢不能站立、行走，也不耐久坐，仅大踇趾稍能动弹，脉弦。治以益气活血为法，药用绵黄芪、全当归、红花、桃仁、川芎、鸡血藤等补气活血之药，并配伍干地龙、鹿衔草、淫羊藿、桑寄生、锁阳、炒续断、炒怀牛膝等补肾强腰膝之药，标本同治。

（3）化痰息风

新安医家孙一奎认为"若血浊气滞，则凝聚而为痰"，治疗"当以养血除风，顺气化痰为主"，提出"治痰先治气，治风先治血"，如此气顺则痰清，血行风自灭。新安王氏内科医家在辨治中风过程中，取诸家之长，方药也常加用息风豁痰之品。如《王仲奇医案》中所载一案"偏中在左，左肢麻木不遂已经十月之久，口向右歪，语言微謇，不时流涎，头眩，脉濡滑而弦"，认为有风痰在内，故"治以通隧清脑，息风豁痰"，药用：法半夏钱半，明天麻一钱，白蒺藜三钱，双钩藤三钱（后下），豨莶草（制）二钱，鹿衔草三钱，威灵仙二钱，鬼箭羽三钱，左秦艽钱半，远志肉（炙）一钱，茯神三钱，白茄根四钱，石楠叶三钱。又如《王任之医案》记载一 52 岁脑卒中、脑动脉硬化的男性患者，刻诊见"言语尚清，但不能多言，言多则舌謇，饮水或自口角流出，左侧上、下肢乏力，稍用力即发抖，头昏难以起坐，脉细弦"，治疗以"和阳息风，活血祛痰"为治。药用：炙败龟板24g，珍珠母 24g，左牡蛎 24g（前三味先煎），白蒺藜 10g，绵黄芪 10g，全当归10g，干地黄 10g，红花 4g，左秦艽 5g，制豨莶草 10g，葛根 30g，鸡血藤 15g，炙远志肉 6g，石菖蒲 3g。二诊时头昏痛较减，已能起坐，饮水不再自口角流出，左肢较前略为有力，然时仍发抖，脉濡弦。药证相安，守原方增损。药用：珍珠母 24g，左牡蛎 24g（前二味先煎），绵黄芪 10g，全当归 10g，干地黄 10g，红花 4g，左秦艽 5g，制豨莶草 10g，鸡血藤 15g，桑寄生 10g，炒怀牛膝 10g，炙白僵蚕 6g，制白附子 3g，葛根 30g。该患者初诊时肝肾不足为本，痰涎壅盛为标，因此处方以化痰息风通络为主，补益肝肾为辅。二诊后，疗效明显，患者口角流涎止，肢体较前有力，但仍有发抖的症状。王任之先生于原方中酌去化痰之品，增加补肝肾强筋骨之力，诸药合用，充分体现了标本同治之法。

3. 验案举隅

某男，61 岁。2010 年 3 月 11 日初诊。

2 月中旬因突发左上下肢异常麻木伴无力而入住中医附院神经内科，并拟诊高血压（Ⅱ级），脑梗死，及时采取相应治疗后症情缓解。刻诊面色晦暗，时有汗出，入夜尤甚，自觉左侧上下肢外侧有麻木沉重之感，走路欠稳，但语言表达准确，思维反应正常。脉来弦滑微数，舌质略有紫气，苔白腻少沫。证属风痰阻络，气虚脉痹，从益气化痰，息风通络入治。处方：

炙黄芪 50g，鸡血藤 30g，桃仁 12g，杜红花 12g，蜈蚣 2 条，制全蝎 5g，豨莶草 10g，鹿衔草 12g，炒怀牛膝 12g，法半夏 10g，淡竹茹 12g，广郁金 10g，炒川芎 10g，浮小麦 30g。

2010 年 3 月 18 日二诊：前以益气化痰、息风通络为法入治，面色渐见红活，汗出明显减少，左侧上下肢沉重紧束感见缓，麻木改善不明显。脉弦滑微数，舌质淡暗苔薄白微干，仍守原法出入。处方：

炙黄芪 50g，鸡血藤 30g，桃仁 12g，杜红花 12g，蜈蚣 2 条，制全蝎 5g，干地龙 10g，豨莶草 10g，鹿衔草 12g，法半夏 10g，淡竹茹 12g，炒怀牛膝 12g，炙僵蚕 10g，浮小麦 30g，生龙骨、生牡蛎各 30g（先煎），钩藤 15g（后入），炒川芎 10g。

2010年4月8日三诊：前以益气化痰、息风通络为法入治，左侧上下肢沉重紧束感大为减轻，麻木症状已日渐改善，面色渐见红活，汗出基本正常，夜寐尚安，血压稳定。脉来微弦滑，舌质淡红苔薄白少沫。再守原法出入，以续固其效。处方：

炙黄芪60g，鸡血藤30g，杜红花12g，桃仁12g，蜈蚣2条，制全蝎6g，干地龙10g，制豨莶草10g，鹿衔草12g，炙僵蚕12g，炒怀牛膝12g，炒川芎10g，干地黄12g，法半夏10g，淡竹茹10g，南沙参、北沙参各12g。

2010年5月1日四诊：前以益气化痰、息风通络为法入治，诸症均有明显改善，唯左侧上下肢偶有麻木情形，面色渐见红活，血压稳定，夜寐尚安，脉来弦滑，舌质淡红苔薄腻微黄。入夜视物有模糊感觉，再守原法出入。

炙黄芪60g，鸡血藤30g，桃仁12g，炒川芎12g，蜈蚣2条，制全蝎5g，干地龙10g，炙僵蚕2g，鹿衔草15g，豨莶草12g，干地黄12g，淡竹茹12g，炒牡丹皮10g，密蒙花10g，谷精草10g，炒怀牛膝12g。

按： 本例患者，年高体迈，元气不足，气虚无力，津聚为痰，血停为瘀。痰瘀痹阻，故左侧上下肢麻木沉重，走路欠稳诸症皆作。舌苔白腻，脉象见滑，此痰邪为患；舌质紫气，属血瘀在内。本虚标实，标本同治，予益气化痰、息风通经络之法入治。方从王氏经验方脑络欣通化裁，以大剂量炙黄芪大补元气，鸡血藤、桃仁、红花、炒川芎活血化瘀，以蜈蚣、全蝎、鹿衔草息风通络，以法半夏、竹茹、郁金化痰通络，佐以浮小麦敛汗，诸药相合，证药相安。故二诊时面色渐见红活，汗出明显减少，左侧上下肢沉重紧束感明显见缓。守原法出入，继续益气活血，化痰息风通络。待三诊时，麻木症状亦日渐改善。但因舌象略显伤阴之象，故在方中佐以南沙参、北沙参益气养阴，余仍守原法出入，以续固其效。四诊时诸症均已大幅改善，效不更方，仍以原方出入。然有虚火上扰于目出现入夜视物模糊感，于方中加入密蒙花、谷精草清肝明目类，炒怀牛膝引火下行。

十二、王仲奇辨治中风特色与临床经验的现代数据解析

新安名家王仲奇出生于医学世家，年轻时即以擅治外感和蛊胀等大疾名噪乡里，后更以疑难杂症誉满申江，成为当时中国名医和新安医家的杰出代表。仲奇承家学而能博涉诸家，变通化裁，常涉猎西医学，主张中西医互相学习，得到著名西医丁福保、顾毓琦、沈克非等人推崇。对脑的认识，先生别有会心，认为人身精血充足，则"脑为之满"，于是耳目聪明；如果肝肾精血有亏，则"脑髓宗脉弗能宁静"，于是"目为之眩，耳为之鸣，头为之倾，坐卧行动如坐舟车中"。这些证候，虽以肝肾病变来解释，其实都与脑气相关。1992 年安徽科技出版社出版了《王仲奇医案》，是书收载医案 709 案，分为 40 门。其中风门详载中风诸案，其治疗特色与临床经验对于中风的临床诊治大有裨益。古今医案云平台是由中国中医科学院中医药信息研究所临床应用信息研究室，在中医医案研究及数据积累基础上，总结凝聚中医医案研究方法及应用模式开发的中医药综合性软件。本文旨在运用古今医案云平台解析新安名家王仲奇辨治中风医案特色与临床经验。

1. 资料及方法

（1）医案筛选

《王仲奇医案》之中风门中所载医案，每则医案均取到二诊，共收集医案 43 首，并将方中中药剂量统一换算成克（g）。

（2）分析系统

古今医案云平台 V1.4，中国中医科学院中医药信息研究所临床应用信息研究室开发。

（3）医案录入

依据软件界面，逐项录入临床症状、舌苔、脉象、治法、中药，由临床中医医师审核，确保数据录入准确，分析结果稳定。

（4）数据分析

将所录医案加入分析池并点击相应模块分析临床症状、舌苔、脉象、治法、中药等分布情况和四气、五味、归经雷达图，并利用多维分析对症状及中药进行社团分析和聚类分析，所有统计数据均取前 20 项，不足 20 项者以实际统计项数为准。

2. 结果

（1）临床症状分布情况

从四诊模块的症状统计分布图中可以看出，中风发病，临床以头眩头晕、口喝语謇流涎为主，头面部症状占据前 20 种症状的 53.49%。伴以举步浮荡不稳，筋瘛肢麻甚厥，神思恍惚心悸。见图 6，表 13。

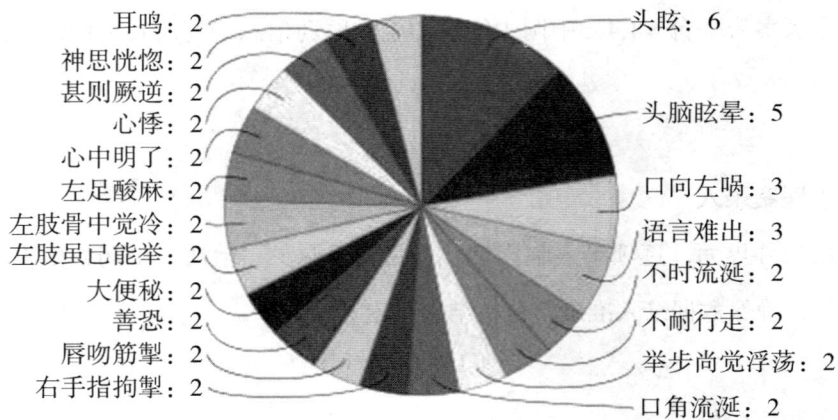

耳鸣：2
神思恍惚：2
甚则厥逆：2
心悸：2
心中明了：2
左足酸麻：2
左肢骨中觉冷：2
左肢虽已能举：2
大便秘：2
善恐：2
唇吻筋掣：2
右手指拘掣：2

头眩：6
头脑眩晕：5
口向左㖞：3
语言难出：3
不时流涎：2
不耐行走：2
举步尚觉浮荡：2
口角流涎：2

图 6　临床症状分布情况

表 13　临床表现统计

序号	临床表现	频次	百分比
1	头眩	6	13.95%
2	头脑眩晕	5	11.63%
3	口向左㖞	3	6.98%
4	语言难出	3	6.98%
5	不时流涎	2	4.65%
6	不耐行走	2	4.65%
7	举步尚觉浮荡	2	4.65%
8	口角流涎	2	4.65%
9	右手指拘挛	2	4.65%
10	唇吻筋掣	2	4.65%
11	善恐	2	4.65%
12	大便秘	2	4.65%
13	左肢虽已能举	2	4.65%

序号	临床表现	频次	百分比
14	左肢骨中觉冷	2	4.65%
15	左足酸麻	2	4.65%
16	心中明了	2	4.65%
17	心悸	2	4.65%
18	甚则厥逆	2	4.65%
19	神思恍惚	2	4.65%
20	耳鸣	2	4.65%

（2）脉象分布情况

从四诊模块的脉象统计分布图可以看到，中风脉象中的弦脉在前 20 种脉象中占据了 53.51% 的比例，其次是濡脉、滑脉、滞脉和细脉等。见图 7，表 14。

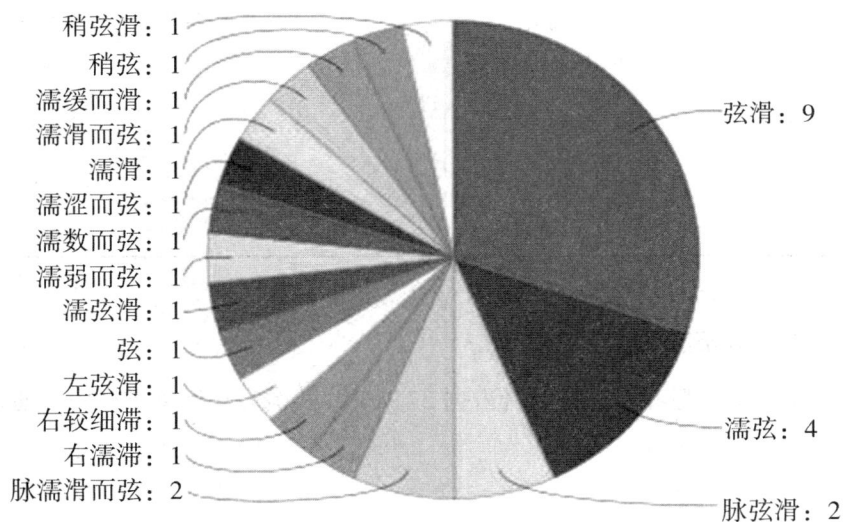

稍弦滑：1
稍弦：1
濡缓而滑：1
濡滑而弦：1
濡滑：1
濡涩而弦：1
濡数而弦：1
濡弱而弦：1
濡弦滑：1
弦：1
左弦滑：1
右较细滞：1
右濡滞：1
脉濡滑而弦：2
弦滑：9
濡弦：4
脉弦滑：2

图 7　脉象分布情况

表 14　脉象统计

序号	脉象	频次	百分比
1	弦滑	9	20.93%
2	濡弦	4	9.30%
3	脉弦滑	2	4.65%
4	脉濡滑而弦	2	4.65%
5	右濡滞	1	2.33%
6	右较细滞	1	2.33%
7	左弦滑	1	2.33%
8	弦	1	2.33%
9	濡弦滑	1	2.33%
10	濡弱而弦	1	2.33%
11	濡数而弦	1	2.33%
12	濡涩而弦	1	2.33%
13	濡滑	1	2.33%
14	濡滑而弦	1	2.33%
15	濡缓而滑	1	2.33%
16	稍弦	1	2.33%
17	稍弦滑	1	2.33%

（3）治法分布情况

治法模块中，静养安脑补肝肾占据 27.91%，其次为豁痰息风潜阳、通络利窍布液等。见图 8，表 15。

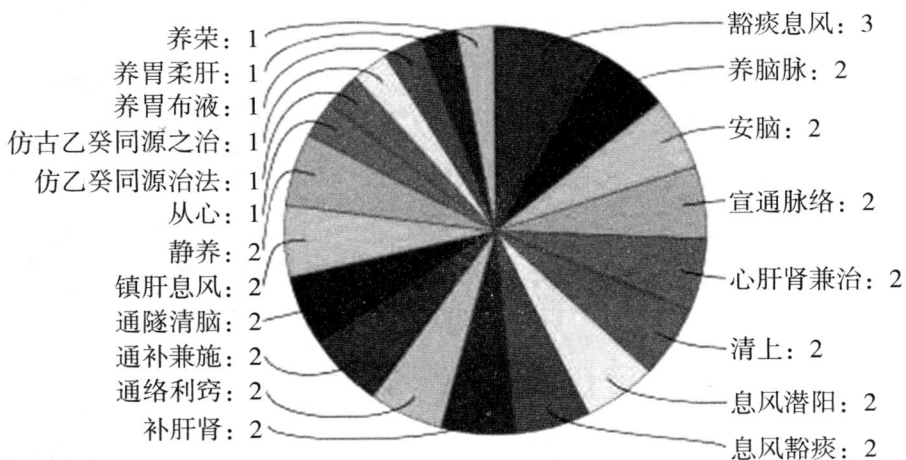

养荣：1
养胃柔肝：1
养胃布液：1
仿古乙癸同源之治：1
仿乙癸同源治法：1
从心：1
静养：2
镇肝息风：2
通隧清脑：2
通补兼施：2
通络利窍：2
补肝肾：2

豁痰息风：3
养脑脉：2
安脑：2
宣通脉络：2
心肝肾兼治：2
清上：2
息风潜阳：2
息风豁痰：2

图 8　治法分布情况

表 15　治法统计

序号	治法	频次	百分比
1	豁痰息风	3	6.98%
2	养脑脉	2	4.65%
3	安脑	2	4.65%
4	宣通脉络	2	4.65%
5	心肝肾兼治	2	4.65%
6	清上	2	4.65%
7	息风潜阳	2	4.65%
8	息风豁痰	2	4.65%
9	补肝肾	2	4.65%
10	通络利窍	2	4.65%
11	通补兼施	2	4.65%
12	通隧清脑	2	4.65%
13	镇肝息风	2	4.65%

序号	治法	频次	百分比
14	静养	2	4.65%
15	从心	1	2.33%
16	仿乙癸同源治法	1	2.33%
17	仿古乙癸同源之治	1	2.33%
18	养胃布液	1	2.33%
19	养胃柔肝	1	2.33%

（4）中药分布情况

用药模块中的中药分布统计显示，金钗斛、甘枸杞、十大功劳等补虚药成为中风主力用药；其次是鹿衔草、石楠叶、桑寄生等补益肝肾药；白蒺藜、左牡蛎、明天麻等平肝息风药次之。见图9，表16。

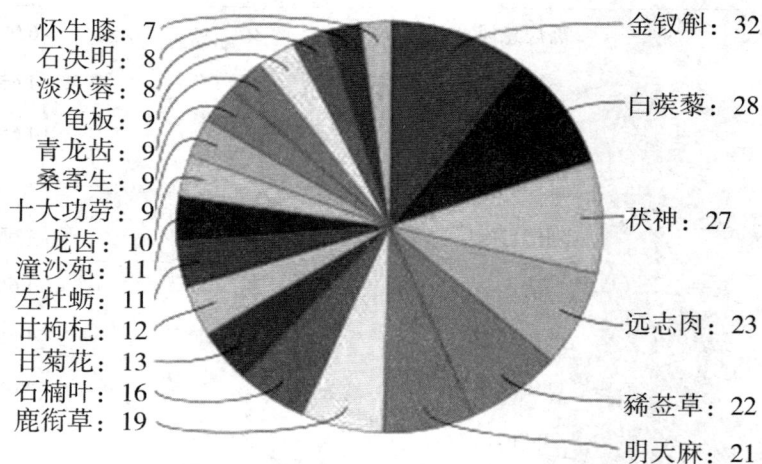

怀牛膝：7
石决明：8
淡苁蓉：8
龟板：9
青龙齿：9
桑寄生：9
十大功劳：9
龙齿：10
潼沙苑：11
左牡蛎：11
甘枸杞：12
甘菊花：13
石楠叶：16
鹿衔草：19

金钗斛：32
白蒺藜：28
茯神：27
远志肉：23
豨莶草：22
明天麻：21

图9 中药分布情况

表 16　中药统计

序号	中药	频次	百分比	平均剂量	最小剂量	最大剂量	标准差
1	金钗斛	32	74.42%	7.89	6.0	9.0	1.45
2	白蒺藜	28	65.12%	9.00	9.0	9.0	0.0
3	茯神	27	62.79%	9.00	9.0	9.0	0.0
4	远志肉	23	53.49%	3.16	3.0	4.5	0.42
5	豨莶草	22	51.16%	5.86	4.5	9.0	1.19
6	明天麻	21	48.84%	3.13	3.0	4.5	0.41
7	鹿衔草	19	44.19%	8.25	6.0	9.0	1.3
8	石楠叶	16	37.21%	7.29	4.5	9.0	2.03
9	甘菊花	13	30.23%	4.50	4.5	4.5	0.0
10	甘枸杞	12	27.91%	5.63	4.5	6.0	0.65
11	左牡蛎	11	25.58%	9.00	9.0	9.0	0.0
12	潼沙苑	11	25.58%	8.40	6.0	9.0	1.2
13	龙齿	10	23.26%	9.00	9.0	9.0	0.0
14	十大功劳	9	20.93%	9.00	9.0	9.0	0.0
15	桑寄生	9	20.93%	8.25	6.0	9.0	1.3
16	青龙齿	9	20.93%	9.00	9.0	9.0	0.0
17	龟板	9	20.93%	15.60	15.0	18.0	1.2
18	淡苁蓉	8	18.60%	8.00	6.0	9.0	1.41
19	石决明	8	18.60%	12.00	12.0	12.0	0.0
20	怀牛膝	7	16.28%	6.00	6.0	6.0	0.0

（5）四气雷达图

中药属性的四气雷达图显示，治疗中风多用温性和平性药物，寒性药物次之，大寒大热药物为0。见图10，表17。

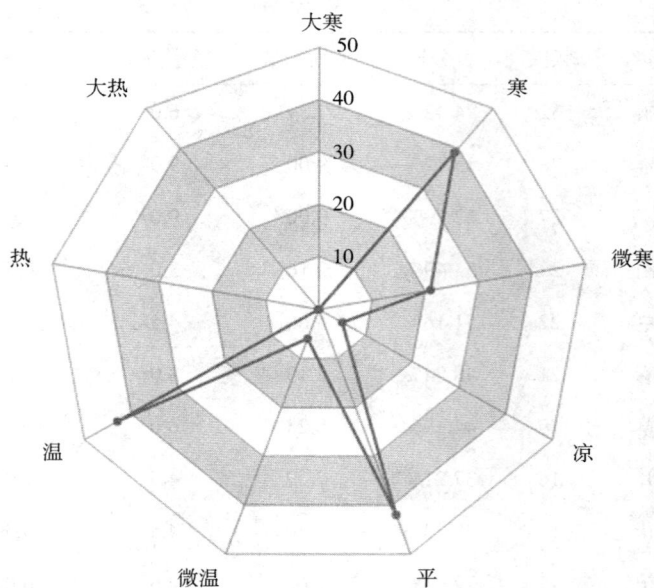

图 10　四气雷达图

表 17　四气频次

序号	四气	频次
1	温	43
2	平	42
3	寒	39
4	微寒	21
5	微温	6
6	凉	5
7	大寒	0
8	大热	0
9	热	0

（6）五味雷达图

中药属性的五味雷达图显示，中风药物多以苦味为帅，继以甘、辛随之，咸、

　　　　　　　　　　　　| 世医之道——新安王氏内科学术经验撷要

涩、酸、苦次之，微酸、微辛、微甘之药几乎不用。见图 11，表 18。

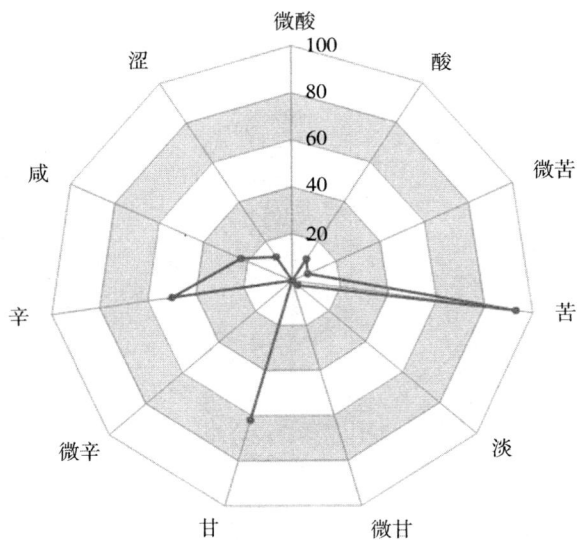

图 11 五味雷达图

表 18 五味频次表

序号	五味	频次
1	苦	93
2	甘	62
3	辛	50
4	咸	23
5	涩	12
6	酸	11
7	微苦	7
8	淡	3
9	微酸	0
10	微辛	0
11	微甘	0

（7）归经雷达图

中药属性的归经雷达图显示，归属肝经和肾经药物分居第1、2位，脾经和肺经次之，接着是心经和胃经，其他归经药则很少涉及。见图12，表19。

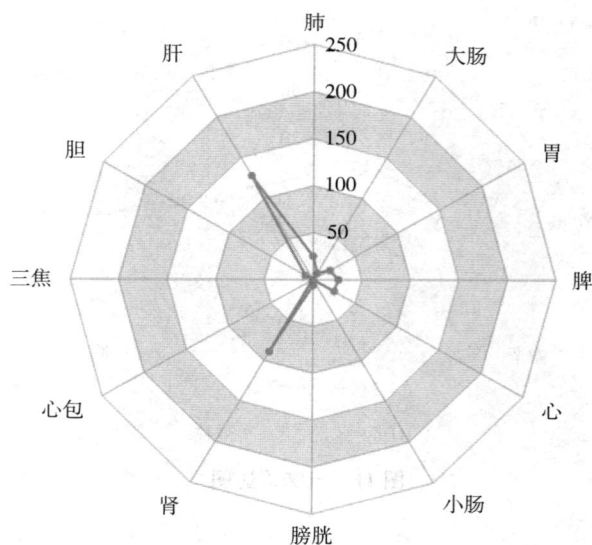

图12　归经雷达图

表19　归经频次表

序号	归经	频次
1	肝	128
2	肾	89
3	脾	26
4	肺	25
5	心	25
6	胃	20
7	胆	9
8	大肠	8
9	膀胱	6

序号	归经	频次
10	心包	1
11	三焦	0
12	小肠	0

（8）多维分析—社团分析—治法与症状

治法与症状星团显示，针对中风诸症，王仲奇采用补益肝肾之法治疗夜眠不安、目眩耳鸣；养胃柔肝法治疗头面麻木、语言滞涩等；豁痰息风法治疗唇吻筋掣、行动吃力；安脑通脉法治疗睡眠欠安、半身不遂等。见表20。

表20　治法与症状星团

序号	样本名称	星团
1	养胃柔肝	20
2	口腻	20
3	补肝肾	19
4	夜眠不安	19
5	仿乙癸同源治法	14
6	臂既难以上举	14
7	补精填髓	10
8	耳鸣	10
9	镇肝息风	1
10	语言吃力	1
11	豁痰息风	2
12	甚则厥逆	2
13	宣通脉络	3
14	寐亦安适	3

序号	样本名称	星团
15	安脑	8
16	常欲瞌睡或喷嚏	8
17	息风豁痰	11
18	举步行动殊觉吃力	11
19	静养	5
20	思索	5

（9）多维分析—社团分析—治法与中药

治法与中药星团显示，安神养脑补肝肾常用牡蛎、龙骨、茯神等补虚安神药，豁痰息风通髓则用法半夏、明天麻、白蒺藜等。见表21。

表 21　治法与中药星团

序号	样本名称	星团
1	柔润之剂	3
2	左牡蛎	3
3	豁痰息风	2
4	豨莶草 鹿衔草 白蒺藜 明天麻 龙齿 茯神 远志肉 金钗斛 野料豆 双钩藤 桑寄生 石楠叶 十大功劳	2
5	法半夏 明天麻 白蒺藜 双钩藤 鬼箭羽 山甲珠 鹿衔草 香白薇 龙齿 茯神 远志肉 续断 石菖蒲 路路通	2
6	宜静少动	10
7	牡蛎	10
8	清上	4
9	冬桑叶	4
10	仿古乙癸同源之治	3
11	滋液息风	3

序号	样本名称	星团
12	镇肝息风	8
13	左牡蛎 青龙齿 茯神 远志肉 明天麻 白蒺藜 淡苁蓉 金钗斛 桑寄生 稀莶草 鹿衔草 楮实子	8
14	养荣	9
15	茯神	9
16	息风豁痰	1
17	豨莶草	1
18	通隧清脑	1
19	淡苁蓉	4
20	养胃布液	3

3. 讨论

缺血性脑卒中发病率、患病率和死亡率随年龄增加，存活者中 50% ～ 70% 患者遗留瘫痪失语等严重残疾，给社会和家庭带来沉重的负担。其治疗虽然已经取得很大进步，甚至有学者利用立体定向脑组织抽吸术治疗恶性大脑中动脉梗死，但随之而来的缺血再灌注损伤却不可避免且影响治疗效果。中医学在脑卒中的诊断、治疗和调护方面经过长期积累，已经形成了较为成熟的医疗模式，并以其在治疗中表现出的优势受到广大卒中患者的欢迎。中医医案涵盖了丰富的中医基础理论和临床知识，对于中医临床、教学、科研工作者来说，当是必修之学。而评价一位医家学术经验及其治法是否经得起实践检验，最具代表性和最有说服力的便是医案。

通过古今医案云平台对《王仲奇医案》中风篇进行系统录入与分析，可以看出其在中风诊治上独具特色，颇具匠心。诊断方面，中风多因烦劳、恼怒、醉酒饱食等发病，主要病机为阴阳失调，气血逆乱，故临床多以头晕口㖞、语謇肢麻为主症；脉象多见肝胆痰饮之弦脉和濡滑脉，气虚无力、阴血亏虚之滞脉和细脉。

治法方面，王仲奇认为中风虽病位于脑，实与心、肝、脾、肾关系密切，气血不足或肝肾阴虚是致病之本，所以治疗上体现了肝肾并补，安脑生髓的特色；遣方用药上也以补虚药、补益肝肾药和镇肝息风药主之，且药非道地不用，确保疗效之应。药物四气、五味、归经均以温平苦为帅、寒咸涩继之，分归于肝肾经和脾肺经。治法－症状与治法－中药星团针对中风诸症，同样以补益肝肾、豁痰息风、安脑通脉之药治疗血虚风胜之证。综观《王仲奇医案》中风篇，相对于中风常用的镇肝息风、化瘀通络、豁痰开窍、活血通络等治法，其更侧重于安神养脑补肝肾，常用牡蛎、龙骨、茯神等补虚安神药，因脑为髓海，肾主骨生髓，肾精足则髓足，髓足则脑充。

十三、王仲奇 "时邪" 类案赏析

王仲奇，1903 年开始行医，1923 年悬壶沪上，行医凡 40 余年，精于内科。王仲奇先生一生忙于诊务，所遗医案 700 余则，经由后人整理出版。其中"时邪"病篇载于《王仲奇医案》之首，共 36 案。"时邪"泛指与四时气候相关的病邪，是季节流行病致病因素的统称。气候变化异常不仅可导致人体正常生理功能紊乱，影响人体抗病能力，还会影响疾病的产生和传变。一般来说，春季多风病，夏季多暑病，长夏多湿病，秋季多燥病，冬季多寒病。由于气候变化的相对性，夏季可见寒病，冬季也可有热病。时邪既可单独伤人致病，又可两种以上同时侵犯人体而为病。

王仲奇先生临证善用宣剂，治疗湿温时也以宣化芳香淡渗之法最多，65 案中明确写出用此法的有 31 案。"时邪"篇 36 案中有 23 案明确提到使用"宣"法，包括轻宣、宣化、宣通等。见表 22。从时邪致病的季节性考虑，春季风病宜轻宣，夏多暑热可宣解，长夏湿盛当宣化，秋燥夹痰则宣豁，风、寒、暑、湿相搏，宜以宣和。"宣剂"为十剂之一，由宣开散郁方药组成，具有解除壅塞作用，广而言之，如王好古所论："木郁达之，火郁发之，土郁夺之，金郁泄之，水郁折之，皆宣也。"从病位、功用、药物学特点考量，王仲奇先生以宣剂治疗时邪，其含义主要有三：其一，四时气候变化之中，病理因素以外感六淫为多见。肺主皮毛，开窍于鼻，故时邪侵人，易首先犯肺。肺主宣发，卫气尤赖于此，方能布散周身，内而脏腑，外而腠理皮毛，从而发挥其温煦推动作用。如《灵枢·决气》言："上焦开发，宣五谷味，熏肤、充身、泽毛，若雾露之溉，是谓气。"恢复肺的宣发功能，能够增强卫外抗邪作用。其二，外感初起，病势轻浅，或不任升阳发表者，可以宣解之品托邪外出，避免耗散太过。不妄用苦寒、攻下，不妄用重剂，实为古代医家的临证心得，即"小误亦无害，对病有奇功"。其三，从药物偏性和功效的相对性着眼，根据《黄帝内经》五脏苦欲和五味补泻原理，新安医家汪绂（1692—1759）曾提出"无药不补""无药不泻"的新颖观点，强调"调剂之义"。如升麻、柴胡本是辛凉解表药，配伍于补中益气汤之中，取其"味薄性阳"，辅助阳气升发之意。王仲奇先生善于湿温方中配伍透散之品，如案19、案22，风暑、风湿两感，以温胆汤意合并轻宣法，给邪以出路。同时，辛散苦泄微寒之蔓荆子亦为临证所多用，取其药性升浮上行，助药达病所。

表22 《王仲奇医案·时邪》宣法应用的病位、治法、病因病机、主症及代表方药

病位	治法	病因病机	主症	代表方药
上焦	轻宣、宣豁、宣解	邪袭肺卫，风、痰、暑相搏	形寒身热，头眩胀痛，咳嗽发热，鼻塞多涕，脉浮、濡、或滑	止嗽散、半夏厚朴汤，桑叶、杏仁等
上焦、中焦	宣化、宣泄、宣和	邪传中焦，湿热阻滞气机	寒温失调、或发热壮盛，脘腹胀闷、或腹痛，夜寐不安，脉弦	藿香正气散、二妙丸，蔓荆子、杏仁、白蔻仁等
上焦、中焦、下焦	宣通、宣利、宣湿	三焦气化不利，邪伏膜原	寒热往来，头重如裹，胸闷欲呕，脉弦数	三仁汤、小陷胸汤、蒿芩清胆汤，藿香、枳壳、郁金等

1. 邪袭上焦宜轻宣

（1）轻宣

原案2 日来感受伤风清邪，形寒身热，头脑皆蒙，脉浮而濡。与精耗肾伤本病两歧，姑以轻宣。冬桑叶二钱、甘菊花钱半、忍冬藤三钱、鼠粘子（炒）钱半、杏仁（去皮尖）三钱、生薏苡仁三钱、料豆衣三钱、橘络八分、茯苓三钱、

甘草八分。

"时邪"病证中，"宣"法以托邪外出为要义。精耗肾伤之人，即王仲奇先生所言之"物必先腐而后虫生，人必先伤而后邪入"；而外感病邪日久，亦会导致内伤程度加重。因此，外感与内伤在辨证与治疗上既彼此独立又相互联系，病因上常互为因果，治法上又互相制约。若妄投"仲景麻桂伤寒法"，往往因耗散太过而致病进深入。全方药不过10味，用量亦轻，兼取桑杏汤、桑菊饮、银翘散类及二陈汤、三仁汤辈，仍以轻宣为主。

（2）宣豁

原案 5 风邪与痰滞相搏，寒热、咳嗽、头痛、呓语、若寐，亟以宣豁，防痰结生变。冬桑叶、大力子（炒）、射干、杏仁（去皮尖）、藿香、前胡、通草、川郁金、陈枳壳（炒）、莱菔汁（冲）。

方有丹溪越鞠丸之意，轻宣法外，兼顾气、血、痰、火、湿、食六郁。然性味较越鞠丸转柔，以藿香、郁金等芳香清润之品易苍术、香附，化滞以防邪传中焦。

（3）宣解

原案 20 溽暑酷热，夜卧当风，头疼体酸，精神疲茶，口鼻气热，腹中偶或作痛，身热溺赤，脉濡弦滑。暑风相搏，治以宣解。鲜佩兰、鲜藿香、香薷、杏仁（去皮尖）、前胡、香白芷、茯苓、陈枳壳（炒）、白蒺藜、秦艽、桑寄生、通草。

此案为暑风相搏，病仍在上焦，腹中偶或作痛，为渐欲传至中焦，暑多夹湿，宜宣解法。方以藿香正气配杏仁、枳壳等恢复肺气宣降，兼以秦艽、桑寄生、通草等祛风湿，使邪从小便解。

2. 邪传中焦，宣气化湿

（1）宣化

原案 33 黄梅节令，忽阴忽晴，乍雨乍止，湿热蒸郁，与水谷之湿相感，寒热，脘腹胀闷，便溺不利，腰俞作酸，或欲嗳噫，脉弦，苔灰糙。治以宣化可也。杏仁（去皮尖）三钱、陈枳壳（炒）钱半、白豆蔻一钱、制川朴一钱、洗腹皮三钱、佩兰三钱、藿香一钱、漂苍术二钱、川黄柏（炒）一钱、茯苓三钱、通草一钱、广皮二钱（炒杵去粗皮）三钱。

此方合藿香正气、二陈、二妙、三仁之意，芳香宣解以化中焦湿邪，治在行气，气宣则湿自化。

（2）宣泄

原案 13 劳顿感风，引动伏湿，肺胃二气相迫，发热壮盛，哕逆呃忒，连声紧促，夜眠不安，脉弦数。速以宣泄，陷胸、泻心之属。法半夏、全瓜蒌、川黄连（姜汁炒）、陈枳壳（炒）、旋覆花（包）、佩兰、前胡、杏仁（去皮尖）、广皮、茯苓、二青竹茹（水炙）、叶蒂。

风邪引动伏湿，邪居肺胃，治在宣解疏风，兼泄中焦湿热。

（3）宣和

原案 15 昼受暑热，夜复风凉，暑为风搏，发如痧胀，皮头胀体酸，足肢重着，动或头眩眼黑。治以宣和，毋使滋蔓。佩兰三钱、藿香一钱、陈枳壳（炒）钱半、白豆蔻一钱、法半夏钱半、橘红衣一钱、蔓荆子二钱、白蒺藜三钱、生薏苡仁四钱、杏仁（去皮尖）三钱、茯苓三钱、荷叶三钱。

此案风、寒、暑、湿相搏，宜以宣和，治上焦以蔓荆子为着眼，治中焦以二陈汤法，加淡渗之品使邪热从小便分消而出。

3. 邪传三焦当宣通

（1）宣通

原案 25 湿郁于中，气蒸于上，空窍为其所蒙蔽，气化为其所阻痹，遂致头角如裹，胸闷欲呕，便溏，小溲欠利，寒热虽若疟状，似湿邪已及募原，与俗称时疟有间也。法当宣通三焦，使三焦气化得行，则湿邪之郁可以渐解。白蔻仁、生薏苡仁、苦杏仁（去皮尖）、石菖蒲、法半夏、川黄连（姜汁炒）、陈枳壳（炒）、川郁金、野茯苓、藿香、通草、滑石（布包）、鲜枇杷叶（去毛布包）、鲜兰草。

（2）宣湿

原案 29 八月既望，湿伏膜原，气化为阻，上焦不行，下脘不通，寒热间日一为轻重。但热难退尽，似疟而末清，胸闷，呕恶，便秘，舌苔黄糙，唇燥，脉弦数。仍以达原宣湿，参以和解，以杜蔓延湿温。法半夏钱半、条芩（炒）一钱二分、陈枳壳（炒）钱半、茯苓三钱、佩兰三钱、青蒿三钱、香白薇（炒）二钱、前胡钱半、杏仁（去皮尖）三钱、白豆蔻四分、通草一钱、蒲公英三钱。

此二案均为邪伏膜原，症见胸闷、呕恶，便秘或溏。案 25 治在以三仁汤法宣通三焦气机，兼以开窍，气化则湿自去；案 29 则重在达原宣湿，参以和解，青蒿与黄芩相合，既可清少阳湿热，又能透邪外出，实为"宣"法之妙用。

（3）宣利

原案 6 风客太阳，寒热，头项强痛，颈发白，腹痛，小溲不利，宜宣利之。大豆卷、秦艽、刺蒺藜、夏枯草、钩藤、荆芥穗、薄荷、蔓荆子、藿香、通草。

此案风袭太阳膀胱经，膀胱属肾，气化失司，宜宣表达邪。秦艽治太阳，活营中之血，钩藤亦清轻甘润，蔓荆子载药上行。观全方，剂轻量少，灵动不滞，兼能宣上焦、化中焦、利下焦。

4. "轻灵派"与三焦辨证的关系探讨

唐宋以来，临床医家中便有经方、时方之分。新安医家中的时方派受固本培元思想的影响，用药轻灵，立论以重阴津，不克伐正气为要务，治法灵活多变，组方以药味少或用药剂量轻为特点，称养阴清润派（或时方轻灵派）常取"轻可去实"、四两拨千斤之效。

王仲奇先生"时邪"病案中，其用药轻灵的特点结合三焦辨证体现为：①邪袭肺卫，肺位至高而卫主表，应"治上焦如羽"之意，治宜轻宣，药应扬散，同时结合肺的生理功能，以"桑叶、杏仁"药对辛凉甘润、升降相因，并以止嗽散、半夏厚朴汤等化裁。若兼感痰邪、暑邪，则以宣豁、宣解之法随症加减。②邪传中焦，湿热阻滞，常用藿香、佩兰等芳香化湿兼解表邪，重在调理脾胃气机，气宣湿自化，同时参以小陷胸汤、泻心汤等辛开苦降之方，温清兼施。其旨遥承新安医家吴澄芳香甘淡理脾阴之意。③邪气遍布三焦，法当宣通，取三仁汤法，开上焦、畅中焦、淡渗下焦，宣化表里之湿，清泄湿中之热，并配橘叶等灵动之品，刚柔相济。此处邪入下焦，与温病后期，邪热久羁，邪气深入足少阴肾经、足厥阴肝经而致营阴亏耗、虚风内动有所不同，以外感六淫致三焦气化失司为主。

观近代中国，虽内忧外患，社会动荡，但中医大师辈出。他们思考着中医的未来，进行着有创新的学术探索和有思想的临床研究，犹如璀璨星空，而王仲奇先生就是其中一颗明星。先生广涉猎、兼取折中而自成一家，以治温热病著称，又以善治内伤病驰名沪上。其治注重脾胃与肾气，常以调气血、畅气机，以通为补，"得之于心，应之于手"。其学不囿于门户之见，其传亦不限于家族姓氏，包容、开放、创新，这是新安王氏内科流派相传百余年、历久弥新的重要原因。

十四、王任之辨治经行腹痛经验

王任之（1916—1988），安徽歙县人，出生于新安王氏医学世家，其幼承家学，博览广涉，独辟蹊径，临床善于治疗各科疑难杂症，以其精湛的医术享誉江淮，同时其高尚的医德风尚深为世人所称颂。中医药对于经行腹痛的治疗有着独特优势，王任之先生在其著作《王任之医案》中有诸多治疗经行腹痛的方法，现通过对其相关文献和医案进行整理，试探讨其经验。

1. 病因病机观

中医学对经行腹痛的描述始见于张仲景《金匮要略·妇人杂病脉证并治》："带下，经水不利，少腹满痛。"隋代巢元方在《诸病源候论》中首立"月水来腹痛候"，到明代张景岳在《景岳全书·妇人规》首次出现"经行腹痛"的病名。《素问·阴阳别论》云："二阳之病发心脾，有不得隐曲，女子不月；月消，其传为息贲者，死不治。"认为心情抑郁、不得疏泄可导致经行腹痛。宋代陈自明《妇人大全良方》言："夫妇人月经来腹痛者，由劳伤气血，致令体虚，风冷之气客于胞络，损于冲任之脉，手太阳、手少阴之经。"认为妇人经行腹痛属于风冷客于胞络，用温经汤加桂枝、桃仁治疗。新安医家王任之先生结合自身的临床实践经验认为，引起经行腹痛的因素为寒凝血瘀，阻滞气血运行。《针灸甲乙经》曰："女子胞中瘕，子门有寒，引髌髀，水道主之。"如经期冒雨涉水，感受寒邪，或过食寒凉生冷，寒湿客于冲任、胞中，与血搏结，以致气血凝滞不畅、血滞不行，留聚而作痛；或气血失调，阴液不足，《灵枢·本神》云："阴虚则无气。"气血亏虚导致腹痛，妇女一生中所经过的经、带、胎、产、乳五个生理阶段均以耗血为主，血属于阴，当阴血消耗过多，后天未能及时补给，妇女便易形成阴虚体质，阴虚生内热，热灼津液，而致经行腹痛，或肝肾不足，肝郁肾亏，导致腹痛。《傅青主女科》云："盖肾水一虚则水不能生木，而肝木必克脾土，木土相争，则气必逆，故尔作疼。"其基本病机为"不通则痛"和"不荣则痛"。

2. 辨治特色

（1）化瘀温阳，标本兼顾

在"通则不痛，痛则不通"学说的指导下，中医通常会运用桃红四物汤加减以期达到补血活血、理气化瘀的目的。但运用祛除瘀血的方法去消除腹痛，却忽略了一个重要的致病因素即寒邪。王任之先生在瘀血导致痛经理论的基础上，进一步深究瘀血产生之缘由。病机十九条中有"诸寒收引，皆属于肾"之说，肾的阳气不足，无法温煦经脉，经脉运行不畅可引起血瘀，血瘀的存在又加重了经脉运行不利。具体到痛经，则由于寒伏胞脉，每至月事来临，经血运行不顺，不通则痛，从而引发痛经。若单纯从活血化瘀的角度去治疗，则只能治标，寒邪不去，则痛经必会随着月事而周期反复。因此王任之先生临床对于经行腹痛的治疗常于活血化瘀的基础之上加入温经通脉的药物，善用少腹逐瘀汤加减活血化瘀，并酌加吴茱萸、白芍等药，以达到化瘀温阳并举、标本兼顾的目的。

（2）调和气血，兼顾养阴

叶天士在《临证指南医案》中云："经来腹痛，脉涩，宜两和气血。"《素问·调经论》曰："人之所以者，血与气耳……气血正平，长有天命。"指出人之根本乃气血。气的温煦，血的濡养，维持着人体五脏六腑、四肢百骸的正常生理功能。《素问·调经论》曰："五脏之道皆出于经隧，以行气血，血气不和，百病乃变化而生。"认为疾病的发生源于气血的病变，气血失和是疾病产生的根本原因，治疗以调和气血为根本原则。具体到痛经，调和气血对于经行腹痛的治疗尤为重要，正如《内经》中所言："疏其气血，令其调达，而致和平。"另外，阴液为血液的组成部分，有助于血液的流畅，水津充沛，血液运行才能通畅。故对阴液不足引起的血液瘀滞病证，要用养阴的方法进行治疗。王任之先生深谙此理，临证常以四物汤加减化裁，补血养血，佐以肥玉竹、墨旱莲、女贞子等滋阴以行气血。王任之先生临床常以调和气血兼顾养阴为治，屡起沉疴。

（3）肝肾同治，固本培元

女子经行腹痛同样与肝肾功能有非常紧密的关系。《临证指南医案》云："凡女子以肝为先天，肝阴不足，相火上燔莫制，根本先亏也，急养肝肾之阴，不失延久之计……"《张氏医通》曰："气不耗，归经于肾而为精；精不泄，归精于肝而化清血。"可知肝藏血，肾藏精，肝肾同源，精血互生。王任之先生从肝肾同源及冲任隶属于肝肾的生理特点出发，认为肾为脏腑之本，藏精主胞脉，而肝藏血主疏泄，与肾同居下焦，相火寄于肝肾，可谓"肝肾乃冲任之本"。另外，肝主疏泄而调畅气机，肝的疏泄功能主要体现在调精神而出谋虑方面，《素问·灵兰秘典论》曰："肝者，将军之官，谋虑出焉。"因此肝疏泄正常，则精神愉悦；反之，任何情志刺激都可导致肝气郁结，二者互为因果。肝肾脏腑功能亏损所致的精亏血少或肝郁肾虚而致的脏腑功能失调，均会使与妇女生理密切相关的冲任二脉失于濡养而导致痛经的发生。王任之先生临证辨治本病常肝肾同治，善于运用逍遥散加减配以杜仲、续断、桑寄生等益肾之品，或配伍娑罗子与路路通，或漏芦与王不留行，理气解郁、通经止痛，以期疏肝益肾。

3. 验案赏析

案 1 陈某，女，29 岁。1979 年 12 月 15 日初诊。

患者月经周期基本正常，经行量多，5 日而净，经前两乳胀痛，少腹左侧坠痛拒按，腰俞、少腹发凉，脉濡弦。自 7 年前生育至今，未再受孕。且以理气调营为治。遗方如下：

当归 10g，炒小茴香 2g，泡吴茱萸 2.5g，炒延胡索 6g，炙柴胡 4.5g，炒白芍 6g，制乳香 4.5g，制没药 4.5g，炒五灵脂 10g，王不留行 6g，漏芦 6g，娑罗子 10g，路路通 8 枚，八月札 9g。10 剂。每日 1 剂，水煎服。

药后诸症均减轻。

按：痛经实为气滞血瘀、经脉不通而致，而导致气滞血瘀与经脉不通的原因有多种，如情志不遂导致的气滞血瘀。另外寒凝经络也可导致经行腹痛，外寒主要是感受外感之寒邪，内寒主要为肾阳不足导致的虚寒。本案患者自觉腰俞、少腹发凉，脉证合参此证属肾阳不足。王任之先生虽以理气调营辨治，但纵观全方可见其先以少腹逐瘀汤为基础方，温通经脉，活血化瘀，同时加入泡吴茱萸，其辛苦而热，入肝经血脉，长于散寒止痛。炙柴胡、炒白芍仿逍遥散之意，疏肝解郁和营；漏芦与王不留行、娑罗子与路路通为王任之先生常用药对，理气解郁，通经止痛。八月札入肝经，发挥其疏肝理气的功效。

案 2 吴某，女，34 岁。1979 年 12 月 18 日初诊。

患者于一年前人流术之后，经行腹痛，而经量多，带下色黄，腰俞酸楚，平日常觉头昏乏力，耳鸣目花，动辄心悸气短，容黄少泽，面、肢微浮，脉濡缓。以调营扶元为治。遗方如下：

大熟地黄 12g，甘枸杞子 10g，全当归 10g，鸡血藤 15g，绵黄芪 10g，肥玉竹 10g，旱莲草 15g，女贞子 15g，炒地榆 10g，炒陈棕炭 10g，骨碎补 10g，炒补骨脂 10g，淫羊藿 10g。7 剂。每日 1 剂，水煎服。

药后经行腹痛基本不作，经量基本正常，带下减少。续服药物，症状全消。

按：王任之先生认为妇人经行腹痛与肝肾气血有着密切的关系，经行腹痛又分为虚痛与实痛。该例患者属于气血不足、肝肾失养之虚证，气血不足而见头昏乏力、容黄少泽、心悸气短；肝肾失养可见腰俞酸楚、耳鸣目花。此为妇人行经之时气血不荣则痛，治疗上则以调和气血、补益肝肾为法。纵观全方充分体现了这一原则。大熟地黄、全当归仿四物汤之意，补血养血；甘枸杞子主入肝肾二经，具有补血滋阴且益精填髓的作用，因为"奇经之脉，隶于肝肾为多"，肝肾亏虚则八脉空乏，筋骨宗脉便会失去濡养；鸡血藤补血活血，绵黄芪补气，气行则血行之意；墨旱莲、女贞子相须为用补肾益阴，肥玉竹养阴润燥；炒地榆、炒陈棕炭收敛止血；骨碎补、炒补骨脂、淫羊藿补肾阳，强筋骨。

案 3 王某，女，18 岁，1980 年 7 月 8 日初诊。

患者经行趱前数日而至、色黑不艳，少腹两侧胀痛，痛引中脘及两肋胁，约一日后缓和，脉濡弦。以理气调经为治。遣方如下：

炙柴胡 4.5g，全当归 10g，茯苓 10g，炒白芍 6g，丹参 10g，制香附 10g，泡吴茱萸 2.5g，炒延胡索 6g，桑寄生 10g，炒续断 6g，制乳香 4.5g，制没药 4.5g，炒五灵脂 10g。7 剂。每日 1 剂，水煎服。

药后诸症已微，守原方调理。

按：该例患者少腹两侧胀痛，痛引中脘及两胁肋，脉濡弦，脉证合参，证属肝郁脾虚。方中炙柴胡、全当归、炒白芍取逍遥散之意，以其疏肝健脾，茯苓渗湿利水，健脾和胃；又因患者经血色黑，所以王任之先生又加入祛瘀祛寒之品如丹参活血祛瘀止痛，其功同四物汤；制香附辛行苦泄，疏理肝气，调经止痛；泡吴茱萸辛散苦泄，性热祛寒，主入肝经，既可散去肝经之寒邪，又能疏肝气之郁滞；炒延胡索、制乳香、制没药、炒五灵脂取其活血止痛之功效；桑寄生、炒续断补肝肾且强壮筋骨。

4. 结语

王任之先生对于妇女经行腹痛的辨证论治，以先贤理论为指导，结合具体情形，从化瘀温阳、标本兼顾，调和气血、兼顾养阴，肝肾同治、固本培元三个方面辨治经行腹痛，极具特色。王任之先生论治妇女经行腹痛的经验丰富了妇科疾病的临床理论体系，对提高后学者临床用药与治疗能力具有重要的参考价值。

十五、王任之痿证辨治特色

　　痿证是指肢体筋脉弛缓、软弱无力、不能随意运动，或伴有肌肉萎缩的一种病证。《内经》称之为"痿躄"，并有"脉痿""筋痿""肉痿""骨痿"之分。现代神经内科疾病如格林巴利综合征、多发性神经炎、急性脊髓炎、侧索硬化症、进行性肌萎缩、重症肌无力等都可归属于痿证范畴。《内经》对其病因、病机、治则等均有明确阐述：情志内伤、劳倦所伤及湿邪浸淫、郁久化热以及寒邪皆为其病因；五脏气热、"肺热叶焦"为其病机；提出"治痿独取阳明""各补其荥而通其俞，调其虚实，和其顺逆""各以其时受月"等治疗原则。后世医家多以《内经》为纲，"治痿独取阳明"。此外，朱丹溪辨治痿证注重湿与热，用药多选苦寒之黄柏，又为治疗阴虚致痿创立了滋阴清热的虎潜丸。明代张介宾又提出"治痿者，当取阳明，又必察其所受病之经而兼治之也"这一更为完备的辨证思路，"酌寒热之浅深、审虚实之缓急，以施治疗，庶得治痿之全矣"。王任之先生对于痿证的辨证论治颇具特色，既有对前贤的继承，又有自己的独到见解，其著作《王任之医案》中有诸多治疗痿证的心法，其治疗痿证的特色主要体现在以下 4 个方面。

1. 气血瘀滞致痿，治以益气活血、通络理气，后期兼以补益肝肾

　　王任之先生辨治痿证，从气血交阻论治者为多，以益气活血、理气通络为基本方法，从补阳还五汤化裁入治，每多选用黄芪、当归、赤芍、炒川芎、红花、地龙等药，取其益气活血通络之功。王任之先生用药多轻灵，运用黄芪剂量仅为 10g 或 12g，赤芍常用量为 6g，柴胡、枳壳常用 4.5g，川芎仅 3g。他认为用药轻

能取效，绝不过剂，否则易使药过病所。王任之先生论治气血交阻致痿者的思想来源于清代医家叶天士，叶氏提出"阳化内风"说，在辨证论治痿证时，将风邪纳入其中，认为"阳明脉空、厥阴风动"可致痿，治以"先用遍摄之法"，药用肉苁蓉、熟地黄、枸杞子、牛膝、石斛等培补肝肾，以振根基，俾内风不疏而自定。王任之先生治痿也多兼顾补益肝肾，喜选淫羊藿、巴戟天、肉苁蓉、菟丝子、锁阳等温肾助阳，续断、鹿衔草、金毛狗脊、桑寄生、怀牛膝等补益肝肾、强筋壮骨，体现出王任之先生治病求本的思想。此外，叶天士认为邪风入络可致痿，王任之先生在治疗痿证时常选蜈蚣、全蝎、地龙等搜风通络药物，这也是对叶氏治痿思想的发挥。此外，王任之先生将辨证与辨病相结合，如遇会厌梗阻，症见吞咽困难、饮入即呛者，加减运用会厌逐瘀汤，药用桃仁、红花、桔梗、生地黄、玄参、柴胡、赤芍、枳壳、甘草等，并配伍运用射干、山豆根等清热利咽之品。对于气血交阻致痿而症见肢体热胀、甚则疼痛者，王任之先生辨证兼有湿热浸淫证，在益气活血的同时，兼以清热利湿，配伍四妙散，药取黄柏、苍术、薏苡仁、怀牛膝 4 味。

案 1 蔡某，男，8 岁。初诊。

患儿因格林巴利综合征入住神经内科，刻诊：四肢已略能活动，然抬举无力，且觉疼痛，咳嗽有痰，吞咽困难，饮入即呛，脉濡数。方用：

生地黄 12g，桔梗 9g，玄参、桃仁（去皮尖、杵）、山豆根各 6g，红花、甘草、射干各 3g，黄芪 10g，地龙 6g，薏苡仁 12g，炒怀牛膝 10g，制豨莶草 9g。

二诊：四肢疼痛减轻，活动范围稍大，唯吞咽不利，饮入即呛，需行鼻饲，脉濡弦。初诊方去怀牛膝、豨莶草、薏苡仁，加炙柴胡、陈枳壳各 4.5g，赤芍 6g。

三诊：饮水不再发呛，吞咽仍然不利，需行鼻饲，脉濡弦。方用：

生地黄、桔梗各 9g，玄参、桃仁（去皮尖、杵）、赤芍、红花、山豆根、炙白僵蚕、重楼各 6g，甘草、射干各 3g，炒枳壳 4.5g。

四诊：吞咽已利，已能进食，唯两下肢仍觉疼痛，抬举甚艰，脉濡弦。方用：黄芪10g，全当归、地龙、炒怀牛膝、淫羊藿、桑寄生各9g，红花4g，苍术、锁阳、炒续断各6g，炒黄柏4.5g，薏苡仁12g。

按：格林巴利综合征是神经内科常见病，属中医学痿证范畴。患者初诊时四肢乏力、活动受限，且伴疼痛、吞咽困难、饮入即呛。王任之先生辨证此属气血交阻，不能濡养筋骨致痿，然又有瘀阻会厌以致梗阻之情状，当遵"急则治其标"之旨立方，以会厌逐瘀汤为主方化裁。取生地黄、桔梗、玄参、桃仁、红花、甘草，加射干、山豆根清热利咽，用黄芪、地龙益气活血通络，佐以清利湿热之薏苡仁，补肝肾强筋骨之怀牛膝、豨莶草。二诊时加用理气之柴胡、枳壳，以增会厌逐瘀之力。三诊时在会厌逐瘀汤的基础上加用白僵蚕、重楼，增强清热祛瘀通络之功。至四诊时"吞咽已利，已能进食"，此时方以补益肝肾为主，兼以清利湿热，标本兼顾。

2. 脾肾不足之痿，治以温肾健脾，后期兼顾补肝

脾主四肢，其充在肌。对于肌营养不良、肌萎缩症等症见肌肉萎缩者，王任之先生辨证多从脾肾入手，治以温阳健脾温肾为主，佐以健脾益气。用药方面，每选淫羊藿、炒补骨脂、巴戟天、肉苁蓉、锁阳、菟丝子、葫芦巴等温助肾阳，而慎用大辛大热之附子、肉桂等，不求速功，但以温和之剂，缓缓图之；选用党参、黄芪健脾益气，白术、山药流通胃气，且每案仅选其中之一二味而已。同时，王任之先生每选何首乌、熟地黄等补益精血。在治疗兼症方面，若症见肌肉瞤动者，多选用白僵蚕、制白附子祛风通络；症见舌肌萎缩、语言謇涩不清者，多取地黄饮子之意，选用熟地黄、五味子、石菖蒲、远志等化痰开窍，以利咽喉。此证后期，则从肝、脾、肾三脏同时入手，在温肾健脾的基础上，酌加枸杞子、桑寄生以滋肝养肝；龟板、鹿角片等补益精血以滋化源。正如唐宗海《血证论·卷六·痿废》中所言："然痿废之原虽在于胃，而其病之发，则在于筋骨，凡虎骨、

龟板、鹿筋、猪脊髓、牛骨髓、狗脊、骨碎补、牛膝、薏苡仁、枸杞子、菟丝子、续断，皆可入以为向导。"

案2 浦某，男，成年。1981年11月12日初诊。

因肌肉萎缩症于10月20日入院，刻诊大腿肌肉萎缩明显，腰部肌肉不时跳动，下肢疲软无力，蹲下即难站起，上楼依赖手杖，脉濡弦。处方：

何首乌、熟地黄各12g，党参、黄芪、淫羊藿、炒补骨脂、巴戟天、葫芦巴、肉苁蓉、锁阳、菟丝子（蒸）各10g，炒续断6g。

二诊：上肢活动较前用力，而下肢乏力如前，腰部肌肉跳动告瘥，腨腓肌肉仍稍有跳动，蹲下依旧难以起立，卧起时则需用手扶撑，脉濡弦。初诊方去补骨脂、葫芦巴、菟丝子，加桑寄生、炙狗脊、炒怀牛膝各10g，炙白僵蚕6g。

三诊：下肢乏力减轻，登楼扶梯即可，下楼尚觉维艰，蹲起亦颇为难，腰部肌肉瞤动颇频，腨腓肌肉瞤动见平，脉濡弦。二诊方去熟地黄、何首乌，加炒知母6g、制白附子3g。

四诊：腰部肌肉萎缩略有恢复，平路可以徒手行走，上下楼梯则需扶杖，蹲下站立依然困难，腰腹部肌肉瞤动偶见，脉濡弦。三诊方去续断、知母、白僵蚕、白附子，加炒补骨脂9g，枸杞子、沙苑子、菟丝子各10g。

药后诸恙续有改善，以前方为基础，酌加黄精、楮实子、龟甲、鹿角等调治。

按： 脾者，中央土以灌四傍，症见肌肉萎缩、疲软而不用，并伴瞤动者，王任之先生首先从脾肾入手，以温肾健脾、兼益精血遣方，初诊用药后肢体渐振，唯瞤动仍然，故于二诊时入白僵蚕一味，至三诊再添白附子以止瞤动，因而四诊时瞤动仅为"偶见"，用药亦由温肾健脾之类，酌加养肝补肝之品，至诸症平稳改善时增加补益精血之品调补，俾沉疴缓起。

3. 湿热浸淫之痿，清热利湿，治以分消

湿邪重着而黏滞，郁久易化而为热。湿热为患致痿者，历来为医家所重视，

《素问·生气通天论》曰："因于湿，首如裹，湿热不攘，大筋緛短，小筋弛长，緛短为拘，弛长为痿。"《素问·五常政大论》曰："厥阴司天，风气下临……体重肌肉痿。"吴崑注曰："乃湿土过常之疾。"金元时期《丹溪心法》中治痿喜用黄柏，配以苍术成二妙散治疗湿热下注之两足痿软。《丁甘仁医案》中亦指出："五脏之热皆能成痿，书有五痿之称，不独肺热叶焦也，然而虽有五，实则有二：热痿也、湿痿也。"因此，在症见肌肉或热胀、或热痛、或酸胀、酸麻者，王任之先生每多从湿热浸淫辨证论治，立法亦非独从湿从热为机，或参以补益肝肾，或于益气活血中参以清利湿热，视具体症状乃定，方取四妙丸之意化裁。另外，在用药时，对于苦寒药物中病即止，绝不过用。

案 3 严某，男，15 岁。1979 年 11 月 1 日初诊。

因拟格林巴利综合征入院，刻诊双目已能闭合，两臂活动尚好，但两下肢酸胀乏力，站立行走均需扶持，脉濡弦。处方：

苍术、炒续断各 6g，炒黄柏 4.5g，薏苡仁 12g，炒怀牛膝、淫羊藿、桑寄生、锁阳、肉苁蓉、巴戟天、鹿衔草各 10g，鸡血藤 15g。

二诊：下肢酸胀乏力好转，已能独自站立行走，脉濡弦。初诊方去苍术、黄柏，加炙金毛狗脊、骨碎补、炒补骨脂各 10g。

按：湿热浸淫之痿证，王任之先生认为湿热浸淫为标，肝肾亏虚为本，治以清热利湿、培补肝肾。药用苍术、黄柏、薏苡仁、牛膝清热利湿、舒筋壮骨；淫羊藿、巴戟天、肉苁蓉、桑寄生、鹿衔草等补肝益肾，标本兼顾。二诊时，药证相合，减苍术、黄柏，增培本之力，以期缓治其根。

4. 营卫不调之痿，治以调和营卫

《素问·逆调论》曰："营气虚则不仁，卫气虚则不用，营卫俱虚则不仁且不用。"营行脉中而卫行脉外，营卫运行如常，则气血阴阳相贯；营卫运行失其常度，则气道闭塞不通，脉络因之痹阻，血行因之不畅，经脉筋骨肌肉失养，著则痿躄生。从医案中可以发现，痿证发病经治疗后，肢体痿软或可暂得好转，但肌肉麻木不仁，甚或痿软乏力仍然时，王任之先生多以调和营卫立法，遣方以仲景名方黄芪桂枝五物汤为基础化裁。《金匮要略》曰："血痹阴阳俱微，寸口关上微，尺中小紧，外证身体不仁，如风痹状，黄芪桂枝五物汤主之。"仲景用此方治疗血痹虚劳诸疾，后世亦多以此用于虚损类病证。王任之先生遵仲景之法，从调和营卫之法着手，以黄芪桂枝五物汤化裁入治，选黄芪、桂枝、芍药温阳益气、养血和营；肉苁蓉、锁阳、桑寄生、牛膝、鹿衔草等补益肝肾。

案 4 刘某，男，18 岁。初诊。

以格林巴利综合征慢性复发型入院治疗，刻诊软瘫无力有所好转，仍觉麻木不适，脉濡弦。处方：

黄芪、全当归、制豨莶草、鹿衔草、锁阳各 10g，桂枝、秦艽各 4.5g，炒白芍、炒续断各 6g，地龙 9g，红花 4g，鸡血藤 15g。

二诊：四肢麻木好转，已能行走，唯觉乏力，脉濡弦。初诊方去地龙、红花，加肉苁蓉、巴戟天各 10g。

按： 营卫运行失常，气血运行不畅，筋骨肌肉不得濡养，故肢体麻木不适，以黄芪、枝桂、炒白芍调其营卫，当归、鸡血藤补血养血通经，以豨莶草、地龙、红花逐瘀通脉，再佐以锁阳、续断、鹿衔草等补益。二诊时减逐瘀之力，增固本之功，以治其根。

此外，医案中尚有因外伤损及神经所致之痿证 1 例，王任之先生辨证以温肾助阳、养营和血立法，从温肾之剂合黄芪桂枝五物汤化裁入治，并对症选用制附子，及推气散之姜黄、枳壳以理气止痛，病证合参，取得满意疗效。另有 1 案乃重症肌无力危象急救后，仍有气短不足以息、肢指作麻、不得平卧诸症。王任之先生认为卫阳失固、心肺气馁为其病机，治以固护卫阳、益气宣肺。方选黄芪桂枝五物汤温阳益气，更配合玉屏风散及生脉散以调和营卫、固表止汗。待诸症平稳后则以补肝肾、强筋骨，固其根本。

王任之先生对于痿证的辨证论治，以先贤理论为指导，结合具体情形，从气血交阻、肝肾亏虚、脾肾不足、湿热浸淫、营卫不和等方面论治痿证，极具特色。

十六、王任之老中医临床治验三则

案1 林某，男，77岁。1980年9月6日初诊。

患者因拟诊脑血栓形成，于2周前收入省立医院治疗，西医已做相应处理，神志尚清，语言謇涩，口眼㖞斜，左侧偏瘫，全身关节酸楚，时有呃逆，脉细涩，舌质偏暗兼有瘀斑。此乃气血交阻，内风袭络。姑以益气活血、息风通络为治。方予：

绵黄芪、鸡血藤各15g，炒川芎、羌活各3g，全当归、干地龙、桑寄生、炒怀牛膝各10g，赤芍6g，秦艽6g，葛根30g，红花4g，蜈蚣2条，熊胆0.6g。7剂。其中熊胆不入煎，每次取0.3g，置于小酒杯中，再加2～3滴白酒予以溶解，以凉开水吞饮。

9月13日二诊：药后呃逆已止，左下肢已能伸缩，左上肢肩部略能活动，苔脉如前，守原方出入。原方去川芎、赤芍、熊胆，加川桂枝5g，嫩桑枝10g。

10月4日三诊：叠进前方15剂，左侧上下肢偏瘫及口眼㖞斜明显好转，仍觉肢体乏力，近日来又兼大便不畅，苔脉如前。守原方加减。

绵黄芪、鸡血藤各15g，葛根30g，淡从蓉、巴戟天、锁阳、炒怀牛膝、制豨莶草、全当归、干地龙各10g，炒续断6g，红花4g，玄明粉3g。

11月8日四诊：期间以上方加减连服30余剂，口眼㖞斜、语言謇涩已基本恢复正常，下肢弃杖可行走数步，上肢能抬举过头。再守原法增损，以巩固疗效。

按：中风一证，实包括多种脑血管意外疾患，发病突然，变化倏忽，犹如"矢石之中的""暴风之疾速"。王任之先生认为，处理中风之证，首先应结合西医诊断，区分出血性与缺血性之不同，然后据其临床所见，分别责之于风阳暴升、痰火交并，或气血交阻，内风袭络。前者多以刘河间地黄饮子去桂附加减治之，后者又多按王清任补阳还五汤加减施治。综观本例脉证，本虚标实，精气内亏，内风袭络，气血交阻，故初诊时即以益气养血之品以治本，又借搜风通络行瘀之味以顾标，配伍精当，奏效迅速。王任之先生认为，在风阳不亢的情况下，及时应用淡苁蓉、巴戟天、锁阳、续断等补肾强壮之品，有助于促进瘫痪肢体的功能恢复，所以三诊方中选用了上述药品。中风患者时见呃逆，乃气机逆乱，胃失和降使然，若随意于主方中掺入平淡理气降逆之品，非但难于止呃，且有立方繁杂、主次不分之嫌，此时唯加一味熊胆，即可收桴鼓之效，足见王任之先生辨证准确，用药之的对。

案 2 杨某，男，70 岁。1978 年 12 月 23 日初诊。

自诉咯血 6 天，西医拟诊支气管扩张出血，曾服用凉血止血降逆之剂及多种西药未缓。血来之际，胸闷气短，喉系声响，盈口而出，日 2 ~ 3 次，多于午后及夜间按时而发，仅能左卧，小溲夜数，脉弦孔。此系肾少摄纳，肺苦气逆，血随气升。治宜保肺宁络，并佐以纳肾。方予：

仙鹤草、藕节、生地黄各 15g，炒茜根、炒大蓟、丹参、侧柏炭、炒蒲黄各 6g，阿胶珠、白及各 9g，旱莲草 10g，降香 3g，蛤蚧 2 对（去头足，刮去鳞，研末分冲）。5 剂。

12 月 29 日二诊：进前方后，咯血已止，咳痰亦稀，唯动辄气短，小溲仍频数，脉濡缓，再从肺肾论治。

海蛤粉、黄芪、炙紫菀、百合、胡桃肉、益智仁各 9g，白及 10g，青黛包、北五味子、蛤蚧粉各 3g，款冬花、冬虫夏草各 6g，仙鹤草 10g。

1979 年 2 月 1 日三诊：叠经治疗，动时气短已缓，夜尿减至 1 ~ 2 次，唯早晚仍偶有咳嗽，食欲未振，舌质淡，苔薄白，脉濡缓。证药并行不悖，仍守原意为之。

何首乌、大熟地各12g，补骨脂、炙紫菀、胡桃肉、益智仁、黄芪、党参各10g，蒸百部、北五味子各3g，炙远志、冬虫夏草各6g，款冬花5g，石吊兰15g。7剂。

按：一般认为咯血之证，实者多责其气火亢盛上冲，虚者多责其阴虚邪火妄动。本案于咯血之际并见胸闷气短、咳逆、喉系有声，当是肺苦气逆之候，但服凉血止血降逆之剂不能缓解，显非气火亢盛所致，亦非虚火妄动使然。王任之先生分析，患者年届七旬，元阳之气不足，且见动辄气短，小溲夜数，当系肾气虚衰、摄纳无权、固涩无力之证。午后及夜间时分，乃阳消阴长之际，逢此时每使不足之肾气虚衰愈甚，以致气不摄纳而上逆冲肺，发为盈口咯血之证。为此，从肺肾立论，在保肺宁络中巧用纳肾一法，选取蛤蚧研末分冲，遂使病势顿减，化险为夷。初诊之际，病本在肾而病标在肺，故标本兼顾。二诊之时，标急已缓，故选取补肾纳气、宣降肺气之品，终以扶正固本收功。

案3 盛某，女，28岁。1980年12月20日初诊。

患者因低热待查于1980年11月25日收入安徽省立医院内科住院，西医已做多方面检查治疗。刻下仍原因未明，午后低热不退（37.2～37.5℃），发热之际先见形寒，继则肢体酸楚，身热神烦，纳谷尚可，然不知其味，大便欠调，或先硬后溏，或数日一更衣，容黄欠泽，形疲乏力，舌质偏红，苔薄黄，脉濡细。脾气虚弱，营卫失谐。姑以益脾气，和营卫为治。方予：

生白术、炒白芍各6g，绵黄芪、茯苓、炒怀山药、鸡内金、全当归、炒六神曲各10g，炙甘草9g，炒谷芽12g，川桂枝5g，淮小麦30g，红枣10枚。7剂。

12月27日二诊：药后低热已除，食略知味，精神较振，唯仍容黄欠泽，舌象正常，脉濡细。守原方加减。去怀山药、六神曲，加甘枸杞、女贞子各10g。7剂。

按：气虚发热，多由劳逸不均，过度疲乏，加之饮食失调，损及脾胃，或因脾虚气陷，中焦虚寒，虚阳外越，或因脾胃气虚，谷气下流，蕴为湿热，下焦阴火上腾，或因气虚卫外不固，复感外邪，正邪相搏，或因脾失健运，生化不足，阴虚而发热。细究本例临床表现，王任之先生断之为脾气虚弱、营卫失谐所致，这比前述诸说要更深一层。因营属阴，卫属阳，二者共同调谐着人体阴阳的平衡，脾胃一旦受损，无以化生营血，即可使营卫二气失于调和，阴阳失去平衡。观王任之先生所拟之方，不掺一味清热之药，但取甘温建中之品，妙在兼取桂枝汤意加以化裁，借桂枝、白芍合黄芪、当归，一方面助卫阳以发汗，使之在表微邪随汗而解；另一方面益营阴而止汗，使营卫调和，阴阳平衡。至于甘草、小麦、红枣三味，则主要取其益心脾，和营卫，从而与上述诸药共奏甘温除热之功。

十七、王任之"开魄门"治疗急性脊髓炎经验

急性脊髓炎是指各种感染引起自身免疫反应所致的急性横贯性脊髓炎性病变，以病损平面以下的肢体瘫痪、传导束性感觉障碍和尿便障碍为特征，病损平面以胸段脊髓最常见。西医学主要是采用糖皮质激素治疗，其他相关辅助治疗有免疫球蛋白、单唾液酸酶神经节苷脂、分米波等方式。急性脊髓炎是脊髓病变，在中医理论中虽有"髓"之名称，但对髓病尚无专用病名。根据临床表现，本病可归属于中医学"痿证"范畴，其病因病机纷繁复杂，辨治需根据其临床表现及证型组方。王任之先生治疗急性脊髓炎有自己独特的辨治经验，认为其病机复杂，主要由五脏功能失调，津液不足所致；而魄门启闭有序是五脏调和的关键，故其治疗多从魄门入手，擅长运用开魄门、通大便之法，遣方用药多为润肠通便、清热利湿之品，治验颇丰，临床疗效显著。

1. 病因病机与五脏失调密切相关

（1）五脏失调，津液不足为痿证

历代医家对痿证的病因病机论述颇多，多以脏腑理论为主。究其根本乃五脏失调而致津液亏虚，四肢不能濡养所致。《黄帝内经·痿论》指出五脏气热是发生五体痿的重要原因，其中讲到了心热致痿，即心主一身之血脉，若心气有热，可使血逆行而上，导致上盛而下虚，下虚则引起脉痿。此外，还指出痿证的主要病机是"肺热叶焦"。张仲景在《金匮要略》中指出肺痿的主要病机乃"重亡津液"，

可见肺热叶焦，会导致金燥水亏从而致痿。《素问·太阴阳明论》中阐述了脾胃虚弱导致四肢不用的病理机制，即脾气虚弱则不能为胃运行津液，水谷之气不能禀于四肢，日久则气衰，脉道不利，筋骨肌肉得不到气的涵养，最终导致萎缩失用。朱丹溪也曾在《局方发挥》中讲道："脾伤则四肢不能为用，而诸痿之病作。"叶天士认为肝主筋，肝伤则四肢不为人所用，而致筋骨拘挛；肾藏精，精血相互资生，若肾气虚则精血虚，精虚则四肢不能被灌溉，血虚则筋骨不能被濡养，故而肝肾不足是导致痿证的重要病机。

（2）魄门启闭有序与五腑调和的关系

"魄门亦为五脏使，水谷不得久藏"，出自《素问·五脏别论》，其意指五脏主司魄门的启闭，如肺气降则魄门通，心神主则魄门行，脾气升则魄门约，肝气疏则魄门畅，肾气摄则魄门固。王任之先生认为，魄门失度，糟粕过藏或失藏将影响脏腑气机的升降功能。《类经·藏象类》云："心者君主之官也，神明出焉。"人的精神情志、意识思维活动，主要是由心统摄。心神主宰魄门的启闭，主明则下安，心神正常则魄门启闭有序，排便有时有节，心神的正常生理功能需依赖气机出入升降有序，若魄门启闭有度，气机升降有序，则精神愉悦、情志舒缓、思维活动敏捷，心脏功能正常，脏腑活动协调。反之，若心失所主，则脏腑气机逆乱，百病乃生。肺主一身之气，主宣发和肃降，与大肠相表里，魄门为大肠之外候，故两者上下相应，肺气的宣发、肃降调节着气机的升降出入运动，将吸入的清气和由脾转输至肺的津液及水谷精微向下布散，有助于大肠的传导排泄；魄门启闭有度，则大肠传导功能正常，气机升降有序，则肺的生理功能正常。因此，肺与魄门关系密切。肝主疏泄，调畅气机，肝的疏泄功能调节全身各脏腑组织的气机升降，从而保持其平衡、协调，肝的生理功能正常，可使全身气机生发条达，不致过亢或内陷，有利于肛门开阖有度。肝气郁结，疏泄不畅，气滞血瘀，或肝经湿热下注，则发为便秘、泄泻。脾胃居于中焦，为气机升降的枢纽，脾气宜升，胃气宜降，脾升胃降维持着中焦气机平衡。脾能升清，则水谷精微才能正常吸收和输布，气血生化有源，机体生命活动正常，魄门亦能开阖有节，《素问·阴阳应象大论》曰："清气在下，则生飧泄；浊气在上，则生䐜胀。"脾胃虚弱，运化无力，清阳不升，则会出现脱肛、腹泻、腹胀、便秘等病证。肾为"先天之本"，主固摄、藏精及纳气，开窍于二阴，后阴即为魄门，它与肾气的关系非常密切，肾的气化功能，直接影响魄门的开阖启闭。肾气充足，能司气化，则魄门启闭有序，排泄功能正常；肾气不足，不能固摄，开阖失司，则魄门启闭无序。

2. 辨治以开魄门、通大便为基本大法

（1）传统中医辨治急性脊髓炎的理论渊源

急性脊髓炎治疗需根据其临床表现及证型组方加减。痿证多因津液、气血、精髓亏虚，肌肉筋脉不能濡养所致，其治疗总以扶正补虚为主。后世医家多以《内经》理论为纲，强调"治痿独取阳明"。《内经》对痿证的病因、病机、治则等均有明确阐述，如"各补其荥而通其俞，调其虚实，和其顺逆""各以其时受月"等，即除了"治痿独取阳明"原则外，同时还需根据疾病的部位、虚实及脏腑经络进行辨证论治。元代朱丹溪承张子和之说，力纠"风痿混同"之弊，在治法方面提出了"泻南方，补北方"的原则，具体辨证又有湿热、湿痰、气虚及瘀血之别，对后世影响颇深。此外，治疗痿证还需注重因时制宜，五体痿应在所合之脏最为旺盛的季节进行治疗，此时最容易治愈，所谓"筋脉骨肉，各以其时受月，则病已矣"。

（2）魄门畅、大便通则气机调畅、五脏安顺

《素问·五脏别论》云："魄门亦为五脏使。"魄门，即肛门，为六腑的最下端，属"七冲门之一"。《难经·四十四难》曰："七冲门何在……下极为魄门。"

其受五脏之气支配而行使其排泄糟粕、浊气的职能。张介宾注："虽诸府糟粕固由其泻，而脏气升降亦赖以调，故亦为五脏使。"即脏腑与魄门之间关系密切，魄门器质性或功能性异常时既可反映出五脏的病变，同时又可反过来影响五脏的功能，魄门的启闭要依赖于心神的主宰，肝气的条达，脾气的升降，肺气的宣降，肾气的固摄，方能不失其常度。而魄门开阖启闭有度，亦能促进脏腑气机调畅，又可使脏腑藏泻得以顺利进行，从而保持人体正常的生理功能的重要条件。可见，魄门是否通畅，对于人体健康与否具有重要的意义。王任之先生认为魄门能为五脏排泄糟粕废物，使其保持"满而不能实"的特性，从而令脏气安顺、调畅，不致壅塞为疾，故其治疗急性脊髓炎亦从魄门入手，擅长运用开魄门、通大便之法。

3. 遣方用药注重润肠通便、清热利湿之品

（1）通便不可伤其正气，宜用缓和之品

王任之先生"开魄门"特别注重润肠通便药物的应用，实乃取其泻而不峻的特点。临床常用肉苁蓉、郁李仁、火麻仁、松子仁、决明子、瓜蒌子、炒牵牛子等种子类药物。肉苁蓉属于润肠通便类中药，含总寡糖和半乳糖醇，具有作用缓和、便而不泻的特点。郁李仁、火麻仁、松子仁等均为植物种仁，富含油脂，善于润肠通便，《药品化义》云："麻仁，能润肠，体润能去燥，专利大肠气结便闭。"《用药法象》谓郁李仁："专治大肠气滞，燥涩不通。"炒牵牛子，善泻下逐水，使水湿之邪从二便而出，如《药性论》称牵牛子"治痃癖气块，利大小便，除水气虚肿"。

（2）兼及病机特点，辅以清热利湿

急性脊髓炎的重要病机乃湿热搏结、津液不运，故临床常常加用车前子、木通、薏苡仁等清热利湿之品，以使津液正常运化。车前子甘寒性降，善通利水道，

清膀胱热结，治疗湿热蕴结于膀胱所致小便不利，正如《神农本草经》所云"主气癃，止痛，利水道小便，除湿痹"。木通苦寒清降而通利，下泄膀胱与小肠湿热，上清心经之火，《本草汇言》曰："木通，利九窍，除郁热，导小肠，治淋浊，定惊痫狂越，为心与小肠要剂。"薏苡仁淡渗甘补，能利水渗湿、清热、健脾，且利水不伤正，补脾不滋腻，故凡水湿之疾均可用，尤适于湿热为患者。

（3）临证用药强调随症加减

脾肾阳虚者，加锁阳、巴戟天、续断以温补脾肾，强筋壮骨。锁阳性温味甘，归肾、大肠经，不仅有补肾阳、益精血的作用，也有润肠通便之功，《本草衍义补遗》谓锁阳"大补阴气，益精血，利大便。虚人大便燥结者，啖之可代苁蓉，煮粥弥佳；不燥结者勿用"。湿热阻络时，常以清热利湿通络方二妙散化裁，方中黄柏为君，取其苦以燥湿，寒以清热，其性沉降，长于清下焦湿热；臣以苍术，辛散苦燥，长于健脾燥湿。二药相伍，清热燥湿，标本兼顾。瘀血阻滞者，常加当归、牛膝、鸡血藤等行气化瘀之品。《本草纲目》云当归"治头痛、心腹诸痛，润肠胃、筋骨、皮肤。治痈疽，排脓止痛，和血补血"，故当归不仅能补血活血止痛，还能润肠通便，与开魄门、通大便之法非常吻合。

4. 验案举隅

杨某，男，28岁。1981年4月8日初诊。

患者4天前因拟诊急性脊髓炎入住神经内科。刻诊脐以下麻木不仁，两下肢不可动弹，小便潴留，大便非服利导药不下，舌红苔黄腻，脉濡数。治则：润肠通便，清热利湿。处方：

肉苁蓉10g，火麻仁12g，炒牵牛子6g，柏子仁10g，当归10g，郁李仁10g，决明子12g，冬葵子仁12g，车前子15g，川木通3g，玄明粉4.5g，鹿衔草10g。5剂，水煎服，日1剂，早晚分2次服用。

1981年4月15日二诊：脐以下麻木好转，两下肢已略能动弹，小便已能自解，唯有大便仍七日未解，且诉近几日畏寒。分析前方得效，故效不更方，随症加减。患者近几日畏寒，故原方减川木通、车前子、炒牵牛子，加锁阳10g，桑寄生10g，炒续断6g，郁李仁3g。5剂，水煎分服。

1981年4月22日三诊：小便能自解，大便需服用番泻叶始解，刻又五日未行，已能起坐，两下肢亦能抬起，仍感畏寒，舌稍红苔略黄腻，脉濡数。守方加减：

肉苁蓉10g，巴戟天10g，锁阳10g，桑寄生10g，炒续断6g，淫羊藿10g，鸡血藤15g，郁李仁9g，决明子12g，瓜蒌仁9g，玄明粉6g，鹿衔草10g，炒怀牛膝10g。5剂，水煎分服。

1981年4月29日四诊：两下肢已能在扶持下迈步，唯作麻未已，站立时自觉筋骨发抖，感觉迟钝，便仍干结，脉濡数。原方减瓜蒌仁、决明子，加宣木瓜6g，僵蚕6g。5剂，水煎分服。

患者经治1个月，症状明显改善。

按：本案患者急性脊髓炎诊断明确，依据其症状分析为五脏失调，津液不足所致。五脏受损，精津不足，气血亏耗，肌肉筋脉失养，则脐以下麻木不仁，两下肢不可动弹；又因热邪过盛，津液不能下输膀胱，膀胱气化不利，而小便潴留；热气偏入肠胃，以致津液竭燥，糟粕痞结，而致大便不下；舌红苔黄腻，脉濡数皆为湿热之象。故治疗上应润肠通便、清热利湿，使魄门通畅，湿热消散，则气机调畅，五脏生理功能正常。处方中火麻仁、柏子仁、当归、郁李仁、决明子、冬葵子仁皆有润肠之效，加用炒牵牛子、玄明粉加强通便之功；车前子不仅清热利湿，亦可利尿通淋，使湿热之邪随小便排出的同时也可解决患者小便潴留之症，实乃一举两得。配以川木通、鹿衔草则增其清热利湿之效。患者二诊出现畏寒怕冷，故加用锁阳、肉苁蓉、巴戟天、桑寄生、炒续断、淫羊藿、炒怀牛膝，既可温肾补阳，又有润肠通便、强壮筋骨之效，后因筋骨发抖加用僵蚕息风止痉，药证相合，并结合药物的力量与机体自身的调整能力，故能得效，症状缓解明显。

十八、王任之治疗肝病的经验

1. 谨察病机，辨析肝病阶段性及其内在联系

　　肝病，在这里主要指临床上常见的各种类型各个阶段的肝炎病变。虽然中医并无病毒性肝炎之类病名，但中医治疗肝病已有几千年历史。中医文献中依其病变特点而分属于"黄疸""湿热""胁痛""肝郁""成积""鼓胀"等方面。一般在分析肝病时，大多注意其病变的某一方面，而忽略肝病在整体上的发病规律。王任之先生在诊治肝病的过程中，重视从整体角度来分析肝病不同阶段、不同类型的病机特点，随时注意把握阶段性及其相互联系和转化的规律。所谓阶段性，就是指病变过程不同阶段具有不同的病机特性和临床特征。王任之先生认为：肝病的临床过程大致可分成湿热蕴结、气滞血瘀、肝肾阴虚、阳虚水聚四个阶段，是一个由浅入深、由邪实而正虚的逐步演变过程。

（1）湿热蕴结阶段

　　主要见于肝病的初期，病机特点为因饮食不慎，以致脾失健运，复感时邪，湿浊不化，郁而化热，由脾胃累及肝胆，影响气机的升降和胆汁的排泄。其病变相当于急性黄疸型肝炎或急性无黄疸型肝炎阶段。实验室检查大都提示肝功能轻度损害，如血清谷丙转氨酶升高、黄疸指数升高以及絮浊试验阳性等。症状表现为腹胀，肝区不适或隐痛，口苦纳呆，恶心呕吐，低热，尿色或巩膜皮肤发黄，舌苔黄腻，脉弦或濡数。若未见黄疸者，主要是病变影响偏重于肝脾不调而未使

胆汁外溢，然其湿热蕴结的病机是与发黄者相一致的。

（2）气滞血瘀阶段

主要见于肝病早中期，病机特点是在湿热的基础上进一步影响肝的疏泄，以致气机郁结，血行瘀滞，络脉痹阻。其病变相当于慢性迁延性肝炎阶段，肝功能仍有损害，且已发展成以肝区疼痛和肝脾肿大为特征。临床表现如果以肝郁气滞为主者，常可横逆克犯脾胃而见胁痛腹胀、恶心纳呆、便溏乏力等症状；以络脉痹阻、血瘀成积为主者，则以右胁下刺痛不移，或有积块，而色晦暗，舌紫脉涩为主症。一般来说，气滞与血瘀虽各有特点，但二者关系至为密切，大多气滞血瘀并见，仅以其中分主次而已。

（3）肝肾阴虚阶段

主要见于肝病的中后期，病机特点为在前面两个阶段的基础上，或由于湿热久羁化燥，或由于气郁日久化火，以致灼耗肝阴，进而形成肝肾阴虚。其病变相当于慢性肝炎的活动期，或有早期肝硬化的病理改变阶段。实验室检查大多提示肝功能进一步损害，如絮浊试验持续阳性、γ球蛋白升高、白/球比例倒置等。可有肝掌、蜘蛛痣、鼻翼部毛细血管扩张等内分泌失调现象。症状表现以胁肋隐痛喜按、低热咽干、心烦急躁、手足心热、失眠多梦、腰酸乏力、舌红少苔、脉细数等为主。湿热、气郁与肝肾阴虚之间存在着因果关系，但一般并不易见于肝病的早期，这是因为肝病由邪实转正虚，在病变发展上有一个由量变到质变的过程。湿热本身固然可以直接化燥伤阴，但多半是以湿热首先影响气机，继而由此化火化燥损及肝肾之阴的，强调"湿热久羁""气郁日久"，正是突出了这一转化特点。

（4）阳盛水聚阶段

这时肝病已发展到晚期，病机特点是在前阶段基础上未能得到及时而有效的治疗，以致肝、脾、肾三脏俱损，气、血、水三邪交结，发展成脾肾阳虚、水液停聚的"鼓胀"之证。该阶段相当于肝硬化腹水形成阶段。肝功能大多呈现严重损害，白蛋白明显降低，γ 球蛋白显著升高以及脾功能亢进，白细胞、血小板明显减少等。症状表现为腹部鼓胀脐凸，腹壁青筋暴露，形体消瘦，四肢清冷，食减，便溏溲少，疲倦乏力，舌质淡，脉沉迟等。本阶段不仅脾肾之阳已虚，而且气滞、血瘀、水邪三者交杂为患。因此，一般来说，壅结益甚，其胀益重，而正气愈虚，以致病势濒临深危之境。

王任之先生认为，肝病虽然有阶段性，但其间并不是截然分开的，它们既有区别，又互相联系，互相影响。从整个肝病的临床过程来看，湿热之邪的反复作用和脾胃肝胆的功能失调，是主要的病理变化，它们共同影响着病理转化的全过程。

如以湿热言，它是作为一种病邪首先侵犯人体，成为肝病的第一致病动因，对脏腑的影响是先脾胃，继肝胆，后肾脏。湿热化燥可以灼伤肝肾之阴，湿热寒化可以损伤脾肾之阳，湿热郁遏可以导致气滞血瘀。以肝胆言，脾胃的升降、水湿的运化、血液的运行、胆汁的排泄等，都依赖于肝的疏泄。若湿热蕴结影响肝胆，则可因肝失疏泄而阻碍气机；累及脾胃可致升降失常而使湿热缠绵不化；累及三焦水道可致水湿内停；累及气血可使血脉运行瘀阻且形成"癥积"；累及胆腑可使胆汁的排泄受阻而发为黄疸。同时，肝郁日久可化火灼阴，导致肝肾阴虚，使肝病向正虚方面转化。可见气、血、水等方面的障碍都与肝胆有着直接或间接的关系。以脾胃言，王任之先生认为脾胃功能的正常与否对肝病的转归尤具重要意义。不仅脾胃虚弱是肝病的发病基础，同时肝之为病亦每易克伐脾土形成所谓的肝病传脾，其结果一方面不能运化水湿，在早期给湿邪以可乘之机，在后期则每易形成水液停聚，发为"鼓胀"；另一方面脾胃化生失职，气血津液生化不足，亦每易使病变由实转虚，导致肝肾之阴不足，脾肾之阳虚衰。王任之先生在临床中注意到有不少慢性肝炎患者，自始至终都有一系列脾虚症状，如四肢微浮、精神易于疲倦、腹胀纳呆、面色萎黄、大便溏薄等。因此认为慢肝的形成不仅与患者急性期受邪的性质、轻重以及治疗适当与否有一定关系，同时还取决于种种影响脾胃的因素。例如有的患者可能原有潜在的脾虚因素，一旦客邪之后，由于脾弱正虚，无力祛邪，以致病邪留滞；或者在肝病过程中，由肝气横逆，克犯中焦脾胃，造成肝脾功能失调，使病情缠绵难愈。另外，肝病后期有的患者除了肝区疼痛之外，尚兼有脾脏肿大、牙龈出血、皮肤瘾疹等一系列脾亢症状，检查血象常提示血小板、白细胞偏低。王任之先生认为这种现象与肝病传脾有关，脾气一虚，或由于化生无力而致气血虚衰，或由于统摄无权而血行外溢，此刻如及时注意从肝脾调治，常可避免腹水的出现。

2. 因证施治，确立肝病相应性治疗方法

近年来，西医学由于免疫学研究的进展，对各种肝病的发病机制又有新的认识，认为除了肝炎病毒的持续作用外，机体免疫功能异常也是主要因素之一。然而对于肝病的治疗尚缺乏满意而有效的手段，目前临床应用的多数是保肝和调整免疫功能的药物，但疗效不肯定，评价也不一致，而且过多或长期应用反而增加肝脏负担，不利于肝病恢复。王任之先生在临床实践中，应用辨证与辨病相结合的方法，在辨证施治的基础上配合有效的中草药，使中医的传统经验与民间单方以及现代药理研究成果三者融为一体，积累了一些新的经验。

（1）按阶段理法方药相对固定

肝病的发展有其一定阶段性，因而施治就要根据不同阶段，做到理、法、方、药有的放矢。归纳王任之先生治验大致分为如下四法：

①清热化湿法：此法主要用于湿热蕴结阶段。由于湿为阴邪，热为阳邪，湿

热合病，临床上常有热重于湿、湿重于热以及湿热并重的不同，清热化湿则应根据湿热的偏重而分主次。热重于湿者，主以苦寒清热而化湿，从茵陈蒿汤化裁，常用药物有：茵陈、败酱草、龙胆草、蒲公英、连翘、垂盆草等；湿重于热者，主以芳化淡渗，利湿清热，从茵陈五苓散化裁，常用药物有：茵陈、佩兰、川朴、苍术、滑石、萹蓄、凤尾草、白茅根、泽泻等；湿热并重者，则并行清热化湿，着重选用既能化湿又能清热的药物。王任之先生在该阶段中，对淡渗利湿之法每为习用。这是因为湿性缠绵，当湿热交遏时，倘若单独清热，非但热邪难去，而且湿恋过久，苦寒过用反致伤阳，所以只有通过化湿以清热。化湿诸法中，淡渗之法祛邪最效。淡渗利尿不仅给湿邪以出路，而且热随湿去，对于退黄亦起到重要作用。古人有谓"治湿不利小便，非其治也"，正指此而言。

②理气活血法：此法主要用于气滞血瘀阶段。因其病变主要以肝区疼痛和脾肿大为特征，而且气滞与血瘀往往同时并见，所以王任之先生主从叶氏络病治法及丹溪越鞠丸、王清任膈下逐瘀汤、《金匮要略》鳖甲煎丸等方化裁，常用药物有：漂苍术、制香附、炒川芎、六神曲、归尾、丹参、广郁金、片姜黄、五灵脂等。气滞较甚者，加青皮、枳壳、川朴、川楝子之类；血瘀较甚者，加鳖甲、红花、莪术、三棱、平地木、石见穿之类。总之，通过理气活血，以求逐步改善肝脏的血液循环。

③滋养肝肾法：此法主要用于肝肾阴虚阶段。肝为刚脏，体阴而用阳。肝肾阴虚的同时多伴有肝的疏泄失职，二者互病，每为慢性迁延性肝炎以及早期肝硬化持续不愈的原因。王任之先生针对这一特点，主以一贯煎化裁，常用药物有：干地黄、甘枸杞、制黄精、女贞子、川楝子、炒延胡索、佛手柑等。若阴虚而有内热者，复加牡丹皮、山栀、黄芩、青蒿之类。通过滋养肝肾之阴，以帮助恢复肝的疏泄功能。

④温阳利水法：此法主要用于阳虚水聚阶段。由于该阶段肝、脾、肾三脏俱损，气、血、水三者交结，而脾肾阳虚、水邪内聚是病变的主要矛盾，王任之先

生辨治，紧紧抓住本虚标实这一要领，标本兼顾，主以真武汤、己椒苈黄丸二方化裁，常用药物有：熟附块、炒白术、甜桂心、汉防己、川椒目、淡吴茱萸、甜葶苈子、黑丑、白丑等。若腹胀较甚者，复加莱菔子、地骷髅、陈瓢皮、大腹皮、制川朴等行气利水消胀之品。总之，通过温补脾肾之阳，排除停聚之水邪，以求化险为夷。

上述四法，系王任之先生根据肝病不同阶段所确立的相对固定的方法。由于肝病本身各阶段之间存在着互相联系，有时甚至几种病理变化错杂一起，很难截然分开，因此，仅仅偏执一法，死守一方，往往难以提高疗效。王任之先生在把握肝病临床阶段性的同时，注意肝病内在病机的错杂性，具体情况具体对待。如常常是清热化湿与理气活血并用，理气活血与滋养肝肾并用，滋养肝肾与清热化湿并用，理气活血与温阳利水并用，或者是四法合参而标本兼及，充分体现出辨证施治的学术思想。

此外，王任之先生在诊治肝病的全过程中，尤注重调理脾胃这一重要环节。不少病例之所以病情缠绵难愈，一个很重要的原因就是患者常兼有脾胃不调或脾胃虚弱的内在因素。王任之先生应用《金匮》"见肝之病，知肝传脾，当先实脾"的理论，主从饮食、体力、精神以及大便等方面分辨脾胃虚实，随时注意采用肝病先实脾的方法调理中焦脾胃之气，使脾胃健旺之后，便可抵御肝气的克犯，化生气血，提高抗病促愈能力；同时运化水湿，使缠绵之邪得以清除，客观上起到扶正祛邪的作用。常用药物有：陈皮、川朴、炒谷芽、蒲公英、佛手柑、砂仁等和胃理气之品；生白术、茯苓、川桂枝、天仙藤、白扁豆、鸡内金、生薏苡仁、怀山药等健脾化湿之品。

（2）病证结合，中西互参

肝病的治疗主要是根据临床所见辨证分析，同时需要参考西医学的各种检查，以判断病情活动和稳定程度，检验治疗效果。但临床上有时物理和化验检查已确诊为肝炎，而患者却无任何症状和脉舌异常可辨；有时在治疗过程中，患者自觉症状好转，而肝功能化验却仍然异常，无法应用辨证分型，因此需要针对各项指标来处方用药。王任之先生在治疗中根据中医理论，结合自己长期的临床经验，参考现代医药学研究成果，寻找出一些行之有效的方法和药物，主要有如下几方面：

①降血清谷丙转氨酶：常选用柴胡配甘草（柴甘合剂）、龙胆草配白芍或虎杖、垂盆草、连翘、郁金、枸杞子、北五味子等，并配以清热化湿之法。

②降黄疸指数：常选用茵陈、败酱草、金钱草、片姜黄、广郁金、炒茜根等，并适当配合疏肝利胆以及淡渗利水之品。

③纠絮浊试验阳性：常用黛矾散（青黛、明矾）、败酱草、茵陈、郁金等。

④纠蛋白倒置：王任之先生认为临床上有不少肝炎患者在出现白蛋白与球蛋白比例倒置的同时，兼有肝肾之阴不足的证候，因此治疗常用干地黄、制黄精、甘枸杞、女贞子、黄芪、鳖甲、郁金等，主以滋养肝肾之阴为法。

⑤乙型肝炎表面抗原转阴：目前临床上尚无肯定有效疗法。王任之先生在注意吸取民间单验方的基础上结合自己临床体会，逐步摸索，筛选出如下几味中草药，即马鞭草、小青草、马兰、蠲蜞菊、龙葵、虎杖等清热化湿解毒之品。

⑥纠血小板偏低：王任之先生认为血小板偏低现象与肝病传脾、脾失统摄或血脉瘀阻、血不循经有关，因此治疗时主以健脾益气摄血或祛瘀活血止血为法，同时配合升提血小板的药物，常用者如景天三七、摩来卷柏、仙鹤草、白及、炒大蓟、炒小蓟、土大黄等。

⑦纠白细胞偏低：王任之先生认为白细胞偏低可能在肝病传脾之后，气血化生不足所致，因此治疗时重在改善脾胃功能，同时加用升提白细胞的药物，如鸡血藤、生白术、补骨脂、五灵脂、鳖甲、丹参、楮实子、甘枸杞、女贞子等。

（3）几个特殊症状的处理

①黄疸：临床上习惯分为阳黄与阴黄两类，但以阳黄为多见。王任之先生抓住化湿利胆退黄这一关键，分辨患者体质阴阳虚实而因证施治。阳黄者，一般多见于体质偏于阳盛之体，湿从热化、湿热熏蒸肝胆，胆汁外溢形成色如鲜橘的黄疸，治疗重在清热化湿退黄，药用茵陈、败酱草、郁金、姜黄、金钱草、滑石、泽泻、车前子、萹蓄等。阴黄者，一般见于体质偏于阳虚之体，湿从寒化，寒湿郁结，累及肝胆，胆汁与寒湿相结溢于肌肤而产生黄色晦暗的阴黄，治疗重在温阳利湿退黄，药用茵陈、败酱草、制附片、淡干姜、白术、猪苓、泽泻等。

②肝痛、肝脾肿大：王任之先生在20世纪40年代早期即行医于皖南徽州一带，那里曾经是血吸虫病流行区，因此王任之先生有机会接触到血吸虫性肝硬化患者。在处理肝痛或肝脾肿大症状时，王任之先生主以《金匮》"肝着"证的理论为指导，吸取叶天士《临证指南医案》辛温通络、辛泄宣瘀等法，注意分析病变的早晚和程度的轻重，灵活变化应用。急性肝炎阶段，肝大为主但质地尚软，常伴肝区胀痛或窜痛，为湿热蕴结肝胆所致，在清热利湿的同时，辅以疏肝活血之药，其中疏肝活血常用全瓜蒌、红花、片姜黄、陈枳壳、炒延胡索、煨川楝子、广郁金、五灵脂等。慢性肝炎阶段肝脾肿大且质地渐硬，常伴隐痛刺痛，劳累加甚，多为余邪未尽，血气渐伤，虚中夹实，气滞血瘀成积。王任之先生在扶正祛邪的基础上，注重运用活血化瘀之法。具体应用为：肝区闷痛者，取上述疏肝活血之品；肝区刺痛隐痛为主者，用当归尾、丹参、广郁金、片姜黄、炒五灵脂、红花、老君须等；胁下痛较甚者，加平地木、石见穿等；肝脾肿大日久，非破散不为功者，用鳖甲、青皮、桃仁、三棱、莪术等。肝脾肿大，质地坚硬则配合软坚散结之品，如醋炙鳖甲、丹参、水红花子、山楂、左牡蛎、草盆子、射干等。

③肝硬化腹水：这是肝病发展到后期的严重症状。王任之先生治疗此症状遵循急则治其标、缓则治其本的原则，注意分析病机，取方用药师古而不泥古，如真武汤，取其温补脾肾之阳以治病本，选用制附块、生白术，复加甜桂心、淡吴

黄、北细辛；己椒苈黄丸，取其行水消胀以治病标，选用汉防己、川椒目、葶苈子。二方合用，则寓攻补兼施之意，共奏温阳化气行水之功。另外由于该症状除了水邪停聚之外，常兼有气滞、血瘀等病变，在立方遣药的过程中，注意权衡三者的关系。对于中焦气滞者，本着气行则水行、水行则胀消的原则，常选用行气化湿之味，如漂苍术、制川朴、陈皮、煨草果、大腹皮。气胀较甚者，加用莱菔子、地骷髅、陈瓢皮等。对于血脉瘀滞、腹壁青筋暴露者，常选用活血行水之味，如马鞭草、泽兰、水红花子、益母草等，取其血行则水行。峻下逐水药，一般医生每每不敢随意取用，王任之先生认为只要识病准确，标急者当用则用，中病即止。曾见不少病例，于正虚不甚之际及时用之，每每收到预期效果，所谓"有故无殒"也。而对于正虚与邪盛并重者，则在扶正顾本的同时取用黑丑、甘遂、蝼蛄散之类，常见效显快。为了加强治疗作用，王任之先生还常配合使用单验方，如对腹水较重的患者，用胡桃肉 60g，红枣（去核）60g，黑大豆 60g，大馒二两（酒酿发酵者，去皮），烘干研细，和入明矾末 60g，每日 3 次，每次 21g，食前开水送下。这样标本兼顾，共奏扶正祛邪之效。

3. 治案举例

（1）急性黄疸型肝炎治例

石某，男，成人，干部。1974 年 6 月 2 日诊。

患者近 1 周来，胸闷脘胀，口苦心烦，纳呆便溏，身目俱黄，小瘦亦黄，体倦无力，肝区胀痛，舌苔黄腻，脉濡微数。肝功能：黄疸指数 60 单位，血清谷丙转氨酶 364 单位，锌浊 4 单位，麝浊 4 单位。西医拟诊急性黄疸型肝炎。此湿热蕴结，熏蒸肝胆，姑以清热化湿退黄降酶为治。

绵茵陈 18g，制川朴 5g，秦艽 5g，广郁金 6g，炒青皮 5g，萹蓄 6g，条姜黄6g，醋炙鳖甲 12g，赤苓 15g，凤尾草 12g，水红花子 6g，车前子 10g，蒲公英

10g。

1974 年 6 月 18 日再诊：前方连服 10 余剂后，诸症悉减，唯黄疸退而未尽，纳谷欠香。肝功能：血清谷丙转氨酶 161 单位。再守原方加减。

绵茵陈 15g，炙柴胡 5g，鸡内金 10g，败酱草 12g，甘草 6g，川朴花 5g，连翘 10g，龙胆草 3g，陈皮 6g，蒲公英 10g，炒白芍 6g，炒谷芽 10g，垂盆草 15g。

加减上方续服 30 余剂，身、目、溲黄均已尽退，胃纳见启，大便转实。1974 年 7 月 21 日复查肝功能，各项均已正常。后从原法变通，以健脾和胃而愈。

按： 本例患者西医已明确诊断为急性黄疸型肝炎，王任之先生辨治抓住主症，从湿热蕴结、熏蒸肝胆的病机立论，主以清热化湿、退黄降酶为治，立方体现辨证辨病相结合的特点。所选药物大多双方兼顾，如茵陈、败酱草、蒲公英、连翘、垂盆草、凤尾草、秦艽之类，取其既能清热化湿，又可降酶退黄；广郁金、条姜黄既能疏肝行气活血，亦可帮助降酶退黄；他如青皮、醋炙鳖甲、水红花子则取其行气活血以治肝区胀痛；萹蓄、赤苓、车前子取其淡渗利湿以促进湿热的消退；鸡内金、陈皮、炒谷芽、制川朴取其健脾和胃而启食欲，以清化源。另外，次诊中所用柴胡和甘草，龙胆草和炒白芍两组药物，则是结合了现代药理研究资料，着重解决血清谷丙转氨酶升高的问题。

（2）乙型肝炎治例

吴某，男，16 岁，学生。1980 年 6 月 10 日诊。

1979 年 8 月患乙型肝炎以来，先后 3 次反复，乙型肝炎表面抗原持续阳性。刻则肝功能仍有损害，提示：麝浊 23.4 单位，锌浊 12.8 单位，血清谷丙转氨酶 120 单位。症见目黄容暗，纳谷欠香，时有鼻衄，溲赤，大便溏薄，易感疲劳，且有汗出，苔淡黄微腻，脉濡弦。湿热内蕴，肝胆疏利失职，姑以清热化湿、疏肝利胆，降絮降酶为治。

绵茵陈 20g，软柴胡 9g，明矾 3g，广郁金 6g，甘草 5g，包青黛 3g，条姜黄

6g，连翘 6g，马鞭草 15g，虎杖 15g，垂盆草 15g，马兰 18g，小青草 16g，仙鹤草 15g。

上方服用 20 余剂，肝功能有所改善。7 月 4 日肝功能提示：麝浊 61 单位，锌浊 12 单位，血清谷丙转氨酶 40 单位以下。复守原方加减续服 20 余剂，肝功能已基本恢复正常，乙型肝炎相关抗原转阴，诸自觉症状亦不明显。后随访复查乙型肝炎相关抗原，3 次均属阴性。现在身体完全恢复健康。

按： 本例为确诊乙型肝炎患者，除肝功能损害外，乙型肝炎相关抗原持续阳性，西医治疗一段时间，各项指标均未获得满意恢复。王任之先生治疗，除以中医理论为指导外，结合了西医学知识，在清热化湿、疏肝利胆的同时，复配合降酶降絮以及促使乙型肝炎相关抗原阴转的中草药，因而获得了颇为显著的疗效。方内所选的马鞭草、马兰、小青草、虎杖，主要针对乙型肝炎相关抗原阳性而用，系王任之先生长期的临床实践中，吸取民间单验方经验，逐步筛选总结出来的行之有效的药物，先后在临床上使用于数十例乙型肝炎患者，均取得阴转的效果。

（3）慢性肝脾肿大治例

陈某，男，34 岁，工人。1980 年 1 月 19 日诊。

1971 年患肝炎，肝脾肿大，肝功能反复异常，近来常感肝区隐痛，四肢微浮，便后偶带黏液，唯饮食尚正常，苔薄，舌质有紫气，脉涩。姑以疏肝软坚为治。

醋炙鳖甲 21g，平地木 30g，煨莪术 6g，丹参 10g，石见穿 15g，炒青皮 4.5g，广郁金 6g，片姜黄 6g，老君须 6g，炒五灵脂 10g，炒陈枳壳 5g，水红花子 6g，炒山楂 6g。

上方服用 10 余剂，肝区隐痛消失。复守原方加减续服 40 余剂，诸自觉症状已消除，且肝脾肿大有所好转，肝功能复查两次均在正常范围。随访时患者已上班工作。

按：本例为早期肝硬化的患者，病变主要特点在于湿热为病阶段经治疗后虽外邪已遁，却留下脏气失调之患。肝气郁结，气机运行不畅，以致气滞血瘀，形成肝脾肿大、肝区隐痛等一系列络脉痹阻成积的病证。虽然见证中同时兼有四肢微浮、便带黏液等脾失健运升清的症状，但根本病因乃在于肝血瘀阻，疏泄失职。王任之先生治疗抓住气血瘀滞成积这一关键，主从疏肝软坚为治，集中力量解决主要矛盾，立方精专而不杂，可谓识病深得要领，施治有的放矢。方内片姜黄和陈枳壳为《济生方》推气散两味主药，与五灵脂、丹参、郁金、鳖甲合用，辛温宣泄，祛瘀通络，对于肝区刺痛有较突出的治疗效果。

（4）慢性迁延性肝炎伴早期肝硬化治例

李某，男，成人。1980年10月6日初诊。

原有慢性肝炎病史，近月来活动稍多即觉肝区隐痛，尤以晚餐后为甚，心烦掌热，夜寐欠安，食欲尚可，大便或硬或溏、日有二起，有鼻尖部毛细血管扩张及肝掌现象，脉濡细稍数，舌红苔薄。拟从肝脾论治。

干地黄12g，绵茵陈12g，归尾10g，甘枸杞10g，败酱草12g，制黄精10g，白扁豆10g，红花4g，女贞子10g，炒怀山药10g，炒五灵脂10g，左牡蛎10g，生白芍6g。

1980年11月2日二诊：药后诸症均有好转，便溏已实，夜寐亦酣。唯近日复增鼻衄、齿衄，肝功能提示仍有损害，麝浊81单位，锌浊26单位；血象检查：白细胞计数4600，血小板计数5.8万。舌脉如前。仍守原方增损。

干地黄12g，归尾10g，明矾3g，甘枸杞10g，制黄精10g，炒五灵脂10g，摩来卷柏15g，女贞子10g，广郁金6g，景天三七16g，仙鹤草15g。上方加减续服30余剂，鼻衄、齿衄已止，肝区隐痛亦轻，肝功能复查已稳定在正常范围，周围血象亦有所恢复。

按：本例系一慢性迁延性肝炎并有早期肝硬化的患者，分析临床见证，当为肝肾阴虚、脾失健运之候。此时治疗，若单纯滋养肝肾之阴，甘凉之剂每易助湿碍脾，若单纯健脾助运，则偏温之剂不利已伤之阴。王任之先生治疗取一贯煎意化裁，立肝脾兼顾之法。方内干地黄、甘枸杞、制黄精、女贞子滋补肝肾之阴以养肝体，归尾、丹参、红花、炒五灵脂活血祛瘀以助肝用，白扁豆、炒怀山药健脾助运以资化源；茵陈、败酱草既能清除有余湿热之邪，又能解肝郁以宁心神，为治疗肝炎患者失眠症状所常用；左牡蛎、生白芍则取其滋阴潜阳之力。次诊之时，便溏已实，夜寐亦酣，故去健脾解郁宁神之品，而着力改善肝功能，所加明矾、青黛二味以纠絮浊异常；摩来卷柏、景天三七、仙鹤草既能止鼻齿之衄，又可升高血小板，病证参合，标本并及，主次相从，故收到满意的效果。

（5）肝硬化腹水治例

杨某，男，23 岁。1981 年 2 月 16 日初诊。

原有肝硬化、脾切除病史，月余以来，又腹胀膨膪，大如抱鹭，脐凸溲少，下肢浮肿，膝以下清厥。近 5 日来不能平卧，卧即胸闷气短，呼吸困难，责水气射肺之过。苔白微腻，脉沉细。姑以温化为治。

麻黄 2g，泡吴茱萸 2.5g，川桂枝 4.5g，制附块 10g，甜葶苈 6g，天仙藤 9g，北细辛 1.5g，制川朴 4g，猪苓 9g，川椒目 3g，炒黑丑 6g，炒泽泻 10g。胡桃肉 60g，红枣（去核）60g，黑大豆 60g，大馍 2 两（酒酿发酵者，去皮），四味烘干脆，研细，再和入明矾末 60g，每日 3 次，每次 12g，食前开水送服。

上方投服 5 剂后，腹部膨渐消，下肢浮肿已微，脐凸较小，小溲增多，卧下呼吸已不困难。因患者自觉腹胀较甚，故次诊于原方减去麻黄、北细辛，加入陈瓢皮 12g、地骷髅 9g、生白术 6g，续服 15 余剂。

3 月 26 日三诊时，腹水已消大半，食欲见启，精神较振，夜卧自如。继从原法出入为治，以逐步巩固疗效。

按：本例为肝病发展到晚期形成肝硬化腹水的患者，肝、脾、肾三脏俱损，气、血、水互相交结之象颇为典型，且病变由中、下焦累及上焦而兼有水气射肺之症，病机不可为不杂，病势不可为不凶。王任之先生辨治，鉴于病变虽杂而病本在阳虚水聚这一关键，确立温化之法，以求温补脾肾之阳而化其停聚之水。所选药物既有温补而不滞的制附块、川椒目、泡吴茱萸，又有化气以行水的川桂枝、天仙藤、猪苓、炒泽泻；既有宣肺气的麻黄、北细辛，又有利州都的炒黑丑、甜葶苈；更配合培补脾肾以行水饮的验方，合而温通兼备，上下并及，故见效显快。次诊时，上焦水饮得除，中焦气滞依然，故易去麻黄、细辛，而加入陈瓢皮、地骷髅、生白术，取其气行则水行，水行则胀消。

以上就王任之先生治肝病的经验做了粗略的总结。可以看出，在对肝病病机的认识上，王任之先生注意从阶段性的角度去分析，把握阶段性的转化规律，这种辨证方法，较之目前临床上只把肝病分成若干型，而对于它们之间有什么关系、如何进行转化的、有什么规律等都不很清楚的辨证方法，显然是一个进步。在肝病的治疗上，王任之先生确立阶段性治疗原则，时常以锁与钥匙的关系做比拟来强调辨证施治的重要性，并积极采用辨证辨病相结合，以证审病，中西合参的方法，不受传统的认识所约束，大胆创新，因而能够处理各种不同特点的肝病，取得满意疗效。在立方遣药方面，王任之先生能融传统治法、民间经验、现代药物研究资料三者为一体，善用古方但不为其所泥，对于民间经验和药物研究资料也并不盲目接受，而是通过自己的临床实践，反复验证和筛选，因此选方不以罕见邀功，用药不以量重取胜，力求至精至专，有的放矢，体现出辨证深得要领，立法吻合病机，方药切中病情的特点。

十九、王乐匋滋阴息风法治中风医案举隅

王乐匋（1921—1998），全国首批名老中医学术经验继承工作指导老师，出生于新安医学世家，学养深厚，严谨治学，自求真得。从事医、教、研工作 50 余年，博学多通，著述丰富，主编《新安医籍丛刊》《新安医籍考》等书，临床以善于治疗内科疑难杂症著称。注重五脏相因、气血同源、阴阳互根之理，在总结前辈经验基础上，临证用药不拘一格，轻灵活泼，将滋阴与息风结合，疗效显著。现举二则医案论述。

案 1　某女，49 岁。1992 年 4 月 22 日初诊。

肝肾不足，内风夹痰阻络。左侧偏瘫，舌本牵强。刻诊形体羸瘦，舌淡红，苔薄腻，脉弦细。姑予滋阴息风，参以涤痰之品。处方：

干地黄 18g，夜交藤 30g，陈胆星 6g，炒赤芍、炒白芍各 10g，天竺黄 6g，金石斛 12g，川贝母 6g（研分服），制乳香、制没药各 6g，鹿衔草 12g，沙苑子、白蒺藜各 10g。7 剂，水煎服。

4 月 29 日二诊：服方后证见缓解，于原方中去金石斛，加干地龙 12g，杜红花 10g。7 剂，水煎服。三诊至十五诊，均在此基础上加减出入为止。

8 月 22 日十六诊：舌本牵强已得改善，然语言仍欠流利，左上肢已能上举，但血压偏高，服"心痛定"而得以控制，舌红少苔，脉弦细，治以补益气阴、息风涤痰，参以活络之剂。处方：

炙黄芪 50g，煨天麻 10g，杜红花 10g，炒赤芍、炒白芍各 10g，钩藤 15g，制乳香、制没药各 6g，炒怀牛膝 12g，干地黄 18g，茯神、陈胆星各 6g，干地龙

12g，宣木瓜 10g，川贝 6g（研、分吞），全蜈蚣 2 条（研、分吞），田三七粉 5g（分冲）。7 剂，水煎服。

案 2　某男，63 岁。1992 年春初诊。

形体丰盈，面红声宏，左侧肢体瘫痪不用，血压在初病时有波动，近期正常，舌胖大淡红，苔黄腻，脉弦滑。王乐匋先生认为阴虚痰阻经络，风动而瘫成。处方：

陈胆星 9g，白茯苓 15g，炒赤芍、炒白芍各 10g，丹参 30g，白术、苍术各 12g，制乳香、制没药各 6g，生地黄、熟地黄各 18g，制龟板、制鳖甲各 18g，远志 12g，地龙 12g，怀牛膝 12g，天麻、白蒺藜各 10g，炒山楂 20g。7 剂，水煎服。

以后十诊均在此基础上加减调治，使患者临床症状得到改善，疗效较好。

按：中风病多发于中年以上，好发于冬春季节，是临床上常见的一种危急病症。在病因方面，《内经》记载很多，如《灵枢·刺节真邪》云："虚邪偏客于身半，其入深，内居营卫，营卫稍衰，则真气去，邪气独留，发为偏枯。"《素问·生气通天论》云："阳气者，大怒则形气绝，而血菀于上，使人薄厥。"《素问·调经论》云："血之与气，并走于上，则为大厥，厥则暴死，气复返则生，不返则死。"此外，还认识到本病的发生与体质、饮食、精神刺激、烦劳过度等因素有着密切的关系，如《素问·通评虚实论》曾明确指出：仆击、偏枯"肥贵人则膏粱之疾也"。案一中风，王乐匋先生根据多年临床经验认为，其病因病机总关气、血、风、痰，气血逆乱或风痰阻络，皆可引起。本案形体消瘦，舌红，脉弦而细，此肝肾不足、肝风内扰、内风夹痰阻络之象。因为风邪善行而数变，为百病之始，万病之长，"故百病皆生于风"（《儒门事亲·风论》）。王乐匋先生以滋阴息风伴以化痰用药治之，率先以夜交藤、白芍、干地黄滋水柔肝。其中夜交藤味甘微苦、性平，能入心、肝、肾三经血分，功能交通心肾、养血通络，此药可安神，故重用之，旨在取其引阳入阴之性，无须拘于有无失眠之症；干地黄其性凉而不至，质润而不腻，用以益阴，往往使阴复而不留瘀；白芍苦微寒，具有敛血养阴、柔肝止痛、平肝和阳的功能。三药相伍，养肝体而达肝用，共奏滋阴柔肝之效。针对木旺风阳上扰，经脉失和，王乐匋先生治以天麻、钩藤、石决明息风潜阳，鸡血藤、鹿衔草养血和络。金石斛为滋而不腻之品，配合主药，加强滋阴柔肝之效。重用生石决明、煨天麻，用以息风潜阳。后期诊治中，王乐匋先生用川贝化痰，制乳香、制没药、沙苑子、白蒺藜、生牡蛎疏肝解郁，杜红花和络，干地龙、蜈蚣（研、分吞）、田三七粉息风通络。经 10 余次治疗后病情大有改观，肢体活动范围增大且已得力，语言亦渐恢复。王乐匋先生又加重益气之剂，而逐渐减少化痰之品，重用黄芪，目的在于促使患者机体加快修复过程。后在此方基础上化裁，继续服数十剂，病情得以进一步改善。

在病案二的诊治中，王乐匋先生更是独具匠心，用药尊古而不泥古，患者虽身体丰盈，面红声宏，遵循《黄帝内经》年过半百而阴气伤的原则，断为阴虚痰阻经络，用药紧守病机，轻灵活泼，以二陈汤为基本方化裁，加苍术、白术健脾化痰，胆南星化胶着之痰、清少阳之郁火；用丹参、制乳香、制没药活血通络，取"祛风先活血，血行风自灭"之妙；生地黄、熟地黄配牛膝，走下焦、滋阴凉血而不腻中焦；龟板、鳖甲滋阴而不腻，且不助生痰，滋肾阴涵木而潜阳息风。与上案相比，有滋肾阴、补肝阴之不同。概上例以阴虚阳亢为主，故以滋肝阴、潜阳息风以守病机；本案以肾阴虚为本，中焦痰湿内蕴为主要病机，用药以补肾阴、健脾化痰为主。方中尚用远志一味豁痰开窍、交通心肾，以助全方；用山楂消食化痰，健运中州，防浊痰再生，以杜生痰之源，且原方中尚有和胃气、防药毒伤胃的作用。纵观本方，王乐匋先生临证老练、辨证准确，立法谨守病机、机变法变，用药轻灵活泼，方药相合。

小结

滋阴学说起源于《黄帝内经》，有"诸寒之而热取之阴"。滋阴法的运用起源于张仲景，发扬于金元朱丹溪，此后历代医家更有发挥，使滋阴法在理论与实践中趋于完善。王乐匋先生基于"乙癸同源"的理论，在临床治疗上将滋阴法与息风法巧妙结合，量方化裁，疗效显著。纵览王乐匋先生医案中多则治疗中风的医案，可以发现其治疗中风有以下特色：善用通络之品，滋阴息风并举，滋阴分脏腑，有滋阴而不助湿生痰腻膈之妙。王乐匋先生治疗中风的思想和方法，对临床治疗中风有一定的指导意义。

二十、王乐匋论治温病特色浅析

1. 倡导寒温并重与寒温并用

（1）辨识外感力主寒温并重

王乐匋先生认为，伤寒和温病学术体系间是继承和发展的关系。既往由于医家对于伤寒和温病认识角度的不同，抑或有某种学术偏见，形成了"寒温之争""寒温对立"的局面。王乐匋先生认为，张仲景伤寒学说是继承、发展了《素问·热论》理论形成的，温病学说则是在《伤寒论》及长期临床实践的基础上，继承伤寒六经分证中的热病辨证理论，从而形成了以卫气营血辨证和三焦辨证为核心的理论体系，并经后世医家对外感热病论治的不断补充和创新，使温病学说逐渐形成了一门独立的学科。鉴于此，伤寒学说和温病学说在学术体系上为继承与发展的关系，并结合临床病变规律，倡导寒温并重。

（2）临床施治擅长寒温并用

王乐匋先生在临证时，无论外感病还是内伤杂病，对于寒温并用的治法都运用得十分精妙。凡是证见寒温相杂或本虚标实者，均可根据具体情况考虑采用寒温并用治法，即于寒队药中少加入热药，或于热队药中少加入寒药，此谓"反佐之法"。如在临证中发现明代医家张景岳的伤寒学说对治疗温病亦有指导作用，从《景岳全书·伤寒典》《通俗伤寒论》等医著中悟出"回阳之中必佐阴药，滋阴之中必顾阳气"，创立了一系列寒温并用、邪正合治的方剂。

2. 推崇吴鞠通护阴与化湿

（1）治温热病以护阴为要义

王乐匋先生认为，津液存亡为温病治疗得当与否、预后良恶的关键，因此，对于吴鞠通提出的治疗温热病顾护阴液为第一要义的原则非常重视。《温病条辨》中以上、中、下三焦分证，"护阴"为其证治总则，即其所强调"存得一分正气，便有一分生机"。王乐匋先生认为，温病之治，虽然忌汗，却又必须借汗使邪有出路，辛凉透邪之法足以适应。如初起误用发汗之辛温解表之剂，必然会张其焰而耗其阴。因温病本易耗阴，而汗为人体五液之一，此汗一出，势必加重病情。因此，轻者桑菊饮、银翘散，重者白虎汤，视其发热、口渴程度的轻重予以选用。王乐匋先生在研究吴鞠通里实用下法时，总结了以下四种情况出现时必须要兼护其阴：一是温病不大便，阴干液涸者；二是下后邪气复聚；三是病至阳明而神昏，不得徒持攻下一法；四是已下之后。王乐匋先生还在研究吴鞠通里实用下法时提出了两点要义："一是因液少而溺少，务在滋其液。二是对苦寒之药要慎用，苦寒虽能泻火，却更劫其液。"此时方药中多用甘寒之剂，亦有苦寒之品，须甘苦合化，如冬地三黄汤，足见其对苦寒之品应用的慎重。当温邪深入下焦损及肝肾阴液时，当以咸寒之复脉汤为主急复肝肾阴液。

（2）治湿温病以化湿为关键

王乐匋先生对于吴鞠通治湿温之化湿法亦有深刻的认识和研究。吴鞠通在《温病条辨》中指出："湿温较诸温病，势虽缓而实重。"对于湿温的发病情况则提出："湿温一证，半阴半阳，其反复变迁，不可穷极。""施治之法，万绪千端，无容一毫执着，篇中所述，亦只举其一隅。"强调了湿温病的复杂及其证治在临床中的重要性，进而提出化湿法治疗湿温的总原则。先生强调，湿邪伤人最易伤脾胃之阳，医者须对此有所识辨，方可达到预期的治疗效果。湿温之候，主要表现为中焦脾胃证候，很少出现上焦证，即使出现也比较短暂，故湿温病的治疗当于中焦求之，而芳香化湿、苦温燥湿、淡渗利湿等化湿法为湿温病临证中常用的治法。对于湿入中焦的热湿和寒湿的分类，王乐匋先生则提出因湿蒸热郁者为热湿；因湿盛而戕害阳气者为寒湿。王乐匋先生还指出，湿热相合证候苦寒之剂不必忌；而湿邪常以小便为出路，故淡渗一法亦不必忌，并强调这两点"不必忌"与温热病截然不同。王乐匋先生亦对吴鞠通论述湿温证邪入下焦"水流湿""湿伤于下"的病机及其证治有深入体会，强调化湿的同时亦需固本。对于湿与少阴，王乐匋先生指出，因少阴属癸水，湿之质也是水，故湿邪易与肾水相合，而成水湿泛滥，故治少阴之湿，须扶肾阳，使火能生土，又因肾与膀胱相表里，故又须泄膀胱之水。对于湿与厥阴，王乐匋先生强调水能生木，若邪水太过，则正水反亏，木反不生，木无生气失其疏泄之性，故治厥阴之湿，恢复风木之本性为要，使其疏泄功能正常发挥。

3. 总结王孟英论治温病特色四法

（1）用药力取轻清流动

王乐匋先生对王孟英在温病初起力取轻清流动的用药原则十分欣赏。王孟英指出："用药有极轻清平淡者，而取效最捷。"王乐匋先生认为，因气贵流通，而邪气扰之，则周身窒滞，失其轻虚灵动之机，此时可借药剂之轻清，则正气宣布，邪气潜消，则窒滞自通，如蓦然投以重剂，药过病所，非但病不能去，而使无病之地反受克伐。

（2）善于把好阳明关

王乐匋先生称王孟英为治温热把好阳明关的第一人。观王孟英论病，于病至阳明而用石膏、知母论述特详。王孟英认为，凡治外感证，须审胃汁之盛衰，如邪已化热，当濡润胃腑，俾得流通则邪有出路，而液不自伤；若邪气一旦内结阳明，舌苔黄刺干涩，大便闭而不通，此时治法宜下夺，否则垢浊熏蒸、腐肠劫液，就无挽回之机了。王乐匋先生对王孟英所论进行总结，指出无论邪在阳明经或腑，甘凉濡润或苦寒下夺，其邪机关系着气机之升降。可见王乐匋先生对于王孟英治疗阳明病的思想有深刻体悟，并提出掌控好气机之升降是其治疗之关键所在。

（3）创立清暑热益津气法

王乐匋先生对王孟英基于清暑热益津气法所创立的王氏清暑益气汤在临床应用中颇具心得。温病中如湿热时邪，若其人脉证俱虚，前人常取李东垣清暑益气汤，既清其暑，又益其气。王孟英认为，李东垣此方虽有清暑之名，而无清暑之实，实不足以解决临证中遇到的实际问题，故改用西洋参、石斛、麦冬、黄连、竹叶、荷梗、知母、甘草、粳米、西瓜翠衣等，既益其胃，又透其邪，后人称此方为王氏清暑益气汤。王乐匋先生总结王孟英用此法实亦寓调整气机升降之意于其中，为里热津伤者别立一治法。王乐匋先生对于东垣清暑益气汤和王氏清暑益气汤的区别运用强调关键在于"暑热"和"暑湿"及素体因素的不同。

（4）阐发痰滞等因素别具匠心

王乐匋先生对王孟英在温病治疗中注意气、血、痰、滞相兼夹的治疗思想颇受启发。王孟英强调："凡视温证，必察胸脘，如拒按者，必先开泄。若苔白不渴，多夹痰湿，轻者橘、蔻、菖、蕤，重者枳实、连、夏皆可用之，虽舌绛神昏，但胸下拒按，即不可卒投凉润，必参以辛开之品，始有效也。"王乐匋先生根据自己的临床经验指出此类不乏其例，如有患者"呃逆、苔腻、便秘、痰多"，或者"气逆欲死"，或者"善噫易吐"，或者"昏沉不语、肢体为冰、目闭不开、遗溺不饮"，看似严重，实则痰滞等因素为患使然，得理气化痰，或微下其邪滞，如小陷胸加味等，使痰滞化，邪亦解。温邪之发，常不免气、血、痰、滞等夹杂其中，王乐匋先生在临证中注意到这些因素，往往取效甚佳。

4. 阐发柳宝诒治伏温专意养阴与泄热

王乐匋先生精研柳宝诒《温热逢源》论治伏气温病，总结出养阴与泄热为柳氏治温之精要。王乐匋先生对伏气温病有详细阐述，指出阴虚阳盛，为伏温内发的主要病机。因冬寒一旦酝酿成温而为阳邪，阳盛则阴虚，而阴虚者致使阳邪反盛，故治疗伏温养阴与泄热为其两大法门。

（1）治疗伏温以养阴顾其正

王乐匋先生强调，柳宝诒治伏温养阴法的灵活运用在临床中有重要的指导价值，《温热逢源》治疗伏温"当步步顾其阴液"的治疗观对温病学影响深远。冬寒酝酿成温而化热，邪热燎原，最易灼伤阴液，阴液一伤，变证蜂起。阴液存亡是温热病尤其是伏气温病预后转归的关键，王乐匋先生尊崇此思想并在临证中有深刻的体会和独到的见解。如柳宝诒治疗一案：此人曾患时邪，现已是邪少虚多阶段，因素体阴虚，邪即乘虚内陷，因阴气不充，其力不足以鼓邪外出。故在他人可一汗而解之病，在此患者身上，可能屡汗而热不解，甚至汗愈出，阴愈伤，亦可由此延成损法。王乐匋先生总结了柳宝诒在本案里养阴一法的运用实旨：全在邪机将退之时，只要汗便两畅，使邪机外出有路，通达不滞，便可专意于养阴，"助阴气以托余邪"，不可畏其留邪而致贻误。养阴之剂中，除性味酸涩收敛者必须避之外，余类多滑润，不致有留邪之弊。如伤寒中之复脉汤、黄连阿胶汤，温病中之三甲复脉汤、大定风珠、小定风珠等大队滋补剂，正是用于邪机未尽之时，并无留邪之弊。王乐匋先生指出，其原因在于阴气一充，则化热之邪自能鼓之外达。因此，在阴气不充，邪机将退未退的关键时刻，强调应专意养阴，不必虑其留邪。

（2）里热炽盛以泄热除其邪

王乐匋先生认为，柳宝诒对于伏温治疗的泄热法运用精当值得推崇。《温热逢源》指出，冬令受寒郁久而发者为温病，病初即里热炽盛，或为"外虽微有形寒，而里热炽甚"，所以柳宝诒主张泄热以除邪。论伏邪发病证治，柳宝诒运用黄芩汤加豆豉、玄参方。柳宝诒认为，黄芩汤为清泄里热之专剂，复加豆豉以宣发少阴伏邪，加玄参以补养肾阴，此方且泄且透且补，熔清、透、养为一炉，充分体现了柳宝诒治疗伏气温病的独到经验。王乐匋先生对此治疗思想亦十分推崇并提出自己的临证体会。先生强调，伏温内发，其人肾阳虚馁致邪机冰伏是病变关键，因此，而成为半化半伏、欲达不达之证，临床最为棘手。就热而论，已有热扰厥阴之险，泄热亦刻不容缓；但内伏之邪又因肾阳虚馁而无由外达，造成了专用泄热之凉药则邪机愈滞，若用温化又如抱薪救火，所以采用麻黄汁制豆豉、附子汁制生地黄，再配合凉肝息风等药物，以托邪出表、清泄里热。

二十一、王氏内科临证经验浅析

　　王氏医家多学识渊博，治学严谨，在多年临床诊疗过程中积累了许多宝贵经验，擅长内科心血管疾病、脾胃病、呼吸系统疾病的诊治，对内科疑难病症及妇科、皮肤科常见病也有独特的见解。

1. 辨病与辨证灵活结合，喜用经验方

　　中医临证的精华在于辨证施治。王氏内科很重视就诊患者的个体素质，并详细询问患者的年龄、职业、生活、工作环境等情况，结合天时气候，严格按照三因制宜的原则针对每个患者制订个体化治疗方案；同一患者反复就诊时也不拘囿于初诊方证，而是仔细询问病情变化后辨证施治。但是王氏内科也不完全排斥辨病施治的诊疗方法。在临床观察中发现，许多患西医学同一疾病的患者其中医证型亦大同小异，甚至完全一致，因此临床上有必要筛选出此类特异性疾病而确立专方专治。实践证明，西医学中的医生在专方专病的治疗方面取得了确切有效的成果。王氏内科认为，造成这种现象的原因有二：一是某些疾病的临床表现具有一致性，如疫毒之病无论老少强弱症状相似；二是某些疾病好发于某些特定人群，这一人群中无论年龄、性别、生活经历等均相类似。故此特定成方能有效治疗特定疾病。实际临床中，王氏内科常将两种方法灵活结合运用，而获取良好效果。如冠心病，多发于中老年人，多伴有高血压、高血脂、血流变异常等，王氏内科认为此病以病久气阴两虚为本，痰瘀阻痹胸中脉络为标，故立益气阴、通心脉、宁心神之验方施治，此为辨病；患者如伴有其他典型表现时，则以验方为基础灵

活加减化裁，使全方更适于该患者之特定证型，是为辨证；患者如有高血压、高血脂、颈椎病，则根据不同疾病选用几味现代药理学证明有特定治疗作用的中药，此为辨病施治。现将王氏内科常用经验方列举如下：

①冠心病：益气阴，通心脉，宁心神。干地黄12g，玉竹15g，磁石30g（先煎），五味子5g，瓜蒌10g，薤白10g，半夏10g，郁金10g，甘松10g，党参12g，太子参12g，白术12g，石菖蒲10g，苦参5g。瘀血阻痹，加丹参、红花、降香、归尾；气阴虚，加黄芪、麦冬；心悸，加制龙骨、制牡蛎、败酱草；眠差，加酸枣仁、茯神、夜交藤。

②阴虚阳亢头痛眩晕：平肝潜镇，祛风养阴。天麻30g，白蒺藜10g，钩藤12g（后下），制豨莶草12g，蜈蚣2条，菊花10g，枸杞子20g，连藤何首乌30g，地龙10g，川芎10g，决明子10g。颈椎病，加葛根30～50g；高血脂，加生山楂12～15g。

③阴不足嘈杂泛酸：养胃阴，平肝气。沙参12g，当归10g，枸杞子10g，川楝子6g，佛手柑10g，白芍12g，延胡索10g，半夏10g，白蒺藜10g，石斛10g，香附10g，沉香10g，蒲公英10g。

2. 擅长使用本地中草药，注重药材质量与煎服方法

王氏内科对于本地中草药的应用十分得心应手，常用者有：佛耳草、猫爪草、马鞭草、老鹳草、仙人对坐草、天仙藤、干青果、蛇含石、煅鹅管石、凌霄花、紫荆皮、无花果、路路通、代代花、垂盆草、功劳叶、景天三七、紫背浮萍、炙白鸡冠花、水红花子、石见穿、伸筋草、马料豆、叶下珠、苦丁茶、六月雪、蟋蟀、土狗等。王氏内科非常重视药材质量与煎服方法，首先要求尽量使用道地药材，如台乌药、杜仲、怀牛膝、金钗石斛、决明子、竹节白附子、粉甘草等；其次，要求不同用途药材采用不同炮制方法，其处方中很多药物的炮制很少见于教材，如竹沥半夏（不同于清、法、姜半夏）、清炙枇杷叶（不同于蜜炙杷叶）、蒸

百部、漂苍术、洗腹皮、煨川楝子、沉香曲、炙远志肉等，并对患者详细说明不同药物的煎服方法，如熟附片、生龙骨、生牡蛎、制磁石等先煎，钩藤、砂仁等后下，西琥珀、田三七研末分吞，西洋参、红晒参另炖，车前子、蒲黄包煎等。针对目前中药材市场的混乱，中药储藏、炮制中的不科学行为，敷衍从事等现象，王氏医家深感痛心疾首，认为对中医药行业的整顿势在必行。

3. 活用巧用小方，合理使用外治

王氏医家在临证用药时，喜用五味药以下的小方配合整个处方的治法治则，有时以小方体现治法，有时以小方对症辨治特定证候。如常用《金匮要略》瓜蒌薤白半夏汤治疗胸闷、胸痛、咳嗽、胃脘胀满等心、肺、胃、胸中气机不畅，痰饮停滞之证;《医学心悟》半夏白术天麻汤治肝阳上亢、风痰上扰的眩晕头痛;《韩氏医通》交泰丸治疗心肾不交的失眠;《局方》失笑散治疗瘀血疼痛;《灵枢》半夏秫米汤治疗痰食阻滞，"胃不和则卧不安"的不寐等。王氏医家认为这些小方历经千年而不衰，其独特的疗效不容忽视，对症运用往往有意想不到的效果，况且药味少则易学易记易用，是初学者必不可少的临证"绝招"，不可不用心学。在应用内服方剂的同时，王氏医家也重视配合一些合理的外治方法，尤其是一些危急症、局部病变、皮肤病、妇科病等，恰当的外治法具有起效迅速，主要作用于局部，效果确切明显等优点。如针对前列腺增生所致尿潴留，以炒山栀研末醋调外敷关元穴;针对慢性阑尾炎迁延不愈，以生大蒜捣泥外敷阑尾压痛点;以祛风止痒方剂煎汤外洗治疗手部红疹瘙痒等。

4. 耐心详细问诊，重视调节情志

王氏医家认为，面对患者时必须全身心投入，仔细询问病情症状，耐心倾听患者诉说，并巧妙运用语言安慰患者，解开其心中郁结，调畅其情志，即中医理论之"以情治情"的具体应用。原因有二:《素问·疏五过论》《素问·徵四失论》

早为医家敲响警钟，不仔细询问患者的贫富贵贱、少长勇怯等情况，及发病始末过程，很有可能遗失一些重要的线索，导致辨证论治的失误；当今社会身心疾病与心身疾病广为流行，很多患者按西医学应归属心理医学或精神医学范畴，但既然来中医门诊就必须对其进行药物治疗与心理调护，而且这也是中医学的特长。

方法亦有二：首推专心全意倾听艺术，可使患者感到被关心，从而放松紧张的心情，通过语言释放焦虑、担忧、恐惧、不安等不良情绪，重新对生活充满自信与希望；其次是合乎情理的语言开导，以局外人的清醒头脑替患者做出理性的判断，以同情安慰的语言帮助、支持患者面对生活中的困难。这种调节情志的方法如果能得到恰当运用，对于大多数患者的病情转愈都有帮助，对于某些非器质性病变如神经官能症则有药石所不能替代的奇效。王氏内科曾治一精神紧张、时常焦虑的退休老教师，除用普通药物治疗外，每次都耐心倾听病者的诉说，并予以安慰开导；又治一情绪低落、意志消沉的青年男性，每次长达半小时的鼓励、劝说与分析、指导，是患者最终好转的决定性因素。

二十二、王氏内科疑难杂症治案 3 则

1. 颈动脉炎案

李某，男，38 岁。2014 年 10 月 3 日初诊。

患者 3 个月前因颈部不明原因疼痛就诊，检查后诊断为颈动脉炎。刻诊颈部疼痛，或跳痛，或刺痛，伴有心慌气短，日前有上下蔓延之趋势。形体偏瘦，体质自幼偏弱。脉来微细弦数，舌体偏瘦，舌质淡红，苔薄白。姑予以脉痹之候入治。方用：

土茯苓 30g，干地黄、金银花、紫丹参、虎杖各 20g，全当归、炙僵蚕各 15g，炒川芎、炒牡丹皮、炒赤芍、水牛角各 12g，降香、麦冬、北五味子、川黄连各 10g，田三七粉（分吞）5g。

二诊：上方服用月余，自觉症状明显减轻。既已见效，遂嘱按原方续服。

按：颈动脉炎是以血管性疼痛为主的颈动脉综合征，又称为颈动脉痛、血管性颈痛等，中医称为"脉痹"。"脉痹"一证，始自于《素问·痹论》："痹在于脉则凝而不流。""风、寒、湿三气杂至合而为痹。"正气不足，风寒湿热之邪侵袭血脉，气血不达四肢，导致脉络空虚凝涩，肢体失养则乏力、麻木，阳气不能外达则肢冷。明·秦景明《症因脉治·卷三》曰："心痹之症，即脉痹也。"心主血脉，因此伴有心慌胸闷的表现。王氏内科审其病因，辨明标本属性，以"气虚而致血瘀"立论，认为脉络瘀阻是脉痹的病机关键，故投以全当归、炒川芎、田三七粉等气味浓厚走散之品，既能活血化瘀，又能益气通脉。同时，苦寒之品水牛角和

黄连相配伍，旨在清解血分之热，与祛瘀通络之药配合应用，外邪透出血分而解，可以达到更好的治疗效果。气壮血充，化生有源，经脉运行通畅，从而改善颈部血液循环以及颈椎退行性病变。

2. 三叉神经痛案

葛某，女，59岁。2013年11月12日初诊。

患者20年前开始牙痛，随后拟诊右侧三叉神经痛。叠经中西医施治，时轻时重，未能治愈。刻诊面色晦暗少泽，舌质淡苔微黄而厚腻，脉微弦细濡；右侧头面部疼痛时作，甚则掣痛有触电之感，苦不堪言；心中烦躁，夜寐欠酣，大便溏薄，晨起口苦，因痛而张口受限。方用：

土茯苓30g，重楼、皂角刺、虎杖各20g，炒川芎、法半夏各15g，淡竹茹、露蜂房各12g，香白芷10g，制全蝎5g，细辛3g，蜈蚣2条。

二诊：药后症情略有减轻，但晨起发作仍较剧烈，但次数减少，间歇时间延长，夜寐渐酣，口苦减轻，苔仍微黄而厚腻，脉微弦细濡。再守原方加减。原方细辛改为5g，加夏枯草15g，制香附10g。

三诊：前方续服用7剂，疼痛显著缓解，情绪好转明显，脉微细弦，舌质偏红暗，苔厚腻微黄。再守原法出入。方用：

土茯苓30g，虎杖20g，法半夏、夏枯草、炙僵蚕、钩藤（后下）各15g，桃仁、炒川芎、制香附、香白芷、露蜂房、陈胆南星各12g，川黄连、炒牡丹皮各10g，制全蝎、细辛各5g，蜈蚣2条。

按：三叉神经痛主要是指三叉神经分布区内反复发作的阵发性短暂剧烈疼痛，休作无常，乍痛乍止，常发生于中老年人，女性偏多，属于中医学"面风""面风痛"的范畴。王氏内科认为，治疗疾病当先审其病程的长短，再辨其表里。本案患者属于郁火内炽，炼液为痰，痰火交结，久则化风袭络，姑以清热化痰、息风通络入治。《丹溪心法·头痛》云："头痛多主于痰，痛甚者火多。"方中法半夏、淡竹茹清热涤痰，白芷、川芎等风药疏调气机、祛风止痛，细辛、僵蚕气清，善升清降浊。同时，三叉神经痛病程日久，常见有痰瘀痹阻面络，日久血瘀，故以牡丹皮、桃仁活血化瘀，制全蝎、蜈蚣息风通络，解痉镇痛。此外，应避风寒，畅情志，减少情绪的刺激及导致本病发生的诱因，如此标本兼治，病得痊愈。

3. 烟雾病案

张某，男，50岁。2014年7月11日初诊。

患者2011年因"烟雾病"入院，检查示：双侧颈内动脉末端闭塞伴烟雾病血管形成，随后两次行血管融通术。日前MRI检查示：烟雾病术后改变，脑内多发缺血梗死、软化灶，左侧顶叶皮质少量出血。刻诊：记忆减退，语言表达障碍，数字听觉迟钝，思维与语言表达之间出现相反情形；小便黄赤，右手活动欠灵活，有时情绪易于烦躁；脉来细弦微涩，舌质偏红，苔薄白。姑从化痰息风、通络宁神入治。方用：

茯苓、鸡血藤各30g，竹沥半夏、全当归、炙僵蚕、钩藤（后下）各15g，石菖蒲、川郁金、川芎、杜红花、明天麻各12g，陈胆南星、炙远志各10g，制全蝎、田三七粉（分吞）各5g，蜈蚣2条。

二诊：前药连续服用3周，诸症均有不同程度的改善，情绪基本稳定，脉微细弦且涩，舌尖微红，苔薄白。以化痰息风、通络宁神之法。原方加天竺黄12g，桃仁15g。另：炒川芎改为15g，明天麻改为15g，茯苓改为40g。

按：烟雾病是一种原因不明的慢性进行性闭塞性脑血管病，以双侧或单侧颈内动脉末端和大脑前或中动脉近端狭窄或闭塞伴狭窄近端颅底异常增生血管网形成为特点。目前烟雾病的病因不明，机制不详，一般认为与先天大脑动脉发育畸形或后天反复感染等因素有关。王氏内科论治烟雾病从整体上把握，以"怪病多因痰作祟"立论，辨证和辨病相结合，在整体辨证的基础上贯穿化痰息风、通络宁神的主导思想。本案以天麻平肝息风为主，配合"血中之气药"川芎，上达颠顶，下入血海；川郁金、石菖蒲芳香行气开窍，引药入脑，通达血脑屏障，一扫壅塞不通之弊；钩藤、鸡血藤等藤类药，引血分之药直达脑络，祛风通络；"病久则邪风混处其间，草木不能见其效，非虫蚁搜剔探其幽隐则断难奏功"，络脉病久位深，故以蜈蚣、制全蝎等虫类药加上活血逐瘀药物桃仁、红花入血分，破瘀血，诸药上达病所，以奏"祛瘀生新"之效。本病易发生脑出血，应随时注意门诊复查。临床表明，这一治疗思路对于改善烟雾病的临床症状具有重要意义，值得进一步深入探究。

结语

上述 3 个案例虽然疾病不同，临床表现各异，但都取效甚佳。王氏内科认为，辨证论治是中医的精髓和核心，辨证要与辨病相结合，才能使患者得到及时、正确的治疗。王氏内科倡导主证主方主药，主证反映疾病的本质，病不辨则无以治，证不辨则无以瘥。用药如用兵，处方如布阵。疑难顽怪之疾，常虚实夹杂，证明则方清，只有透过表象，审证求因，方证结合察其源流，定其方略，才能起到纲举目张、事半功倍的作用。同时，运用虫类药物，如息风解痉之僵蚕、蝉蜕，活血化瘀之地龙、土鳖虫，平抑肝阳之石决明、牡蛎，搜风解毒之露蜂房、全蝎。"顽疾痼疾非虫蚁搜剔、探其幽隐则断难奏功。"虫类药物对经络痹阻的久治不愈之症颇有良效，但应注意祛邪不伤正，效捷不过猛，中病即止。此外，王氏内科重视心理疏导，一些患者由于长期患病，容易产生急躁、焦虑、恐惧等心理，应对其介绍一定的医学常识，解除其精神负担，嘱咐其注意起居饮食，调整心态。正如《寿世青编》云："唯知疗人之疾，而不知疗人之心，是犹舍本而逐末也，不穷其源而攻其流，欲求疾愈，安可得乎？"如此辨证准确，再精选方药方可获得卓效，对于提高临床疗效大有裨益。

二十三、王氏内科经方化裁治验 4 则

1. 甘麦大枣汤加味治脏躁案

林某，女，40 岁。2007 年 5 月 12 日初诊。

患者情志不遂，胸闷喜叹息，偶或气短，夜寐欠安，精神易于疲惫，无端心烦焦躁，月事正常，脉细弦，舌淡，苔薄白。辨证以条达木郁，宁神理气入治。处方：

柴胡（炙）8g，香附（制）、甘草、郁金、牡丹皮、半夏各 10g，白蒺藜、淡竹茹各 12g，茯苓 15g，合欢皮、酸枣仁各 20g，浮小麦、夜交藤、生龙骨（先煎）、生牡蛎（先煎）各 30g，大枣 10 枚。

药后诸症明显减轻，情绪渐渐开朗、烦躁渐消、夜寐渐安。原方继进而愈。

按： 林某所患之疾乃《金匮要略》所言之妇人脏躁也，由脏阴不足，虚热躁扰心神所致。肝为藏血之脏，体阴而用阳，其性疏泄，喜条达而恶抑郁，肝气不舒，郁而不达。女子以肝为先天，王氏内科认为妇人脏躁多责之于肝，肝气郁滞则情志不舒，郁久而化为热，上扰于心，则心烦焦躁诸症生矣。此证当属郁证范畴，经曰："木郁达之。"王氏内科遵此以条达木郁，宁心安神，佐以理气化痰之治。方从仲景之甘麦大枣汤加味。《金匮要略》云："妇人脏躁，喜悲伤欲哭，象如神灵所作，数不伸，甘麦大枣汤主之。"方中柴胡，辛开苦泄，善条肝达郁，炙用以增强其疏泄之性，并可引诸药归入肝经；（制）香附、郁金等以增强疏肝理气解郁之效；浮小麦、大枣、甘草即甘麦大枣汤，三药共奏补益心脾、宁心安神之

功；合欢皮、夜交藤、酸枣仁、茯苓养心安神。方中亦有淡竹茹、法半夏等清心化痰之物，以为佐使之用。此外合欢皮、茯苓、牡丹皮、甘草、大枣、浮小麦等药物皆为味甘之品，寓甘润之品滋脏气而止其躁之意。诸药共施，证药相安，其病自瘥。王氏医家曰，脏躁亦可见于男子，在诊籍中多得以体现，从条达肝郁理气安神入治，每获良效。

2. 黄芪桂枝五物汤加减治血痹案

张某，男，62岁。2007年4月14日初诊。

患者病逾5年，症见两腿阵发性发软，既往出现头晕，每次发作持续1分钟左右，发作时两腿麻木无知觉，稍事休息或活动，则自行缓解，迭经西医治疗，未见改善。脉来沉细微弱，舌质偏红苔薄。姑从逐痹通脉、益气活血为治，以俟消息。处方：

草薢15g，独活、鹿衔草、鬼箭羽、威灵仙、红花各12g，鸡血藤、葛根各30g，土茯苓24g，（炒）川芎、当归、土鳖虫、鹿角霜、杜仲各10g，蜈蚣2条，钩藤20g（后下）。

二诊：药后诸症仿佛，唯头晕有所减轻，舌脉同前。守原方出入。处方：

独活、桑寄生、鹿角霜、土鳖虫、桃仁、（炒）赤芍、（炒）白芍各10g，土茯苓24g，威灵仙、鹿衔草、淫羊藿、（炒）怀牛膝、红花各12g，鸡血藤30g，（制）全蝎5g，黄芪30g，桂枝6g，钩藤15g（后下）。

药后症状明显改善，发作次数减少，麻木酸软减轻，头晕基本消失，脉细微弦，舌淡红苔薄，守方继进。

按：此证当属中医学血痹之范畴。邪入于阴则发为血痹。王氏内科认为年迈之体，营卫气血不足，脉络痹阻，则可发为血痹。经曰："老者之气血衰，其肌肉枯，气道涩，五脏之气相搏，其营气衰少而卫气内伐。"年过半百而阴气自半，遂六旬之体，阳气渐衰，阴亦不足，风邪乘虚袭于营卫，因此营阴与卫阳失于调和。

营血亏虚，则气血失于调畅，经脉失于濡养，故肢体发软不得用；阳气虚弱，阴寒内盛，则血行滞涩。脉络痹阻，故见肢体麻木而不仁。经曰："营气虚则不仁，卫气虚则不用，营卫俱虚则不仁且不用。"王氏内科据此辨证论治，认为该证以脉络痹阻为标，肝肾亏虚为本，属本虚标实证，治以调和营卫、补益气血、逐痹通脉、兼以祛风为法。方从张仲景《金匮要略》之黄芪桂枝五物汤合独活寄生汤化裁。《金匮要略》云："血痹阴阳俱微，寸口关上微，尺中小紧，外证身体不仁，如风痹状，黄芪桂枝五物汤主之。"王氏内科临证使用灵活加减。取黄芪桂枝五物汤之黄芪、桂枝、芍药，其中黄芪甘温，益卫固表；桂枝辛甘温，温卫阳、通经脉；芍药养血敛阴和营。三药相合，共奏甘温益气、通阳行痹之效，以遵《灵枢·邪气脏腑病形》"阴阳形气俱不足，勿取以针，而调以甘药也"之法。在黄芪桂枝五物汤基础上，方中亦用独活、桑寄生、杜仲、牛膝、川芎、当归、生地黄等，取独活寄生汤逐痹通络、补益肝肾、养血活血之意。全方除用甘温益气、调和营卫之外，还以调气、温通与活血同用，集温、通、调、补于一方，再运用祛风搜风之药，共奏逐痹通脉之功。

3. 瓜蒌薤白白酒汤加减治心悸案

高某，男，29岁。2006年9月2日初诊。

连年工作压力很大，生活无规律，身体虚弱，3个月前出现烦躁易怒，心慌心悸，形体疲倦，继而胸闷，气息短促，登楼则诸症尤显，伴头晕汗出，一度有耳鸣情形，眠食尚可，脉来微细而弱，舌质淡暗，略有紫气，苔薄白微腻。心电图及PECT检查未发现明显异常。辨证当属心气不足，心脉痹阻，心神失宁。姑予益气养阴、逐痹通脉为法。处方：

生地黄、（炒）枳壳各12g，玉竹、太子参、薤白、全瓜蒌、泽泻、甘松、川芎、荜茇、郁金、（制）香附各10g，（炙）黄芪、葛根各30g，紫丹参15g，北五味子6g。

药后诸症大减，续服后病愈。

按： 患者自觉不适后奔波于各地寻医问药，然终未获效，行各项检查亦均属正常，因此心理压力甚大，遂慕名求医于王氏内科。王氏内科嘱其调整心态，怡悦心情为首务。辨证心气不足、心脉痹阻、心神失宁乃本病之机。心者主血主脉，心气不足，则推动无力，血液不得畅行，脉络由此而受阻；心主藏神，为五脏六腑之大主，心脉运行不畅，阴血不足，则心神失养，藏神之功失司，心主不明，则烦躁易怒、心慌心悸、胸闷短气诸症生也。气阴两虚为其本，脉络痹阻为其标，本虚标实，治当益气养阴、逐痹通脉为法。方从《金匮要略》之瓜蒌薤白白酒汤化裁，取其通痹之力。《金匮要略》有云：胸痹之病，喘息咳唾，胸背痛，短气，主之以瓜蒌薤白白酒汤。方中生地黄、玉竹等味甘质润以养阴补血，且《名医别录·上品》言生地黄"可补五脏内伤不足，通血脉，益气力"。（炙）黄芪、太子参味甘而同具补气之功。瓜蒌苦寒滑利，豁痰下气，宽畅胸膈；薤白辛温通阳散结，以止痹痛。二药共用，使痹阻得以通畅。《灵枢》亦有"心病宜食薤"之说。每遇胸闷不适因心脉受阻者，王氏内科多选用紫丹参、甘松二药，紫丹参可活血化瘀，《本草纲目》谓之能破宿血、补新血，古亦有"一味丹参，功同四物"之说，还可除烦安神，既能活血，又能养血，安神定志。甘松，理气之功尤显，俾气行则血行。此外，佐以五味子等养心安神之药，郁金、香附等理气之品，使补而不滞。诸药相配，使气阴得补，痹阻得通，心神得宁，诸症悉除。

4. 瓜蒌薤白半夏汤加味治胃脘疼痛案

张某，男，42岁。2007年3月24日初诊。

去年4月因胃脘胀痛在某医院做胃镜检查，拟诊慢性浅表性胃炎伴糜烂。刻诊：胃脘胀痛明显，甚则波及背部，时嗳气、泛酸水，略感神疲，脉来微弦，舌淡红少苔。辨证属阴亏之质，木失条达，胃失和降使然，以养阴疏肝和胃为法。处方：

生地黄、枳壳各12g，沙参、枸杞子、香橼皮、佛手、（制）香附、半夏、薤白、全瓜蒌、（炒）白术、橘叶、丝瓜络各 10g，蒲公英 15g，（炒）谷芽、（炒）麦芽各 30g。

药后诸症明显减轻，再服而诸症愈。

按：胃脘疼痛在脾胃病中十分常见，王氏内科每遇此证，多以瓜蒌薤白半夏汤化裁运用。然《金匮要略》云此方用治胸痹不得卧、心痛彻背者，且纵观古籍今方亦多遵仲景之意，用以治胸痹，而鲜有运用此方治疗胃脘疼痛者。王氏内科认为此为肠胃腑气郁滞，清阳运化失司所致之疼痛，以通降化浊之意治此病，可谓独具一格。新安王氏医家《王任之医案》指出："肠胃属腑，传化物而不藏，故其气以通为补，以下行为顺，腑气着滞，清阳失其展舒，脘腹作痛，治当通利腑气。"王氏内科据此进一步指出，胃脘疼痛之治疗当以通为要。此外，人体经脉之间互相沟通，足阳明胃之经别上通于心，故在经络方面胃与心存在着密切的联系，针刺亦有"从阴引阳，从阳引阴"之理，用药亦可效法于此，王氏内科运用瓜蒌薤白半夏汤治疗胃脘胀痛可谓此法之具体体现。

患者张某素体阴亏，故王氏内科以养阴达木治其本，和胃降逆治其标，方从魏氏一贯煎与仲景瓜蒌薤白半夏汤化裁，方中生地黄、沙参、枸杞子取一贯煎意滋养阴血以补素体之虚；瓜蒌、薤白、半夏通阳启胃、降逆化浊以治其标实。香橼皮、佛手、（制）香附、枳壳等芳香行散、疏肝理气，且香橼皮、佛手亦具疏肝之气而不伤肝阴之效。运用蒲公英等清热散瘀之品，并佐以（炒）白术、橘叶等健脾和胃活络。诸药合用，使阴虚得补，郁滞得通，木郁得达，且滋阴不碍胃，通降不伐正，疏肝不伤阴，则诸症自除。

王氏内科运用经方治疗疾病，遵经方之法而不拘泥于此，常结合自己多年实践经验加以应用，取仲景之意而活用其方，对于瓜蒌、薤白等药物则更是灵活变通，取其"通"意不仅施治于胸痹、心悸等病，且用于胃脘疼痛、"不通则痛"之治。此外，王氏内科在组方过程中还注重气血的调和，常配伍使用理气行气、活血养血药物，每喜选丹参、佛手之类，俾气血和、阴阳调。

二十四、王氏内科泻邪存元法治验 3 则

固本培元学说是新安医学特色学说之一，以温养气血、培补脾肾元气为核心，临床善用人参、白术、黄芪，或合干姜、附子顾护先天或后天元气。后世众多新安医家在处理内科杂病日久不愈以及重症、伤寒误治阳衰之时，常采用温补培元，纷纷效仿"参芪术佐姜附"的用药方法。清代著名新安医家许豫和在此基础上推陈出新，阐发"泻邪以存元"的观点，认为邪气在内，当以泻邪为首务，同时保存元气，提出泻邪存元之治法。王氏内科受到新安医学固本培元派的影响，更私淑许豫和，并从温病学家提出的"留得一分津液，便有一分生机"中得到启发，兼收并蓄，不断扩大泻邪存元治法的内涵。王氏内科认为，现代疾病多虚实夹杂，单纯运用补法易形成滥补之风，单纯攻邪易损伤元气，故治疗时应将泻邪、存元两法并重。凡补泻兼用都可以纳入泻邪存元的范畴，而并不一定局限于某一疾病。如温阳、养阴、益气、补血、填精等都属于存元范畴，而清热、散寒、化湿、解毒、祛瘀、化痰、逐痹等都属于泻邪范畴。《医述》云："古人用补药，必兼泻邪，邪去则补药得力，一开一阖，此乃微妙。后人不知此理，专一于补，必致偏胜之害。"王氏内科在诊疗过程中，既重视保存先后天元气，也注重清除病理产物的堆积。

1. 泻邪存元治疗淋证案

患者，女，66 岁。2017 年 3 月 26 日初诊。

原有泌尿系感染、左肾结石病史。症见尿频、尿急、尿痛。前经某三甲医院

抗感染（使用头孢地尼、左氧氟沙星）治疗，症状得以缓解。刻诊体倦乏力，腰膝酸软，口干且苦。脉细微数，舌质偏红，苔薄干而少津，根部微白腻。拟方：

生黄芪、金樱子各30g，生地黄、北沙参、赤茯苓、蒲公英各20g，白花蛇舌草、猫爪草各15g，杜仲、粉萆薢各12g，麦冬、炒牡丹皮、炒赤芍、石菖蒲、淡竹叶、瞿麦、泽泻、炒黄柏各10g。

2017年4月2日二诊：患者腰膝酸软、体倦乏力减轻，但仍觉小便灼热，口干且苦。舌质偏红，少苔少津，脉细微数。再守原方加减。原方去生黄芪、泽泻、金樱子，加虎杖20g，金银花、炒白术、金钗石斛各12g。

2017年4月9日三诊：药后症状渐好转，刻诊自觉口干且苦，小便略有灼热感，舌质偏红，仍少苔少津，根部微黄腻，但较前有所改善，再守原法加减。拟方：

南沙参、北沙参、赤茯苓各30g，生地黄、蒲公英、虎杖各20g，白花蛇舌草、金银花各15g，金钗石斛、粉萆薢、麦冬、杜仲、骨碎补、炒黄柏各12g，炒赤芍、炒牡丹皮各10g。

按：肾阴不足，滋润、濡养等功能减退，症见体倦乏力、腰膝酸软；湿热下注膀胱，津液输布功能失常，症见口干且苦；湿热夹瘀，阻滞下焦，症见尿频、尿急、尿痛。王氏内科应用一贯煎、萆薢分清饮、导赤散等方化裁，方中生地黄、北沙参、麦冬滋补肝肾之阴，以固其本；粉萆薢、炒黄柏、石菖蒲清热利湿、分清别浊、通利下焦湿热；淡竹叶配伍生地黄凉血滋阴、清热解毒、引火下行；白花蛇舌草、猫爪草化湿利淋、祛瘀散结；炒牡丹皮、炒赤芍清热凉血、祛瘀生新；瞿麦、赤茯苓清热利尿、活血化湿；再佐杜仲补肝肾、强筋骨，以助先天之源。二诊、三诊再守原法加减。综观全方，泻邪与存元并用，益肾与清利兼顾，标本同求。

王氏内科治疗阴虚湿热型淋证，常用清热利湿药如粉萆薢、赤茯苓、蒲公英、白花蛇舌草，配生地黄、北沙参、麦冬等补益肝肾之阴，并以赤芍活血化瘀。萆薢利湿去浊、祛风除痹，现代药理研究发现其对泌尿系感染所致小便频数、余沥不尽有较好的效果。白花蛇舌草具有清热解毒、利尿消肿、活血止痛、抗菌消炎等功效。蒲公英可增强利尿通淋功效。此外，赤茯苓也是治疗淋证的常用药，《本草纲目》记载其"泻小肠膀胱湿热，利窍行水"。若患者有肾阴不足的表现，则不宜用大剂量清热利湿之药，可选用一贯煎加减，以生地黄、枸杞子为基本药对补益肝肾之阴；若患者有肾阳不足的症状，可酌加杜仲、巴戟天等药；肾精不足者可加入菟丝子、生地黄等药。久病之后经常夹瘀，需配合活血药以祛瘀。《神农本草经》记载，赤芍"主邪气腹痛，除血痹，破坚积，寒热疝瘕，止痛，利小便"。王氏内科认为，淋证多由肾虚膀胱积热所致，肾虚则小便数，因此治疗多从补肾泻邪入手，攻补兼施。

2. 泻邪存元治疗瘿瘤案

某女，39岁。2016年11月13日初诊。

体检发现甲状腺结节，尿常规提示隐血（＋），蛋白（＋）。形体消瘦，面色偏黄少泽，易于疲倦，夜寐欠安，经期正常，但经量偏少、色鲜红。脉微细数，舌质略有偏红，苔薄白。拟方：

炙黄芪、潞党参、鸡血藤、白茅根各30g，茯苓、生地黄各20g，女贞子、墨旱莲、山慈菇、夏枯草、枸杞子各15g，炒白术、贝母、法半夏各12g，全当归、炒小蓟各10g。

2016年11月20日二诊：自觉体倦乏力，头目昏蒙，精神不振，气息短促，偶见心慌，舌脉同前，守原方出入。原方加钩藤（后下）、白蒺藜各15g，炙僵蚕12g，炙甘草10g。

按： 王氏内科认为，瘿瘤多为本虚标实之象。虚，多为肝肾不足，气血亏虚；实，多因气滞、血瘀、痰凝。正如陈实功所云："夫人生瘿瘤之症，非阴阳正气结肿，乃五脏瘀血、浊气、痰滞而成。"在治疗上，王氏内科注重健脾补肝，调摄冲任，兼以泻邪。

本案患者年近四旬，阴气自半，阳气已衰。患者气阴两衰，身体失于濡养，症见形体消瘦，面色偏黄少泽，易于疲倦；气血不足，血不养心，神不守舍，症见夜寐欠安；任脉失调，则见经量偏少，色鲜红；气机阻滞，痰凝成核，则见甲状腺结节。药用人参、白术、茯苓以健脾益气而助运化，使后天元气得充；全当归、生地黄、枸杞子、鸡血藤补血活血，使肝阴得补；法半夏、夏枯草相配，顺应阴阳变化规律，协调阴阳平衡，则夜寐可安；炒小蓟、白茅根凉血止血，消除隐血；女贞子、墨旱莲，交通心肾，共奏补益肝肾、滋阴养血之效；山慈菇、贝母化痰散结，以消甲状腺结节。全方益气养阴，补血调冲，兼以化痰散结，泻邪存元。

3. 泻邪存元治疗乳腺癌案

李某，女，55岁。2014年6月14日初诊。

患者在某三甲医院确诊为乳腺癌并行手术根治，之后进行两次放射治疗。刻诊：一般情况良好，白细胞数偏低，自觉体倦乏力，当脘隐痛，有痞胀感，时得嗳气，入夜有盗汗，晨起口干，脉微细数，舌淡红，苔薄白微腻。拟方：

炙黄芪、茯苓、鸡血藤、浮小麦各30g，潞党参、女贞子、炒谷芽、炒麦芽各20g，炒枳壳、炒白术、八月札、墨旱莲、绿萼梅各15g，淫羊藿、法半夏、陈皮各12g，炙甘草、北五味子、制香附、夏枯草各10g。

2014年9月27日二诊：患者经过6次化学治疗，正处康复之中，气色渐见红润，精神渐振。偶有倦怠乏力之感，当脘时或痞胀、恶心，盗汗已消失。脉微细数，舌淡红，苔薄白微腻。拟方：

炙黄芪、茯苓各30g，潞党参、女贞子、重楼、山慈菇、炒谷芽各20g，炒白术、墨旱莲、八月札、半枝莲各15g，淫羊藿、法半夏、炒枳壳、淡竹茹、夏枯草各12g，陈皮、炙甘草各10g。

2014年10月25日三诊：药后诸症渐见好转，倦怠之感基本消失，当脘痞胀及恶心明显好转，动甚偶有轻度头晕。2014年10月15日开始接受放射治疗，实验室检查未见明显异常。脉微细，舌淡红，苔薄白。再守原方加减。原方去陈皮，加太子参15g、炒牡丹皮10g。

2014年12月19日四诊：放射治疗于2014年11月18日结束。一般情况良好，倦怠之感基本未见，唯自觉咽干，当脘痞胀，恶心（其间曾服用龟板胶），动甚偶有气短。脉微细，舌淡红，苔薄白。白细胞计数3.09×10⁹/L。拟方：

炙黄芪、鸡血藤、茯苓各30g，潞党参、南沙参、北沙参、女贞子、炒谷芽、山慈菇、重楼各20g，炒白术、太子参、半枝莲、墨旱莲、八月札、炒枳壳各15g，法半夏、夏枯草各12g，淡竹茹、炒牡丹皮各10g。

按： 本案患者确诊为乳腺癌并行手术切除根治，后续接受多次放射治疗。元气不足，脾胃失养，故见自觉体倦乏力；胃脘阳气亏虚，不荣则痛，症见当脘隐痛，有痞胀感；痰瘀互结于中焦，胃气上逆，则嗳气频作；肝阴不足，入夜伴有盗汗现象。痰凝、血瘀是乳腺癌发病之标，癌毒侵犯人体，与痰瘀互为因果，使毒瘀互结，损伤人体正气，缠绵难愈，故治疗宜温补培元与化痰、祛瘀、解毒并举，标本兼顾。方中四君子汤和二至丸补气生血，肝脾同补，炙黄芪有加强补益肝脾的功效；山慈菇、重楼、半枝莲清热利湿，炒牡丹皮、鸡血藤、香附活血祛瘀，合用以治其标；南沙参、北沙参、太子参益气养阴，助扶元气；法半夏、陈皮、炒枳壳、炒谷芽行气化痰、利膈快胃。全方共奏培补元气、和胃降逆之功，逐邪存元，防止疾病复发。

乳腺癌的发病与脾、胃、肺、肝等脏腑有关，多虚实夹杂。王氏内科在总结历代医家经验的基础上，认为乳腺癌属本虚标实之证，病因在毒，正气亏虚，气滞、痰凝、血瘀为重要病机，提出了以泻邪存元法治疗乳腺癌的主张，一方面泻邪外出以救其弊，另一方面滋养先后天元气以补其偏。

王氏内科临证四诊合参，根据乳腺癌不同分期的病情与证型的差异，组方用药平和甘淡，方药与治法相应。病程初期，癌毒邪盛者，以热毒、血瘀、痰结实证为主，侧重于解毒抗癌，消除病因；病程中期邪盛正衰、虚实夹杂者，存元与泻邪兼顾，减轻症状；病程末期虚候显著、气阴两虚者，注重调补气血，恢复正气以泻邪。根据不同的分期，运用药物也有所侧重，泻邪常用山慈菇、重楼、半枝莲等。现代药理研究表明，这类药物有很好的抗肿瘤、抗血管生成、降压、抗菌作用。存元常用四君子汤等基本方，现代药理研究发现，四君子汤有增强胃肠黏膜屏障作用，增强免疫功能，修复肝脏损伤，抗血小板聚集。

4. 结语

《医学心悟》云："古人用药，补正必兼泻邪，邪去则补自得力。又况虚中夹邪，正当开其一面，更须酌其邪正之强弱，而用药多寡得宜，方为合法。"中医认为邪气客于人体，元气虚弱，若骤补之，未免会有闭门留寇之嫌，元气未充而邪气已先强盛。用药之机，补中当兼泻，泻中当有补。泻邪存元是在辨证论治的基础上，结合患者体质、邪正盛衰，以急泻邪气为首务，使得邪去元复的治疗思路。王氏内科临证既重视泻邪又注意保护人体元气，运用泻邪存元法治疗淋证、瘿瘤、乳腺癌等多种疾病，取得良效。

二十五、王氏内科化湿法治验举隅

1. 清利湿热、逐瘀通闭治疗淋证案

黄某，男，32岁，已婚。2006年5月20日初诊。

主诉：小便余沥不尽，少腹坠胀2年，加重2个月。患者有慢性前列腺炎病史，曾经中西医结合治疗效果欠佳。刻诊：会阴部坠胀明显，甚至波及两腿内侧，外阴潮湿，不耐久坐，小便灼痛，余沥不尽，时有早泄。舌质微红，苔薄腻，脉弦涩。治以清利湿热、逐瘀通闭，兼以益肾。方用：

赤芍10g，败酱草15g，王不留行15g，虎杖20g，萆薢15g，石菖蒲12g，淡竹叶10g，甘草梢10g，马鞭草15g，益母草20g，白花蛇舌草15g，猫爪草15g，琥珀末5g（分吞），陈橘核15g，益智仁10g，巴戟天10g。水煎服，每日1剂。嘱清淡饮食，注意休息。

其后随症加减变化，连服3个月，症状基本消失。

按：本病多因肾虚、膀胱湿热、气化不利所致。《医方考》有"下焦之病，责于湿热"之论。患者证属湿热夹瘀，郁阻下焦，气化失于通利。方中赤芍、败酱草清热凉血，祛瘀止痛；萆薢清利湿热，益智仁温肾、固精止遗而专治肾虚小便余沥，石菖蒲化浊利窍，三药合用仿萆薢分清饮之意；王不留行通络行血利血脉；陈橘核理气散结；巴戟天补肾壮阳；马鞭草、益母草、白花蛇舌草、猫爪草取五草饮之意，入下焦，清热利湿解毒；淡竹叶、甘草梢清热利小便；琥珀末活血利尿。综观全方，攻补兼施，相辅相成，小便自通。

2. 健脾化湿、理气和胃治疗胃痛案

樊某，男，73岁，已婚。2006年10月7日初诊。

主诉：胃脘隐痛，左胁下胀痛10年，加重3个月。患者有胃黏膜脱垂、结肠炎、疝气、白化病病史，治疗多年病情时轻时重。刻诊：胃脘隐痛，时有嗳气，左胁下胀痛（自行按摩10分钟可缓解），头晕，夜寐欠安，难以入睡，口干，耳鸣耳聋，眼花，便秘。因患有白化病，平日喜独处，情绪抑郁。舌淡红，苔微黄腻，脉细微弦。从健脾化湿，理气和胃入治。选方：

陈枳壳12g，法半夏、全瓜蒌、薤白、制香附、炒延胡索、煨川楝子、沉香曲、九香虫各10g，丝瓜络12g，酸枣仁15g，茯神12g。水煎服，每日1剂。嘱少食刺激性食物，移情易性，保持心情舒畅。

服药14剂后，诸症减轻，又守原法加减出入，续服月余，基本痊愈。

按：胃以下降为顺，脾以健运为司。脾胃居中焦，为气机升降的枢纽，升降有序则气机调畅。患者多年情志抑郁，气机壅滞，脾失健运，湿浊中阻。治以健脾化湿、理气和胃。本方活用瓜蒌薤白半夏汤祛痰宽胸、健脾化湿；沉香曲、九香虫行气活血止痛；陈枳壳、制香附行气解郁宽中，治疗胃脘痞满胀闷；炒延胡索活血、理气、止痛，治胃脘疼痛；煨川楝子、丝瓜络理气通络，专治胁肋疼痛；酸枣仁、茯神宁心安神。全方诸症兼顾，疗效显著。

3. 清热利湿、疏肝理气治疗乳癖案

石某，女，42岁，已婚。2006年5月20日初诊。

主诉：乳房胀痛5年，加重1个月。患者有乳腺小叶增生、左侧附件炎病史，2006年年初曾做乳腺肿块切除术。刻诊：乳房胀痛，经前尤甚，月经周期正常，但夹有紫色血块，腰脊酸痛，形体疲倦，头目眩晕，晨起口苦黏腻，小便灼热，少腹坠胀，舌质紫暗，苔白腻微厚，脉微弦数。治以清化湿热，疏肝理气，活血化瘀。方用：

赤芍 10g，败酱草 18g，法半夏 10g，萆薢 12g，漏芦 10g，路路通 10g，虎杖 15g，露蜂房 12g，当归尾 10g，杜红花 12g，杜仲 12g，煨莪术 10g，紫丹参 15g，白蒺藜 12g。水煎服，每日 1 剂。嘱调畅情志，保持性格开朗。

按：患者最初因郁怒伤肝，肝郁气滞，疏泄功能障碍，导致脾失健运，湿困脾土，肝脾相互制约，肝木克湿困之脾，脾虚痰凝、痰气结聚于乳络，日久则生乳癖。方中诸药相合清化湿热以健脾，理气解郁以疏肝，活血化瘀以解瘀，故能取得满意疗效。

王氏内科认为疾病之所以转为慢性，与病邪的性质是有很大关系的。湿性黏滞，易阻气机，气不行则湿不化，胶着难解，故使病程延长，往往反复发作，或缠绵难愈。人体内水液代谢的正常运行，要靠各脏腑功能共同作用，任何一个脏腑的水液代谢功能异常，都可能导致水液代谢障碍，使水湿停聚，湿病产生。其中肺、脾、肾、三焦对水液代谢发挥着重要作用，其功能失常是痰饮水湿形成的中心环节。在运用化湿法时，王氏内科尤其重视对脾胃的调理。因为药物治病必须依赖脾胃的消化吸收，才能发挥治疗作用，如果脾胃不健，失于运化，即使药证相合亦不能达到预期效果。王氏内科在临床实践中，灵活地将辨病与辨证相结合，常用经验方临证加减化裁，以上介绍的三方即为较好的范例。王氏内科认为，当今社会，人们生活节奏加快，身心压力增大，饮食无规律，另外环境污染严重，诸多因素导致脾胃受损，湿邪内生致病日益增多，在临床治病时更应重视化湿法的灵活运用，立法遣药才可事半功倍。

二十六、王氏内科健脾化湿法临证经验撷萃

湿邪致病的广泛性、潜隐性、迁延性及兼夹性使湿病几乎存在于各系统疾病中，既有外感病，又有内伤病，病种繁多。病毒性感染、免疫性疾病、内分泌疾病等都可能是因机体不同程度受到湿邪的侵袭而导致，选用恰当的化湿法是取得临床疗效的关键环节。健脾化湿是常用的化湿法，是运用补益脾气药物以祛除湿邪的治法，健脾可以增强脾的运化功能，祛除水湿。新安医家运用健脾化湿法治疗湿病颇具特色，如汪机、孙一奎、余淙、程国彭、王仲奇、王乐匋等在临床中均广泛运用此法。王氏内科擅用健脾化湿法治疗临床诸证，积累了丰富的临床经验。

1. 健脾化湿治疗汗证案

某女，36 岁。2010 年 10 月 9 日因多汗来诊。

既往易于感冒，有甲亢病史。刻诊上半身汗出偏多，舌质淡，苔白腻微黄。每于感冒之后出现两颊、颈项及后背酸痛，需 20 天方可渐见缓解。伴有胸闷气短，动辄尤甚。治当温阳健脾治其本，化湿通阳治其标。用药：

炙黄芪 30g，生白术 15g，川桂枝 10g，淡干姜 10g，茯苓 20g，法半夏 12g，陈皮 15g，制川朴 12g，酒炒桑枝 20g，羌活、独活各 10g，天仙藤 12g，杜红花 12g，生薏苡仁 30g，炒川芎 12g，薤白 10g，全瓜蒌 8g。水煎服，日 1 剂，共 14 天。

2010 年 10 月 23 日复诊：用药 2 周后汗出较前减少，胸闷气短症状也有所减

轻，但舌苔仍腻，脉濡弱。仍宗前法，原方中炙黄芪减为20g，生白术改为炒白术15g，服用月余以巩固疗效，随访未见反复。

按： 本案黄某有甲亢病史，现处于缓解期，患者易于受风感冒而汗出，每每病程较长，提示邪气亢盛，正气虚弱不能及时抗邪外出，使正虚邪恋。苔白腻微黄，是有湿滞。脾主运化水湿，又主肌肉，脾阳委顿，健运失司，湿气着滞，卫阳被遏，则诸症作矣。用药炙黄芪、川桂枝、淡干姜、生白术、法半夏、陈皮、茯苓等温阳健脾治其本，化湿通阳治其标。复诊生白术改为炒白术，因生白术偏于益气生血，体虚或旧病患者多用，炒白术偏于健脾燥湿。诸药合用，诸症随之而化解。

王氏内科在治疗脾虚湿困型汗证时，常用健脾化湿药如生白术、法半夏、茯苓等，也常用炙黄芪、川桂枝以温阳化湿，并以陈皮理气。现代药理研究表明，炙黄芪有增强人体免疫力、明显耐低温效用；白术能够增强机体免疫力，促进胃肠运动，增强造血功能，利尿；川桂枝能温通血脉，助阳化气，健脾化湿常用黄芪、党参、白术、山药等补气健脾药，难免会有中满、胸闷，需配合理气药以除满闷，才能更好地发挥健脾补气的作用，《本草备要》中载："陈皮能燥能宣，有补有泻，可升可降……同补药则补，泻药则泻，升药则升，降药则降，为脾、肺气分之药……凡补药涩药，必佐陈皮以利气。"王氏内科临证常配陈皮调中快膈，导滞消痰，皆取其理气燥湿之功。王氏内科认为湿病之本，本于脾虚，湿病阴阳失调的病机主要责之于脾阳虚衰，湿气停滞形成内湿，以实脾土为主。

2. 健脾化湿治疗黄带案

某女，20岁。2011年2月19日因带下量多就诊。

患者盆腔积液病史3年，近则带下偏多，色黄黏稠，偶见腰脊酸痛，大便质软黏腻，夜寐梦多。脉微弦，舌质偏红苔薄。姑从健脾化湿入治。用药：

生白术 12g，茯苓 20g，怀山药 20g，生薏苡仁 30g，泽泻 10g，白蔹 12g，椿樗白皮 12g，炙白鸡冠花 15g，白木槿花 10g，杜仲 12g，桑寄生 10g，益母草 20g，泽兰 10g，败酱草 18g。水煎服，日 1 剂，共 7 天。

2011 年 2 月 26 日复诊：诸症减轻。守原法加蒲公英 20g，苦参 18g。水煎服，日 1 剂，共 14 天。

2011 年 3 月 12 日三诊：患者诉月经来潮，5 天即净，无明显不适，去白木槿花、杜仲、桑寄生、益母草、泽兰、败酱草，加炙黄芪 30g、干地黄 10g、全当归 10g、炒白芍 10g、炒牡丹皮 10g、熟女贞子 12g、旱莲草 12g，守原法健脾化湿，兼以调和冲任二脉。患者治疗月余，带下基本正常，收效理想。

按：本案患者为一未婚在校学生，盆腔积液病史 3 年，黄带量多，体态偏瘦，面带倦色，应是脾虚日久不能运化水湿。本病病初无热只健脾化湿兼理冲任之气即可，但患者已病 3 年，湿久必生热，需清肾中虚火，湿才有去路。又见患者夜寐梦多，舌质偏红，可确定下焦有热。经健脾化湿治疗，疗效显著。

带下为女子常见病，无论何种带下，都与湿邪有关，古有"无虚无湿不成带"之说。虚，是脾肾虚；湿，是因脾失健运，湿邪停聚，下注带脉形成带下。《傅青主女科》说："脾土受伤，湿土之气下陷，是以脾精不守，不能化荣血为经水，反变成白滑之物，由阴门直下。"王氏内科认为带下主要是脾失健运、湿浊内停、下注带脉而成，也可合并肾阳虚，不能温煦脾阳，湿浊不化而成带下，本案即是如此。王氏内科常用生白术、茯苓、生薏苡仁等健脾化湿之剂，配椿樗白皮、白木槿花、白蔹、炙白鸡冠花等清热凉血除湿之药治疗带下病，总有奇效。

3. 健脾化湿治疗面肿案

某女，65 岁。2010 年 8 月 10 日就诊。

既往有类风湿关节炎、高血压病史。近则颜面浮肿，咯痰偏多，色显咖啡样，大便尚可，脉微弦，舌质淡而偏暗，苔薄白而腻，姑从健脾化湿兼以祛痰入治。用药：

陈皮 15g，生白术 15g，带皮茯苓 20g，法半夏 10g，桔梗 10g，生薏苡仁 30g，川桂枝 8g，冬瓜皮 15g，桑白皮 20g，泽泻 10g，淡姜衣 10g，赤小豆 30g，鼠曲草 12g，瓜蒌壳 10g。水煎服，日 1 剂，共 14 天。

2010 年 9 月 4 日复诊：自觉面部微浮，腰脊酸痛，甚则波及两足部，脉微濡，舌质淡暗，苔白腻，中部灰黑。从健脾、化痰湿、逐络痹兼而顾之。去桔梗、冬瓜皮、桑白皮、泽泻、赤小豆、鼠曲草、瓜蒌壳，加广郁金 12g、杏仁 12g、独活 12g、杜仲 12g、土鳖虫 12g、炙金毛狗脊 10g、制川朴 10g、漂苍术 12g、酒炒桑枝 20g。水煎服，日 1 剂，共 7 天。

2010 年 9 月 11 日三诊：患者诉诸症减轻明显，舌苔亦渐正常，又加藿香、佩兰各 10g 以芳香化湿。随访面肿未见复发。

按：本案患者面肿，有类风湿关节炎病史。气血亏虚、脾虚湿盛、痰瘀互结是类风湿关节炎的中医证候学特征。从健脾化湿兼以祛痰入治。患者又有腰脊酸痛，考虑老年人难免有肾气亏虚，《景岳全书·肿胀》阐述："凡水肿等证，乃肺、脾、肾三脏相干之病。盖水为至阴，故其本在肾；水化于气，故其标在肺；水惟畏土，故其制在脾。"加杜仲、炙金毛狗脊以补肾阳。患者由舌质淡而偏暗，苔薄白而腻，叠经治疗逐渐正常。王氏内科常以脾为切入点治疗水肿病，正确运用中药利水湿无毒副作用。现代药理研究表明，健脾化湿药能促进胃肠蠕动，改善小肠消化功能，促进水液重吸收等。另外王氏内科认为湿病的辨证要重视舌苔，舌苔的变化反映脾气的盛衰和胃气的强弱，如苔薄而滑，提示脾虚湿泛，治宜健脾化湿；苔厚腻色白，为脾虚湿滞脾胃，宜健脾燥湿，理气和胃；苔厚腻色黄为脾虚湿蕴化热，宜清热燥湿健脾。

综上可见，王氏内科重视脾在湿病治疗中的重要地位，提倡运用健脾化湿法治疗临床湿病。他认为湿病之本，本于脾虚，许多湿病是以脾虚湿困为辨证要点，如汗证、水肿、带下、溃疡性结肠炎、痰证、黄疸、淋证等，可依据具体病情以健脾化湿为主要治法。张仲景在《金匮要略·脏腑经络先后病脉证》中提出："四季脾旺，不受邪。"说明在一年四季中，如果脾胃的功能旺盛，人就不容易受到病邪的侵袭。李东垣在《脾胃论》中说："百病皆由脾胃衰而生。"很多疾病都是由于脾胃功能低下而引起的。因此，在常用治法运用无效的疑难杂症中，可以考虑是否存在脾虚，是否有湿邪存在，可适当运用调理脾胃、健脾化湿治法。

二十七、王氏内科通利法治疗中满鼓胀、二便不通验案分析

《素问·标本病传论》云："先病而后中满者治其标,先中满而后烦心者治其本……小大不利治其标,小大利治其本。"《素问·阴阳应象大论》云："因其重而减之,因其衰而彰之……其下者,引而竭之;中满者,泻之于内。"中满腹胀、二便不通为中医危急重症,不论其为疾病之本或标,均应立即救治,否则有生命之虞。治疗上虽以通利为法,但审证用药不恰当反会招致种种不测,故为中医辨证施治之难点。王氏内科认为,诊治本病首辨缓急,若中满鼓胀或二便闭塞,病情确属危急,则宜急予"开鬼门,洁净府"之通利方剂"去菀陈莝",待病情缓和后再"治病求本""平治权衡"。次辨虚实,若属膀胱湿热、气滞、血瘀、水停等实证,治宜大剂量利水逐湿、理气活血药物通利下焦,邪去则正安;若属脾肾阳虚或肝肾阴虚为本,水湿停聚为标者,固然应急则治标予通下利水之剂祛邪,亦断不可忘记顾护正气、补益肝脾肾三脏之虚。若补虚与祛邪关系处理不当,则补正而敛邪,祛邪而伤正,反致病情加剧。

1. 前列腺增生尿潴留案

汪某,男,63岁,退休教师。1999年5月18日初诊。

有前列腺增生病史10余年,排尿困难时有发生,虽选经中西药治疗未获确效。两天前出现排尿不畅,渐至点滴不出,小腹胀满。急就诊于西医院泌尿科,经查膀胱充盈尿潴留,予保留导尿处理。患者自觉小腹不适,携带导管行动不便,经人介绍前来就诊。食饮正常,舌淡苔薄,脉细弦。患者体质尚健,无明显虚象。

此为痰瘀交阻，膀胱气化不行之候，治以利水逐瘀、调畅气机之法。拟方：

王不留行、粉草薢、皂角刺、泽泻、泽兰、萹蓄各12g，马鞭草、虎杖各18g，小茴香、广木香、京赤芍、海金沙各10g，西琥珀5g（研末分吞），土狗、蟋蟀各1对。上方水煎分服日1剂。

另予外用方：炒山栀30g研细末，醋调敷关元穴（膀胱处），日2次。

患者前后用药2周，病情明显好转，导尿管在用药后第3天已拔除。排尿已畅，唯尿道口有轻微刺痛。后以上述内服方药加减治疗10次，病情稳定，再未出现排尿不畅情况。

按：前列腺疾病为男性常见疾病，可归属于中医学"淋证"和"癃闭"范畴，中医治疗此类疾病非常重视辨明虚实，而后采取相应的治法与方药施治。王氏内科认为此病证属实者，多与膀胱湿热、痰瘀阻络、气机不畅有关，治宜清热利湿、活血逐瘀、理气化痰。经验方：粉草薢、京赤芍、虎杖、王不留行、泽兰、皂角刺、白花蛇舌草、土茯苓、当归尾、生薏苡仁。加减：气机不畅，加广木香、炒陈橘核、台乌药、小茴香；瘀血阻络，加炒五灵脂、制乳香、制没药、西琥珀、杜红花、路路通、水蛭；下焦湿热，加重楼、败酱草、淡竹叶、猫爪草、马鞭草、益母草、萹蓄、泽泻、蟋蟀、瞿麦；热瘀互结，加露蜂房、蒲公英；肾虚，加干地黄、桑寄生、甘枸杞、怀牛膝、川续断、杜仲、淫羊藿、炙金毛狗脊。

2. 系统性红斑狼疮腹水案

吴某，女，47岁。1999年11月11日初诊。

1995年6月因无端关节疼痛在某医院住院治疗，检查后确诊为系统性红斑狼疮，迭经中西医治疗，症情一直未能有效控制。刻诊胸闷气促，动后尤甚，腹部胀满，偶或伴四肢关节疼痛。查体：满月脸，躯干向心性肥胖，轻度腹水。饮食、大便正常，经查尿常规蛋白强阳性。脉弦滑，舌偏红苔白腻。此脾失健运、肾失固涩、下焦水湿内聚之候。治当标本兼顾，通涩补泻并用。拟方：

绵黄芪、玉米须各30g，怀山药、白花蛇舌草各15g，白云苓、炒白术、石韦（包）、潞党参、泽兰、大腹皮、天仙藤、水红花子、丹参、冬瓜皮各12g，泽泻10g。

1999年11月18日二诊：服上方7剂后症情稳中略有好转，但仍腹部胀满。动则气息喘促，腹水仅稍有减轻，脉来细弦微滑，舌质偏淡、苔白腻。此脾肾阳虚，湿浊中阻，精气亏损之候，非急功所可获愈，当宗原法通补并用以缓图其效。拟方：

生黄芪、玉米须各30g，仙茅、淫羊藿、炒白术、石韦（包）、白花蛇舌草、大腹皮、水红花子、冬瓜皮各12g，怀山药18g，商陆9g（另包）。

1999年11月25日三诊：服上方7剂后腹水已消除大半，腹胀大为减轻，唯仍形疲乏力，动甚心慌气促。近日出现带状疱疹，大便干结。脉来细弦微数，舌质偏淡，苔薄白微腻。此脾肾阳虚，精气亏损、湿浊中阻日久则郁热中生。仍宗原法从脾肾两经论治，俾精气得充，湿浊得除，则诸症可消。拟方：

生黄芪、玉米须各30g，怀山药18g，炒白术10g，白花蛇舌草、重楼各15g，熟附片（先煎）、汉防己、带皮苓、大腹皮、土茯苓、猫爪草、石韦（包）各12g。

患者未再就诊。

按：系统性红斑狼疮的肾损害可表现为肾炎、肾病综合征、尿毒症，患者可因尿出大量蛋白而导致组织水肿和体腔积液。腹腔积液在中医学领域多归入"鼓胀"范畴，是中医传统四大危重难治病"风、痨、鼓、膈"之一。王氏内科认为本病脾肾阳虚，精气亏损为本，湿浊阻滞下焦为标；标急不可不先治，本虚不可不顾护。盖脾为后天之本，脾气健则运化水液正常，脾气虚则无力运化而致水液停聚为湿浊；肾为先天之本，藏精主水，肾阳充盛则水液得以温煦、膀胱气化正常，肾阳衰则膀胱失于气化而水湿泛滥，关门失于固摄而精微耗失。湿浊内停则导致气滞、血瘀，蕴久可生内热，种种变证，不一而足。故治疗大法为标本兼顾，祛邪扶正共用，通利补涩齐施。经验方：生黄芪（利水）或绵黄芪（健脾）、炒白术、怀山药、白云苓、炒薏苡仁（健脾）或生薏苡仁（渗湿）合用健脾利湿，熟附片、仙茅、淫羊藿、益智仁、巴戟天温补肾阳，玉米须、冬瓜皮、大腹皮、石韦、泽泻渗湿利水，白花蛇舌草、土茯苓、重楼清热。加减：肝肾阴虚加枸杞子、旱莲草、熟女贞、干地黄；瘀血阻络加水红花子、蟋蟀、益母草；腹水难去酌加商陆（严密观察病情进展）。

二十八、王氏内科固本培元法治验 3 则

　　固本培元法起源于明代中期，以培护脾肾元气为核心，所固之"本"，包括先天、后天两个方面，所培之"元"，也包括元阴、元阳两种元气。继金元时期刘河间、朱丹溪之说之后，一些医者临证用药常常偏于苦寒，导致脾胃受损。以汪机为代表的新安医家主要以参芪补养气血，后有弟子祁门汪宦，再传弟子孙一奎、徐春甫等，被后世尊称为"固本培元"派。"固本培元"学说对后世新安医家影响甚大，众多新安后学在处理内科杂病久不愈和重症、伤寒误治阳衰之时，都十分重视温补培元，纷纷效仿"参芪术佐姜附"的用药方法。《王仲奇医案》中黄芪使用频率甚高，亦是其用药特色之一。王乐匋善用附子治疗外感热病，将辛凉透表法与温补内托法同用，一以逐邪，一以扶脾胃之阳气，以达"拨乱以反正"之效。新安王氏内科重视顾护脾胃与肾气，固本培元是重要特色。王氏内科对于新安医家固本培元法的应用颇有心得。如治疗肿瘤术后患者，常在固本培元汤的基础上加减化裁，解毒抗癌，扶正祛邪。兹引王氏内科临证运用固本培元法医治病案 3 则，分析其临证经验。

1. 食管癌放射治疗术后诸证案

　　陈某，男，78 岁。2012 年 11 月 13 日初诊。

　　食管癌放射治疗术后，形体消瘦，精神不振，食欲减退，脘痞胀嘈杂，右胁肋部胀闷不舒，稍事活动则自觉上腹部酸胀隐痛，神疲乏力，伴吞食欠畅，大便正常，脉微虚弱而缓，舌质偏黯，苔厚腻微黄。王氏内科治以新安固本培元之法，

兼以化湿和中调畅气机。方用：

炙黄芪 40g，党参、鸡血藤各 30g，炒麦芽、炒谷芽、冬凌草各 20g，炒白术、半枝莲、白花蛇舌草各 15g，枸杞子、金钗石斛各 12g，补骨脂、法半夏、制厚朴、陈皮、炙甘草各 10g。

2012 年 11 月 17 日复诊：诸症稳中趋善，饮食尚畅，二便正常。复查 PET/CT 报告显示：局部未见活性肿瘤组织残存；右侧纵隔小淋巴结伴钙化，病灶无明显活性。偶伴有头晕，苔腻微黄，脉弱而缓。原方去炙甘草，加钩藤 15g（后下），炙僵蚕 12g，陈皮 10g。

2012 年 11 月 24 日三诊：诸症改善明显，眠食尚可，舌淡红，苔微腻。仍宗前法。方用：

炙黄芪、党参、茯苓、鸡血藤各 30g，炒白术、半枝莲、冬凌草、白花蛇舌草各 15g，法半夏、陈皮、制香附、白豆蔻、淡竹茹、淫羊藿各 10g。

服用 1 个月余，以巩固其效，随访收效理想。

按：食管癌属中医学"噎膈"范畴，大多由于痰瘀互结阻塞于胸部食管所致。如今食管癌患者接受放射治疗、化学治疗的数量逐年升高，伴随的术后相关并发症也相应上升，常出现不同程度的脾胃功能失调，如食欲减退、脘腹痞胀、恶心呕吐症状。王氏内科针对肿瘤术后病机，常以固本培元汤为主方解毒抗癌，主要药物有炙黄芪、炒白术、党参、生地黄、淫羊藿、鸡血藤、白花蛇舌草等。其中党参、黄芪、白术益气健脾，以资化源，淫羊藿、鸡血藤、白花蛇舌草主要针对肿瘤发生发展过程中邪毒积聚、郁而化热之病机，其他药物可以根据症状以及舌脉的变化灵活化裁。本案患者年事已高，先天精气不足，后天气血生化乏源，故无力受纳水谷和运化精微，继而出现神疲乏力、肢体酸软、形体消瘦等一系列气血双亏的症状。先天肾气不易速补，后天中气则需急固，攻补相辅，从而达到阴阳平衡、邪去正安之效。

2. 胃腺瘤胃全切除术后诸证案

范某，女，58岁。2013年3月9日初诊。

患者原有慢性肾小球肾炎病史，2013年2月因胃体分化腺瘤行胃全切除手术。形体消瘦，面色偏黄，食欲尚可，夜寐欠安，情绪怫郁，腰脊酸楚。小便检查：尿隐血（++），尿蛋白（+++），舌淡红，苔薄白，脉细微弱。治以固本培元、宁心安神、调畅气机之法。方用：

炙黄芪40g，党参、鸡血藤、怀山药、夜交藤、淮小麦、茯苓、玉米须各30g，墨旱莲、合欢皮各20g，炒白术、女贞子各15g，路路通12g，淫羊藿、炙甘草、广郁金、制香附各10g。

1周后复诊：尿隐血（++），尿蛋白（±），晨起即欲小便，阴道仍有坠胀感，眼睑作痒，舌淡红，苔薄白，脉细微弱。原方去路路通、制香附，加吉林白参200g（每取10g，另炖服），薏苡仁30g，益母草20g，蝉蜕、藁本、泽兰各10g。

2013年4月2日三诊：近期诸症均见明显好转，小便隐血基本消失，偶伴下腹坠胀，乳腺轻微胀痛，脉微细，舌淡红，苔薄。仍以固本培元之法固其效。方用：

炙黄芪、党参、玉米须、炒白术、怀山药各30g，墨旱莲、益母草各20g，八月札15g，桑寄生、茜草、枸杞子各12g，生地黄、淫羊藿、制香附、路路通各10g。

上方随症加减，共服20余剂，随访时病情明显控制，诸症改善。

按：《灵枢·刺节真邪》曰："真气者所受于天，与谷气并而充身者也。"先天之精气与后天之精气共同滋养，才能保证机体正常的生长和发育。正虚邪侵是人体发病的根本原因，对于恶性肿瘤术后患者的用药，贵在辨病辨证结合，主以中药调理治疗，防止复发和转移，清除残余癌灶。

本案患者年近六旬，脏腑精气和功能呈现衰退状态，尤以脾肾为主，同时病情深重，故固本培元是治疗大法。局部与整体相结合，扶正与祛邪相结合，先后天并举，故首推扶正治癌、补肾健脾之法。王氏内科重用大剂量的吉林白参，久用以培补真元之气，提高机体的祛邪抗病能力，加以党参、白术、黄芪扶养正气，清除余毒。同时，脾为生痰之源，肾为生痰之本，脾肾亏虚，易生痰浊。"百病多由痰作祟"，而痰浊易阻遏气机，因此在顾护五脏阴血津液的同时，注重理气化痰浊，投以制香附、八月札、路路通等行气宽中解郁。诸药同用，以增强机体免疫功能，延长患者生存期。

3. 不寐案

李某，女，54岁。2012年12月1日初诊。

患者年近六旬，面色萎黄，夜寐欠安，自服安眠药，症状无明显改善。头晕耳鸣，记忆力减退，头发易落，胃脘不适，指甲变薄，色渐薄白，腰膝酸软，大便溏薄，舌淡，苔薄少津，脉细无力。方用：

炙黄芪、鸡血藤各30g，党参、生地黄、夜交藤、白芍、女贞子各20g，墨旱莲、白蒺藜、炙僵蚕各15g，枸杞子12g，全当归、山茱萸、淫羊藿各10g。

二诊：证药相安，症情明显改善，守原方出入。

按：不寐者，病位多在心，但病因与脾肾相关。脾为气血生化之源，气血不足不能上荣于面，故见面色萎黄；脾虚不能运化水湿，故大便溏；舌淡，苔薄，脉细无力均为脾胃虚寒之证。"肾气通于耳"，藏真阴，寓元阳，故出现腰膝酸软、头晕耳鸣之象。王氏内科以补益脾肾、宁心安神、固本培元为大法，投以党参、炙黄芪等甘温之品补脾益气以生血，气旺而血生。考虑到补阴之药其滋腻之性，易阻滞脾胃生发之气，故选用白芍、山茱萸等药物柔润而不碍脾。生地黄、女贞子、墨旱莲、枸杞子等甘寒养阴清热之品静能养动，平补阴阳，既能清热除烦，又可滋补五脏阴液，久服能使脏腑精血津液旺盛。同时嘱患者保持情志舒畅。

4. 结语

《医宗必读》云："善为医者，必责根本，而本有先天、后天之辨。先天之本在肾，肾应北方之水，水为天一之源；后天之本在脾，脾为中宫之土，土为万物之母。"中医理论认为，元气是人体最根本最重要的气，与人体生长发育密切相关。"百病皆由脾胃衰而生也"，脾胃为气血生化之源，是脏腑功能活动的一切物质基础。固本培元法是在整体观念的指导下，遵循天人合一、阴阳平衡的基本原则，运用于临床上行之有效的基本大法，有利于虚损患者机体脏腑功能的调整和恢复。

二十九、王氏内科黄芪桂枝五物汤化裁治疗疑难病举验

1. 典型验案

（1）逐痹通络、调畅营卫治疗上肢麻木案

某女，59 岁。2007 年 6 月 23 日初诊。

3 个月前出现两手臂、手指作麻且伴针刺样疼痛，每于夜间加甚，白天见缓，脉来细弦微数，口中作干，舌淡红，苔薄白。方用：

炙黄芪 30g，川桂枝 8g，炒赤芍、炒白芍各 10g，全当归 10g，杜红花 12g，海风藤 12g，蜈蚣 2 条，制全蝎 5g，土茯苓 30g，片姜黄 10g，炒陈枳壳 12g，羌活、独活各 10g，炒川芎 10g，鸡血藤 30g。

药后诸症明显改善。

按： 此证当属痹证范畴。经云：年四旬而阴气自半。患者已近六旬，营卫之行，失其常度，脉络因其不通，血行因其不畅，疼痛麻木之情状因之而生，夜间则卫入于营，营气衰少而卫气内伐，故疼痛麻木情形每于夜间加甚。故经云：痹在于脉则血凝而不行，在于肉则不仁。王氏内科认为，脉络痹阻，气血阻滞，营卫之气不行乃本病之机。治以逐痹通络、调畅营卫为要，方用炙黄芪、川桂枝、炒赤芍、炒白芍益气活血，调和营卫，红花、当归、炒川芎、鸡血藤等养血活血通络，酌加虫类药物之蜈蚣、全蝎等逐痹通脉，畅达营卫。《素问·痹论》又云："风、寒、湿三气杂至合而为痹。"对于诸如肩周炎类手臂麻木疼痛类脉络痹阻之

症，王氏内科每效法于金元四大家，喜选推气散之片姜黄、陈枳壳以及土茯苓等药，以达祛风化湿除痹之效。全方从黄芪桂枝五物汤化裁，虫类药物与养血活血通络药同用，并加减运用推气散以祛风除湿，证药相合，以收良效。

（2）温阳益气、逐痹通脉治疗雷诺病案

某女，17岁。2008年9月27日初诊。

自幼有支气管哮喘病史，体质偏于虚弱，去年入冬以来，出现右手指肿痛，伴皮肤发紫，曾入安徽医科大学第一附属医院诊断为"雷诺病""风湿病待排"，予扩张支气管、抗感染、升白细胞治疗，病情初步缓解后出院。刻诊：自觉形体虚弱，头晕目眩，胸闷气短，稍事活动则心慌气短，疲倦乏力，胃脘欠舒，时有嗳气，夜寐欠酣，易于汗出，脉微细弱，舌质偏红，苔微黄腻，口唇作干，手指关节偶有胀痛，四末欠温，常有发紫情形出现。方用：

炙黄芪30g，川桂枝8g，炒白芍10g，淫羊藿10g，鸡血藤30g，紫丹参15g，杜红花12g，太子参10g，肥玉竹10g，麦冬10g，刘寄奴10g，干地黄12g，陈皮10g，夜交藤30g，酸枣仁20g。

2009年2月7日复诊：药后病情改善明显，手指胀痛及皮肤发绀情形未见发作，体力渐振，夜寐尚安，食欲尚佳。

按： 王氏内科认为，此属阳气不足之证。经曰阳虚则寒，《素问·评热病论》曰："邪之所凑，其气必虚。"阳虚之体，阴必凑之，则四末欠温诸寒候生也。故辨证阳气不足，经脉失温，气血阻滞，气机壅遏乃本病之机。因此王氏内科以温阳益气、逐痹通脉之法入治。方用炙黄芪、川桂枝、炒白芍温阳益气，调畅气血；用红花、丹参、鸡血藤、刘寄奴养血活血通经；用淫羊藿等温阳补肾以培其本。然病者自幼体虚，阳虚日久则损阴，故有舌红、苔黄诸阴虚生热之象，心慌气短之症作也。因而加用太子参、肥玉竹、麦冬、干地黄等滋阴之品，取炙甘草汤意，以滋阴生脉，亦寓阴中求阳之意，则阳得阴助而生化无穷也。全方以黄芪桂枝五

物汤合滋阴益气、养血活血等药，法当方妙，而获全效。

（3）益气活血、逐痹通络治疗脱髓鞘性脊髓炎案

某女，61 岁。2008 年 12 月 13 日初诊。

11 月上旬突发双下肢麻木、无力伴进行性加重，以左侧为甚，先后在安徽医科大学第一附属医院、解放军 105 医院检查，拟诊为脱髓鞘性脊髓炎，并采取相应治疗，效果不显。刻诊：两下肢麻木无力，行动障碍，脉微细涩，舌质偏红，苔薄。方用：

炙黄芪 30g，川桂枝 10g，炒赤芍、炒白芍各 10g，鹿衔草 12g，淫羊藿 10g，巴戟天 10g，土鳖虫 10g，炒怀牛膝 12g，杜红花 12g，土茯苓 24g，桃仁 12g，鸡血藤 30g，生薏苡仁 30g，威灵仙 12g，独活 10g，当归尾 10g。

2009 年 2 月 7 日复诊：诸症均逐渐好转，行走已觉便利，核磁共振检查示：病灶明显缩小，脱髓鞘病变明显好转。

按：王氏内科认为此证当属"痿躄"。年过六旬，气血衰少，脉道空虚，营卫运行不畅，经脉因之痹阻，《黄帝内经》云："枢折挈，胫纵而不任地。"故营卫不足，气血阻滞，脉络痹阻当为本病之机。"治痿独取阳明"，阳明本为多气多血之脉，气血充盛则经脉运行可得通畅，阳明脉衰，则气血阻滞而不通也。故治以益气活血、逐痹通脉为要。方用炙黄芪、川桂枝、炒赤芍、炒白芍益气活血、温阳行痹；桃仁、红花、鸡血藤活血通经；酌加淫羊藿、巴戟天、炒怀牛膝、鹿衔草补肾强筋，生薏苡仁、威灵仙、独活等祛湿通络蠲痹。全方从黄芪桂枝五物汤化裁，证药相合，共奏益气活血、逐痹通络之功，因而获效明显。

2. 体会

黄芪桂枝五物汤出自张仲景之《金匮要略》，曰："血痹阴阳俱微，寸口关上微，尺中小紧，外证身体不仁，如风痹状，黄芪桂枝五物汤主之。"《素问·阴阳

应象大论》曰："形不足者，温之以气；精不足者，补之以味。"此方温补兼施，气味并重。方中黄芪甘温益气，桂枝温阳通脉，芍药养血和营，三药合奏益精气、行血痹之效。尤怡在《金匮要略心典》中言，此方可和营之滞、助卫之行。徐灵胎亦曰：此乃"卫虚营弱之方，固卫以护营，以黄芪为主固表补中、以桂枝治卫升阳、芍药入营理血"。王氏内科每喜取其三药，以奏温阳益气、活血和营行痹之效，对于多种疑难病则灵活运用之。

综观以上三案，一为上肢麻木疼痛，一为雷诺病，一为脱髓鞘性脊髓炎，虽病不同，然王氏内科辨证皆具气血虚弱、脉络阻滞、营卫不调之病机，经曰：营气虚则不仁，卫气虚则不用，营卫俱虚则不仁且不用。因此，三案均以益气活血、逐痹通脉之法为要，予黄芪桂枝五物汤方加减运用，俾气血充盛，阴阳调和。此外，遇脉络痹阻者，王氏内科每用鸡血藤养血活血通络。现代药理研究表明，鸡血藤除具扩张外周血管、增加血流量的作用以外，尚可双向调节免疫力，对于体虚者尤宜。同时，加减运用鹿衔草、刘寄奴等强筋骨、通经络，恰当运用蜈蚣、全蝎、土鳖虫等虫类药物搜风通络且不伤正，每获良效。

三十、王氏内科运用对药治疗心脑系统疾病经验拾萃

1. 对药举例

（1）干地黄、生白芍、夜交藤

王氏内科临床诊治心脑病证时，一脉相承，力主以生白芍、干地黄、夜交藤等组成基本药对滋水涵木、培补肝肾，举凡心悸、胸痹、虚劳等诸多属阴亏病证均可运用，且收效明显。其中干地黄入心养血，入肾滋阴，凉而不滞，益阴而不留瘀，壮水以制虚火，《名医别录》谓之"补五脏内伤不足，通血脉，益气力"。生白芍酸苦微寒，养血敛阴，柔肝止痛，李时珍《本草纲目》云："白芍益脾，能于土中泻木。用于止腹痛。"夜交藤善走经络，引阳入阴，入心肝二经血分，养心安神，祛风通络，《本草再新》载其"可补中气，行经络，通血脉，治劳伤"。三药相伍，常配以女贞子、旱莲草、甘枸杞等静而能动、滋而不腻之品，调其阴阳，以平为期。

（2）甘松、茵陈

甘松味辛、甘，性温，《本草正义》载其能"活络通经"，《开宝本草》谓其主治"恶气，卒心腹痛满，下气""心腹胀"等，酌加引之，则可达事半而功倍之效，故可为治疗心脑病之先使。茵陈清泄肝经湿热，现代药理研究表明，茵陈水

浸液、乙醇浸液及挥发油均有降压作用，香豆素类化合物具有扩血管、降血脂、抗凝血等作用而用于冠心病。王氏内科常两药相伍，心肝并治，补心气，养心阴，调心血，安心神，尤适用于治疗室性早搏、肝硬化、高血压等病证，由于阴血亏虚、心失所养，或阴虚火旺所致的心神不宁，或心阳不振，不能温养心脉等，从而增加心脏冠脉血流量，改善微循环，常辅以延胡索、川楝子、降香之品理气开痹。

（3）半夏、夏枯草

早在《黄帝内经》中就有相关论述，《灵枢·邪客》云："夫邪气之客人也，或令人目不瞑，不卧出者……治之奈何？……饮以半夏汤一剂，阴阳已通。"夏枯草亦是治疗失眠的常用药，特别对于肝阳偏亢兼有眩晕之失眠，更是不可或缺之药。《本经疏证》谓其能"通阴阳……治不眠"。将半夏、夏枯草二药合用治疗失眠亦早已有之，《重订灵兰要览》谓"不寐之证，椿田每用制半夏、夏枯草各五钱，取阴阳相配之义，浓煎长流水，竟覆杯而卧"。王氏内科对于气血上下不交引起的咽中痰堵、痰阻肝热所致的高血压以及消化系统疾病引起的失眠等，常两者凉温并用，顺应阴阳变化规律，协调阴阳平衡，使营卫循行有序，切中失眠的病机，取效甚捷。半夏在六月即夏天的一半时生长，夏枯草在夏至的时候采集入药，《重庆堂随笔》载："夏枯草微辛而甘，故散结之中，兼有和阴养阳之功，失血后不寐者则寐，其性可矣。陈久者味尤甘，入药为胜。"在阴阳交换的季节里变化最大。半夏燥湿化痰，夏枯草清肝火、化痰热，《冷庐医话》载："阴阳违和，二气不交，以半夏三钱，夏枯草三钱，浓煎服之，即得安睡……盖半夏得阴而生，夏枯草得至阳而长，是阴阳配合之妙也。"

（4）紫贝齿、青龙齿

紫贝齿为贝壳之类，味咸、性平，入肝、脾经，既能清热平肝，又可镇惊安神，是去怯之佳品。《本草求真》曰："紫贝，即贝子之色赤者也。背上深紫有黑点者良。"青龙齿是化石之辈，质重味涩，是安魂定魄之良剂，治惊痫癫狂、烦热不安、失眠多梦等，《药性论》谓其"镇心，安魂魄"，《圣济总录》的龙齿丸、《小儿卫生总微论方》的龙齿散、《裘笑梅妇科经验》中的二齿安神汤，均有清肝镇惊安神之妙用。现代社会工作和生活节奏日益加快，大部分人都会存在不同程度的焦虑，王氏内科治疗此类病证时，往往至意深心，详察形候，常以紫贝齿、青龙齿，相伍为用，镇肝潜阳、收敛魂魄之力益彰。同时还可配以生龙齿-生牡蛎、珍珠母-磁石等药对，兼以治疗自汗、盗汗以及阳不入阴之不寐等。同时，王氏内科辅以心理疏导，给患者以充分的关怀，让其做到放心、宽心、舒心，再结合药物治疗，以有利于早日康复。

（5）蜈蚣、全蝎

虫类药物是动物类药物的一部分，其药力峻猛且为血肉有情之品，具善行走窜之性，可深入髓络，攻剔痼结之痰瘀，具有独特的生物活性。蜈蚣味辛，温，有毒，张锡纯谓之"走窜之力最速，内而脏腑，外而经络，凡一切疮疡诸毒皆能消之。其性尤善搜风，内治肝风萌动，癫痫眩晕，抽掣瘛疭"。全蝎味咸辛，平，有毒，《开宝本草》记载其"疗诸风瘾疹，及中风半身不遂，口眼㖞斜，语涩，手足抽掣"。《本草图经》亦云其"治小儿惊搐"。王氏内科常以全蝎和蜈蚣相须为用，治疗顽固性头痛、动脉血管硬化、癫痫等病证。两药合用擅搜剔留滞经络间之风邪，功以平肝息风镇痉为主，均用于实证，唯全蝎长于止痛，蜈蚣善于息风。虫蚁之药，大多行走攻窜，故中病即止，可作汤剂、散剂、丸剂和酒剂使用。入药时不去头足，否则反损药力。作丸散内服，较汤剂之功为强。但临床应用时不可久用，体质虚者宜合补益之品同用，以免耗伤阴血。

（6）女贞子、墨旱莲

二至丸是新安医家汪昂《医方集解》中的补益之剂，为王氏内科滋水柔肝法的常用方。女贞子味甘、苦，性凉，采收时恰逢冬至，以农历十月为佳，其色青黑，补少阴之精。《神农本草经》将其列为上品，谓之"味苦平，主补中，安五脏，养精神，除百病"。《本草经疏》载："女贞子，气味俱阴，正入肾除热补精之要品，肾得补，则五脏自安，精神自足，百病去而身肥健矣。"墨旱莲味甘、酸，性寒，养肝益肾，凉血止血，采集时正逢夏至，以农历五月为佳，生血止血，益下而荣上。王氏内科临床上常将二药合用，交通心肾，共奏补益肝肾、滋阴养血之效，用于治疗肝肾阴虚所致的心脑系疾病，多伴有心烦失眠、头晕耳鸣、腰膝酸软等。现代药理研究表明，女贞子具有调节免疫功能、延缓衰老、抗炎和降血脂等多种药理作用；旱莲草具有抗氧化、抗肿瘤、免疫调节等作用。

2. 验案举隅

李某，男，55 岁。2013 年 6 月 20 日初诊。

原有高血压病史，近 3 个月来自觉头胀且眩、胸闷心慌、气息短促、动则尤甚，颈项僵欠爽、夜寐烦躁欠安、口干且苦。脉来弦而微数，舌淡红苔薄白微腻。水不涵木，虚阳时越，复兼心脉痹阻，气机着滞，心神失宁。治当标本兼顾，滋水以涵木，通脉以逐痹，宁心以安神（建议复查心电图、血脂、血糖水平。BP：136/102mmHg）。方用：

干地黄 12g，生白芍 10g，甘枸杞 10g，滁菊 12g，炒牡丹皮 10g，葛根 30g，夏枯草 12g，白蒺藜 20g，薤白 10g，全瓜蒌 10g，降香 10g，紫丹参 15g，法半夏 12g，茯苓 20g，钩藤 15g（后入），生龙骨、牡蛎各 30g（先煎），杜红花 12g，炒怀牛膝 12g。

二诊：前以滋水涵木、逐痹通脉、宁心安神之法入治，诸症均有明显减轻，唯两颞胀痛，左侧为甚。大便干结，口干且苦。脉来弦而微数，舌质偏暗苔薄。再守既效之法以固其效（BP：128/94mmHg）。方用：

干地黄 12g，炒赤芍、炒白芍各 10g，甘枸杞 10g，滁菊 12g，葛根 30g，夏枯草 12g，白蒺藜 12g，生龙骨、生牡蛎各 30g（先煎），薤白 10g，全瓜蒌 10g，降香 10g，紫丹参 15g，炒川芎 12g，马蹄决明子 10g，合欢皮 20g，淡竹茹 10g，蜈蚣 2 条。

按：高血压病，水不涵木、肝阳上亢之故。肝体阴而用阳，肝阴虚，则阴不潜阳，肝阳上亢，故血压升高。本案投以生地黄、枸杞子、菊花、芍药等取一贯煎意，滋水涵木；夏枯草、白蒺藜、生龙骨、生牡蛎、葛根等取镇肝息风之意。两组药物相合，对于稳定血压，功不可没。方中瓜蒌与薤白合用，同降香、丹参宣通胸阳、疏理气机、化瘀止痛，对于胸闷心慌、气息短促诸心脉痹阻、气机着滞之情状，可谓对症用药；龙骨与牡蛎，半夏与夏枯草，镇静宁心安神；地黄与白芍柔肝敛阴。前方从滋水涵木、逐痹通脉、宁心安神入治之后诸症明显减轻，唯两颞胀痛、大便干结、口干且苦，属经脉不通，郁热内扰所致，酌加蜈蚣、竹茹、川芎、决明子等。

3. 讨论

"病机既出，贵在用药。"张景岳云："药不执方，合宜而用，此方之不必有也；方以立法，法以制宜，此方之不可无也。"对药是单味中药与复方之间的桥梁，是复方的主干，也是配伍的基础，在经典中药复方中，往往含有一组乃至数组对药，对药方是中药复方中最简单、最基本的形式。中医治病讲究组方配伍，临证如临阵，用药如用兵，只有谙熟药性，才能药中肯綮。从以上药对中，可以管窥王氏内科治疗心脑系疾病的用药精华。王氏内科常以经方为基础，辨病与辨证相结合，结合证候以药证相应，根据发病季节、个体体质、发病诱因以及病程长短等差异随症加减，并嘱患者慎起居、调饮食、畅情志等。从经方、验方中提炼出的对药组合，既显现出协同作用，又能物尽其用，这是经验的积累与升华，体现着中医用药复方配伍的内涵，不仅蕴藏着深刻的科学原理和巧妙的临证经验，同时富含哲理和浓郁的中医药文化气息。正所谓"药有个性之专长，方有合群之妙用"。同时由于每味药物的个性不同，配伍后再次发生千差万别的变化，从而为中药的临证运用留下了广阔的体验、感悟空间。

三十一、王氏内科治疗冠心病临床经验 I

1. 气滞血瘀、心脉痹阻，当以益气活血、逐痹通脉

《素问·痹论》云："心痹者，脉不通。"新安医家吴谦在《医宗金鉴》中说："胸背者，心肺之宫城也，阳气一虚，诸寒阴邪，得以承之，则胸背之气，痹而不同，轻者病满，重者病痛。"严世芸认为"胸痹基本病机为脉不通，本虚标实"。王氏内科认为本病基本病机为心脉痹阻，而心气不足是主因。此证为本虚标实、虚实夹杂之证，故以益气活血、逐痹通脉为基本治法，治本是为了心气得复，心血得养，以利于心脏功能恢复，为气血运行提供动力与物质基础；治标是逐痹通脉，活血化瘀，为气血运行通渠开道。

孙某，女，65 岁。2016 年 11 月 20 日首诊。

原有冠心病、心肌桥及高血压病史。近日行冠脉造影检查示：左前降支近段对角支开口远端存在中重度狭窄 60% ～ 70%，中段中度局限性狭窄 50% 伴心肌桥、对角支近段轻中度狭窄 50%，右冠脉近段轻中度狭窄 50%，远端轻中度狭窄 40%。刻诊胸闷、体倦、气息短促，动辄汗出明显，大便偏溏，当脘易于痞胀，偶有胸痛，苔薄白，舌略紫黯，脉细弦微涩。西医诊断：冠心病、高血压病；中医诊断：胸痹，证属气滞血瘀、心脉痹阻。治当益气活血、逐痹通脉，兼以敛汗为法。处方：

薤白 12g，全瓜蒌 12g，降香 10g，紫丹参 20g，炙黄芪 30g，炒白术 12g，炒川芎 10g，葛根 30g，煅龙骨、煅牡蛎各 30g（先煎），浮小麦 30g，法半夏 12g，

北五味子 10g，制全蝎 4g，潞党参 20g，炒白芍 12g。7 剂，每日 1 剂，水煎，早晚分服。

2016 年 11 月 27 日二诊：药后症情有减，续服上方加减 2 月余，症状明显改善。

按：患者既往病史较多，从症状及舌脉可辨为气滞血瘀，气血运行障碍，致使心脉闭阻。气虚可见体倦、气息短促，大便偏溏，当脘易于痞胀，脉细弦；血瘀则见舌略紫黯；气滞血瘀见胸闷、偶有胸痛；气虚腠理不固，汗出偏多，动辄汗出明显。新安医家汪昂《医方集解》中说："诸阳受气于胸中，转行于背，气痹不行，故胸背为痛而短气。"王氏内科常用瓜蒌薤白半夏汤合益气活血化瘀之品治之，辅以理气，体现行血当以理气为先。《灵枢·五味》记载："心病者，宜食麦、羊肉、杏、薤。"瓜蒌薤白半夏汤宽胸散结、化痰通阳、行气止痛，黄芪益心气，降香、紫丹参、川芎、全蝎行气活血化瘀、逐痹通脉，白术、党参补脾运脾助运化，北五味子、煅龙骨、煅牡蛎、浮小麦敛心液止汗，白芍养血止痛，葛根活血化瘀、升阳止泻。全方共奏益气活血、逐痹通脉，兼以敛汗之功。

2. 心肾阳虚、心脉闭阻，当以益气温肾、逐痹通脉

《素问·调经论》说："寒气积于胸中而不泄，不泄则温气去，寒独留，则血凝泣，凝则脉不通。"《金匮要略·胸痹心痛短气病脉证并治》说："阳微阴弦，即胸痹而痛，所以然者，责其极虚也。"《素问·脏气法时论》说："肾病者……虚则胸中痛。"王氏内科认为冠心病心肾阳虚、心脉闭阻，多由素体阳虚之人，或寒邪痰饮上乘阳虚之胸，致其胸阳痹阻，心脉不畅，不通则痛；肾为五脏阴阳之本，肾阳虚则心阳不振，致脉道涩滞，血运不畅，均可发为胸痹。此证为本虚标实，治以益气温肾、逐痹通脉为基本治法，使心肾阳气得复，有利于逐痹通脉，活血化瘀，为气血运行通渠开道。

祝某，男，46 岁。2017 年 12 月 17 日首诊。

原有冠心病、高血压病史。刻诊心前区憋闷紧束感，偶伴气短，夜寐欠安，神倦时作，头部欠温，入秋之后须戴帽至次年春季，舌淡红，苔薄白，脉细而微沉。西医诊断：冠心病、高血压病；中医诊断：胸痹，证属心肾阳虚、心脉闭阻。治当益气温阳，逐痹通脉。处方：

炙柴胡 10g，炙黄芪 30g，炒川芎 12g，川桂枝 10g，淫羊藿 12g，巴戟天 12g，鸡血藤 30g，升麻 6g，薤白 12g，全瓜蒌 12g，紫丹参 20g，降香 10g，淡干姜 10g，广郁金 12g。7 剂，每日 1 剂，水煎，早晚分服。

2018 年 1 月 7 日二诊：药后症情有减，续服上方加减 1 月余，症状明显好转。

按：患者既往有高血压、冠心病，从症状及舌脉辨为心肾阳虚，气血运行障碍，致使心脉闭阻，症见心前区憋闷紧束感，偶伴气短，夜寐欠安，神倦时作，头部欠温，怕风寒，苔薄白，舌淡红，脉细而微沉。王氏内科常用瓜蒌薤白散合益气温肾、活血化瘀之品治之。《素问·调经论》说："血气者，喜温而恶寒，寒则涩不能流，温则消而去之。"《玉机微义·心痛》说："然亦有病久气血虚损及素作劳羸弱之人，患心痛者，皆虚寒也。"叶天士说："胸痹心痛，但因胸中阳虚不运，久则成痹。"由于心肾阳气虚，气血运行无力而停滞、心脉失养、闭阻不通所致。瓜蒌、薤白散宽胸散结通阳、行气止痛，黄芪益心气，淫羊藿、巴戟天温补肾阳，桂枝温经通脉、温心阳而通心络，升麻、柴胡升阳，干姜温中回阳，紫丹参、川芎、鸡血藤活血化瘀、逐痹通脉，降香、郁金调畅胸中气机。诸药配伍，益气温阳，逐痹通脉。

3. 气阴两虚、心脉闭阻，当以益气养阴、逐痹通脉

气为阳、血为阴，气虚则影响津液生成而造成津亏，阴血不足，血液运行艰涩，心脉运行不畅，气虚无以温煦推动，血必因之而凝滞瘀阻，发为胸痹。王氏内科认为，冠心病气阴两虚，多与饮食劳倦、阴虚燥热、年迈体虚等因素相关，

以心气阴不足、心血失养为主。因饮食劳倦伤气、阴虚燥热、耗气伤阴，导致心气阴耗损，心体失用，心脉闭阻，发为胸痹。此证为本虚标实，故以益气养阴、逐痹通脉为基本治法。

高某，女，40岁。2017年12月17日首诊。

原有子宫息肉、子宫肌瘤手术史，以及冠心病、室性早搏病史。刻诊稍事活动则易见胸闷心慌气短，有时胸口部位有刺痛感，皮肤有牛皮癣类似症状，心电图示S-T段改变，舌淡红，苔薄白，脉微细数。西医诊断：冠心病、室性早搏；中医诊断：胸痹，证属气阴两虚、心脉闭阻。治当益气养阴，逐痹通脉，兼祛风止痒。处方：

干地黄20g，制磁石30g（先煎），肥玉竹12g，北五味子10g，薤白12g，全瓜蒌12g，降香10g，紫丹参20g，太子参15g，炒白术15g，炒川芎10g，炒白芍15g，白鲜皮15g，炙僵蚕15g，炙甘草10g，白蒺藜12g。14剂，每日1剂，水煎，早晚分服。

2018年1月7日二诊：药后症情有减，续服上方加减2月余，症状明显改善，病情好转。

按：患者既往史较多，从症状及舌脉可辨为气阴两虚。气血运行障碍，致使心脉闭阻。气虚，可见气息短促；阴虚则见脉细数；气阴两虚、心脉闭阻见胸闷心慌、有时胸口部位有刺痛感。王氏内科常用瓜蒌薤白半夏汤合益气养阴活血化瘀之品治之。瓜蒌、薤白散宽胸散结通阳、行气止痛，太子参、北五味子益气生津宁心，干地黄、肥玉竹养阴生津，降香、紫丹参、川芎行气活血化瘀、逐痹通脉，白术补脾运脾助运化，磁石镇惊安神，白芍养血止痛，炙僵蚕、白鲜皮祛风止痒，白蒺藜行气活血、祛风止痒，炙甘草益虚补血气而复脉。全方配伍，具有益气养阴、逐痹通脉功效。

4. 痰湿阻滞、心脉闭阻，当以化痰祛湿、逐痹通脉

脾主运化功能，脾为生痰之源，若脾胃损伤，则运化功能失调，易聚湿为痰，湿和痰浊弥漫，使胸阳不振，导致胸闷、气短，痰浊阻滞胸阳，使心脉闭塞，从而出现胸痹疼痛。国医大师路志正认为"百病皆由湿作祟"，注重从湿辨治冠心病。王氏内科认为冠心病痰湿阻滞、心脉闭阻，是由于痰浊内生，胸阳被遏为主，往往可见心脾两虚，或兼有气虚血瘀，心脉因而痹阻。此证为本虚标实之证，治以化痰祛湿、逐痹通脉为基本治法，治本是为了脾气得运，心气得畅。治标意在化痰祛湿、逐痹通脉，活血化瘀。

王某，男，54 岁。2016 年 10 月 30 日首诊。

原有冠心病、高血压病、室性早搏病史。刻诊心慌心悸，心前区及胸口隐约刺痛时作，胃纳欠佳，痰黏色白，脉来细而有结代，苔薄白微腻，舌质淡暗有紫气。西医诊断：冠心病、高血压病、室性早搏；中医诊断：胸痹，证属痰湿阻滞，心脉闭阻。治当化痰祛湿，逐痹通脉。处方：

法半夏 12g，陈皮 12g，茯苓 20g，炒白术 12g，薤白 12g，全瓜蒌 12g，降香 10g，紫丹参 20g，制磁石 30g（先煎），炙甘草 10g，茵陈 30g，甘松 12g，炒川芎 12g，茶树根（自备）30g，广郁金 10g，制香附 10g。14 剂，每日 1 剂，水煎，早晚分服。

2016 年 11 月 13 日二诊：药后症情有减，续服上方加减 1 月余，病情明显好转。

按：患者平时操劳过度，饮酒应酬偏多，遂致痰湿阻滞，胸阳被遏，气机失于调畅，痰湿可使血液在经络中运行不畅，造成湿停血瘀，湿瘀互结，脉行涩滞，心脉闭阻，从而影响心脏血供，心失所养，发为冠心病。从症状及舌脉可辨为痰湿阻滞，气血运行障碍，致使心脉闭阻。痰湿阻滞、心脉闭阻可见心慌心悸，心前区及胸口隐约刺痛时作，胃纳欠佳，脉来细而有结代，痰黏色白，苔薄白微腻，舌质淡暗有紫气。王氏内科常用瓜蒌薤白半夏汤合理气化痰祛湿、活血化瘀之品

治之。瓜蒌薤白半夏汤宽胸散结、化痰通阳、行气止痛，紫丹参、川芎活血化瘀、逐痹通脉，降香、郁金、香附调畅胸中气机，陈皮理气开胃、燥湿化痰，苍术、白术健脾燥湿，茯苓、茵陈健脾利湿，甘松理气止痛、醒脾健胃，茶树根强心利尿、活血，磁石镇惊安神，炙甘草益虚补血气而复脉。全方配伍，共奏化痰祛湿、逐痹通脉之功。

研究表明胸痹的证治变化逐渐由以辛温通阳为主转向以活血化瘀为主。王氏内科临床诊治冠心病，注重把握病机，认为心脉痹阻是冠心病基本病机特点，常与气滞血瘀、心肾阳虚、气阴两虚、痰湿阻滞病机互见，治疗善用瓜蒌薤白散或瓜蒌薤白半夏汤，宽胸理气、散结通阳，以行血脉，并将逐痹通脉贯穿始终。注重药证相应、证法相应、病方相应，根据原因和病证不同，采取相应治法，且临床应用灵活多变。强调冠心病本虚标实，治本是为了心气得复，阴血得养，心阳得扶，治标是清除痰湿瘀血，疏通气机，为气血运行通渠开道，故而能达到缓解冠心病之目的，对中医临床诊治冠心病有着较好的参考价值。

三十二、王氏内科治疗冠心病临床经验Ⅱ

1. 辨治经验

（1）辨证论治

①心阳不振、阴寒滞脉证：患者常诉胸闷、气短、心慌、胸口刺痛、畏寒、头晕乏力，脉沉缓偏弱、结代，舌淡苔薄，面色晦黯少泽。治以温阳益气、逐痹通脉，以调畅气机。阳气虚衰，胸阳不运，诸阳受气于胸中而转行于背，寒邪内侵致使阳气不运，气机痹阻，血行瘀滞，故见胸闷胸痛、痛甚彻背、畏寒形冷，心阳不振则可见脉结代。王氏内科认为，胸阳不运，则津液不能输布，凝聚为痰，痰阻气机，故用《金匮要略》瓜蒌薤白半夏汤通阳开痹、行气祛痰。王氏内科遵"形不足者，温之以气，精不足者，补之以味"（《素问·阴阳应象大论》）之旨，以瓜蒌通心脉，以黄芪补气、益气以助通阳，使心阳得振、阳气得充，则心脉自畅，郁阻自除；另以白术、茯苓健脾渗湿，以丹参、降香活血行气祛瘀。《素问·金匮真言论》："心阳，阳中之阳也。"心气又是心阳的具体体现。冠心病患者大多以心痛、胸闷、气短为主要症状。仲景论胸痹着重于阳虚和痰湿，所列方剂大多以除痰、宣痹、益气为主，且痰瘀与气滞互为因果关系，因此，王氏内科以"温""补""通"三法并用治疗心阳不振、阴寒滞脉型胸痹。至于是先通后补，抑或先补后通，是通多补少，抑或补多通少，抑或通补兼施，均根据临床表现不同决定。

②气阴不足、心神失宁证：此类患者主诉易疲惫、懒言、胸闷、心悸、气息短促、眩晕耳鸣，工作压力大时，以上症状加重。脉来微细而弱，舌质淡暗微紫，苔薄白。治当益气养阴、宁心安神、逐瘀通络。胸痹日久，气阴不足，气虚则无以行血，阴虚则脉络不利，均可使血行不畅、气血瘀滞。故见胸闷、胸痛，心脉失养则致心悸、眩晕耳鸣。气虚故气短、疲惫、懒言。王氏内科治疗胸痹气阴不足、心神失宁证，不拘于一证一法，常是数法并用。养阴的同时佐以化痰行气活血，以防脉络不利而气血不运。其善用生地黄、玉竹、白术等补气阴，降香、川芎、荜茇等行气逐瘀。同时，遵《玉机微义·心痛门》"病久气血虚损及素作劳羸弱之人患心痛者，皆虚痛也"之旨，认为此证虚为本，气滞、血瘀、痰浊、寒凝为标，标本虚实不容倒置，辨证当谨守病机。因此，应明辨虚实，根据具体情况灵活运用扶正祛邪之法。诚如张璐《张氏医通·诸血门》中所云："但证有虚中夹实，治有补中寓泻，从少从多之治法，贵乎临床处裁。"

③痰瘀互结、阻滞心脉证：此类患者常形体肥胖，主诉胸闷较甚，胸痛、痛有定处，气短喘促，肢体沉重，口黏，有异味，脉涩，舌黯有瘀点，苔厚而腻。治当化瘀豁痰、通络止痛。因痰浊盘踞，胸阳失展，痰瘀互结，血脉阻滞，心失所养，故胸痛有定处、心悸。痰瘀互结，阻滞脉络，气血不荣于肺，故见气短喘促。脾主四肢，痰浊困脾，脾气不运，故见肢体沉重、口黏、有异味。脉涩、舌黯、舌有瘀点、苔厚而腻皆痰瘀互结之象。秦景明《证因脉治》云："心痹之因……痰凝血滞。"朱丹溪提出："痰夹瘀血，遂成窠囊。"曹仁伯在《继志堂医案》中则直接提出："胸痛彻背，是名胸痹……此痛不唯痰浊，且有瘀血，交阻隔间。方用全瓜蒌、薤白、桃仁、红花。"其不仅认识到胸痹与痰瘀密切相关，且采用痰瘀同治之法。唐容川《血证论·咳嗽》云："须知痰水之壅，由瘀血使然……血瘀积久，亦能化为痰水。"清代龚信《古今医鉴·心痛》提出："心痹痛者……素有顽痰死血。"王氏内科认为，痰瘀痹阻应该着重于"通"，但又因本病的病机多本虚标实，故应标本兼顾，在治疗时既化瘀祛痰，又补益心气。根据病因不同，

王氏内科选用瓜蒌薤白汤加红花、三七等活血化瘀之品，以及黄芪、党参等补气之品，共奏行气通络之功。

此外，王氏内科还特别重视疏理气机，强调疏肝理气、条达气机是治疗胸痹的重要环节。从证因而论，情志失调，忧思伤脾，脾虚气结，气结则津液不得输布，遂聚而成痰；郁怒伤肝，肝失疏泄，甚则气郁化火，灼津成痰。无论气滞或痰阻，均可使血行失畅，脉络不利，而致气血瘀滞，心脉痹阻，不通则痛，而发为胸痹。故王氏内科在温阳益气、祛痰的基础上加疏肝理气之品，如降香、郁金、木香、香附、橘叶、枳壳、甘松。王氏内科在治疗胸痹时常用丹参，该药物具有活血祛瘀、养血安神作用。西医学研究表明，丹参可增加冠状动脉血流，改善心肌缺血状况。目前以该药为主的成药已广泛应用于临床，疗效肯定。王氏内科认为，胸痹病位在心，但与其他诸脏均有密切联系。《灵枢·百病始生》已有"肾心病""胃心病""脾心病""肝心病""肺心病"之说，可见五脏之病，皆可发为心痛。因此，必须整体看待，才能使处方用药吻合病机。

（2）随症加减

失眠，加龙骨、牡蛎、磁石、酸枣仁、夜交藤、浮小麦等；腰酸痛，加杜仲、续断、巴戟天、骨碎补等；便秘，加肉苁蓉、郁李仁、柏子仁等；咳嗽，加杏仁、紫菀、款冬花、桑白皮等；喜叹息，加柴胡、郁金等；畏寒，加干姜、红参、附子等。

2. 典型病例

案1 王某，男，62 岁。2006 年 7 月 22 日初诊。

患者原有高血压、高脂血症、糖尿病病史，2005 年 4 月初出现胸闷气短，甚者气促不能接续。心电图示窦性心动过速、频发室早、S-T 段变化。2006 年 5 月在北京某医院诊断为肥厚型心肌病、冠心病、原发性高血压、心功能 Ⅱ 级，随后进行室间化学消融术。刻诊：胸闷气短，偶伴头晕体倦，两胁及背痛，夜寐欠安，有时膝软，脉细弱数，舌质淡白腻。证属痰浊夹瘀，痹阻心脉。始予化痰浊、逐瘀滞、通心阳之法，用瓜蒌薤白半夏汤化裁。

黄芪 30g，紫丹参 15g，茯苓、炒白术、红花各 12g，薤白、全瓜蒌、半夏、降香、甘松、荜茇、熟附子（先煎）各 10g，炙甘草 8g。

服上方 7 剂后，诸症均有减轻。2006 年 7 月 29 日、2006 年 8 月 5 日两次复诊，均无明显不适，嘱其口服常规降压、降糖、降脂药，适度锻炼，清淡饮食，调畅情志。随访半年病情基本稳定。

案 2 高某，男，28 岁。2006 年 9 月 2 日初诊。

近年工作压力偏大，生活无规律，身体颇虚弱，3 个月前出现烦躁易怒、心慌心悸、形体疲惫，继而胸闷、气息短促，登楼时症状尤显，伴头晕汗出，一度伴有耳鸣，饮食尚可，脉来微细而弱，舌淡暗略有紫气，苔薄白稍腻。心电图及单光子发射型计算机断层成像术检查未发现异常。证属心气不足，心脉痹阻，心神失宁。治当益气养阴，逐痹通脉。药用：

炙黄芪、葛根各 30g，丹参 16g，生地黄、枳壳各 12g，玉竹、太子参、降香、甘松、薤白、全瓜蒌、五味子、川芎、荜茇、香附、郁金各 10g。

2006 年 9 月 9 日复诊：服上方 7 剂后诸症明显好转，再守原法，以固其效。

按： 患者王某原有高血压、高脂血症、糖尿病病史，证属痰浊夹瘀，痹阻心脉。痰瘀互结，痰浊盘踞，胸阳失展，瘀血内停，络脉不通，不通则痛，故胸闷气短，甚者气促不能接续。方用瓜蒌薤白半夏汤化裁。瓜蒌开胸中痰结；半夏化痰降逆；薤白辛温通阳、开痹散寒；附子温通阳气而止痹痛；丹参、红花为活血通络之品；降香、甘松、荜茇调理气机，取气为血帅、气行则血行之意。全方共奏化痰浊、逐瘀滞、通心阳之功。

患者高某因工作压力偏大，生活无规律，身体颇虚弱。证属心气不足，心脉痹阻，心神失宁。气虚则无以行血，阴虚则脉络不利，均可使血行不畅，气血瘀滞，故见胸闷、气息短促；心脉失养，故见心慌心悸；气虚则形体疲惫、气息短促；阴虚阳亢故见烦躁易怒、头晕汗出。方中黄芪、玉竹、太子参，养阴益气；葛根、丹参活血通络；川芎、荜茇、香附、郁金、枳壳调理气机，气行则血行；诸药合用，共奏益气养阴、逐痹通脉之效。

胸痹的病因与寒邪内侵、情志失常、饮食不当、年迈体弱等因素有关。其病位在心，但与五脏皆有关系，其病机总属本虚标实。本虚为阴阳气血亏虚，标实为阴寒、痰瘀、气滞交互为患，但临证所见，多虚实夹杂，故王氏内科在临床按虚实的主次缓急兼顾同治，取得较好的临床效果。

三十三、王氏内科治疗痞满临床经验

痞满是以自觉心下痞塞不舒，胸膈胀满，触之无形，按之柔软，压之无痛为主要症状的病证，按部位可分为心下痞及胸痞等。痞满病证早在《内经》中就有记载，如《素问·至真要大论》指出："太阳之复，厥气上行，水凝雨冰，羽虫乃死，心胃生寒，胸中不利，心痛痞满。"《伤寒论·辨太阳病脉证并治》有云："胃中不和，心下痞硬，干噫食臭。""谷不化，腹中雷鸣，心下痞硬而满。"根据其临床表现，与西医学中慢性胃炎、功能性消化不良等疾病类似。若出现心下痞塞不舒为主症时，可按痞满辨证论治。

1. 有关病因病机

对痞满病因病机的认识，《内经》可以概括为寒湿致痞、土运不及致痞、寒邪致痞及水郁致痞；而《伤寒论》可归纳为外邪误下致痞、发汗后致痞和水饮致痞。王氏内科认为，痞满证是因感受外邪入里、内伤饮食、痰湿阻滞、情志失调、脾胃虚弱等所致，病位在胃，涉及肝、脾等脏腑。病理因素主要有食积、气滞、痰湿、外邪。病机关键为中焦气机不利，脾胃升降失职。病理性质不外虚、实两端，且可互相转化。临证诊疗痞满以辨别虚实最为关键，实即实邪内阻，虚者如脾胃虚弱（如气虚或阴虚）。初病多实，久病多虚，临床多表现为虚实相兼，虚实中亦有寒热之分。王氏内科治疗痞满以健脾和胃、疏肝理气，养阴益胃、健脾理气，温中化湿，理气和中等法为主，消补兼用，灵活运用经方对药、辛开苦降、肝脾胃同治，使脾复升运、胃复和降、升降相济，则痞满自治。

2. 临证特色

（1）善用经方

瓜蒌薤白半夏汤源自《金匮要略》："胸痹不得卧，心痛彻背者，瓜蒌薤白半夏汤主之。"具有行气解郁、通阳散结、祛痰宽胸的功效，临床主治痰盛瘀阻的胸痹证。王氏内科认为仲景立此方体现以"通"为本，痞满的基本病机特点是中焦气机不利，脾胃升降失职，故应以"通"为要。大凡脘痞胀闷、纳呆诸症，无论由痰、由瘀、由湿、由食等，其治疗当以"通"为要。

一贯煎是清·魏之琇《柳洲医话》之名方，也见于《续名医类案·心胃痛门》，具有养阴清肺、滋肾柔肝的功效，临床主治肝肾阴虚、肝气不舒之痞满证。

（2）注重辛开苦降

辛味药物具有行气发散作用，苦味药物具有通下降泄的功效。《内经》云："辛甘发散为阳，酸苦涌泄为阴。"又云："阳明之复，治以辛温，佐以苦甘，以苦泄之，以苦下之。"王氏内科认为，辛者能行气血，理气助脾升清；苦能降泄，泻胃火以助胃气通降；苦者能燥，燥脾之水湿，苦辛合用，一降一升，一寒一温，开散升浮，通降沉降，共奏气机调和之功。脾以升为常，脾虚则运化失常，胃以降为顺，胃主受纳，为脏腑气机升降的枢纽，清升浊降则气机调畅，辛开苦降共同调整机体的阴阳平衡。

（3）注重肝脾胃同治

肝属木，脾胃属土，肝主疏泄，主司气机的升降出入，脾胃为气血生化之源，气机升降之枢纽。《素问·宝命全形论》云："土得木而达。"王冰认为"达"就是"通"，即疏通的意思。王氏内科认为肝喜条达，气机通畅，有助于脾胃之气的升降，从而促使脾胃的运化功能；脾胃之气的升降正常，又有利于肝的疏泄。脾主升清，胃主通降，《临证指南医案》云："脾宜升则健，胃宜降则和。"有研究表明慢性胃炎病位证素依次是胃、肝、脾。王氏内科认为痞满多与饮食、情志等有关，情志不舒，肝失疏泄，气机郁滞，横克脾土，致中焦运化失司，气机痞塞。痞满虽病位在胃，与肝脾关系密切，在治疗上善用芳香之类疏肝理气之品，其药性同时又应脾胃升降之态，更可化湿燥脾，适脾所喜，故兼顾肝、脾、胃同治。

（4）善用对药

①白术与茯苓：白术甘苦温，归脾胃经，功善健脾、化湿，《外台秘要》中白术散，白术配茯苓治脾胃虚弱，《宣明论》白术调中汤，白术配茯苓治脾虚湿滞；茯苓甘淡平，入心、肺、脾经，淡渗利水、健脾和胃，《本草经疏》谓之有"利水除湿，解热散结之功"，《医学启源》称其"除湿……和中益气为主"。两药相伍，相得益彰，以增补气健脾化湿和胃之功效。

②半夏、瓜蒌与枳壳：半夏辛温，燥湿化痰、消痞散结，《主治秘诀》谓其"破心下坚痞，利胸中气，化痰，消食"，《药性论》言其"消痰涎，开胃健脾，止呕吐，去胸中痰满，下肺气，主咳结"。《伤寒论》的半夏泻心汤，用半夏散结除痞、降逆止呕。瓜蒌宽胸理气，镇咳祛痰，《药性切用》云："古名栝楼，甘苦性寒，入肺、胃而消痰解热，荡涤胸中垢腻。"《医学衷中参西录》云其"能开胸间及胃口热痰"。枳壳辛苦酸温，能理气宽中，行滞消胀，《医学启源》云其"破心下坚痞，利胸中气，化痰，消食"。半夏、瓜蒌与枳壳相伍，化痰、理气、宽中，以促进脾胃功能。

3. 验案举隅

（1）健脾和胃、疏肝理气治案

俞某，男，18岁。2018年1月7日首诊。

刻诊自觉当脘痞胀，时得嗳气，按之不痛，偶见泛酸，情绪易于怫郁纠结，食欲欠佳，大便欠爽，便意不净，脉微细弦，舌淡偏红，苔薄白微腻。西医诊断：慢性胃炎；中医诊断：痞满，证属脾胃不和，肝气郁滞。治当健脾和胃，疏肝理气。处方：

土炒白术 15g，土炒白芍 12g，茯苓 20g，怀山药 30g，北沙参 20g，薤白 12g，全瓜蒌 12g，制法半夏 12g，陈枳壳（炒）12g，甘松 12g，制川朴 10g，焦建曲 12g，鸡内金 12g，炒谷芽、炒麦芽各 20g，青橘叶 10g，炒牡丹皮 10g，炙柴胡 10g，合欢皮 20g，淮小麦 30g。7 剂，每日 1 剂，水煎，早晚分服。

2018 年 1 月 14 日二诊：药后症情有减，续服上方加减 2 月余，病情明显好转。

按：患者正值求学之季，学习压力大，劳逸过度，从症状及舌脉可辨为脾胃不和，肝气郁滞。脾以升为常，脾虚则运化失常，胃以降为顺，胃主受纳，为脏腑气机升降的枢纽，清升浊降则气机调畅，脾胃不和可见当脘痞胀，时得嗳气，按之不痛，偶见泛酸，食欲欠佳，大便欠爽，便意不净，脉微细，舌淡偏红，苔薄白微腻；肝主疏泄，以利为调，肝失疏泄，气机不畅，肝气横逆乘脾胃，可见当脘痞胀，嗳气，情绪易于怫郁纠结，脉微细弦。王氏内科运用《金匮要略》瓜蒌薤白半夏汤、柴胡疏肝散加健脾消食之品治之。《临证指南医案》曰："纳食主胃，运化主脾，脾宜升则健，胃宜降则和。"《素问·脏气法时论》云："土得木而达。"《血证论》曰："木之性主于疏泄，食气入胃，全赖肝木之气以疏泄之而水谷乃化。"白术、茯苓、谷麦芽、建曲、鸡内金、山药，健脾消食、祛湿止泻；柴胡、合欢皮、淮小麦，疏肝解郁安神；瓜蒌薤白半夏汤具有行气解郁、宽胸散结之功；甘松、北沙参，醒脾益胃；川朴、枳壳、青橘叶，理气之品，升降相合，恢复气机升降出入之平衡；白芍酸甘化阴以养肝体；气机郁滞日久易化热生瘀，故用牡丹皮清热活血。标本同治，故可获得良效。

（2）养阴益胃，理气健脾治案

王某，女，50岁。2017年2月12日首诊。

原有慢性非萎缩性胃炎（活动期）病史，刻诊当脘痞胀，时有胃气上逆情形，但嗳不可得，晨起口腔有异味，时泛恶清涎，形体消瘦，食欲尚可，脉微濡弦，舌质偏红，少苔。西医诊断：慢性胃炎；中医诊断：痞满，证属胃阴不足，脾虚气滞。治当养阴益胃，理气健脾。魏氏一贯煎合瓜蒌薤白半夏汤化裁：

干地黄20g，北沙参20g，甘枸杞12g，川楝子10g，薤白15g，全瓜蒌12g，法半夏12g，炒陈枳壳12g，制川朴12g，旋覆花10g（布包），苏梗10g，蒲公英20g，炒白术12g，茯苓20g，川黄连10g，生代赭石30g（先煎），青橘叶12g。7剂，每日1剂，水煎，早晚分服。

2018年2月26日二诊：药后症情有减，续服上方加减1月余，症状相继明显改善。

按：患者原有慢性非萎缩性胃炎（活动期）病史，从症状及舌脉可辨为胃阴不足，脾虚气滞。胃喜润而恶燥，患者病久，暗耗阴津，胃络失润，阴虚津亏，虚火内扰，脾虚则运化失常，中焦为气机升降之枢纽，脾胃升降失和，中焦郁滞，故当脘痞胀，时有胃气上逆情形，但嗳不可得，晨起口腔有异味，形体消瘦，舌质偏红，少苔；脾胃虚弱则时泛恶清涎，脉微濡弦。王氏内科运用魏氏一贯煎合《金匮要略》瓜蒌薤白半夏汤化裁治之。瓜蒌薤白半夏汤具有行气解郁、宽胸散结之功，"燥者濡之"。朱丹溪主张"清和之法养脾胃"。喻嘉言强调"保护胃中津液"，吴澄在《不居集》中提出："虚损健脾勿忘脾阴。"干地黄、北沙参、甘枸杞，滋阴生津；瓜蒌薤白半夏汤具有行气解郁、宽胸散结之功；白术、茯苓益气健脾；枳壳、川朴、旋覆花、青橘叶、苏梗、代赭石调畅中焦气机，和胃降逆；蒲公英、黄连清泄郁热而不助火伤阴，《本草从新》云："蒲公英，至贱而有大功……亦泻胃火之药。"川楝子疏泄肝气。全方配伍，体现养阴益胃、理气健脾之功，标本同治。

（3）温中化湿，理气和中治案

顾某，男，50 岁。2018 年 7 月 6 日首诊。

原有慢性浅表性胃炎病史，刻诊自觉脘腹胀满，时泛酸水，大便溏泄，日有三四行，时夹脓血，诸症每在受寒后加重，口腔有异味，舌质淡，苔白而微腻，脉细微弦。西医诊断：慢性胃炎；中医诊断：痞满，证属中阳不足，湿浊内滞。治当温中化湿，理气和中。处方：

法半夏 10g，淡干姜 10g，川黄连 10g，制川朴 12g，砂仁 12g（后下），藿香梗 10g，苍术、白术各 12g，甘松 12g，煅瓦楞子 12g，淡吴茱萸 10g，煨肉果 10g，焦建曲 12g，茯苓 20g，广木香 10g，鸡内金 12g，佩兰 10g。

2018 年 7 月 14 日二诊：药后症情有减，续服上方半月余，症状明显改善，病情明显好转。

按：患者原有慢性浅表性胃炎病史，从症状及舌脉可辨为中阳不足，湿浊内滞。患者素嗜饮酒，损伤脾胃，运化失职，中阳虚损，湿邪内生，阻于中焦，脾胃气机升降失常，故当脘腹痞胀，时泛酸水，大便溏泄，日有三四行，口腔有异味，舌质淡，苔白而微腻，脉细微弦；脾主统血，脾虚则统血功能不足，故大便时夹脓血。诸症每在受寒后，中阳更虚而加重。王氏内科运用平胃散合理中化痰丸化裁治之。朱丹溪在《丹溪心法》中指出："既痞，同湿治，惟宜上下分消其气。"干姜温中祛寒，茯苓、白术健脾益气渗湿、和胃，川朴、苍术、砂仁、藿香梗、佩兰、木香、半夏行气化湿、和胃止呕，建曲、鸡内金健脾消食，淡吴茱萸温中燥湿，煨肉果温中理脾、行气止痛，甘松理气止痛、醒脾健胃，煅瓦楞子止酸，湿郁久化热，黄连清热燥湿解郁，黄连、半夏、黄芩辛开苦降。本案采用温中化湿、理气和中之法，取得良好临床疗效。

4. 小结

王氏内科临床诊治痞满，注重把握病机，认为中焦气机不利，脾胃升降失职，是痞满基本病机特点。痞满病位在胃，涉及肝、脾等脏腑。强调病理性质不外虚、实两端，且可互相转化。临证诊疗痞满，以辨别虚实最为关键，以健运脾胃为核心，醒脾为要，善用经方与对药、注重辛开苦降、肝脾胃同治。注重药证相应、证法相应、病方相应，根据原因和病证不同，采取相应治法，且临床应用智圆行方，使脾复升运，胃复和降，脾胃得以运化，故而疗效显著，对中医临床诊治痞满有较好参考价值。

三十四、王氏内科辨治胃病临床经验

王氏内科治疗胃病，其临证重脾胃升降，以瓜蒌薤白半夏汤通降胃气；重肝木条达，以一贯煎疏肝和胃。临床应用灵活加减，疗效显著，兹介绍如下。

1. 重脾胃升降，以瓜蒌薤白半夏汤通降胃气

脾胃同居中焦，为气机升降之枢纽。脾主升清，胃主降浊。正如《素问·阴阳应象大论》言："清气在下，则生飧泄；浊气在上，则生䐜胀。此阴阳反作，病之逆从也。"说明脾胃升降功能一旦失常，则诸症变生。若因饮食不节，情志失调，思虑过度，升降失司，脾胃失职，则会导致升降反从，痰湿阻滞，气机壅塞。患者往往以痞满、胃痛等为主诉，主要症状有脘腹痞满、闷塞不舒，伴有头重如裹、身重肢倦、恶心呕吐、不思饮食、口淡不渴、小便不利等症，舌体胖大、边有齿痕、苔白厚腻，脉见滑象。王氏内科认为，胃病的治疗核心是恢复中焦脾胃升降之职，治疗当以辛开苦降为法，方药以瓜蒌薤白半夏汤为基本方。瓜蒌薤白半夏汤来源于《金匮要略》，方中瓜蒌苦寒，能化痰宽胸；薤白辛温滑利，走而不守，能通胸中之阳，配瓜蒌又善治痰浊阴邪；半夏燥湿化痰、消痞散结。全方有行气解郁、通阳散结、祛痰宽胸的功效，为张仲景治疗胸痹要方。现代临床多用此方治疗心血管系统疾病，疗效颇佳。然新安王氏内科医家灵活地将本方用于脾胃病中，每获良效。王氏内科以此方治疗中焦脾胃，也是取此方之"通"。胃以通为顺，诸如脘痞胀闷、疼痛、纳呆等症，其病因或为火，或为痰、瘀、湿、食等，但气机不畅乃其基本病机，因此治疗当以"通顺"为第一要务。如1例慢性浅表

性胃炎患者，经常胃痛不适，就诊时脘腹胀痛，并出现恶心、呕吐之症，舌质偏红、苔白而腻。王氏内科辨证此属湿阻中焦、胃气失于和降使然，治以化湿和胃，药用瓜蒌薤白半夏汤加理气药枳壳、厚朴、绿萼梅、青橘叶等，以理气化湿、以通为顺。疼痛明显时可加九香虫、炒延胡索等理气止痛之品。

2. 重肝木条达，以魏氏一贯煎疏肝和胃

肝为木，脾胃为土，木克土，肝木对脾胃有制约作用，中焦气机的升降有赖于肝之疏泄，如《素问·宝命全形论》所说："土得木而达。"因此，病理上就会出现木旺克土或土虚木乘之变。忧思恼怒、情志不遂、肝失疏泄、肝郁气滞、横逆犯胃，以致胃气失和、胃气阻滞，即可发为胃痛。所以《杂病源流犀烛·胃病源流》谓："胃痛，邪干胃脘病也……唯肝气相乘为尤甚，以木性暴，且正克也。"对此类患者，王氏内科临证喜用名方一贯煎加减。本方出自清代名医魏之琇的《续名医类案》。方药组成：北沙参、麦冬、生地黄、当归、枸杞子、川楝子。方中重用生地黄为君，滋阴养血以补肝肾，壮水之主以滋肝木；伍枸杞子益肝阴、养肝体、益精血，当归养血补肝，佐以北沙参、麦冬既滋脾胃之阴，又滋水之上源，肺胃津旺，共奏培土荣木、养金抑木之功效；川楝子既能疏泄肝气，又能顺肝木条达之性，且制诸药滋腻碍胃之弊。诸药合用，补疏兼施，寓疏于补，滋阴柔肝，条达肝气，疏肝理气又不耗伤阴血，肝体得以濡养，肝气得以调畅。王氏内科临证应用一贯煎疏肝和胃治疗胃病疗效显著。此类患者多因肝郁日久，化火生热，邪热犯胃，导致肝胃郁热，多有胸脘胁痛、吞酸吐苦、咽干口燥、舌红少津、脉细弱或弦等症。如1例患者原有慢性胃炎伴隆起糜烂病史，自觉脘腹隐痛，有嘈杂感，伴嗳气、食欲不振、大便干结、口干思饮、夜寐欠安，舌质偏红、苔薄白，局部有片状斑剥，脉细弦微数。王氏内科辨证为胃阴不足、气失和降，以一贯煎加安神之辈收效。

3. 随症加减

上述二方为基本方，而临床病证复杂多端，往往多种病机交互存在，故临证并不是单用一方，需要根据临证特点灵活运用加减。如胃脘痞满胀闷，加制川朴、炒枳壳、制香附等；遇阴虚不足者，用香橼皮、佛手等和缓之品，达到理气而不伤阴；确有阴伤而又有气滞不通，则于方中加青橘叶、绿萼梅，以其芳香轻灵之性理气和胃，兼舒肝气郁滞，体现了新安医家用药轻清灵动的风格；胃脘疼痛较甚，加炒延胡索、炒川楝子，合为金铃子散以行气止痛；对于久病入络不通则痛的患者，加入九香虫一味以增强理气止痛之效，其效极佳；烧心反酸加煅瓦楞子以制酸和胃；消化不良，酌加鸡内金、炒山楂、炒谷芽、炒麦芽以助消化；舌苔厚腻者多有痰湿内阻，宜合用二陈汤。此外，蒲公英也是王氏内科在临证中常用的一味要药。《本草从新》云："蒲公英，至贱而有大功……亦泻胃火之药，但其气甚平，既能泻火，又不损土，可常服久服而无碍。"即便是脾胃虚寒者，经过合理配伍，也可使用。

4. 验案举例

周某，女，46岁。2009年12月16日初诊。

自觉胃脘作胀，嗳气频作，伴有隐痛，胸部偏左胀痛不适，食欲明显减退，大便干结，体倦乏力，两膝酸软，口中作干，舌淡红、苔薄少津，脉微弦涩。故以一贯煎加减化裁。处方：

生地黄10g，北沙参10g，枸杞子10g，香橼皮10g，鸡内金15g，炒山楂12g，炒谷芽20g，炒麦芽20g，薤白10g，全瓜蒌10g，法半夏12g，炒枳壳12g，制川朴10g，广郁金10g，杜红花12g，虎杖15g，炒延胡索10g。7剂，水煎服，每日1剂。

2010年1月2日二诊：木失条达、胃失和降，前以一贯煎化裁，食欲渐复，左侧胸部胀痛见缓。但胃脘仍觉胀闷，伴有隐痛，嗳气时作，口中发黏欠爽，大便干结不畅，舌质偏红、苔腻微黄，脉细弦。原法变通，清解郁热、和降胃气，兼以化湿通腑。处方：

薤白10g，全瓜蒌10g，法半夏12g，炒枳壳12g，制川朴10g，旋覆花10g（包），蒲公英20g，茯苓15g，制香附10g，炒延胡索10g，鸡血藤12g，炒谷芽20g，炒麦芽20g，马蹄决明子12g，淡竹茹10g，紫苏梗10g。7剂，水煎服，每日1剂。

药后大便得通，胃脘胀闷明显减轻，疗效颇佳。

按： 本例患者初来就诊时，虚实错杂，究其病机属肝胃不和，木失条达，胃失和降。虽然患者胃脘作胀，但舌淡红、苔薄少津，口中作干，故不可单纯用理气消胀之品，要顾护阴津。肝为刚脏，宜柔宜和；胃为阳土，宜凉宜润。因此一诊应用一贯煎合瓜蒌薤白半夏汤滋阴疏肝、和胃降气、清热化痰，并加鸡内金、炒山楂、炒谷芽、炒麦芽消食和胃，香橼皮、枳壳、厚朴理气消胀。久病入络，故用郁金、红花、虎杖、炒延胡索活血止痛。7剂后，患者食欲渐振，胀痛见缓，但胃脘仍觉胀闷不舒，伴有隐痛，嗳气时作，口中发黏欠爽，大便干结不畅，四诊合参，原法变通，去滋阴之品，而以清、降、通为主要治法，以瓜蒌薤白半夏汤加行气化痰药物而收效。可见，在临床实际中，上述二方应根据临证特点灵活加减方可奏效。

5. 讨论

如何根据胃病的特点适当配伍药物提高治疗胃病的疗效，是一个值得研究的课题。王氏内科认为，脾胃是气机升降的枢纽，在人体生命活动中有着举足轻重的作用，胃气生，饮食进，气血生。《灵枢·五味》有云："胃者，五脏六腑之海也；水谷皆入于胃，五脏六腑皆禀气于胃。"胃病有虚实夹杂之别，遣方用药也有温清通补之分，王氏内科临证治疗胃病在"中焦如衡"的理论指导下，贵在通降，平衡通顺，开其郁滞，标本兼顾。诚如《医学真传·心腹痛》所言："夫通则不痛，理也，但通之之法各有不同，调气以和血，调血以和气，通也；虚者助之使通，寒者温之使通，无非通之之法也。"除此之外，在胃病的辨证论治中，王氏内科尤重视舌诊，其认为舌苔如明镜，舌象的客观性变化是胃病病理性变化的重要体现，对于分清疾病本质、临证选方用药具有一定的参考价值。章虚谷云："无病之人常有薄苔，是胃中之生气，如地上之微草也。"同时王氏内科强调饮食、情志、气候以及体质因素对于胃病的影响，只有掌握了胃痛证候转变规律，调升降，适寒温，畅气机，才有利于辨证治疗和预后判断。

三十五、王氏内科瓜蒌薤白半夏汤治疗慢性胃炎经验

慢性胃炎，是胃黏膜慢性炎症性疾病，病因尚未完全明了。目前认为，感染幽门螺杆菌是其主要病因，自身免疫因素也参与其发病。慢性胃炎在静止期常缺乏特征性临床表现，在病变发展期可表现为上腹部胀闷疼痛、嗳气、食欲不振、恶心、呕吐等，中医常根据不同的临床表现按胃脘痛、痞满等辨治，疗效显著，尤其在以往认为胃黏膜萎缩、重度肠上皮化生和不典型增生不可逆转等方面取得了积极进展。

王氏内科治疗慢性胃炎，常以瓜蒌薤白半夏汤，药用全瓜蒌、薤白、法半夏各10g，紫丹参、绿萼梅、蒲公英各15g为基本方，胃脘痞满胀闷，加陈枳壳、制香附、甘松等；胃脘疼痛较甚，加炒延胡索、九香虫行气活血止痛；食欲不振，加神曲、焦山楂以助运化；苔腻多有痰湿内阻，宜合用二陈汤。一般经1周治疗，即可见明显疗效，根据病情调治1个月则疗效可以巩固。

案1 华某，男，60岁。胃镜检查发现，慢性萎缩性胃炎近半年，胃脘胀闷不适，且伴嘈杂，隐约作痛，泛吐酸水，形体较前消瘦，脉细弦微涩，舌质紫黯，苔白而微腻。辨证当属肝胃不和之证，治以疏肝理气，降逆和胃。予瓜蒌薤白半夏汤加减：

全瓜蒌10g，法半夏、炒枳壳、甘松各10g，茯苓12g，炒延胡索、佛手柑各10g，紫丹参12g，九香虫、沉香曲各10g，煅瓦楞子12g，蒲公英15g，炙枇杷叶12g。

7剂后，诸症均减轻，仍守原法出入，续服14剂，诸症痊愈，随访未有

反复。

案2 盛某，男，37岁。慢性浅表性胃炎半年，近半月来，胃痛隐隐，尤以夜间为甚，形疲倦怠，舌质偏红，苔前半部微黄腻，脉细弦微涩。从湿热郁阻阳明胃经论治。药用：

全瓜蒌、薤白、法半夏、炒陈枳壳各10g，蒲公英、绿萼梅各15g，紫丹参12g，砂仁、佩兰、炒白术、甘松各10g。

7剂后，诸症好转，守原方出入，续服7剂，即获痊愈。

案3 王某，男，34岁。既往胃痛病史5年余，时轻时重，西医诊断为慢性浅表性胃炎，治疗多次，或能缓解，但仍经常反复。刻诊：脘胀痛，昨日下午出现恶心呕吐，未见泛酸嗳气，舌质偏红，苔白而腻。此湿阻中焦，胃气失于和降使然，取化湿和胃之治。药用：

全瓜蒌、薤白、法半夏、陈皮各10g，蒲公英15g，制川朴、佛手柑、九香虫、炒延胡索、沉香曲、甘松、茯苓、炙枇杷叶各10g，绿萼梅15g，青橘叶10片。

7剂后，仍有胃痛，但较前为轻，脘胀闷、恶心呕吐亦未再发作，遂减炒延胡索、制川朴、九香虫。续服7剂，并嘱饮食有节相关事项，随访3个月，未有反复。

按：瓜蒌薤白半夏汤，为张仲景治疗胸痹要方，后世医家遵医圣之教，用以治疗胸痹，每获良效。现代药理研究表明，本方有增加冠脉血流、减少心肌耗氧量等作用，反观用本方治疗胃病，纵览古今文献，鲜有述及者，《临证指南医案》曾记载叶天士用本方治疗饮浊弥留胃脘，胸阳痹阻，以致胃痛久而屡发者，并释曰："议以辛润苦滑，通胸中之阳，开涤浊涎结聚，古人谓通则不痛，胸中部位最高，治在气分。"古人已有先例，然寥寥数语，并未引起今人重视，诚为可惜。《灵枢·经脉》云："脾足太阴之脉……其支者，复从胃别上膈，注心中。"《灵枢·经别》复云："足阳明之正，上至髀，入于腹里，属脾，散之脾，上通于心。"

胃与心有较密切的经脉联系，针刺治疗胃病，每每选用手少阴心经络穴通里，可以此为依据，用瓜蒌薤白半夏汤治疗胃病，也可以效法针刺之理。况方中选用的瓜蒌、薤白、法半夏诸药均入胃经，用治胃病，皆其所宜也。

瓜蒌薤白半夏汤，具通阳宣痹、祛痰宽胸作用，张仲景立此方以"通"，王氏内科以此方治疗慢性胃炎，也是取此方之"通"，诸如慢性胃炎，脘痞胀闷、疼痛、纳呆诸症，其病因或由火、由痰、由瘀、由湿、由食等，但气机不畅乃其基本病机，胃病气血生化无源，常可见有虚象，但治疗当总以"通顺"为第一要务，故方中加绿萼梅，以其芳香轻灵之性，理气和胃，兼舒肝气郁滞；慢性胃炎一般病程较长，久病可致瘀血留着，故以紫丹参活血散瘀并兼止痛之功；气血郁久，多有化热之候，仿丹溪越鞠丸之意，予蒲公英并丹参以清热散瘀，《本草从新》云："蒲公英，至贱而有大功……亦泻胃火之药，但其气甚平，既能泻火，又不损土，可常服久服而无碍。"现代药理研究发现，蒲公英具有抑菌、抗内毒素作用，对胃黏膜损伤也有保护作用。观王氏内科活用经方，中西医理皆通，疗效自然明显。

王氏内科对慢性胃炎治疗体会颇多，每遇此类患者，均详加教诲。盖胃病之治，当时时顾护胃气，胃属土，长养万物，乃水谷之海，气血生化之源，用药当以平和为要。泻心汤类，辛开苦降，亦为妙法，然方中黄连之类过于苦寒，形体盛壮之人或可暂用，慢性胃炎病程较长，气血则不充盛，苦寒太过，只恐伤及胃中阳气，而使胃土不得生长，此亦为五行生克之理。又有因胃病日久，气血津液生化无源而常兼见虚象者，亦不可妄投补药。盖病者之虚，多为因实致虚，或见口燥咽干，舌红少苔，可合用魏氏一贯煎加减，也要防滋腻碍胃。若只见纳呆乏力，而未细查有无脘腹痞闷撑胀，妄投参芪之类，则恐实者愈实，虚者益虚矣。

三十六、王氏内科辨治心悸临证经验

1. 辨证应以虚实为纲，辨证与辨病相结合

　　王氏内科认为，心悸的病因病机在于气阴不足为其本，痰瘀互阻为其标，气虚、阴虚、痰浊、血瘀是心悸的重要病理基础，临床应用不必拘泥于西医病名。心悸的辨证应以虚实为纲，治疗以益气养阴治其本，化痰逐瘀治其标，临床用药须虚实兼顾，还应分清主次，抓住主要矛盾，灵活加减。

　　气阴不足为主时，主要临床表现：心悸不适，动辄气促，形体瘦弱，神疲乏力，口干口渴，舌淡少津，脉细弱或结代。此时应从"虚则补之"入手，基本方：炙黄芪 30g，生地黄、太子参各 12g，麦冬、玉竹、郁金、降香各 10g，丹参 15g、五味子 6g。方中虽以益气养阴之品为主，然而气血以通为贵，为防止过多的益气养阴药重浊滋腻阻碍气机，方中又用郁金、丹参、降香行气活血。诸药合用，益气养阴，补而不滞，心神得养而心悸自安。

　　痰瘀互阻为主时，主要临床表现：心悸不适伴有心胸憋闷疼痛，头昏乏力，纳呆，舌质紫暗、苔腻，脉细涩或结代，此时应以活血化痰为主要治法。基本方：瓜蒌、薤白、法半夏、陈皮、淡竹茹、石菖蒲、郁金、降香各 10g，茯苓、丹参各 15g。"病痰饮者，当以温药和之"，故以瓜蒌薤白半夏汤豁痰通阳开胸，温胆汤除痰利气，条达气机，复以郁金、降香行气活血定痛，并用丹参活血化瘀，"一味丹参，功同四物"，活血兼补血，药少而力专。全方痰瘀并治，痰消瘀散，心脉得畅，心神得宁而心悸自平。加减：伴有汗出明显者，加浮小麦、煅龙骨、煅牡蛎各 30g，以镇心敛汗；伴有夜寐欠安者，加茯神 10g，夜交藤 30g，酸枣仁、合欢皮各 15g，以宁心安神；伴有头目昏沉不爽者，加天麻 10g，钩藤 15g，以息风定眩；若兼情志怫郁，加绿萼梅 15g，制香附 10g，柴胡 6g，以疏肝达郁；若见腰膝酸软者，加桑寄生、杜仲各 10g，以补益肾精；若见形寒肢冷，加淫羊藿 10g，以温阳散寒；若心动过速，加生龙骨、牡蛎各 30g，制磁石 10g；若心动过缓，加桂枝 6g。

王氏内科在临床上还注意结合现代药理研究结果，辨证与辨病相结合。例如，甘松、苦参、山茶根、毛冬青、常山等药物近年来研究表明具有抗心律不齐等作用，三七具有扩张冠状动脉、增加冠状动脉血流量的作用，山楂、泽泻等具有降血脂的作用等，王氏内科在临床上常常灵活加减应用，收到满意疗效。

王氏内科认为，中医治疗心悸不外"补"与"通"，其治法虽有益气、养阴、化痰、逐瘀之分，但总以"通"为第一要义。益气则心气得振，养阴则心脉得复，化痰则痰浊得消，逐瘀则瘀血得散，诚可谓"大气一转，其气乃散"，而心悸自平。在具体应用时，须审度证候之虚实偏重，或虚实并重，予补中寓通、通中寓补、通补兼施等法，切不可一味补，或一时猛攻，总以祛邪而不伤正，扶正而不碍邪为要务。同时应注意心悸"证"和心律不齐"病"的规律性联系，在用药中力求辨证与辨病的有机结合，在辨证的基础上，结合辨病调整用药。

2. 病案举例

案 1 樊某，女，60 岁。2002 年 7 月 27 日初诊。

诊见：胸闷心慌，气息短促，动辄汗出，夜寐欠安，情绪急躁易怒，舌偏红、苔薄白，脉细弦微数。心电图检查未见明显异常。王氏内科认为此为心气阴不足，心脉痹阻不畅，虚火内扰。治予益气养阴，柔肝宁神。处方：

炙黄芪、制磁石（先煎）、浮小麦各 30g，五味子 6g，生地黄 12g，玉竹、炙甘草、降香各 10g，丹参、酸枣仁、绿萼梅、合欢皮各 15g，大枣 10 枚。水煎服，每天 1 剂。

1 周后二诊：胸闷心慌、气短、夜寐欠安诸症略有减轻，稍动则汗出不已。查甘油三酯、低密度脂蛋白指数偏高。仍守原方，并加炒牡丹皮 10g 以加重养阴清火之力，同时予泽泻 15g、生山楂 12g，以降低血脂。

2 周后三诊：诸症均已明显减轻，仍守原方调治。

案 2　沈某，男，63 岁。2002 年 2 月 9 日初诊。

患者 2 月 4 日无明显诱因突感心悸胸闷气促。诊见：心悸、胸闷，动甚则气息短促，头目眩晕，颈项僵直，耳鸣，夜寐欠安，情绪易于紧张，舌淡红、苔厚腻微黄，脉细弦微数。血液流变学检查示：血黏度略有偏高。辨证属痰瘀互阻，心脉不畅。治当化痰逐瘀，疏肝理气。处方：

薤白、瓜蒌、法半夏、陈皮、竹茹、甘松、降香、郁金、炒牡丹皮各 10g，葛根、生龙骨（先煎）、牡蛎（先煎）各 30g，钩藤（后下）、丹参各 15g，生白术、炒山楂各 12g。患者服药 1 周后，诸症明显改善。

三十七、王氏内科辨治眩晕临证经验

眩晕是目眩与头晕的总称。目眩以眼花或眼前发黑、视物模糊为特征；头晕以感觉自身或外界景物旋转、站立不稳为特征。两者常同时并见，故统称眩晕。轻者闭目即止，重者如坐车船，旋转不定，不能站立，或伴有恶心、呕吐、汗出，其则昏倒等症状。关于眩晕病因病机，《黄帝内经》提到"诸风掉眩，皆属于肝""髓海不足，则脑转耳鸣，胫酸眩冒""上虚则眩"；《丹溪心法》云："无痰不作眩。"《景岳全书》云："无虚不能作眩。"髓海不足、气血亏虚等多属虚证，肝阳上亢、痰浊中阻、瘀血阻络等多属实证，而临床上多以虚实夹杂常见。

1. 瘀血阻窍型

某女，60 岁。2009 年 12 月 5 日初诊。

原有梅尼埃病、颈椎病、背肌筋膜炎等病史，患者曾在针灸医院接受针灸治疗，症状稍见改善。刻诊：头目眩晕，两目作胀，自觉胸闷，颈项作僵，左右转侧受碍，夜寐欠酣易醒，大便偏干，脉细弦微涩，舌淡红苔薄白。姑予逐瘀通络，潜阳宁神。方药：

生龙骨、生牡蛎各 30g，生白芍 10g，炒川芎 10g，白蒺藜 12g，蜈蚣 2 条，葛根 40g，杜红花 12g，鸡血藤 30g，干地黄 12g，香白芷 10g，夏枯草 10g，夜交藤 30g，紫丹参 15g，虎杖 15g。

二诊：药后胸闷、体倦乏力均有所好转，头目眩晕亦明显改善。刻诊：两目仍作胀，颈项仍作僵。近日来，泛酸较明显，夜寐尚能安，大便仍偏干，舌脉同前。方药：上方去香白芷，加炒怀牛膝 12g，明天麻 10g，甘松 10g，陈皮 10g，炙僵蚕 10g。

按：此案患者久病气滞血瘀，阻滞经络，气血不能上荣，清窍失养而致眩晕，正如《诸病源候论》云"由血气虚，风邪入脑，而引目系"。故以通窍活血方加减，川芎、鸡血藤、虎杖、紫丹参行气活血化瘀；蜈蚣、白蒺藜、葛根祛风通络；干地黄、白芍、龙骨、牡蛎滋阴潜阳；白芷可祛风通窍，配夏枯草清肝明目；夜交藤配紫丹参活血安神。后因患者大便偏干，而白芷性温燥，故去之，加天麻、僵蚕以增祛风通络之力；怀牛膝引火下行；甘松、陈皮理气和脾。

2. 髓海不足型

某女，61 岁。2013 年 8 月 31 日初诊。

近期相继出现 3 次头目眩晕，伴颠顶空虚，甚则泛恶，体倦乏力，咽喉部自觉物勒作梗，颈项转动灵便，舌红，苔薄微黄，脉微弦。姑予滋水涵木，益气活血并治之法。方药：

干地黄 12g，生白芍 15g，生龙骨、生牡蛎各 30g，明天麻 12g，炙龟板 30g，炙黄芪 30g，炒川芎 12g，蜈蚣 2 条，夏枯草 12g，鸡血藤 30g，桃仁 12g，杜红花 12g，制香附 10g，绿萼梅 15g，钩藤 15g。7 剂。

二诊：药后眩晕、泛恶、咽部异物感大为减轻。唯后脑及颈项作僵麻木时作，夜间手指亦作麻。舌脉同前。再守既效之法出入，原方去制香附，加葛根 30g，制全蝎 5g。7 剂。

按：此案患者病在肝肾，证属阴精亏虚。肾藏阴精，生髓充脑，脑为髓海，精足则髓充，精亏则脑海失养，故觉头之颠顶空虚；肾水亏虚不能养肝，阳气上越，脑窍受扰，两者合而致病。肝气失调，郁久化热，故觉咽有异物，舌红，苔微黄。方中炙龟板，益精生髓；干地黄、白芍、天麻、生龙骨、生牡蛎滋水涵木；黄芪、鸡血藤、桃仁、红花益气活血；钩藤、蜈蚣祛风通络。再伍越鞠丸行气解郁，以香附疏肝解郁；川芎既可活血祛瘀，又可助香附行气；用夏枯草清泄肝火；绿萼梅，既能健脾化痰，又可芳香开郁。后因异物感减轻，故去香附，加葛根以缓项强之麻木，全蝎配蜈蚣以增搜风通络之功。

3. 肝阳上亢型

某男，64 岁。2012 年 11 月 17 日初诊。

30 年前曾有 1 次严重的眩晕，几欲昏仆，其后亦偶尔发作。近则眩晕不时可见，伴明显口干，左眼眼泪偏多，小溲偏黄，大便时尿道有黄色黏液溢出。脉来弦劲微数，舌淡红，苔白微腻。曾有左侧面瘫、颈椎病、高血压病史。姑以养阴潜阳息风为治，兼以清利下焦湿浊。方药：

干地黄 12g，生白芍 15g，明天麻 12g，夏枯草 12g，葛根 30g，炒川芎 12g，钩藤 15g，鸡血藤 30g，蜈蚣 2 条，南沙参、北沙参各 30g，玄参 10g，赤茯苓 20g，粉草薢 15g，马鞭草 15g，炒黄柏 10g，石菖蒲 10g。7 剂。

二诊：药后小便黄浊症状改善，眩晕仍时作，近做 B 超检查，示轻度胆囊炎。守原方出入。方药：原方去粉草薢、马鞭草、石菖蒲，加蒲公英 20g，虎杖 20g，鸡内金 10g，广郁金 10g。7 剂。

三诊：眩晕症状明显改善，仅偶尔发作。随后原方加减服 15 剂，头晕基本不作。

按：此案患者证属肝阳上亢。《素问玄机原病式·五运主病》曰："所谓风气甚，而头目眩晕者，由风木旺，必是金衰不能制木，而木复生火，风火皆属阳，多为兼化，阳主乎动，两动相搏，则为之旋转。"指出金衰不能克风木，风木又生火，风火两阳相搏而动，合致眩晕。结合此患病史、口干、小便黄、舌淡红，说明肺热阴虚，肝阳上亢；泪为肝之液，因风阳升于上而致眼泪多；下焦湿热，故见溲黄、尿道有黄色黏液溢出。方用天麻钩藤饮合草薢分清饮加减，天麻、钩藤平肝息风；夏枯草清肝火；白芍柔肝敛阴，与干地黄共奏"壮水之主以制阳光"

之效；南沙参、北沙参、玄参共清肺之虚火，滋阴生津；赤茯苓、粉草薢、马鞭草、炒黄柏、石菖蒲清利湿热，分清泄浊。二诊因尿浊改善，故去粉草薢、马鞭草、石菖蒲，加蒲公英、虎杖、鸡内金、广郁金，仿三金汤以疏肝利胆，清热化湿。

4. 痰浊中阻型

某男，67岁。2014年2月8日初诊。

头晕偶作，双侧膝下酸软乏力，不可行立。胸闷喜叹息，情志怫郁，沉默寡言，志悲欲哭。舌淡，苔白而厚腻，脉微弦涩。检查示：颈动脉狭窄、脑供血不足。有高血压、高血脂病史。当化痰通脉，兼以疏肝达郁。从半夏天麻白术汤合柴胡加龙骨牡蛎汤化裁。方药：

法半夏12g，广郁金12g，炒白术15g，明天麻15g，炙柴胡10g，生龙骨、生牡蛎各30g，淡竹茹12g，制川朴12g，炙僵蚕15g，炒川芎12g，鸡血藤30g，葛根30g，蜈蚣2条，炒怀牛膝12g，淮小麦30g，陈皮10g，鹿衔草12g，路路通12g。7剂。

二诊：药后症情缓解。刻诊：胸闷见轻，行走乏力、手抖、易悲情绪均有改善。大便干结难解，舌淡，苔白而厚腻，脉微弦。仍守原法出入。方药：原方去淡竹茹、路路通，加苍术、白术各15g，茯苓30g，马蹄决明子15g，钩藤15g。7剂。

三诊：诸症明显改善，唯两下肢酸软乏力。舌淡红，厚腻白苔已退，脉细微弦。再守原法出入，以固其效。方药：

法半夏12g，苍术、白术各15g，天麻15g，炙僵蚕15g，炙柴胡10g，生龙骨、生牡蛎各30g，茯苓30g，钩藤15g，淫羊藿15g，巴戟天15g，肉苁蓉15g，鸡血藤30g，炒怀牛膝12g，鹿衔草15g。7剂。

按：此案证属肝郁脾虚，痰浊中阻，气机失于条达，脉络失于通畅。肝郁乘脾，土虚不能生金，故见胸闷叹息，土虚则不能运化水湿，痰浊内阻，上蒙清窍，则致头晕；肺金不足，志悲欲哭；气机不畅，则血脉不通，下肢酸软无力。方以半夏白术天麻汤燥湿化痰，平肝息风；柴胡、龙骨、牡蛎、淮小麦疏肝解郁，镇静安神；川芎、鸡血藤、葛根行气活血、舒筋活络；僵蚕、蜈蚣搜风通络；怀牛膝、路路通、鹿衔草补肝肾、强其下肢活血通经之力。二诊药效显著，随症加减，仍守既效之法。三诊因仍下肢无力，原方中加入淫羊藿、巴戟天以补肾阳，强腰膝。

王氏内科认为，眩晕不仅与肝、脾、肾相关，亦与脑密切联系。脑为元神之府，精髓之海，诸阳之会，亦为清静之窍。今时之人，多为嗜欲劳心，不知持满，起居无节，故而耗散阴精。肾精亏虚，则生髓不足，脑海失养；欲壑难填，肝气郁滞，郁久伤阴，肝阴不足，则阴虚无以制阳，风阳循经至颠入脑，扰清静之窍，故临床常见肝肾阴亏之本虚或本虚标实之证，多以滋水涵木为法，或兼补肾生髓，或兼行气活血化瘀，或兼化湿祛痰等。王氏内科临证重视应用经方，如半夏白术天麻汤、天麻钩藤饮、通窍活血汤等，根据具体病情，辨证选药，常用炙龟板、干地黄、白芍、生龙骨、牡蛎以滋阴潜阳，天麻、钩藤平肝息风，蜈蚣、僵蚕等虫类药搜风通络，川芎、鸡血藤、红花、桃仁等行气活血化瘀。

三十八、王氏内科诊治慢性前列腺炎经验

1. 审证求因，以湿热夹瘀为机

慢性前列腺炎属中医学淋证范畴，以小溲淋沥涩痛为主症，乃湿热夹瘀、郁阻下焦、气化不利之所致也。王氏内科认为，劳欲日久，相火旺盛，扰动精室，郁而化为湿热，或外感湿热之邪，致湿热蕴结，阻滞气机，气行不畅，日久结瘀，阻于下焦，下焦失司，则气化不利也。经曰："膀胱者，州都之官，津液藏焉，气化则能出也。"今气化不利，膀胱之职失也，津液受藏而不能化，湿热壅结，化为瘀滞，则小溲约而不出，淋沥涩痛也。

2. 辨证论治，以通利下焦为法

对于淋证之治，历代医家多从热从湿论治。新安王氏内科前辈王仲奇曾指出："精为肾之体，溺为肾之用。今肾藏有亏，精气失守，随溺渗泄，淋溲作痛，当以强肾通利为法是也。"据此，王氏内科进一步认为，淋证之湿热蕴结精室，久则伤及肾脏，肾失摄纳，而致精关不固，此为虚也；湿热郁久化瘀，瘀阻下焦，气机着滞，淋沥涩痛，此为实也。因此证属虚实夹杂，以湿热瘀结为标，肾脏亏虚为本，本虚标实。治疗以通利化气，清热祛湿，兼以补益肾气为法。肾气实，水道通，则溲出自畅也；湿热去，瘀结散，则涩痛自除也。经曰："上焦如雾，中焦如沤，下焦如渎。"渎者以通利为要也。王氏内科之治，标本兼顾，以通利为纲，因而每获良效。

3. 立法遣方，以前列腺汤化裁

凡以此病求诊者，王氏内科常以萆薢分清饮变通化裁，创制了专门的前列腺汤，方中萆薢、石菖蒲取之于萆薢分清饮，取其通利小便之功；竹叶、草梢取之于导赤散，其中淡竹叶淡渗利窍，甘草梢泄下之热，可除茎中之痛；败酱草，苦平，解毒排脓，破瘀活血；赤芍，味苦，利小便；王不留行，甘苦平，通淋利窍；虎杖，苦酸微寒，活血散瘀，清热利湿。诸药共奏消瘀散结、清热利湿之功，使下焦得以通利。金樱子、益智仁两者合用，既能温补肾阳又可固精缩尿，小溲之淋沥不尽收也。

4. 用药独特，以五草琥珀通利

王氏内科治疗慢性前列腺炎常以五草配合应用。所谓五草，即马鞭草、益母草、猫爪草、败酱草、白花蛇舌草，王氏内科称其为五草饮。其中马鞭草，苦微寒，清热解毒，利尿消肿，通经散瘀；益母草，辛微苦寒，消水行血，通大小便；猫爪草，辛苦平，解毒散结；败酱草，苦平，解毒排脓，破瘀活血；白花蛇舌草，微苦甘寒，清热解毒，利湿通淋。从药性上看，味苦为五草所共有。苦者，能燥、能泄、能坚，即苦者可燥湿、可泄热、可坚阴也，故淋证之湿可燥，热可泄也。热者寒之，五草多寒，性寒之品可清热，以清病邪之热也。五药多有辛味，辛能走窜，可下气宣窍。从功用上看，五草兼有通利之效，可通经散结消瘀。王氏内科认为，淋证乃湿热夹瘀，阻于下焦之证，用五草之味苦以燥湿，性寒以清热，辛以宣窍下气，亦加散结消瘀之力，则湿热瘀可除，下焦通利也。五草之用为王氏内科独到之用药经验。琥珀末的使用则是继承古人经验的具体体现。《名医别录》言琥珀"主安五脏，定魂魄，消癖血……通五淋"，凡遇瘀热痹阻，日久不通者，王氏内科每喜选用此药，且常见效迅捷。笔者思之，琥珀乃松脂藏地，久化而成，秉承地气，又为质重之品，易于下行，可速达下焦，消阴中之浊，以通诸淋，故小溲淋沥不尽之证用之甚妙。

方剂之配伍，讲究药物的巧妙组合。本方虽有五草性寒之品，然亦有石菖蒲等甘温之属，可抑寒凉之性太过也。《本草求真》言："肠胃喜温恶寒，肠胃既温……小便不尽自止也。"纵观全方，以消瘀通利清热燥湿之药为主，又兼以温补收涩之品，无太过不及之弊，实为良方。总之，王氏内科从湿、热、瘀三者郁阻下焦气机入治，用燥湿清热温补之品，又加通经消瘀散结之属，以使下焦通利，气机得以调畅，瘀结得以消散，而淋沥涩痛可除也。

三十九、王氏内科辨治痹证临证经验

1. 祛邪扶正，通补兼施

《灵枢·五变》指出："粗理而肉不坚者，善病痹。"《济生方·痹》谓："皆因体虚，腠理空疏，受风寒湿气而成痹也。"王氏内科认为，痹证多因素体虚弱，正气不强，气血不充，卫表不固，外邪乘袭而发病。然一旦发病，则风寒湿热闭阻气血，不通则痛，又总以邪实为急。《素问·痹论》曰："风寒湿三气杂至，合而为痹也。"又曰："所谓痹者，各以其时重感于风寒湿之气也。"王氏内科认为，由于季节气候的异常，长期在潮湿寒冷的环境中工作、生活，或日常生活中不注意防护等，均可导致风寒湿三气侵袭人体，机体正气受阻，不能宣行，因而留滞，气血凝涩，久而成痹。痹即形成，区分寒热所属对其治疗非常重要。寒痹者，多为素体阳虚而阴盛，卫外不固，风寒湿郁从寒化所致；热痹者，实乃素体阴虚而阳盛，风寒湿郁久而化热所致。痹证的临床表现虽有不同，而血脉闭塞不通乃其主要病机。

王氏内科治疗痹证的常用基本方：羌活、独活各 10g，生薏苡仁 30g，杜红花 12g，炒怀牛膝 12g，鸡血藤 30g，当归 10g，蜈蚣 10g。具有祛风散寒、除湿清热、养血活血、化瘀通络之效。临床随证灵活加减应用。寒湿者，佐以温通逐湿之品，从阳和汤意加减；热痹者，佐以清热化湿之品，从丹溪二妙丸意化裁。务使痹阻之邪得以散除，营卫气血得以畅通。痹证新病以邪实为主，应以祛邪为先；邪气久伏，必见气血失调，脏腑阴阳亏虚，是为本虚，须辅以扶正以祛邪，通补兼施以除痹通络。气虚加用黄芪、白术；血虚加用鸡血藤、当归；阴虚加用干地黄、肥玉竹；阳虚加用鹿角霜、淫羊藿。

肝藏血主筋，肾主骨生髓。久痹正虚，伤筋损骨，内舍于肝肾，则筋脉拘挛，僵直不利，骨质疏松受损。肝肾同源，补肾可以养肝。王氏内科常用独活寄生汤为主化裁，常用补肝肾药有：干地黄、淫羊藿、鹿角霜、骨碎补、杜仲、炙金毛狗脊、炒怀牛膝、补骨脂等。值得注意的是，痹证日久，或长期服用辛燥之品，耗伤津液，患者除见关节隐痛、屈伸不利等症状外，并多见口干舌燥、舌质偏红等"燥胜则干"之症，此时王氏内科喜用南沙参、北沙参来养阴生津润燥，临床每获较好疗效。

2. 辨位用药，虫类搜风

痹证病在肢体关节，主要表现为肢体关节的肿胀疼痛，王氏内科临床常根据病位的不同，选用不同的通经活络之品，使通之有位，有的放矢。颈项痛者，常用羌活、炒川芎、葛根；上肢痛者，常用酒炒桑枝、羌活、威灵仙，尤其值得一提的是，王氏内科常以片姜黄、炒陈枳壳合用，治疗上肢气滞血瘀作痛；腰背痛者，常用䗪虫、桑寄生、骨碎补、炒续断等；下肢痛者，常用独活、炒怀牛膝、防己；足跟痛者，常用皂角刺、淫羊藿。痹证日久，邪气久羁，气血凝滞不行，变生痰浊瘀血，经络闭塞不通，非草木之品所能宣达，必借虫类血肉有情之品搜剔窜透，方能浊去凝开，气通血和，经行络畅，邪除正复。诚如叶天士《临证指南医案》中云："邪留经络，须以搜剔动药。""若非迅疾飞走，不能效。"王氏内科常用虫类药有蜈蚣、全蝎、䗪虫、露蜂房、炙僵蚕、晚蚕沙等。其中蜈蚣、全蝎搜风剔络，䗪虫擅治腰痛，露蜂房治关节僵肿变形，僵蚕祛风痰，晚蚕沙除湿解痉。然虫类药大都有毒，有破气耗血伤阴之嫌，王氏内科常果敢用之而中病则止，体虚者则与扶正药配合使用。

3. 三因制宜，杂和以治

痹证因风、寒、湿三气杂至合而为病，所以其发生、发展和变化与季节气候、地理环境、人体体质密切相关，使得痹证的临床表现不尽相同，病机复杂多变。王氏内科治痹时均综合考虑，因时制宜、因地制宜、因人制宜。在季节气候上，春季阳气升发，机体腠理疏松多汗，多风痹、热痹，用药要防耗气伤阴；夏季炎热多雨，多热痹、湿痹，着重清热化湿；秋季干燥，治以柔润之剂；冬季寒冷，阳藏于内，多寒痹，慎用寒凉，加大辛热温通药量。就地域而言，温热地带的人慎用温热药，寒凉地带的人慎用寒凉药。从体质来看，由于素体禀赋、年龄、性别及生活习惯的差异，个体表现气血阴阳的偏盛偏衰，用药时犹须考虑在内，如老年人气血衰少，患痹病也多虚证或虚实夹杂，治宜固护正气，扶正祛邪以蠲痹。

4. 病案举例

案1 卢某，女，66岁。2003年8月2日初诊。

原有心律失常、高脂血症、脑供血不足及右肺切除史。年初入春之际，周身关节肌肉酸痛，遂经西医检查拟诊风湿性肌痛。刻诊周身关节酸痛不已，尤以下肢为甚，腰背部亦觉酸楚不爽，两膝关节畏风，涔涔汗出，每逢阴雨气候，则诸症加重。舌淡红苔薄白，脉细弦而数。此风寒湿三气杂至合而为痹之候。治以祛风除湿，活血通痹之法。药用：

炙黄芪30g，防风10g，生薏苡仁30g，土茯苓24g，川独活10g，怀牛膝12g，炒白术12g，木防己10g，鬼箭羽10g，海风藤12g，酒炒桑枝10g，杜红花12g，䗪虫10g，钻地风10g。

服上方7剂后，关节酸痛情形明显好转，守原方加减，续固其效。

案2 尹某，女，55岁。

2004年3月7日初诊。2003年11月出现头目眩晕，随后出现左侧肩关节、手臂酸痛且胀，颈项活动受限。此前行MRI及脑彩超检查示：颈椎退行性变，

C5～C6，C6～C7 椎间盘突出，C5、C6 椎管狭窄，RICA 末端 MCA 供血不足。刻诊诸症犹然，虽服中西医药物效果不显，且伴头颠作痛，口中作干，舌质偏红，苔薄白而有裂纹，脉细弦微涩。证属邪痹络阻，治当化湿以逐痹，活血以通络。药用：

羌活、独活各 10g，威灵仙 12g，鬼箭羽 10g，酒炒桑枝 12g，葛根 30g，杜红花 12g，当归 10g，生薏苡仁 30g，蜈蚣 10g，鸡血藤 30g，藁本 10g，南沙参、北沙参各 12g，皂角刺 12g。

服上方 7 剂后，诸症均有明显减轻，守原方出入，以固其效。

四十、王氏内科辨治肺癌临证经验

王氏内科擅治各种疑难杂症，尤其是现今高发的肿瘤类疾病。肺癌为病死率最高的恶性肿瘤之一，其发病率和病死率仍在迅速增长，严重危害人类健康，而单纯西医疗法的不良反应较为明显，预后较差。中医治疗肺癌的适应证包括辅助放射治疗、肺癌晚期、术后调理，以及年老体弱而失去手术及放射治疗机会者，以提高患者生活质量，延长生存期。探求中医诊治肺癌的临床路径，整合中医辨治肺癌的思路与经验，有助于降低肺癌病死率，改善肺癌患者症状。王氏内科认为，肺癌病性总属本虚标实，病因在毒，正气亏虚，气滞痰凝血瘀为重要病机；治疗应先扶正，以固本培元治法为主，化痰祛瘀，解毒抗癌，兼以调畅患者气机，立足此意，临床常获良效。现将其辨治肺癌的经验阐述如下。

1. 明审病因，谨察病机

（1）毒邪为重要病因

王氏内科认为，毒邪为病是肺癌发病的重要病因，包括外毒侵袭与内生伏毒。毒邪一旦致病，病情多顽固迁延，大伤气血，变证百出。外毒从口鼻或皮毛而入，通过疫疠、六淫、时邪等侵犯人体为害；伏毒是由七情内伤、饮食劳倦等因素导致脏腑功能失常，阴阳气血失调，邪气久蕴，形体败坏而化。内外之毒均可耗伤正气，诱发癌肿。肺癌发病总由气候变化、空气污染、大量吸烟、微生物种群紊乱、食品安全隐患、药物滥用等因素，导致风毒、火毒、食毒、药毒等外毒侵犯；

人群劳逸失度、饮食失节、情志失调等致痰毒、瘀毒等伏毒内生。外毒与伏毒相兼为病，客于人体至虚之肺处，闭阻不出，一经新感时邪之毒引触，乘势发病，肺癌症状外显。

（2）病机以正虚为本，痰瘀为标

《灵枢·刺节真邪》曰："虚邪之入于身也深，寒与热相搏，久留而内著……邪气居其间而不反，发为瘤。"《医宗必读》曰："积之成也，正气不足，而后邪气踞之。"王氏内科认同肺癌的产生总由于人体正气亏虚，邪盛正衰，正气无力抗邪，遂致邪气羁留为患；且肺喜润恶燥，癌病发病初期多由癌毒为患，又可损伤肺阴，迭经化疗等，大伤气血，导致正气更加亏虚。此外，研究发现，肺癌患者以气虚质最多，气虚体质患者正气不足，抵御外邪和调节自身免疫的能力较弱。因此，正虚是肺癌发病之本。《杂病源流犀烛·积聚癥瘕痃癖痞源流》曰："邪积胸中，阻塞气道，气不宣通，为痰为食为血。"《血论证》曰："血积既久，亦能化为痰水。"王氏内科认为，邪气久留人体，气机随之阻滞，气滞则血液运行不畅，血瘀津液停积又可生痰化饮。肺合皮毛，为气之本，又主行水，其通过宣发肃降的功能调节气与津液的布散；外邪侵袭，肺先受邪，邪聚于肺，肺气宣降失司，且肺为贮痰之器，气滞血瘀痰凝进一步加重并局限于肺脏；加之人体先后天元气的亏虚，脏腑精气不足，发挥功能受限，气血津液布散障碍，痰瘀症情更甚。痰和瘀一旦形成，既可作为病理产物，又可作为新的致病因素，阻滞气机正常升降，形成新的恶性循环。因而，痰凝血瘀为肺癌发病之标。

2. 固本培元，标本兼治

（1）固本培元扶正

固本培元治法源自新安医学固本培元派，新安王氏内科一脉相承，王氏内科尤重此法，对于肺癌等恶性、慢性虚损性疾病以扶正为要，纠正机体邪盛正衰、阴阳失调的状态，针对肺癌肺脏气阴大伤的特点，首以固本培元之法扶正，益气养营，培土生金。大病、久病、重病愈后或放疗、化疗，致脾胃损伤最重，运用固本培元之法，使肾气得补，脾胃得健，营卫得调，则正气得旺，正胜则邪退，调动自身的抗癌能力而使疾病向愈。

（2）解毒抗癌，化痰祛瘀

痰凝血瘀是肺癌发病之标，癌毒一旦侵犯人体，可与痰瘀互为因果，使毒瘀互结，缠绵难愈，故抗癌时需化痰、祛瘀、解毒同步，杂合以治。王氏内科在临床诊治过程中，针对肺癌癌毒为患，其病多痰多瘀的特点，在固本培元、益气养营的基础上，标本兼治，尤其对于肺癌早期症状明显的患者，先以清热解毒之品抗癌以去其外因，并予化痰祛瘀之品以减其内因，改变毒瘀痰互结的症情，防止病情进一步发展。痰瘀是构成癌肿的有形成分之一，也是癌肿难以消散的重要原因，"结者散之"，因此化痰祛瘀的同时又可以散结，消除癌肿。

3. 久病兼郁，理气开郁

《灵枢·百病始生》："若内伤于忧怒，则气上逆，气上逆则六输不通，温气不行，凝血蕴里而不散，津液涩渗，著而不去，而积皆成矣。"中医认为，七情内伤亦可致病，可直接损伤脏腑精气，而肝主疏泄，能调畅气机，促进和调节气血运行，在调节情志活动方面发挥重要作用，情志不遂，郁怒伤肝，肝气郁结，长期不解，肝失疏泄，可引起五脏气血失调，气郁则痰湿不化，久致血郁，更能郁而化火。邪气留连，加上自身情志失畅，气机郁滞，肝升肺降失常，病情久难痊愈。明代新安医家徐春甫提出"久病当兼解郁"的观点，久病不愈常兼有情志不舒，长期情绪刺激可导致免疫力下降，突出了心理因素在恶性病、慢性病中的治疗作用。《古今医统大全·郁证门》曰："郁为七情不舒，遂成郁结，既郁之久，变病多端。"王氏内科针对肺癌患者兼有明显气滞的特点，临证不忘疏肝理气开郁，一则调理气机，气行则血行；二则调畅患者情志，嘱患者增强抗癌信念，注意日常调护。气顺则痰消，气机正常，有利于痰瘀等病理产物的消散与排出。考虑到疏散之品久用易伤气阴，故须与益气养血药合用，立方时更要注意选用温而不燥的理气药。

4. 用药平和，风格灵巧

新安医家用药平正轻简，即立方平和、用药精简、用量轻巧、取其效专。吴澄曰："唯选忠厚和平之品，补土生金，燥润合宜，两不相碍。"王氏内科临证四诊合参，根据肺癌不同分期的病情与患者证型的差异，组方用药平和甘淡，方药与治法相辅相成。肺癌初期，癌毒邪盛者，以热毒、血瘀、痰结实证为主，侧重于解毒抗癌，消除病因；肺癌中期邪盛正衰，虚实夹杂者，扶正与祛邪兼顾，减轻症状；肺癌末期虚候显著，气阴两虚者，注重调补气血，恢复正气以抗邪。结合患者体质与证型的不同，痰湿为主者，健脾燥湿、行气祛痰；血瘀为主者，行气活血、散瘀消结；阴虚为主者，养阴清热、解毒散结。但均不离益气养阴、固本培元大法。王氏内科以固本培元法培补脾肾元气时，常以固本培元汤变通，多用生地黄、炙黄芪、潞党参、南沙参、北沙参等补气养阴之品，兼以白术、陈皮、茯苓、补骨脂等健脾补肾；清热解毒、化痰祛瘀多用半夏、生薏苡仁、冬凌草、重楼、半枝莲、丝瓜络等；止咳平喘多用紫菀、桑白皮、款冬花、葶苈子等；理气开郁常用瓜蒌壳、桔梗、陈皮、佛手柑、绿萼梅、青木香、薤白、甘松、化橘红等。即使痰瘀胶着，用药亦避免大辛大燥、破血动血之品，以防气阴更伤。

5. 验案举隅

案1 胡某，男，68岁。2014年3月16日初诊。

月前因受凉劳累，遂致发热欠适，随后咳逆咳痰，色白黏稠不易咳出。近则自觉胸前剑突部位胀闷不舒，需张口睡觉，口中易干，检查示左上肺占位性病变，脉微细数，舌淡红，苔薄白。辨证为肺失宣降，痰湿内阻证。治以宣肃肺气、化痰除痹之法。处方：

南沙参、北沙参、茯苓各 30g，桔梗、法半夏、紫菀、陈皮各 10g，生薏苡仁 40g，炙桑白皮、冬凌草、重楼各 20g，南葶苈子、佛耳草、瓜蒌壳、大贝齿、夏枯草各 12g，白花蛇舌草、生白术各 15g。7 剂，水煎服，每日 1 剂，早晚分服。嘱患者饮食清淡，作息规律。

2014 年 4 月 26 日复诊：前以宣肃肺气、化痰除痹之法入治，症状渐趋好转。现停药逾 3 个月，自觉无明显不适。刻诊咳逆仅偶见，胸痛已消失，睡眠饮食正常，体质量略增。口中微干，脉细微弦，舌淡红苔薄。当守既效之法以固其效，养阴润肺，宣肃气机，兼以除痹。处方：

南沙参、北沙参、生薏苡仁、茯苓各 30g，重楼、冬凌草、清炙枇杷叶各 20g，炒白术、炙僵蚕、山慈菇各 15g，佛耳草、瓜蒌壳、法半夏、半枝莲、前胡各 12g，陈皮 10g。续服 15 剂。

按：《素问·举痛论》曰："寒则腠理闭，气不行，故气收矣。"又曰："劳则喘息汗出，外内皆越，故气耗矣。"本案患者年事较高，不宜手术，且年老阴痿而气大衰，复因受凉劳累，新感引动伏毒，正气耗散；又因腠理闭塞，气机内郁，正邪相争，故出现发热；营卫之气不行，血液凝涩，津液停聚成痰，故咳逆咳痰；痰阻气滞津停，津液不能上承于口，故口干。整体以咳逆咳痰为主症，且为肺癌邪盛初期，肺气郁闭，痰湿内阻明显，故予以宣肺肃气化痰。方中以南沙参、北沙参养阴润肺，扶正为安；冬凌草、重楼、白花蛇舌草、夏枯草解毒抗癌；桔梗、瓜蒌壳、陈皮宣肺宽胸，行气理气；生薏苡仁、贝齿、茯苓、生白术健脾利水以消痰；炙桑白皮、南葶苈子、紫菀、佛耳草、半夏化痰止咳平喘。患者坚持诊治 1 年后，主症大为减轻，甚而停药无明显不适，仅偶见咳逆症状，疗效明显，生活质量大幅提升。复诊时口中微干提示仍有部分痰饮停积，又处于肺癌中后期，正气虚衰，改生白术为炒白术，与生薏苡仁、茯苓合用健脾益肾；清炙枇杷叶、前胡功专降气止咳化痰；炙僵蚕化痰通络；半枝莲、山慈菇清热解毒，以资巩固。

案2 方某，女，50岁。2015年3月18日初诊。

患者于半年前体检发现右上肺占位性病变，随后确诊为原位性肺癌，并行"电视辅助胸腔镜右上肺叶切除小肺门纵隔淋巴结清扫术"。刻诊：一般情况尚可，夜寐欠安，面色少泽，时有咳逆咳痰情形。近期又做CT检查，示右肺癌术后改变。乳腺有小结节，隐隐作痛。舌淡红，苔薄，脉细弦。辨证为肺癌肺气阴两虚、痰瘀互结证。治以益气养营、化痰散结。处方：

生地黄、桑白皮、北沙参各20g，炙黄芪、生薏苡仁、茯苓各30g，南葶苈子、佛耳草、法半夏、紫菀、炒白术各12g，冬凌草、重楼、半枝莲、炙僵蚕、丝瓜络各15g，陈皮10g。7剂，水煎服，每日1剂，早晚分服。嘱患者饮食清淡，作息规律。

2015年5月17日复诊：药后诸症渐趋好转，咳逆咳痰减轻，唯觉夜寐梦多，晨起有疲倦头晕感，脉微细弦，舌淡红，苔薄。守原法变通。上方去茯苓、丝瓜络，桑白皮、北沙参改为15g，炒白术改为15g，加山慈菇15g，潞党参20g，夏枯草12g，夜交藤30g，酸枣仁20g，钩藤15g（后下）。续服7剂。

按：本案中患者已行肺叶切除及纵隔淋巴结清扫术，肺癌后期肺气大伤，正气亏虚，咳逆咳痰为肺失宣降、内生痰湿之候，乳腺结节与隐痛提示肝经郁滞，首诊以正虚兼痰瘀症状为主，故先予清肺养阴、益气化痰，以防病情发展。生地黄、北沙参、炙黄芪大补气阴，生薏苡仁、茯苓、炒白术健脾化湿，冬凌草、重楼、半枝莲、丝瓜络清热解毒抗癌，桑白皮、南葶苈子、紫菀、佛耳草清肺止咳平喘，半夏温化寒痰，炙僵蚕化痰散结、通络止痛，陈皮理气止痛。全方寒温并用，上下相济，主症渐安。复诊时夜寐欠酣，晨起头晕，故加酸枣仁、夜交藤养心安神，夏枯草与半夏合用调和阴阳，两组药对对于治疗失眠均有良效；钩藤清肝息风，善治头晕；党参、黄芪、白术、半夏合用培元补气，旺脾胃而能消痰饮；

山慈菇清热解毒、消痈散结，并有很好的化痰作用。

6. 小结

《医宗金鉴》曰："形虚病盛先扶正，形证俱实去病疾，大积大聚衰其半，须知养正积自除。"补益法的主要作用在于调理脏腑，补益气血，增强机体免疫功能，从而控制肿瘤复发，改善患者生存质量，延长患者生命。王氏内科深谙新安治法之道，临证辨治肺癌多以固本培元、调理脾胃为要，并标本兼顾，化痰祛瘀解毒以消除肺癌症状，同时针对肺为气机枢纽的特性，调畅气机，佐以理气开郁，兼以疏导患者情志，用药平和灵巧，攻补兼施，补而不滞，滋而不腻，攻而不峻，充分发挥了中医辨治疑难重症的特色与优势。

四十一、王氏内科辨治感冒经验

案 1 唐某，女，72 岁。2007 年 1 月 13 日初诊。

年高气弱，每易感受时邪，近因气候变化遂致头痛发热、鼻流清涕、咽痛咳逆，迭经抗感染治疗，终未获效。刻诊诸症犹然，伴有恶寒情形，口干且苦。脉细微数，舌质偏红、苔微黄腻。治予祛风清热、宣肺止咳之法。处方：

炙桑白皮、炙桑叶各 12g，熟牛蒡子 10g，薄荷 8g，金银花 10g，连翘 10g，炒蒲公英 15g，炒黄芩 10g，法半夏 10g，茯苓 12g，香白芷 10g，射干 10g，桔梗 10g，瓜蒌壳 10g，生粉草 6g。7 剂，水煎服，1 日 1 剂。

按： 患者 72 岁，已过致事之年，气虚卫气不固。卫气行于体表，保护机体免受外邪的侵犯，控制汗孔开阖，对脏腑、肌肉、皮毛有温煦作用，维持体温。时值丙戌腊月，患者卫气虚弱，不能适应天气突变，感受寒邪，入里化热，营卫不和故发热恶寒；风热上扰头部则头痛；风热袭肺，肺脏失于清肃，有咳嗽气逆；热邪熏蒸清道，故咽痛口干，而热邪入于半表半里少阳之地，所以口苦。本案证属风热袭肺，《丹溪心法·伤风》云："伤风属肺者多，宜辛温或辛凉之剂散之。"故治以《温病条辨》桑菊饮合银翘散加减。患者年事已高，有热口渴，去银翘散中辛温的荆芥穗和淡豆豉，加炒黄芩、瓜蒌壳清热化痰，炒蒲公英清热解毒，炙桑白皮稍减寒性，并可有润肺的功用，比较适合老年患者。法半夏、茯苓、生粉草仿二陈汤之意。香白芷辛温发散，对于头痛重的风寒感冒尤为有效。射干清热解毒，消痰散结，是治疗喉痹咽痛的要药，常和牛蒡子、桔梗、甘草等配合应用。

案2　吴某，男，43 岁。2010 年 3 月 27 日初诊。

近周风沙气候变化，加之教学任务偏重，正气虚弱，寒邪袭卫，遂致前额胀重、咳逆咯痰色白、背部恶寒。曾服用西药，症状稍缓而未已。脉微弦，舌淡红苔薄白。治法解表祛风，宣肺止咳。处方：

炙桑白皮、炙桑叶各 15g，薄荷 10g，熟牛蒡子 10g，法半夏 10g，茯苓 15g，金银花 10g，炒黄芩 10g，佛耳草 10g，紫菀 10g，炙款冬花 10g，蒸白前 10g，前胡 12g，桔梗 10g，瓜蒌壳 10g，清炙枇杷叶 15g，鱼腥草 15g。

按：本案属足太阳经病。人体十二经脉中的足太阳膀胱经主肌表，犹如人体防范外邪的第一道篱笆门。阳春三月正值春季多风，乍暖还寒，"风为百病之长"，此时最易夹寒邪共伤人。《素问遗篇·刺法论》说："正气存内，邪不可干。"《素问·评热病论》又说："邪之所凑，其气必虚。"患者过度劳累，正气不足，风寒邪气才得以侵犯足太阳之表。膀胱经起于目内眦睛明穴，上行经额部，到头顶，其中直行的分支下行至后项，沿肩胛内侧、脊柱两旁下行，到腰部。所以卫表不固，感受寒邪，太阳经气血运行不畅，患者前额胀重，背部恶寒，还有患者会出现经脉所过部位的疼痛。本案亦是服用西药缓而未已来就诊的案例，此类案例要注意病证是否出现了变证。本案尚未出现变证，但是感冒中后期的一些不适症状缠绵难愈，更令患者痛苦，而中药却有较好疗效。处方用清热解表祛风药加宣肺化痰止咳药配合应用，有桑菊饮、银翘散和止嗽散之意。另有佛耳草治咳嗽痰多、气喘、感冒风寒；清炙枇杷叶最大的特点是"下气"，清肺降气，气下火降，火降痰消；鱼腥草清热解毒、消肿、排脓，常与黄芩、桑白皮等清肺化痰止咳药同用，乃治肺痈之要药。

案3　王某，女，24 岁。2007 年 8 月 3 日初诊。

感受时邪之后，自觉在喧闹环境中易于头晕，甚则泛恶，伴有胸闷气短，口中有黏涩感，并有异味，眠食尚可。脉微细涩，舌淡红苔薄。治法从疏解余邪，潜阳和胃入治。处方：

炙桑白皮、炙桑叶各 12g，桔梗 10g，瓜蒌壳 10g，熟牛蒡子 10g，淡竹茹 12g，法半夏 10g，蒲公英 15g，佩兰 10g，藿香 10g，生枇杷叶 10g，茯苓 12g，沙参 12g，陈皮 12g，太子参 12g，夏枯草 12g。

按：时值伏天，最易感邪夹湿。暑湿上蒙清窍，易头昏；暑湿阻于中焦，则胸闷泛恶；湿性黏滞，阻遏气机，升降悖逆，而口中黏涩有异味。湿病的治疗，古代医家常遵循调气的原则："善治湿者，不治湿但治气""气化则湿亦化"，气化功能正常则体内水湿自除，其关键在于充分调动肺、脾、肾等脏腑代谢水湿的功能。本案仍以桑白皮、桑叶祛风清热，泻肺火，降肺气；感受外邪夹湿一定要化湿，湿去外邪才得以疏解，以藿香、佩兰芳香化湿，二者是常用的化湿药对；法半夏、陈皮和中化湿；茯苓清热利湿；桑白皮与枇杷叶都能清肺热，但桑白皮兼能泻肺行水，而枇杷叶兼能清胃热降逆止呕；太子参体润性和、补气生津，补益之力渐进徐图，配合沙参针对患者气虚肺燥之症；患者在喧闹环境中易头晕，有烦躁之嫌，以夏枯草平肝阳、清热、散郁结，亦可防木郁克土。

以上 3 例感冒案皆是首诊痊愈。案 1 属风热袭肺，治予祛风清热宣肺止咳之法；案 2 属足太阳经病，治以解表祛风，宣肺止咳；案 3 为暑湿感冒，从疏解余邪、潜阳和胃入治。3 张处方相同中药有炙桑皮叶（炙桑白皮和炙桑叶）、熟牛蒡子、法半夏、茯苓、桔梗、瓜蒌壳 6 味。仿桑菊饮中桑叶之意，疏散上焦风热，善走肺络；桑白皮泻肺火，降肺气，利小便，尤其利小便的作用不能忽视，风热感冒，肺失清肃，容易干扰足太阳膀胱的功能，出现小便异常，排出不畅或尿频而量少或有水肿，所以某些感冒会有小便少、水肿，而桑白皮加茯苓配合引药上行于肺的桔梗，起升提肺气而利尿的作用，前人称为"提壶揭盖"法，可以预防、治疗肺失宣肃导致的水液代谢异常，桑白皮、桑叶两药本文 3 案用以为君；牛蒡子疏散风热，宣肺透疹、解毒散结，牛蒡子又名大力子、东洋参，其功效显而易见，可以提高人体免疫力，增强卫阳保卫功能，正适合易患外感之人；法半夏偏于燥湿化痰健脾胃，姜半夏偏于治呕吐，本文 3 案皆用法半夏，配合茯苓帮助脾运化水湿，达到健脾祛湿祛痰的目的；辛凉解表剂银翘散和桑菊饮中都有桔梗，取其宣肺止咳利咽喉之功，本文3案桔梗配半夏、茯苓宣畅肺气、祛痰止咳，案1有咽痛，桔梗配射干、薄荷、熟牛蒡子利咽喉；瓜蒌壳与桑白皮、桑叶配合宽胸降气，清热化痰。

案1是典型的外感，虽经抗感染治疗却未获效，因抗感染药多性寒凉，并未祛邪外出，所以仍有头痛发热、鼻流清涕、咽痛咳逆，王氏内科用药仿桑菊饮合银翘散之意；案2是外感后西药治疗诸症减而未已，咳逆较明显，所以治疗外感的同时配合多味止咳化痰药；案3是外感夹湿，故配合芳香化湿药清暑祛湿。王氏内科治疗感冒常仿桑菊饮合银翘散之意，根据不同证型进行加减运用，多用炙桑皮叶（炙桑白皮和炙桑叶）、熟牛蒡子、法半夏、茯苓、桔梗、瓜蒌壳等药，疗效显著。

四十二、王氏内科临证运用僵蚕经验

1. 配僵蚕息风通络、活血化瘀治心脑血管病

王氏内科认为，血虚为心脑血管性疾病病变之本，血瘀为病变之标，因虚致瘀，瘀可致虚，互为因果，而肝主藏血，血虚血瘀积之日久致肝血失养、内风扰动、络脉阻塞不通乃发而为病，病程日久风痰瘀阻越重，往往迁延难愈。王氏内科见微知著，治疗时除从虚、瘀两个方面辨析病机、立法遣方外，在选用药物时重视虫类药物的应用，常配以僵蚕、蜈蚣等虫类药，取其搜风通络、活血化瘀之功。

案1 袁某，男，44岁。2009年5月16日初诊。

原有高血压病史，去年9月出现多发性脑梗死，随后入住弋矶山医院治疗。症见血压偏高，头目眩晕，颈项及脑后作僵，转动欠爽，两目干涩，视物模糊，左膝酸软，脉来微弦，舌淡红苔薄白。以滋阴补血涵木、活血搜风通络入治。拟方：

炙僵蚕、白蒺藜、冬桑叶、钩藤（后入）、南沙参、北沙参、制豨莶草各15g，夏枯草、苦丁茶、炒川芎、密蒙花、谷精草各10g，葛根、珍珠母（先煎）各30g，干地黄、炒怀牛膝、杜红花各12g，蜈蚣2条。

按： 患者属阴血不足、水木亏乏之质，阴不潜阳，致肝阳上亢而暴张，症见猝然昏仆，西医诊断为多发性脑梗死，急救之后暴张之阳得收，但肝阳上亢之头目眩晕犹存，累及颈项及脑后亦作僵欠爽。肝开窍于目，阴液亏乏则两目不得濡

养而干涩，肝和则目能辨五色，不和则视物不清。故肝血不足、肝肾亏虚、水不涵木乃病之本，内风扰动、络脉瘀阻、滞而不通乃病之标，当滋水涵木治其本、搜风活血通络治其标。方中僵蚕息风止痉、开通风络，配合蜈蚣、川芎、红花活血以通络；生地黄滋水以涵木；夏枯草、苦丁茶、白蒺藜、钩藤、珍珠母、豨莶草等潜纳上亢之阳以降压；密蒙花、夏枯草、珍珠母清肝养肝以明目；怀牛膝滋补肝肾，强壮筋骨，应对左膝酸软之症状。对于颈项及脑后作僵、转动欠爽症状，王氏内科喜选用葛根，且此药亦有一定降压作用，诸药相合共奏滋水涵木、活血通络之效。方中僵蚕的应用不仅能息风止痉，而且可助阳气升腾，使清阳上下互通，浊阴降有去处，清窍得阳气充养，阳亢自除。

案 2 戚某，男，50 岁。2011 年 7 月就诊。

既往有高血压病史，6 月在当地医院检查发现甘油三酯偏高，右侧颈动脉斑块形成，基底动脉及右侧椎动脉供血减少。自觉后脑部及头颞部闷胀欠爽，两下肢乏力，两目发黄，大便溏薄。肝功能提示谷丙转氨酶偏高。脉微细弦，舌淡红，苔薄偏黄微腻。以平肝潜阳、逐痹通络兼以降脂之法入治。拟方：

炙僵蚕、钩藤（后入）、炒白术、生山楂各 15g，明天麻、夏枯草、炒川芎、桃仁、路路通、杜红花、泽泻各 12g，炒赤芍、全当归各 10g，鸡血藤、葛根各 30g，田三七粉（分吞）5g，虎杖 20g，蜈蚣 2 条。

按： 患者有颈动脉斑块形成及脑供血不足病史，此为肝阳上亢、肝风上扰之证，久则络脉瘀阻，清窍受扰，则症见后脑部及头颞部胀闷欠爽；上实下虚则症见两腿乏力；肝阴不足，不得潜摄肝阳，则邪气得以侵袭，复兼湿热痰浊蕴结，症见肝功能不正常，两目发黄。治当以平肝潜阳息风为法，然病久则生瘀夹痰，故方中必用逐瘀化痰之品。以新安王氏医学前辈王乐匋治疗缺血性脑血管病主方脑络欣通为基础方，取益气活血之意，方中天麻、夏枯草、钩藤平肝息风化痰；赤芍、当归、川芎、鸡血藤、桃仁、三七、红花逐瘀通络；虎杖、泽泻、山楂化痰降脂消解湿热；并选用虫类药蜈蚣配僵蚕，二者相伍、搜剔内风、祛瘀化痰以通络，切中病机，一举多得，每获良效。

2. 取僵蚕疏散风痰、健脾化湿治痰湿内阻病证

痰湿体质是目前比较常见的一种体质类型，此种体质人群易患高血压、糖尿病和肥胖。肝主气机疏泄，肝失疏泄则机体气机不畅，气血津液代谢失常，也是痰湿体质的一个重要因素。针对此种类型患者，王氏内科多选僵蚕取其疏肝化痰之功，健脾化湿，效果满意。

案3 王某，男，49岁。2011年4月初诊。

症见嗜睡时作，难以自控，鼾声明显，痰涎偏多，夜寐欠安，后脑作胀，脉来弦滑，舌质偏红，苔薄白微滑。脾主运化水湿，又为生痰之源，脾失健运则痰湿内聚，脉来弦滑乃肝脾不和、风痰作祟之征，治当健脾化痰为主，配合疏散风痰为法。拟方：

僵蚕15g，苍术、白术各20g，茯苓60g，法半夏、广郁金、泽泻、川芎、决明子各12g，陈皮、石菖蒲、陈胆星各10g。

按： 本方选择苍术、白术合用以健脾利湿；茯苓性味甘淡平，入心、肺、脾经，具有渗湿利水、健脾和胃、宁心安神之功效；法半夏、陈皮燥湿化痰；广郁金行气解郁；石菖蒲化湿开胃、开窍豁痰、醒神益智；泽泻利水渗湿；陈胆星清热化痰、息风定惊；川芎活血祛瘀、行气开郁、祛风止痛；决明子清热明目、润肠通便。方中所用僵蚕有其独到之处。《本草思辨录》云："僵蚕劫痰湿而散肝风。"即指出本品的功效特点是"散风"和"祛痰"。僵蚕辛咸，归肝肺二经，有息风止痉、化痰散结之效，且本品气薄、轻浮而升，功可调肝理肺，是治疗痰湿的良药。因其味咸能软坚散结又兼可化痰，故可用其治痰核、瘰疬，可单用为末，临床每与浙贝母、夏枯草、连翘等化痰散结药同用。综观全方，从涤痰汤化裁，诸药相合共奏化痰息风、通络宁神之效，风阳得潜、痰浊得化则清窍清、心神宁。

案4 谈某，女，34岁。2011年2月12日初诊。

头目眩晕，时欲泛恶，经事趋前，脉微弦、舌淡红苔薄白。姑从肝脾两经入治，健脾化痰息风，佐以平肝潜阳、滋阴安神。以半夏白术天麻汤化裁：

法半夏、明天麻、淡竹茹各10g，炒白术、钩藤（后入）、炙僵蚕、白蒺藜各15g，茯苓20g，生龙骨（先煎）、生牡蛎（先煎）、炙黄芪、鸡血藤、夜交藤各30g，滁菊、甘枸杞、干地黄、生白芍各12g。

2011年2月19日二诊：前以半夏白术天麻汤入治，头目眩晕症状明显减轻，唯觉两目干涩、视物模糊欠佳、夜寐梦多欠酣，脉细弦微涩、舌质淡暗、苔薄白微腻。仍守原法出入。2月12日方去炙黄芪、生龙骨、生牡蛎、滁菊、甘枸杞、鸡血藤、干地黄、生白芍，加木贼草、密蒙花、谷精草各10g，石决明24g（先煎），酸枣仁20g，陈皮15g，炒白术改为12g。

2011年3月5日三诊：头目眩晕见缓，视物模糊渐清，唯上周月事加临，周身乏力，时欲泛恶，月经量多、色红，夜寐梦多，口苦、口中有异味。脉细弦微数，舌淡红苔薄白。守原法出入。2月19日方去天麻、谷精草、石决明，加蒲公英30g，佩兰、藿梗、制川朴各10g。

按：初以半夏白术天麻汤健脾息风化痰，头晕情状已渐趋缓解。自述头晕已有数载，经医治未见疗效，药后见缓，甚是高兴。此诊恰逢月事来潮，经量偏多，又见口中作苦有异味，姑以健脾化湿为主，用陈皮、半夏、茯苓、白术二陈汤为基础方，配伍运用蒲公英、佩兰、藿梗、川朴化湿之中兼以行气，佐以钩藤、僵蚕息风化痰；竹茹、夜交藤、酸枣仁安神；木贼草、密蒙花明目，诸药合用终见良效。痰饮作祟，脉络阻塞，僵蚕息风化痰通络之功不可没矣。

3. 合僵蚕祛风、息风止痒治疗风疹瘙痒

瘙痒是皮肤病最常见的症状之一，究其病因有风、热、虫、湿、毒、虚，大多以风立论，即无风不作痒，治以祛风止痒或息风止痒。通过研读相关医籍，总结王氏内科的临床经验，根据临床观察笔者发现，僵蚕有较强的祛风、息风止痒

之功。

案 5 张某，女，50 岁。2013 年 5 月 25 日初诊。

患者 1 个月前使用染发剂之后全身过敏，皮肤红疹、瘙痒明显、局部泛红，破损后有血水渗出。近则伴有头目眩晕，左耳胀痛，屡经施治症情略有缓解。脉微细弦，舌淡红，苔薄白微腻。姑予化湿解毒、祛风止痒。拟方：

炙僵蚕、白蒺藜、苦参各 15g，赤茯苓、赤小豆各 30g，土茯苓 20g，生甘草、炒牡丹皮各 10g，地肤子、泽泻、白鲜皮各 12g。

按：方中炙僵蚕祛风通络、息风止痒；赤茯苓利湿热，苦参清热燥湿、祛风杀虫；赤小豆性平，味甘、酸，能利湿消肿、清热退黄、解毒排脓；白蒺藜祛风止痒；土茯苓味甘、淡，性平，解毒利湿；地肤子清热利湿、祛风止痒；炒牡丹皮清热凉血、活血行瘀；泽泻利小便、清湿热；白鲜皮可祛风燥湿、清热解毒，治风热疮毒、疥癣、皮肤痒疹、风湿痹痛、黄疸。风盛则痒，僵蚕入走肝经，味辛能散，故能疏散肝风、风木能散则痒自止矣。

现代药理研究发现，僵蚕主要含蛋白质和脂肪，尚含多种氨基酸以及铁、锌、铜、锰、铬等微量元素；白僵蚕体表的白粉中含草酸铵。僵蚕具有抑菌、抗凝、抗血栓、促纤溶、抗惊厥、抗癌、催眠以及降糖、降脂作用，广泛应用于心脑血管、肝、肾和血液病变等。王氏内科正是结合中医学与现代研究对僵蚕的认识，以辨证论治思想为指导，恰当配伍，从瘀、热、风、痰等不同的致病因素入手，分别取僵蚕祛风、止痉、息风、化痰、散瘀等作用巧妙应用于临床，获得良效。

四十三、王氏内科辨治吡喹酮致窦性心动过缓 1 例

吡喹酮是目前应用颇为广泛的一种抗寄生虫药，是临床治疗血吸虫病疗效颇受肯定的主要药物，但应用过程中有 4.7%～15.4% 的患者出现严重副作用。据 1983 年中国医学科学院寄生虫病研究所 25693 例大样本调查，发现吡喹酮引起心脏方面的副作用有频发期前收缩、房性颤动、阵发性室上性心动过速、Ⅰ度房室传导阻滞、心绞痛、窦性心动过缓等，一般经对症治疗可较快恢复。王氏内科曾诊治 1 例因服用吡喹酮而致窦性心动过缓持续数年未愈患者，用中医辨证施治后取得满意疗效。

刘某，男，57 岁。1997 年在某省传染病医院诊断为慢性血吸虫病，入院后经吡喹酮系统治疗 1 个月，血吸虫病痊愈，但心率由入院时 73 次 / 分，下降至 52 次 / 分左右，并有下肢水肿等表现，3 年来多方求治无效，遂请王氏医家诊治。刻诊：胸闷，心前区有紧缩窒闷感，动辄气促，伴头目眩晕，疲倦乏力，纳差，双侧下肢轻度水肿。舌淡胖且色晦黯，苔薄白，脉迟缓，重按偏弱。辨证为心阳不振，心脉不畅，复兼肝经郁阻之候。治当温通心脉，并佐逐瘀化湿之剂。方选瓜蒌薤白白酒汤加减：薤白 12g，全瓜蒌 10g，川桂枝 5g，黄芪 30g，白术 10g，茯苓 10g，降香 10g，丹参 18g，淫羊藿 10g 等，且随症加减。水煎服，日 1 剂。治疗 3 周后心率达 63 次 / 分，诸症消失，随诊无明显不适，心电图恢复正常。

按： 吡喹酮属于异喹啉吡嗪衍生物，为广谱抗蠕虫药，口服吸收迅速。药理研究证明，低浓度的吡喹酮（5ng/mL）可刺激血吸虫使其活动增强，较高浓度（1μg/mL）时虫体即挛缩。吡喹酮对虫的糖代谢有明显的抑制作用，影响虫对葡

萄糖的摄入，促进虫体内糖原的分解，使糖原明显减少或消失，一般药理著作记载，成年患者服药后大多心率减慢。有人认为，这与吡喹酮中含有的右旋体有关，但停药后很快即可恢复。该患者停药3年，心率仍不能恢复，并出现心力衰竭表现，临床较为少见。对此类情况，西医学主张应用阿托品以提高窦房结的兴奋性，但作用不持久，其副作用也不容忽视。该患者亦经阿托品治疗，因不能耐受而放弃。瓜蒌薤白白酒汤是医圣张仲景治疗胸痹胸阳不振、痰气郁阻之基本方，具有通阳散结、行气祛痰功效。王氏内科遵《素问·阴阳应象大论》"形不足者，温之以气，精不足者，补之以味"之旨，在瓜蒌薤白白酒汤基础上以辛甘性温之川桂枝温心阳、通心脉，以甘温黄芪补宗气，益气以助通阳，使心阳得振，宗气得充，则心脉自畅，郁阻自除。另以白术、茯苓健脾渗湿，以丹参、降香活血行气祛瘀，淫羊藿补肾壮阳。现代中药药理研究表明，川桂枝可以增加冠状动脉血流量，黄芪则可以改善细胞的营养和能量代谢，有加强心肌收缩力的作用；淫羊藿可以增加冠脉血流量，改善心肌供血，降低外周阻力，降血压。诸药合用，证药相符，疗效明显。值得注意的是，瓜蒌薤白白酒汤经药理试验研究表明有减慢心率的作用，方中瓜蒌可增加冠脉血流量，减弱心肌收缩力，减慢心率；薤白的上述作用较弱，但与瓜蒌组成复方则较二者单用为强。方中所选其他中药未见有加快心率作用的相关报道。该患者求治窦性心动过缓，王氏内科依然用瓜蒌薤白白酒汤加减调治，并取得了良好疗效，说明用中医理论指导进行辨证施治，是中医的特色和优势，中药复方必须在中医理论指导下运用，现代中药的药理研究成果只能作为参考，而不可拘泥于此。

参考文献

[1]桧子杭，洪军，陶红. 新安医学及其价值浅识［J］. 安徽中医临床杂志，1999，11（2）：130-133.

[2]王键，牛淑平，黄辉. 新安医学的成就与贡献［J］. 中国中医药杂志，2013，28（1）：146-149.

[3]程知. 伤寒经注（十三卷）·自序［M］. 勤慎堂刻本（四册），清乾隆三十一年（1766）.

[4]张玉才. 徽州文化丛书·新安医学［M］. 合肥：安徽人民出版社，2005.

[5]方广. 丹溪心法附余·贾咏序 // 日·丹波元胤. 中国医籍考［M］. 北京：人民卫生出版社，1956.

[6]王乐匋. 新安医籍考［M］. 合肥：安徽科学技术出版社，1999.

[7]陈雪功. 新安医学学术思想精华［M］. 北京：中国中医药出版社，2009.

[8]李梢.1143例风湿病疼痛的昼夜节律研究［J］. 中国中医基础医学杂志，1998，4（11）：41-43.

[9]王键，黄辉. 中医学与中华传统文化（三）［J］. 中医药临床杂志，2011，23（3）：197-198.

[10]林文娟. 心理神经免疫学研究［J］. 心理科学进展，2006，14（4）：33-38.

[11]王键，黄辉，蒋宏杰. 新安医学十大学说（下）［J］. 中华中医药杂志，2013，28（7）：144-145，161-162.

[12]刘学法. 从心肺相关论冠心病的证治［J］. 光明中医，1999，14（4）：14-15.

[13]琚坚，詹青，李青. 詹文涛治疗慢性顽固性心衰心肺同治经验［J］. 山东中医杂志，2003，22（9）：45-46.

［14］蒋景华.人参的药理作用和临床应用［J］.现代中西医结合杂志，2004，13（7）：121-122.

［15］路放，杨世海，孟宪兰.人参药理作用研究新进展［J］.人参研究，2013，25（1）：48-54.

［16］吴发宝，陈希元.黄芪药理作用研究综述［J］.中药材，2004，27（3）：232-234.

［17］唐国廷.黄芪药理作用与临床应用研究进展［J］.中医药临床杂志，2010，22（9）：844-845.

［18］周宿迪，郑日新，朱玲.徐春甫治疗眩晕效方探析［J］.安徽中医学院学报，2009，28（2）：13-14.

［19］徐乃玉，顾振纶.止嗽散药理作用研究［J］.中国野生植物资源，2003，22（2）：35-36.

［20］张晓杰，姜文.难病奇方系列丛书·五味消毒饮［M］.北京：中国医药科技出版社，2009.

［21］陈国清，邱小梅，吕敦咏，等.养阴清肺汤等三方对白喉杆菌的抗生作用及对白喉毒素在体外"中和"作用的初步观察［J］.福建中医药，1964，9（5）：3-14.

［22］张恪.卫气的来源与分布探析［J］.中医药学刊，2002，20（2）：74，103.

［23］陈继业，尤光明.从现代科学看中医中营卫二气［J］.现代中西医结合杂志，2006，15（13）：35.

［24］田景平，张煜.卫气营血辨证源流之探究［J］.甘肃中医学院学报，2009，26（1）：42-43.

［25］童光东，袁静，刘慧玲.温补培元方对脾虚、脾肾阳虚模型细胞免疫功能影响的实验研究［J］.中国中西医结合消化杂志，2001，9（1）：8-10.

［26］童光东，袁静，刘慧玲.温补培元方对脾虚小鼠细胞免疫功能影响的实验研究［J］.中国医药学报，2000，15（6）：66-68.

［27］陈嘉谟.新安医籍丛书·本草类·本草蒙筌［M］.合肥：安徽科学技术出版社，1990.

［28］余国珮.婺源余先生医案［M］.北京：中医古籍出版社，2011.

［29］汪机.汪石山医学全书·石山医案［M］.北京：中国中医药出版社，1999.

［30］王键，黄辉，蒋宏杰.新安医学十大学说（上）［J］.中华中医药杂志，2013，

28（6）：188-189.

［31］汪昂.本草备要［M］.王德群，张珂，张玲校注.北京：中国中医药出版社，2009.

［32］徐春甫.海外回归中医善本古籍丛书（续）·第2册·医学指南捷径六书［M］.北京：人民卫生出版社，2010.

［33］汪昂.医方集解［M］.方向明校注.北京：中国中医药出版社，2009.

［34］严世芸.中国医籍通考·2卷［M］.上海：上海中医学院出版社，1991.

［35］孙一奎.孙一奎医学全书·赤水玄珠（卷五）［M］.北京：中国中医药出版社，1999.

［36］罗周彦.新安医籍丛书·综合类（二）·医宗粹言［M］.陶广正，王淑民，呼素华校点.合肥：安徽科学技术出版社，1995.

［37］吴楚.新安医籍丛刊·医案医话类（二）·医验录［M］.陶广正，程亦成校点.合肥：安徽科学技术出版社，1993.

［38］方肇权.新安医籍丛书·综合类（一）·脉症正宗［M］.项长生，方炜煌，程运文校点.合肥：安徽科学技术出版社，1990.

［39］程敬通.程敬通医案［M］.程羲，江倬，雷吉亭述评.唐文吉，唐文奇校注.北京：人民军医出版社，2012.

［40］叶天士.叶天士医学全书［M］.黄英杰编校.北京：中国中医药出版社，2004.

［41］许豫和.新安医籍丛刊·综合类（一）·小儿诸热辨［M］.项长生，林元宾校点.合肥：安徽科学技术出版社，1990.

［42］程有功.新安医籍丛刊·医案医话类（三）·冯塘医案［M］.王文生，黄海海整理.吴锦洪审校.合肥：安徽科学技术出版社，1995.

［43］王仲奇.新安医籍丛刊·医案医话类（一）·王仲奇医案［M］.王宏毅整理校点.合肥：安徽科学技术出版社，1992.

［44］上海中医学院.江南名医医案精选·程门雪医案［M］.上海：上海科学技术出版社，2008.

［45］王键，陶国水.中华中医昆仑·王乐匋卷（线装本）［M］.北京：中国中医药出版社，2011.

［46］黄辉.中华中医昆仑·李济仁卷（线装本）［M］.北京：中国中医药出版社，2011.

［47］罗浩.医经余论（影印本）［M］.扬州：江苏广陵古籍刻印社，1989.

［48］杜松，曹洪欣."截断扭转"疗法对温病理论的继承与发展［J］.中国中医基础理论杂志，2007，13（5）：340.

［49］胡玲.新安医学针灸精华［M］.北京：中国中医药出版社，2009.

［50］汪昂.明清医学全书·汪昂医学全书［M］.项长生编校.北京：中国中医药出版社，1999.

［51］黄辉，王惟恒.中医药文化精品丛书·中医文明之旅［M］.北京：人民军医出版社，2012.

［52］许承尧.民国歙县志［M］.歙县旅沪同乡会校印，民国26年排印本，1937.

［53］程国彭.医学心悟（程树滋堂藏版影印）［M］.北京：人民卫生出版社，1955.

［54］吴谦.医宗金鉴［M］.北京：中国中医药出版社，1998.

［55］郑日新.新安医学五官科精华［M］.北京：中国中医药出版社，2009.

［56］王键.新安医学名医医案精华［M］.北京：中国中医药出版社，2009.

［57］章健.新安医学方药精华［M］.北京：中国中医药出版社，2009.

［58］吴承洛，程理濬.中国度量衡史［M］.北京：商务印书馆，1998.

［59］商国强，涂东明.温补脾肾化气行水法在水肿治疗中的应用心得［J］.中国中医药信息杂志，2007，14（4）：84.

［60］贺泽龙，郭振球.充血性心力衰竭中医证候的临床回顾性调查研究［J］.湖南中医学院学报，2003，5（4）：33.

［61］魏良义.金锁固精丸加马钱子治愈眼肌型重症肌无力［J］.四川中医，1988（6）：40.

［62］程杏轩.杏轩医案［M］.储全根，李董男校注.北京：中国中医药出版社，2009.

［63］顾植山.汪机学术思想及临床思维探析［J］.中医文献杂志，2001（2）：3-5.

［64］方有执.伤寒论条辨［M］.北京：人民卫生出版社，1957.

［65］杨进.温病学［M］.北京：人民卫生出版社，2006.

［66］王乐平，任秀玲，高瑞霞.卫气营血是构建温病学的基本范畴［J］.中华中医药学报，2007，22（12）：821-823.

［67］吴澄.不居集［M］.北京：中国中医药出版社，2002.

［68］郑梅涧.重楼玉钥［M］.北京：人民卫生出版社，1956.

［69］赵国平.南宋郭雍是新感温病的首倡者［J］.江苏中医杂志，1986（5）：38.

［70］陆翔．"新感温病"首倡者考辨［J］.中华医史杂志，2011（3）：161-164.

［71］程玠．新安医籍丛书·杂著类·松崖医径［M］.张玉才，王怀美，江东向校点．合肥：安徽科学技术出版社，1995.

［72］余午亭．新安医籍丛书·杂著类·诸证析疑［M］.余士冕校补.黄孝周，洪必良，张玉才复校．合肥：安徽科学技术出版社，1995.

［73］徐春甫．古今医统大全［M］.项长生，程运文，汪幼一，等校点．余瀛鳌，项长生审校．合肥：安徽科学技术出版社，1995.

［74］吴楚．吴氏医验录全集［M］.李鸿涛，张明锐，贺长平点校．北京：中国中医药出版社，2011.

［75］郑重光．新安医籍丛书·医案医话类（二）·素圃医案［M］.吴守远点校.吴锦洪审校．合肥：安徽科学技术出版社，1993.

［76］汪文绮．杂症会心录［M］.清乾隆二十年乙亥（1755）率川自余堂刻本（安徽省图书馆馆藏）.

［77］王飞，倪英群.汪机《石山医案》119首方配伍规律探析［J］.辽宁中医杂志，2007，34（7）：888-889.

［78］宋佳，傅延龄.《石山医案》常用药物的筛选及其剂量特点探讨［J］.天津中医药，2011，28（4）：312-314.

［79］袁静.《石山医案》治疗脾气虚发热方剂优化整理研究［J］.中国中医药信息杂志，2009，16（4）：92-93.

［80］裘沛然．中医历代名家学说［M］.上海：上海科学技术出版社，1984.

［81］黄辉．新安医学家徐春甫（一）［J］.中医药临床杂志，2011，23（7）：645-648.

［82］黄辉．新安医学家徐春甫（二）［J］.中医药临床杂志，2011，23（8）：722-733.

［83］黄辉．新安医学家徐春甫（三）［J］.中医药临床杂志，2011，23（9）：825-832.

［84］张景岳．景岳全书［M］.太原：山西科学技术出版社，2006.

［85］张玉才．吴楚温补学术经验初探［J］.中国中医基础医学杂志，2000，6（4）：57-60.

［86］张贵才．历代新安名医精选［M］.北京：中国文史出版社，2007.

［87］童光东，吴华强，李洪涛，等.新安"温补培元"医家医案温补培元治法计算机分析研究［J］.中国医药学报，1999，14（4）：56-57.

［88］周雯，刘兰林，杨矛，等.新安医家"固本培元"法临床应用的数据分析［J］.

北京中医药大学学报，2012，35（4）：255-260.

［89］周雯，尹硕森，陆方林，等.新安医学固本培元法病症特点和用药规律的数据分析［J］.甘肃中医学院学报，2012，29（4）：23-29.

［90］周雯，李永帅，张润，等.新安医家"固本培元"法脾类相关医案病症特点和用药规律的数据分析［J］.中医药临床杂志，2012，24（7）：589-593.

［91］王键，黄辉，蒋怀周.新安固本培元派［J］.中华中医药杂志，2013，28（8）：2341-2349.

［92］梁启超.清代学术概论［M］.北京：中国人民大学出版社，2004.

［93］梁启超.中国近三百年学术史［M］.北京：东方出版社，1996.

［94］黄明州.明朝晚期结社、党争和政局的三角关系［J］.考试周刊，2013（47）：41-42.

［95］牛淑平，黄德宽，杨应芹.《素问》校诂派学术研究内容——皖派朴学家《素问》校诂研究（二）［J］.中医文献杂志，2005，23（1）：6-8.

［96］阳春林.乾嘉汉学对清代中医学发展的影响［D］.长沙：湖南中医药大学，2009.

［97］潘云，王键.汪机"营卫一气"说的内涵浅析［J］.环球中医药，2016，9（1）：86-89.

［98］张玉才，王乐匋.孙一奎"生命在于气之恒动"医学思想初探［J］.安徽中医学院学报，1983，2（3）：23-27.

［99］汪良发.徽州文化十二讲［M］.合肥：合肥工业大学出版社，2008.

［100］王键，黄辉，蒋怀周.新安医家治法创新［J］.中华中医药杂志，2013，28（10）：2980-2987.

［101］《安徽文化史》编委会.安徽文化史（下）［M］.南京：南京大学出版社，2000.

［102］汪机.新安医籍丛刊：医案医话类（二）·石山医案［M］.合肥：安徽科学技术出版社，1993.

［103］佘傅山，汪宦，吴重池，等.新安医籍丛刊：杂著类·论医汇粹［M］.合肥：安徽科学技术出版社，1995.

［104］程文囿.医述［M］.合肥：安徽科学技术出版社，1991.

［105］程从周.新安医籍丛刊：医案医话类（二）·程茂先医案［M］.合肥：安徽科学技术出版社，1993.

［106］吴楚．新安医籍丛刊：医案医话类（二）·医验录：初集，医验录二集［M］.
合肥：安徽科学技术出版社，1993.

［107］程文囿．杏轩医案［M］.北京：中国中医药出版社，1996.

［108］王键，黄辉，王又闻，等．新安医家处方用药风格［J］.中华中医药杂志，
2013，28（11）：131-135.

［109］王键，陶国水．中华中医昆仑：王乐匋卷（线装本）［M］.北京：中国中医药
出版社，2011.

［110］吴谦．医宗金鉴［M］.北京：人民卫生出版社，1973.

［111］汪宏．望诊遵经［M］.陈雪功，张红梅校注．北京：中国中医药出版社，2009.

［112］余傅山，汪宦，吴里池，等．新安医籍丛书·杂著类·论医汇粹［M］.项长生
校点．合肥：安徽科学技术出版社，1995.

［113］罗浩．医经余论（影印线装本）［M］.扬州：江苏广陵古籍刻印社，1989.

［114］朱文锋．中医诊断学［M］.北京：人民卫生出版社，1999.

［115］梁嵘．1949年以前中医舌诊学术发展历程的探究［J］.自然科学史研究，2004，
23（3）：257-273.

［116］上海中医学院．江南名医医案精选·程门雪医案［M］.上海：上海科学技术出
版社，2008.

［117］王宏毅．中医临床家——王任之［M］.北京：中国中医药出版社，2004.

［118］黄兆强，刘家华，黄孝周．新安医家的一次讲学实录——评介《论医汇粹》［J］.
安徽中医学院学报，1992，11（1）：14-17.

［119］孙娟，王键．孙一奎运用健脾化湿法验案浅析［J］.安徽中医学院学报，2012，
31（4）：19-21.

［120］杨星哲．叶天士胃阴学说与脾胃分治思想初探［J］.四川中医，2013，31（3）：
19-21.

［121］叶天士．未刻本叶氏医案［M］.程门雪校．上海：上海科学技术出版社，1982.

［122］李杰，王宁，吕光耀，等．叶天士脾胃分治用药特色方剂计量学分析［J］.中
华中医药杂志，2010，25（12）：2285-2288.

［123］余洁英，邱仕君，肖莹．《临证指南医案》之"肝-胃"相关理论探析［J］.广
州中医药大学学报，2008，25（2）：169-172.

［124］洪芳度．新安医学史略［M］.歙县：歙县卫生局、中医院编印（歙县印刷厂印

刷），1990.

　　［125］叶铭钢，叶敏，李姿慧，等.王任之辨治痢疾浅析［J］.中医药临床杂志，2012：599-600.

　　［126］王键，吴毅彪，任何，等.中国现代百名中医临床家丛书——王乐匋［M］.北京：中国中医药出版社，2009.

　　［127］岳冬辉，王键.新安医家对温病学发展的重要贡献［J］.中医杂志，2012，53（17）：1446-1448.

　　［128］宋俊生.从《伤寒论翼》看柯韵伯在学术上的创见［J］.广州中医药大学学报，2002，19（2）：157-158.

　　［129］黄金玲，陈澄.叶天士运用泻心法经验探析［J］.安徽中医学院学报，1999，18（5）：26-27.

　　［130］王乐匋，李济仁.新安医籍丛刊［M］.合肥：安徽科学技术出版社，1993.

　　［131］李艳.湿的实质探讨［J］.云南中医学院学报，2000，23（3）：32.

　　［132］李梴.医学入门［M］.金嫣莉校注.北京：中国中医药出版社，1999.

　　［133］刘敏如，谭万信.中医妇产科学［M］.北京：人民卫生出版社，2002.

　　［134］李姿慧，蔡荣林.汪机运用化湿法验案浅析［J］.中医药临床杂志，2008，20（4）：332.

　　［135］张玉才.孙一奎生平、著作及学术思想初探［J］.安徽中医学院学报，1986，5（2）：19.

　　［136］许霞，刘健.孙一奎治痹验案浅析［J］.中医药临床杂志，2008，20（6）：551.

　　［137］招尊华，陈熠，王瑞春.意庵攻下医案探析［J］.安徽中医学院学报，1988，7（2）：18.

　　［138］李富汉，邹武.王意庵与《意庵医案》［J］.中华医史杂志，1998，1（1）：63.

　　［139］张红梅，陈雪功，董昌武.对汪昂“暑必兼湿”的再认识［J］.北京中医药大学学报，2010，33（1）：11.

　　［140］李姿慧.中医化湿法有关问题的初步研究［J］.中华中医药学刊，2008，26（4）：686.

　　［141］郝思思.新安医家对温病学的影响与贡献［J］.安徽中医学院学报，1991，10（4）：23.

　　［142］郭君双.吴崑医学全书［M］.北京：中国中医药出版社，1999.

［143］童光东. 试述新安"温补培元方"［J］. 安徽中医学院学报，1999，18（2）：6.

［144］曹美莹. 汪昂与医方集解［J］. 中华医史杂志，2000，30（3）：179.

［145］黄英志. 叶天士医学全书［M］. 北京：中国中医药出版社，1999.

［146］汪昂. 汪昂医学全书·医方集解［M］. 北京：中国中医药出版社，1999.

［147］丹波元胤. 中国医籍考［M］. 北京：人民卫生出版社，1956.

［148］明·孙文胤. 丹台玉案［M］. 上海：上海科学技术出版社，1984.

［149］赵开美. 仲景全书（影明赵开美翻宋刻本）［M］. 北京：中医古籍出版社，1997.

［150］张其成. 易学与中医［M］. 南宁：广西科学技术出版社，2007.

［151］邓中甲. 方剂学［M］. 北京：中国中医药出版社，2003.

［152］方向明.《医方考》方剂学术思想探讨［J］. 安徽中医学院学报，2005，24（6）：10-12.

［153］叶显纯.《医方考》剖析［J］. 上海中医药杂志，2007，41（11）：54-58.

［154］吴崑. 医方考［M］. 北京：人民卫生出版社，2007.

［155］王键，黄辉，郑日新. 十大新安医家［J］. 中华中医药杂志，2013，28（3）：739-746.

［156］汪昂. 明清名医全书大成·汪昂医学全书·素问灵枢类纂约注［M］. 北京：中国中医药出版社，1999.

［157］王冰. 唐宋金元名医全书大成·王冰医学全书·重广补注黄帝内经素问［M］. 北京：中国中医药出版社，2006.

［158］张琦. 素问释义［M］. 北京：科学技术文献出版社，1998.

［159］张继有，孔令诩，刘之谦. 黄帝内经素问吴注评释［M］. 北京：中医古籍出版社，1988.

［160］郭霭春. 黄帝内经素问校注语译［M］. 贵阳：贵州教育出版社，2010.

［161］张介宾. 类经［M］. 北京：学苑出版社，2005.

［162］王洪图. 黄帝内经研究大成［M］. 北京：北京出版社，1997.

［163］崔鹏，赵夜雨，周奇. 脾胃病中西医治疗进展［J］. 辽宁中医药大学学报，2016，18（1）：100-104.

［164］陈蔚文. 中药学［M］. 北京：人民卫生出版社，2014.

［165］南京中医药大学. 中药大辞典［M］. 上海：上海科学技术出版社，2006.

［166］李冀，毕君辉.浅析脾胃气机升降［J］.中医药信息，2005，22（6）：1-2.

［167］吴霜霜，戚益铭，胡正刚.辛开苦降法及其常用药对浅析［J］.黑龙江中医药，2014（3）：42-44.

［168］郭金龙，颜正华，周吕.不换金正气散芳香化湿醒脾的实验研究［J］.中国医药学报，1989，4（4）：25-27.

［169］袁成业.醒脾探幽［J］.辽宁中医杂志，2007，34（10）：1399-1400.

［170］刘湘云，陈健勤，赵嫣虹.何以芳香能醒脾［J］.亚太传统医药，2016，12（13）：86-87.

［171］刘嘉辉，韦志辉，吕东勇，等.基于数据挖掘的名老中医治疗原发性肝癌用药规律研究［J］.中华中医药杂志，2016，31（1）：58-61.

［172］韩阳，席强，何学志，等.张宗礼教授运用醒脾法治疗慢性肾功能衰竭临床经验［J］.中华中医药杂志，2012，27（8）：2098-2101.

［173］魏铭，刘立华.气机升降与肺脾病证［J］.实用中医内科杂志，2013，27（1）：57-59.

［174］唐学游.辛开苦降法是调理气机的大法［J］.中医杂志，1994，3（41）：184.

［175］唐军莉.温中醒脾法治疗术后腹泻［J］.中国医学创新，2011，8（6）：163.

［176］歙县地方志编纂委员会.歙县志［M］.北京：中华书局，1995.

［177］童光东.论新安医家家族链是新安医学发展的重要形式［J］.安徽中医学院学报，1990，9（2）：23-26.

［178］王键.新安医学的主要特色［J］.中医药临床杂志，2008，20（6）：543.

［179］黄兆强，黄孝周.皖歙著名医家及其对祖国医学之贡献（续完）［J］.中医文献杂志，2004（1）：46-47.

［180］任光荣.王仲奇辨治中风病经验初探［J］.中医杂志，1999，40（5）：264-265.

［181］任何.王仲奇学术经验蠡测［J］.安徽中医学院学报，1999，18（5）：29-30.

［182］庸雅琴.浅谈《王仲奇医案》不寐证治特色［J］.光明中医，2008，23（3）：290-292.

［183］任何.王仲奇膏丸散方医案阐微［J］.安徽中医临床杂志，1994，6（2）：51-52.

［184］王宏毅，王怀英.中国百年百名中医临床家丛书·王任之［M］.北京：中国中医药出版社，2001.

［185］王宏毅，王运长．王任之医案［M］．合肥：安徽科学技术出版社，1998.

［186］周海虹．王任之处方用药特色浅析［J］．新中医，1995（增刊）：7–8.

［187］王润．王任之先生治疗慢性肾炎经验［J］．安徽中医临床杂志，1995，7（3）：33.

［188］张克华，王键，周海虹，等．老中医王任之治疗肝病的经验（下）［J］．安徽医学，1982（4）：24–26.

［189］任何．王乐匋教授学术经验撷英［J］．安徽中医学院学报，1999，18（3）：5–8.

［190］吴毅彪．王乐匋教授诊治胸痹证的临床经验［J］．安徽中医学院学报，1995，14（3）：15–16.

［191］任何．王乐匋教授辨治前列腺炎及前列腺增生症要点［J］．安徽中医学院学报，1994，13（1）：12–13.

［192］吴南民．用瓜蒌薤白半夏汤异病同治的经验［J］．中国医药学报，1994，9（5）：36–38.

［193］吴南民，任何，吴毅彪．王乐匋教授运用滋肾柔肝法举隅［J］．中医临床与保健，1992，4（4）：28–30.

［194］吴毅彪，任何，吴南民．王乐匋教授运用条达木郁法的经验［J］．安徽中医学院学报，1994，13（2）：15–17.

［195］王蕙娱，王燕娱，王任之，等．近代中医流派经验选集［M］．上海：上海科学技术出版社，1962.

［196］陶国水，章轶立．"新安王氏医学"传承特色与学术精华勾要［N］．中国中医药报，2015–4–30.

［197］彭丽坤，陈仁寿．中医水肿辨治探源［J］．吉林中医药，2009，29（2）：97–99.

［198］王乐匋，任何，王键．论王仲奇医案的特色［J］．中医杂志，1993，34（12）：713–715.

［199］陈潮祖．中医治法与方剂［M］．北京：人民卫生出版社，2003.

［200］王键．新安医学流派研究［M］．北京：人民卫生出版社，2016.

［201］赖昕，蔡攸英．对中医治疗月经病的文献研究［J］．医学与社会，2012，25（2）：20–22.

［202］谢芳，孙孔云，刘桂荣，等．国医大师张志远治疗盆腔炎经验［J］．湖南中医药大学学报，2018，38（3）：242–244.

［203］王渊非，赵泉霖. 赵泉霖治疗经行腹痛经验［J］. 湖南中医杂志，2016，32（1）：29.

［204］李元琪. 新安医家王仲奇崩漏验案四则［J］. 中医药信息，2014，31（5）：105.

［205］李忠威.《景岳全书·妇人规·经脉类》治疗月经病的方剂配伍特点研究［D］. 哈尔滨：黑龙江中医药大学，2017.

［206］刘敏如. 中医妇科学［M］. 长沙：湖南科学技术出版社，2015.

［207］洪必良. 王仲奇论治脑病的学术思想探讨［J］. 浙江中医杂志，1995（3）：98-100.

［208］叶天士. 临证指南医案［M］. 北京：人民卫生出版社，2006.

［209］郜峦，王又闻，王键，等. 新安王氏内科流派论治带下病经验［J］. 中华中医药学刊，2016，34（3）：532-534.

［210］马珊珊，胡敏，王荣，等. 论“女子以肝为先天”在叶天士妇科病治疗中的应用［J］. 陕西中医药大学学报，2016，39（1）：25-27.

［211］周仲瑛. 中医内科学［M］. 北京：中国中医药出版社，2003.

［212］王金杰. 中医古籍珍稀抄本精选——王仲奇医案［M］. 上海：上海科学技术出版社，2004.

［213］贾玉，贾跃进，郑晓琳. 中医对失眠认识的探讨及展望［J］. 中华中医药杂志，2015，30（1）：163-166.

［214］马天驰，王彩霞.“治脾以安五脏”学术思想探析［J］. 中华中医药杂志，2018，33（1）：39-41.

［215］熊志明. 配伍肉桂醛对盐酸小檗碱在快速动眼睡眠剥夺大鼠血液与脑组织分布的影响［D］. 广州：广州中医药大学，2015.

［216］张介宾. 景岳全书［M］. 北京：人民卫生出版社，2007.

［217］李用粹. 证治汇补［M］. 北京：人民卫生出版社，2006.

［218］孙娟，王键，郜峦. 健脾化湿法刍议［J］. 中医药临床杂志，2011，23（10）：905-907.

［219］章楠. 医门棒喝［M］. 北京：中国医药科技出版社，2011.

［220］李中梓. 医宗必读［M］. 北京：人民卫生出版社，2006.

［221］叶桂. 温热论［M］. 北京：人民卫生出版社，2007.

［222］傅丹日，何若苹. 何若苹治疗泄泻经验［J］. 浙江中西医结合杂志，2013，23

（10）：779–780.

［223］张仲景.金匮要略［M］.北京：人民卫生出版社，2005.

［224］汪昂.本草备要［M］.北京：人民卫生出版社，2005.

［225］吴南民.王乐匋教授运用寒温同用法的治验举隅［J］.中医临床与保健，1993，5（4）：19–21.

［226］郭超峰，施学丽.古代主要妇科医籍中带下病相关方药的数据挖掘分析［J］.江苏中医药，2012，44（1）：64–66.

［227］邢聪丽，张茜薇，宋卓敏.《傅青主女科》带下病辨治浅析［J］.江苏中医药，2013，45（10）：9–11.

［228］苗彦霞，田丙坤，欧莉，等.孙思邈诊治带下病思想研究［J］.中医杂志，2012，53（16）：1379–1381.

［229］李红梅，潘旭，孙粹桃，等.中医药治疗带下病的研究进展［J］.中医药信息，2013，30（6）：130–132.

［230］王弘毅.王仲奇医案［M］.合肥：安徽科学技术出版社，1990.

［231］黄维，毕齐.青年缺血性脑卒中病因学筛查研究现状［J］.中国全科医学，2015，18（12）：1355–1360.

［232］刘更生.医案医话医论名著集成［M］.北京：华夏出版社，1997.

［233］王仲奇.新安医籍丛刊·王仲奇医案［M］.合肥：安徽科学技术出版社，1992.

［234］李经纬，余瀛鳌，蔡景峰，等.中医大辞典［M］.北京：人民卫生出版社，2014.

［235］李姿慧，王键，蔡荣林，等.王仲奇辨治湿温病经验［J］.中华中医药杂志，2010，25（12）：2289–2291.

［236］徐灵胎.医学源流论［M］.北京：中国中医药出版社，2008.

［237］徐雯洁，王键，徐世杰.从简单性原则的视角探讨吴澄运用易理论治热证［J］.中华中医药杂志，2016，31（10）：3904–3907.

［238］杨晋翔.从气血论治妇科腹痛［J］.中医药研究，1993，10（2）：38.

［239］曹竟超，许敬生.《妇人规》论治经行腹痛学术特色探析［J］.中国医药指南，2008，6（24）：373–374.

［240］王渊非，赵泉霖.赵泉霖治疗经行腹痛经验［J］.湖南中医杂志，2016，32（1）：29–30.

［241］郑娟．潮舒煎治疗经行腹痛［J］．新中医，2013，45（2）：200.

［242］徐涟，姚克敏．温化合顺治痛经［J］．云南中医中药杂志，2016，37（1）：7-9.

［243］杨进．论养阴行血［J］．南京中医药大学学报，2003，19（3）：129-133.

［244］胡国华，罗颂平．全国中医妇科流派研究［M］．北京：人民卫生出版社，2012.

［245］贾建平，陈生弟．神经病学［M］．北京：人民卫生出版社，2013.

［246］游建民．健脾利湿活血汤治疗急性脊髓炎疗效观察［J］．中国中医急症，2006，15（7）：716.

［247］宋晓征，张天照．急性脊髓炎的治疗进展［J］．医学综述，2012，18（14）：2213-2215.

［248］赵淑静．探讨急性脊髓炎的临床特征以及激素治疗临床效果［J］．智慧健康，2018，4（3）：165-166.

［249］张清奇，曹利民．裘昌林治疗急性脊髓炎一则［J］．浙江中医杂志，2017，52（1）：62-63.

［250］潘文奎．中医对急性脊髓炎的认识和证治概要［J］．山西中医，1993，9（2）：50-51.

［251］殷越，刘玉岩，阿嘎茹．以脏腑辨证治疗痿证的临床经验整理［J］．中医药信息，2016，33（2）：117-120.

［252］张邵青，邱美榕，吴追乐．"治痿独取阳明"的古今研究及临床应用［J］．陕西中医药大学学报，2016，39（2）：9-12.

［253］范薇，杨剑，夏丽娜，等．基于"魄门亦为五脏使"探讨五脏气机升降与魄门的关系［J］．成都中医药大学学报，2015，38（1）：106-108.

［254］张美英．浅议"魄门亦为五脏使"［J］．黑龙江中医药，2013（2）：8-9.

［255］叶铭钢，王键．王任之痿证辨治特色［J］．安徽中医学院学报，2011，30（1）：16-17.

［256］周岚．《黄帝内经》论痿证理论探析［J］．中国中医药科技，2014，21（6）：658-659.

［257］储正达，王业皇．"魄门亦为五脏使"小议［J］．成都中医药大学学报，2013，36（1）：107-109.

［258］高小玲，张钟允，陈玉龙．对"魄门亦为五脏使"的认识［J］．中国中医药现代远程教育，2013，11（20）：10.

［259］高云佳，姜勇，戴昉.肉苁蓉润肠通便的药效物质研究［J］.中国现代中药，2015，17（4）：307-314.

［260］翟江伟.药食两用话薏苡仁［J］.中国民间疗法，2018，26（5）：97-98.

［261］王琰，傅春升，李玥，等.二妙散中苍术黄柏不同剂量配伍的指纹图谱研究［J］.时珍国医国药，2014，25（4）：833-834.

［262］杨英来，崔方，胡芳，等.当归补血、活血作用的谱效关系研究［J］.中国中药杂志，2013，38（22）：3923-3927.

［263］岳冬辉，王键.新安医家对温病学发展的重要贡献［J］.中医杂志，2012，53（17）：1446-1448.

［264］李顺保.温病学全书［M］.北京：学苑出版社，2002.

［265］张明选.吴鞠通复合养阴法初探［J］.中医杂志，2010，51（9）：859-860.

［266］许家松.《温病条辨》湿热类温病证治［J］.中医杂志，2013，54（6）：522-525.

［267］王乐匋.柳宝诒对伏气温病的认识与发挥［J］.浙江中医学院学报，1983（2）：5-8.

［268］于嵩林，王成伟.烟雾病的治疗进展［J］.国际神经病学神经外科学杂志，2010，37（1）：42-45.

［269］吴坚，邵晓明，周正华，等.朱良春教授疑难病辨治思路及遣方用药规律浅析［J］.中医学报，2012，27（3）：299-301.

［270］吴毅彪.王乐匋诊治心脑病证临床用药特点［J］.中国医药学报，1996，11（2）：35-36.

［271］王键，黄辉，蒋怀周.新安固本培元派［J］.中华中医药杂志，2013，28（8）：2341-2349.

［272］何梦瑶.医碥［M］.北京：中国中医药出版社，2009.

［273］王勇，刘阳，殷军.中药绵萆薢的研究进展［J］.沈阳药科大学学报，2007，24（6）：374-379.

［274］纪宝玉，范崇庆，裴莉昕，等.白花蛇舌草的化学成分及药理作用研究进展［J］.中国实验方剂学杂志，2014，20（19）：235-240.

［275］华佗.中藏经［M］.北京：学苑出版社，2007.

［276］陈实功.外科正宗［M］.北京：人民卫生出版社，1964.

［277］谭辉，尹婷婷，王键. 新安王氏内科论治便秘特色及验案举隅［J］. 中华中医药杂志，2016，31（11）：4590-4593.

［278］程国彭. 医学心悟［M］. 北京：人民卫生出版社，2006.

［279］阮小丽，施大文. 山慈菇的抗肿瘤及抑菌作用［J］. 中药材，2009，32（12）：1886-1888.

［280］郑永红，韦晓瑜，龙继红. 半枝莲的研究进展［J］. 中草药，2010，41（8）：1406-1408.

［281］钱冬，郑一，于睿. 李德新妙用四君子汤加减治疗验案举隅［J］. 辽宁中医杂志，2016，43（6）：1157-1159.

［282］何静，王键. 新安医家化湿法研究［J］. 安徽中医学院学报，2010，29（6）：16-18.

［283］陈小萍，张长林. 白术不同化学成分的药理作用研究概况［J］. 中医药信息，2011，28（2）：124-126.

［284］王键，李姿慧，胡建鹏. 调畅气机与健脾化湿关系辨析［J］. 安徽中医学院学报，2011，30（2）：1-3.

［285］郭齐，白晶，王蕊，等. 类风湿性关节炎中医治法探讨［J］. 中华中医药杂志，2010，25（3）：418-420.

［286］王鸣，杨文华. 中药对药君、臣、佐、使配伍规律研究［J］. 中医杂志，2013，54（22）：1974-1975.

［287］阴健，郭力弓. 中药现代研究与临床应用［M］. 北京：学苑出版社，1993.

［288］王康锋，张洪斌，张立娟. 半夏、夏枯草合用治疗失眠的理论探讨及临床应用［J］. 中医药学刊，2006，24（3）：484-485.

［289］施大军. 二齿安神汤治疗更年期综合征［J］. 陕西中医，1985，6（3）：117.

［290］史同霞，王学华. 中医治疗失眠的经验［J］. 世界中医药，2014，9（11）：1515-1518.

［291］吴胜. 蜈蚣、全蝎的临床应用体会［J］. 光明中医，2012，27（10）：2124-2125.

［292］李海燕，陈磊，汤杰，等. 王庆其运用虫类药物治疗内科疾病验案举隅［J］. 新中医，2015，47（12）：277-279.

［293］吴毅彪. 王乐匋诊治心脑疾病重视体质学说［J］. 安徽中医临床杂志，1995，7

（2）：33–34.

［294］金芝贵，金剑，肖忠革，等.女贞子的药理作用及其临床应用进展［J］.药学服务与研究，2011，11（3）：189–192.

［295］过七根.传统中药旱莲草的研究进展［J］.安徽农业科学，2012，40（24）：12026–12027.

［296］顾红卫.中药对药的配伍法则浅析［J］.中医药学刊，2005，23（5）：915–916.

［297］王阶，张林国，孟淑环.中药复方配伍规律研究的思考［J］.中国中药杂志，2001，26（12）：799–801.

［298］杨雪芹，杨爱东，陈丽云，等.严世芸"圆机活法"治疗胸痹临床思维浅析［J］.中华中医药杂志，2018，33（2）：574–576.

［299］刘宗莲，路洁，王秋风，等.国医大师路志正从湿辨治冠心病学术思想初探［J］.中华中医药杂志，2010，25（3）：379–381.

［300］李明，丁艳亭，苗鑫，等.胸痹古今证治差异及原因分析［J］.中医杂志，2018，59（7）：546–548.

［301］国家中医药管理局.中华本草：7卷［M］.上海：上海科学技术出版社，1999.

［302］娄亮，费玉雯，郭华.从痞满看《伤寒杂病论》对《内经》的继承与发展［J］.环球中医药，2017，10（9）：965–967.

［303］苏泽琦，李培彩，郭强，等.慢性胃炎中医证候演变规律研究［J］.北京中医药大学学报，2015，11（38）：762–766.

［304］陈业农，俞丽华，唐巍，等.辛开苦降法与临床脾胃病证治特点辨析［J］.中医药临床杂志，2007，19（1）：70–71.

［305］陆再英，钟南山，谢毅，等.内科学［M］.北京：人民卫生出版社，2011.

［306］宋爱玲.68例肺癌中医体质调查及其相关分析［D］.济南：山东中医药大学，2014.

［307］黄辉，王键，蒋怀周.新安医学的科学内涵［J］.中华中医药杂志，2014，29（2）：497–503.

［308］李思运.中医补益法在肺癌化疗不良反应治疗中的运用［D］.南京：南京中医药大学，2013.

［309］郭霞珍.中医基础理论专论［M］.北京：人民卫生出版社，2009.

［310］陈明.《伤寒论》中的治病防病智慧［M］.北京：人民卫生出版社，2010.

［311］路志正.中医湿病证治学［M］.北京：科学出版社，2007.

［312］吴鞠通.温病条辨［M］.北京：人民卫生出版社，2009.

［313］黄海英，彭新君，彭延古.僵蚕的现代研究进展［J］.湖南中医学院学报，2003，23（4）：62-64.

［314］颜辉，王国基，王俊，等.僵蚕成分及药理作用研究进展［J］.中国蚕业，2004，25（4）：86-88.

［315］侯宪良，张丁芳.单味僵蚕治疗头痛［J］.中医杂志，2009，50（11）：1011.

［316］王居祥，朱超林，戴虹.僵蚕及蚕蛹的药理研究与临床应用［J］.时珍国医国药，1999，10（8）：637-638.

［317］江瓘.名医类案［M］.北京：人民卫生出版社，1957.

［318］吴崑.吴崑医学全书［M］.郭君双编校.北京：中国中医药出版社，1999.

［319］黄辉.新安医药学家汪昂（一）［J］.中医药临床杂志，2010，22（10）：919-925.

［320］黄辉.新安医药学家汪昂（二）［J］.中医药临床杂志，2011，23（1）：77-84.

［321］黄辉.新安医药学家汪昂（三）［J］.中医药临床杂志，2011，23（2）：167-174.

［322］陈四喜，侯循亚，李英.吡喹酮治疗日本血吸虫病严重副反应［J］.实用预防医学，1997，4（6）：192-193.

［323］刘瑞洪，卢拔萃，谢培益.吡喹酮引起心跳骤停一例［J］.湖南医科大学学报，1995，20（3）：299.

［324］陈新谦，金有琢.新编药物学［M］.北京：人民卫生出版社，1998.

［325］钱元恕，金钰珠.吡喹酮引起兔心律失常作用的立体专一性［J］.中国药理学报，1989，10（3）：245-248.

［326］高学敏.中药学［M］.北京：人民卫生出版社，2000.

［327］冯高闲.淫羊藿的研究展望［J］.江西中医学院学报，1992，4（2）：30-32.

［328］段富津.方剂学［M］.北京：中国中医药出版社，2000.